Springer-Lehrbuch

Springer

Berlin
Heidelberg
New York
Barcelona
Budapest
Hongkong
London
Mailand
Paris
Santa Clara
Singapur
Tokio

Armin Lange

Anamnese
und
klinische
Untersuchung

Unter Mitarbeit von
P. Wunderlich

5., völlig überarbeitete
Auflage

Mit 184 Abbildungen

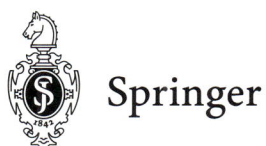

Springer

Dozent Dr. med. Armin Lange
Klinik für Innere Medizin
Abteilung für Physiotherapie
Universitätsklinikum „Carl Gustav Carus" der TU Dresden
Fetscherstraße 74
D-01307 Dresden

Die vorangegangenen Auflagen sind 1982, 1984 und 1988 im VEB Verlag Volk und Gesundheit Berlin erschienen

ISBN 3-540-63598-X Springer-Verlag Berlin Heidelberg New York

ISBN 3-540-19437-1, 4. Auflage, Springer-Verlag Berlin Heidelberg New York

Die Deutsche Bibliothek – CIP-Einheitsaufnahme
Lange, Armin: Anamnese und klinische Untersuchung : mit 16 Tabellen/Armin Lange. – 5. völlig überarb. Aufl. – Berlin ; Heidelberg ; New York ; Barcelona ; Budapest ; Hongkong ; London ; Mailand ; Paris ; Santa Clara ; Singapur ; Tokio : Springer, 1998 (Springer-Lehrbuch)
ISBN 3-540-63598-X

Herstellung: PRO EDIT GmbH, Heidelberg
Einbandgestaltung: design & production GmbH, Heidelberg
Zeichnungen: A. Gattung, Edingen-Neckarhausen
Satz: Mitterweger Werksatz, Plankstadt

SPIN 10551231   15/3135-5 4 3 2 1 0   Gedruckt auf säurefreiem Papier

Zur Didaktik

Im vorliegenden Buch werden die für Anamneseerhebung und die klinische Untersuchung wichtigen Fakten kurz und übersichtlich dargestellt. Folgende Symbole sollen dem Leser zur besseren Orientierung dienen und das Lernen erleichtern:

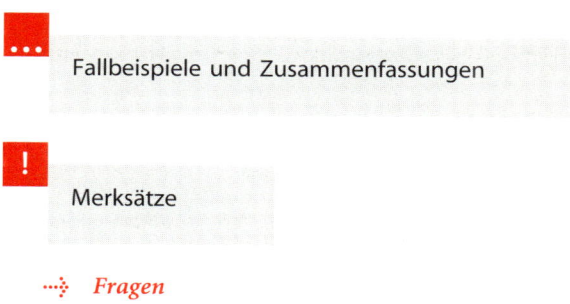

Fallbeispiele und Zusammenfassungen

Merksätze

···⟩ *Fragen*

Inhaltsverzeichnis

1 Grundlagen der Diagnostik

Eine Frau mittleren Alters, hoch fieberhaft und schwerkrank, wird mit unklarer Diagnose in die Klinik eingewiesen. Sofort werden die wichtigsten Laborparameter bestimmt; dabei fällt eine sehr starke Erhöhung der harnpflichtigen Substanzen auf.
Unter dem Verdacht der chronischen Niereninsuffizienz, möglicherweise auf dem Boden eines Harnwegsinfektes, wird eine Akutdialyse angeschlossen. Kurze Zeit später, noch während der Dialyse, verstirbt die Patientin. Was zeigt der Pathologe in tabula? Todesursache ist eine schwere doppelseitige Lobärpneumonie; die Nieren dagegen sind völlig in Ordnung. Zur exogen ausgelösten Retention der harnpflichtigen Substanzen kann es kommen, wenn der Mensch (insbesondere bei Fieber) zu wenig trinkt und ebensowenig ausscheidet. Das Verhängnis nahm seinen unabwendbaren Verlauf, weil die Patientin zwar labormäßig korrekt überprüft, aber ungenügend klinisch untersucht worden ist; die Pneumonie hätte auffallen müssen!

Die ärztliche Diagnose ruht auf drei Grundpfeilern:
- Anamnese
- Direkte Krankenuntersuchung
- Laborergebnisse und apparative Zusatzuntersuchungen.

1.1 Begriff und Bedeutung der Anamnese

Anamnese (griech. anamnesis) heißt Erinnerung. Frei übertragen würde man Vorgeschichte sagen. Wir verstehen darunter den *Eigenbericht des Kranken über seine Krankheit* (Grund).

Die Bedeutung der Anamnese wird sofort klar, wenn man vor einem Bewußtlosen steht. Das gesamte Arsenal modernster Untersuchungstechnik muß eingesetzt werden, um eine Information zu erhalten, die bei der Möglichkeit zur Befragung des Patienten ganz mühelos zu gewinnen wäre.

Bei vielen funktionellen Erkrankungen ergibt sich die Diagnose allein aus den anamnestischen Angaben. Bei anderen Krankheiten werden die differentialdiagnostischen Weichen ganz entscheidend gestellt, und eine gute Anamneseerhebung bewahrt den Patienten vor einem unnötigen diagnostischen Leerlauf. Die alte Metapher, daß ein blinder Arzt besser sei als ein tauber, bringt zum Ausdruck, daß es eine durchaus unentschiedene Frage ist, ob man eher auf die Untersuchung oder eher auf die Anamnese verzichten könne. Beide sind wichtig, jedoch räumt die Mehrzahl erfahrener Kliniker der Anamnese – im Vergleich zum Untersuchungsbefund – die größere Bedeutung beim Erkennen einer Krankheit ein.

Es ist ein Fehler, das ärztliche Gespräch nur bei der Erhebung der Anamnese einzusetzen; auch während und nach der Untersuchung ist das Fragen zur Vorgeschichte fortzuführen. Bei jedem neuen Kontakt zwischen Arzt und Patient, auch während der weiteren Beobachtung und Behandlung des Kranken, sind die anamnestischen Angaben immer wieder nachzuprüfen, zu ergänzen und zu berichtigen. Das ständig gepflegte Gespräch ist die Basis zur Fortführung der Kommunikation mit dem Ziel, durch eine gemeinschaftliche Leistung von Patient und Arzt aus Erinnertem, Berichtetem und Erfragtem die Spur zum objektiven Sachverhalt der Erkrankung zu finden.

1.2 Direkte Krankenuntersuchung

Sie gliedert sich in:
- Inspektion
- Palpation
- Perkussion
- Auskultation.

Die *Inspektion* (lat. inspicium = die Besichtigung) steht am Anfang des Untersuchungsganges und hat sich auf den gesamten Körper, nicht nur auf den erkrankten Körperteil, zu erstrecken. Zahlreiche sogenannte Prima-vista-Diagnosen bezeugen die Bedeutung dieser ersten ärztlichen Maßnahme.

Die *Palpation* (lat. palpatio = das Betasten) vermittelt Eindrücke von der Größe, Form, Lage, Konsistenz, Oberflächenbeschaffenheit und Verschieblichkeit der Organe, ferner von Pulsationen, Temperaturunterschieden und Fluktuationen.

Durch die *Perkussion* (lat. percussio = das Beklopfen) werden die Gewebe von außen in Schwingungen versetzt, wobei der hervorgerufene Klopfschall im wesentlichen vom Luftgehalt der Organe abhängig ist.

Bei der *Auskultation* (lat. auscultatio = das Horchen) werden Geräusche, die beim Atmen oder bei der Tätigkeit des Herzens und des Darmes entstehen, mit Hilfe des Stethoskopes abgehört. Die Handgriffe bei der Krankenuntersuchung sind gewissermaßen das Handwerkzeug des Arztes und eine der wichtigsten Gelegenheiten, durch die Hand mit dem Kranken in direkte Berührung zu kommen. Das alte Wort „Behandeln" drückt diese Arzt-Patienten-Beziehung sinnfällig aus.

Eine umfassende Untersuchung ist bei der ersten Begegnung mit dem Patienten unerläßlich, allerdings ist in Notsituationen oder bei Schwerkranken Beschränkung geboten. Obwohl in der Regel die Mehrzahl der Einzelbefunde aus der klinischen Untersuchung normal ist, darf nicht darauf verzichtet werden, alle negativen Befunde, ebenso wie die pathologischen, sorgfältig zu dokumentieren. Dies wird bei der Verwendung von Vordrucken für die Niederschrift des Befundes erleichtert.

Die meisten klinischen Fehldiagnosen beruhen auf einer unvollständigen Anamnese und Untersuchung.

1.3 Diagnose

Unter Diagnose versteht man die in einigen wenigen Worten zusammengefaßte Bezeichnung einer Krankheit. Diagnoscein (griech.) heißt durchschauen, d. h., die gewählte Formulierung soll ausdrücken, wie der am Patienten festgestellte Befund zu *interpretieren* ist. Dies erwartet der Patient, und es ist zum anderen zur Verständigung der Ärzte untereinander unerläßlich.

Schritte auf dem Weg zur Diagnose

- Sammeln von Beschwerden und Befunden des Patienten (Anamnese und klinische Untersuchung) sowie der Ergebnisse von ergänzenden Spezialuntersuchungen. Danach kritische Bewertung und Interpretation der Fakten. Was ist noch normal und was ist schon pathologisch? Zur Beurteilung des jetzigen Zustands ist immer der Vergleich mit den Befunden in früherer, gesunder Zeit wichtig. Bei einem Mißverhältnis zwischen Beschwerden und Befunden gilt der Grundsatz: Je organischer ein Krankheitsprozeß ist, desto geringer ist die Zahl der subjektiven Beschwerden. Bei psychosomatischen Krankheiten dagegen findet sich zu den zahlreichen Klagen des Patienten kein entsprechendes Substrat.

- Aus der individuellen Situation des Patienten werden typische und charakteristische Daten – die allgemeinen Erkennungsmerkmale einer Krankheit – herausgearbeitet und mit den bisherigen eigenen Erfahrungen (unbewußt) oder den Literaturangaben (bewußt) verglichen. Auf dem Wege der Abstraktion, d.h. Weglassen von persönlichen Besonderheiten und Beschränkung auf das Wesentliche der Krankheit, werden die erhobenen Symptome und Befunde in wissenschaftliche Begriffe gefaßt. Die Terminologie der Krankheiten ist vielgestaltig; am besten hält sich der Student dabei an die Kategorien seines Lehrbuches. Das Ergebnis dieser Überlegungen und Schlußfolgerungen ist die *vorläufige Diagnose.*

- Auswahl zwischen den zunächst möglichen Diagnosen. Zahlreiche Symptome können bei verschiedenen Krankheiten vorkommen. Es müssen logische Verknüpfungen zwischen den verschiedenen Einzelbefunden hergestellt und Zusammenhänge aufgedeckt werden. Alle weiteren positiven und negativen Argumente sollen im Hinlick auf die vorhandenen Merkmale der Erkrankung überprüft werden. Danach werden alle diejenigen Krankheitsbilder in Erwägung gezogen, die mit den vorhandenen Beschwerden und Befunden vereinbar sind. Mitunter muß ein längerer diagnostischer Weg bis zur endgültigen Klärung zurückgelegt werden, währenddessen der Diagnostiker aber schon Farbe bekennen muß. Je nach dem erreichten Stand sind gewisse Resultate unter vorläufig abschließenden Begriffen zusammenzufassen, die zunächst Grundlage und Ausgangspunkt für weitere Überlegungen sind.

Es sind alle *Inkongruenzen* bei den ärztlichen Beobachtungen aufzuspüren, zu erklären sowie Vorhersagen zu machen, um die eigene Auslegung zu testen. In dem vom Arzt entworfenen Bild ist nach *Folgerichtigkeiten und Nichtübereinstimmungen* zu suchen. Folgerichtigkeiten dienen als bestätigender Beweis für die gemachten Vorhersagen. Nichtübereinstimmungen sollten zur Modifikation des Bildes führen und so zu weiteren Vorhersagen. Hier besteht eine Gefahr: Man ist gezwungen zu deuten, man darf aber nicht fehldeuten, und man muß sich davor hüten, etwas Nichtpassendes zu übersehen oder zu verdrängen.

Ist die Diagnose unter einem Krankheitsbegriff einmal festgelegt, so wird damit die *gedankliche Bewegungsfreiheit* eingeengt; es werden dann neu auftretende Erscheinungen, die nicht zu dem diagnostizierten Krankheitsbild passen, nicht rechtzeitig erkannt oder nicht richtig gedeutet. Zumal bei langwierigen Verläufen ist hier große Vorsicht geboten.

Eine weitere Regel ist die, daß gestellte Diagnosen wirklich nur im Sinne ihres Begriffes gebraucht werden und daß **unklare Vermengungen und Verwischungen** (z. B. Oberbauchgeschehen, Wirbelsäulenläsion) nach Möglichkeit vermieden werden.

Es ist gut zu wissen, welche Krankheiten überhaupt *häufig* vorkommen; an diese ist immer zuerst zu denken, denn das Häufige ist das Wahrscheinliche.

Der Diagnosebegriff kann gelegentlich auch problematisch sein, denn ein Durchschauen vieler Zustände und Vorgänge bis ins Letzte ist dem Arzt oft gar nicht möglich. Die benutzte Formulierung im Krankenblatt sollte aber dann ablesen lassen, bis zu welchem **Grade der Erkenntnis** der Arzt vorgedrungen ist oder zu welchem therapeutischen Handeln er sich veranlaßt sah.

Formulierung der Diagnose in Krankheitsbegriffen

Ein geschlossenes, nach einem einheitlichen Prinzip geordnetes System der Krankheitsbegriffe gibt es nicht; wir orientieren uns bei der Diagnose an den heute gebräuchlichen Kategorien.

Dabei gibt es folgende Möglichkeiten:
- Ätiologische Krankheitsbegriffe (z. B. Tuberkulose): Sie werden nach den Erregern unterschieden, also nach der Ursache. Für die praktische Tätigkeit folgt, daß Erregersuche immer anzustreben ist.
- Morphologische bzw. pathologisch-anatomische Krankheitsbegriffe (z. B. Myokardinfarkt): Es liegen organische Veränderungen zugrunde, die während einer gewissen Dauer bestehen und mitunter irreparabel sind. Die morphologischen Veränderungen müssen mit allen Möglichkeiten der Untersuchungstechnik aufgehellt werden.
- Funktionelle Krankheitsbegriffe (z. B. Herzinsuffizienz): Es sind Entgleisungen der normalen Funktion; wegen der mitunter morphologisch schlechten Faßbarkeit werden sie jedoch oft als „ohne organische Veränderungen" bezeichnet. Charakteristisch ist der größere Wechsel, die leichtere Beeinflußbarkeit, die bessere Rückbildungsfähigkeit.
- Persönlichkeits-, Konstitutions- oder Typusdiagnosen: Weder die Ätiologie noch die morphologische Veränderung sind das eigentlich Kennzeichnende, sondern die Persönlichkeit und die Lebensumwelt;

d. h. die Krankheitsbedingungen im weitesten Sinne. Körperliche und psychische Konstitution sowie daraus abgeleitete konstitutionelle Reaktionsweisen spielen bei der Entstehung, der Exazerbation sowie dem weiteren Ablauf der Krankheit eine bedeutende Rolle. Psychosoziale Situation, Krankheitseinsicht, psychische Verarbeitung, Einstellung und Haltung haben bei vielen organischen Erkrankungen eine große Bedeutung, nicht nur bei Neurotikern und Psychopathen.

Die Diagnose läßt sich simultan in physikalischen, psychologischen oder sozialen Begriffen formulieren.

Differentialdiagnose

Wenn zwischen mehreren in Frage kommenden, ähnlichen Diagnosen entschieden werden muß, spricht man von Differentialdiagnose. Man geht dabei aus:

- Von den am Kranken nachgewiesenen Symptomen und prüft, welchem Krankheitsbild sie am besten entsprechen; oder ob irgendein Befund eine der fraglichen Krankheiten ausschließt oder unwahrscheinlich macht.
- Von den verschiedenen in Frage kommenden Krankheiten und überlegt, welche ihrer Symptome am Patienten nachweisbar sind.

Dieses doppelte Vorgehen schützt am besten vor Versäumnissen. Mitunter kann die Differentialdiagnose nicht bis zu einer sicheren Entscheidung zu Ende geführt werden; man soll sich dann – soweit als möglich – über die größere oder kleinere Wahrscheinlichkeit der verschiedenen Diagnosen klar werden. Alle in Betracht kommenden Diagnosen werden in der Reihenfolge ihrer Wahrscheinlichkeit aufgezählt. Reine Vermutungsdiagnosen oder unbegründete Annahmen sind zu vermeiden. Letztlich ist diejenige Krankheit am wahrscheinlichsten, die entweder alle oder zumindest die meisten Einzelbefunde am besten erklärt.

Zusammengefaßt ist die endgültige Diagnose der Versuch einer Gesamtbeurteilung der Krankheitserscheinung, die sich aus äußeren und inneren Krankheitsursachen sowie den Abwehr- und Anpassungsreaktionen des Patienten erklären.

Schema des diagnostischen Vorgehens:
- Erheben der Anamnese
- Untersuchung des Kranken
- kritisches Analysieren der Beschwerden und Befunde
- Schlußfolgerungen für die vorläufige Diagnose
- differentialdiagnostische Abgrenzung der noch in Betracht kommenden Krankheiten
- Durchführung zusätzlicher Untersuchungen
- ständige Überprüfung aller Untersuchungsbefunde im weiteren Verlauf
- Erarbeiten der endgültigen Diagnose
- Zusammenfassung der Ergebnisse von Diagnostik und Therapie (Epikrise)

2 Erhebung der Anamnese

Ein etwa 50jähriger Patient, ehemaliger Boxer, führt ein kleines eigenes Unternehmen, in dem er auch körperlich mit zupacken muß. Er erscheint nur gelegentlich mit alltäglichen Beschwerden, etwa bei einer Erkältung, oder wenn er sich den Rücken verhoben hat; immer jedoch in Begleitung seiner Ehefrau.

Nach längerer Pause erscheint er allein, und berichtet, wegen plötzlicher und heftiger Herzattacken auf eine ITS mit Herzinfarktverdacht eingewiesen worden zu sein. Der Herzinfarkt habe sich glücklicherweise nicht bestätigt, er leide jedoch immer noch unter dem Herzschmerz – wenn auch nicht mehr so stark – und sei deshalb zum Psychologen überwiesen worden.

Nach einigen psychotherapeutischen Sitzungen beklagt er sich bitter über die Gruppengespräche, macht sich unverhohlen lustig über die dort praktizierte psychologische Ausdrucksgymnastik und will dorthin nicht wieder gehen.

Auf den Vorschlag des Arztes, eine möglicherweise wirbelsäulenbedingte Genese der Herzbeschwerden physiotherapeutisch zu behandeln, geht er willig ein; die Behandlungen schlagen zwar nicht in wünschenswerter Weise an, aber er möchte sie zunächst fortsetzen; zur Psychotherapie bringe ihn niemand wieder.

Nach geraumer Zeit erscheint der Patient erneut und berichtet freimütig, daß er im besagten Zeitraum ein amouröses Verhältnis mit einer jüngeren Verkäuferin seines Unternehmens gehabt habe. Dies sei aber jetzt vorbei und er ist in den Schoß der Familie zurückgekehrt.

Und die Beschwerden? Die sind völlig vergessen, waren natürlich psychischer Art und nicht wirbelsäulenbedingt; der Patient wollte es nur nicht eingestehen.

2.1 Arzt-Patienten-Beziehung

Die ärztliche Aufgabe und Tätigkeit ist an den Kontakt zwischen Kranken und Arzt gebunden.

Das ärztliche Handeln ruht dabei auf zwei Säulen:
- naturwissenschaftliche Erkenntnis
- Ethos der Humanität.

Demzufolge hat das Arzt-Patienten-Verhältnis zunächst einen sachlichen und darüber hinaus einen menschlichen Bezug.

2.1.1 Die sachliche Beziehung

Der Arzt muß Sachkenntnis mitbringen, um sich auf die Suche nach Symptomen zu begeben; er hat die Aufgabe zu objektivieren, und er kann auf apparative Untersuchungen nicht verzichten.

Der heutige Patient – aufgewachsen in einer naturwissenschaftlich orientierten Umwelt – erwartet diese Objektivierung; er möchte vom Arzt eine wissenschaftlich fundierte Diagnose hören.

Er übernimmt dafür die Rolle, ein *Fall* mit einem versachlichten Stellenwert zu sein. Der Arzt macht dann seine Sache, er erledigt den Fall; und bei Bagatellverletzungen mag der Kranke auch zufrieden sein, desgleichen der Patient, der von seinem Hausarzt rasch ein Rezept erhält. Die Güte und Wirksamkeit der Begegnung ist in diesem Falle nicht proportional dem Zeitaufwand.

Das Erste und Wichtigste ist, daß der Arzt sich gründlich und gewissenhaft mit dem Kranken beschäftigt, daß er ihn mit ruhiger Sorgfalt und mit aller Rücksicht behandelt. Die meisten Kranken haben ein sehr feines Empfinden dafür, ob der Arzt in dieser Hinsicht seiner Aufgabe entspricht. Es mag Ausnahmen geben: Eilige oder vergeßliche Patienten sowie solche, die den Respekt vor der Medizin noch von Großvaters Zeiten her im Leibe haben. Entscheidend ist das Gefühl der Sicherheit für den Patienten; er kommt zum Arzt, weil er Vertrauen in seine fachliche Kompetenz setzt. Dieses Vertrauen darf der Arzt nicht enttäuschen; notfalls soll er einen kompetenten Fachvertreter hinzuziehen. Moralische Autorität kann nur der Arzt beanspruchen, der auch genügend medizinisches Fachwissen besitzt.

Die Aufgabe des Arztes ist es, die ihm zur Verfügung stehenden Hilfsmittel so einzusetzen, daß sie dem Patienten dienen und ihn nicht zum bloßen Objekt machen. Eine Beeinträchtigung der Arzt-Patienten-Beziehung wird besonders dann eintreten, wenn der Arzt vor lauter Apparaturen und Laborwerten den Menschen aus den Augen verliert.

Die ärztliche Sachlichkeit hat also auch ihre Grenzen, die der Arzt sehen muß, denn Überaktivität ist von Übel: Der Kranke ist nicht nur das Objekt seiner Bemühungen, sondern ein Individuum mit ganz persönlichen Sorgen und Intentionen, die für ihn wichtiger sein können als der Zugriff des Arztes (Furor therapeuticus).

2.1.2 Die menschliche Beziehung

Für den Patienten da sein besagt:

„Ich bin zugegen, zugewandt, bereit zum menschlichen Bezug."
Das Behandeln eines Patienten ist eine zwischenmenschliche Bezugnahme und damit *Grundlage und emotionaler Hintergrund* für das Gespräch, die Untersuchung und die weitere Behandlung. Durch die Versachlichung des Untersuchungsganges, die Fülle unverzichtbarer apparativer Untersuchungen, hat sich der Arzt der Gefahr bewußt zu sein, daß ihm der Patient entgleiten kann. Durch die zunehmende Spezialisierung in der Medizin pendelt der Patient zwischen zahlreichen Fachärzten mit unterschiedlichen Meinungen; es resultiert ein Verlust der Verantwortung durch das Fehlen einer verbindlichen Führung. Der Patient jedoch, der unverwechselbar „seine" Krankheit hat, benötigt auch „seinen" Arzt. Der Anonymität des Spezialistentums darf der Patient nicht zum Opfer fallen, denn diese Anonymität ist eine Verzettelung der Verantwortung im Gewand fachlicher Zuständigkeit (Balint).

Gerade wegen der komplizierten Geräte und Labors, die den Kranken verunsichern, muß er einen Arzt haben, der seine innere Struktur und sein Vorstellungsvermögen kennt und der sein Vertrauen besitzt, um ihm, dem Patienten, die Notwendigkeit und den Nutzen dieser komplizierten Untersuchungen überzeugend klarzumachen. Man wird zu dem Schluß kommen, daß gerade die naturwissenschaftlich untermauerte Medizin eine kontaktstarke, vertrauenerweckende Führung doppelt notwendig macht.

Der Charakter und die Tiefe der Arzt-Patienten-Beziehung variieren mit der Ehrlichkeit und Vertrautheit, die darin Platz greifen. Sie reichen von der Interaktion zwischen Akteuren mit zwei verschiedenen sozialen Rollen bis zur vertrauten Beziehung zwischen zwei menschlichen Wesen. So wie die Vertrautheit wächst, so nimmt in demselben Maße die persönliche Distanz ab, und so wie die Distanz abnimmt, so gibt der Arzt seine Autorität auf, die mit dem Äußeren dieser Rolle verbunden ist. Das Angebot und die innere Bereitschaft zu dieser tiefen menschlichen Beziehung können zwar vom Arzt ausgehen, sie darf vom Patienten jedoch nicht gefordert werden; sie ist zudem von zahlreichen Unwägbarkeiten auf beiden Seiten abhängig.

Vor naheliegenden, aber unsachlichen Wegen zum Vertrauen des Patienten ist zu warnen. Wer nur durch seine Persönlichkeit und allerlei symbolische Handlungen auf den Patienten wirken will, wird bald vom Boden sachlicher und gediegener Arbeit abweichen.

In der Ausbildung des Nachwuchses soll die Hinwendung zum Kranken gepflegt werden, auch die Erkenntnis, daß sie aus innerer Anteilnahme hervorgeht. Wichtig, aber nur teilweise lehrbar ist die Vorbildwirkung erfahrener Kollegen, von denen vieles intuitiv gehandhabt wird. Deshalb sollen sich junge Ärzte die Frage vorlegen: Wie machen es andere? Gut oder schlecht? Schon der Student sollte sensibilisiert werden für die Anliegen und Nöte des Kranken; er soll spüren lernen, wann der Patient etwas auf dem Herzen hat.

2.2 Grundlagen des ärztlichen Gespräches

···⟩ *Ein vertrauensvolles Arzt-Patienten-Verhältnis ist nicht nur die Grundlage für die Erarbeitung der Diagnose, sondern zugleich für die gesamte weitere Behandlung.*

Mit dem Ausbruch einer Krankheit verändern sich für den Patienten die gewohnten Lebensumstände. Es ist ein großer Unterschied, ob man krank im Bett liegt oder im weißen Mantel davorsteht. Der Kranke ist in Not, der Arzt im Beruf. Auf dieses ungleiche Verhältnis muß der Arzt mit Zuwendung und Fürsorge reagieren; er hat sich davor zu hüten, daß Gewohnheit ihn zur Gleichgültigkeit oder Hektik zur Oberflächlichkeit verleiten. Es besteht eine Art stille Übereinkunft zwischen Arzt und Patient. Letzterer muß von der Redlichkeit seines Arztes überzeugt sein; seine Einstellung wird dann lauten: Dieser Arzt kann etwas, er versteht mich und wird alles daransetzen, mir zu helfen. Der Arzt wiederum setzt voraus, daß der Patient aufrichtig ist und nichts verschweigt, was zur Diagnose wichtig erscheint. Dies ist keine geschäftliche Beziehung, sondern ein Vertrauensverhältnis. Schon der erste Kontakt zwischen Arzt und Patient entscheidet darüber, ob solch ein tragfähiges Verhältnis aufgebaut werden kann.

···⟩ *Der Arzt ist ganz entscheidend auf die Informationen, die zur Diagnose erforderlich sind, angewiesen.*

Im Gespräch soll dem Patienten ausführlich Gelegenheit gegeben werden, seine Probleme und Beschwerden zu schildern, was vom Arzt die Fähigkeit zum Hinhören verlangt. Allein dem Kranken ist es möglich zu berichten, was er erleidet. Nur von ihm selbst kann man erfahren, welche Einstellung er zu seiner Krankheit hat. Auch seine emotionalen

Reaktionen auf den Ausbruch der Krankheit und den weiteren Verlauf lassen sich nur gesprächsweise erfassen. Der Patient hat bestimmte Vorstellungen von der Krankheit, ihren Ursachen und den Behandlungsmöglichkeiten, die sich nicht unbedingt mit den Auffassungen des Arztes decken. Nur durch das Gespräch kann sich der Arzt über die Vorstellungen des Patienten Klarheit verschaffen.

Ein Vergleich soll dies illustrieren: Wenn der Patient das Wort Schmerz gebraucht, so verhält sich die Anschauung des Arztes zum subjektiven Erlebnis des Patienten ebenso wie die Darstellung des Körpers im Röntgenbild zum Körper selbst. Die Qualität der Befragung entscheidet darüber, ob die Darstellung des subjektiven Erlebens naturgetreu oder verschwommen ist.

⋯⋗ *Der Patient erwartet vom Arzt Aufklärung über seine Krankheit.*

Im Rahmen eines vertrauensvollen Arzt-Patienten-Verhältnisses soll der Patient an der Wiederherstellung seiner Gesundheit mitwirken. Diesem Ziel dient die Aufklärung des Patienten, die vom Arzt in angemessener Weise durchgeführt werden muß. Anschauliche Erklärungen von wissenswerten Gedankengängen des Arztes zur Art der Krankheit und zu erforderlichen Maßnahmen fördern die Zuversicht des Patienten. Die Erklärungen sind seinem Verständnis, seiner Mentalität und der aktuellen psychologischen Situation anzupassen. Die Aufklärungspflicht des Arztes darf jedoch niemals zu einer Schädigung des Vertrauensverhältnisses führen; vielmehr soll der Patient eine verständliche Erläuterung des Krankheitsgeschehens erhalten, damit er in freier Entscheidung seine Einwilligung zu notwendigen diagnostischen und therapeutischen Maßnahmen erteilen kann. Bei der Aufklärung eines vermutlich unheilbar Kranken dürfen manche Fragen unausgesprochen bleiben. Jeder Mensch reagiert anders, und es kommt entscheidend auf das Einfühlungsvermögen des Arztes an. Er soll dem Patienten so viel sagen, wie dieser zu erkennen gibt, daß er erfahren will und zu ertragen vermag. Das Gespräch möge dabei sachlich und menschlich wahr bleiben. Nie darf der Arzt dem Patienten die Hoffnung nehmen. Mag eine Prognose noch so infaust sein, unfehlbar ist sie nie.

Das Verständnis des Patienten ist weiterhin erforderlich, wenn die eingeschlagene Therapie nicht sofort zum gewünschten Erfolg führt oder wenn bei verhaltensbedingten Krankheiten Änderungen in seiner Lebensweise erforderlich werden. Die Folgen einer Unaufgeklärtheit auf seiten der Patienten sind verhängnisvoll: unnötige Ängste, Fehlverhalten, Nichtbefolgung ärztlicher Anordnungen und ein gestörter Heilungsverlauf.

> Anfangs gilt: Gut zuhören, wenig reden. Der Student soll lernen hinzuhören, was ihm der Kranke sagen möchte.

2.3 Voraussetzungen zur Erhebung der Anamnese

2.3.1 Angaben über den Patienten

Bevor der Arzt mit dem Patienten spricht, sollten ihm folgende Daten vorliegen:
- Name
- Geburtsdatum
- Anschrift
- Beruf bzw. Tätigkeit
- Grund des Arztbesuches bzw. Überweisungspapiere
- frühere Aufzeichnungen (ambulante Konsultationen bzw. alte Krankengeschichte).

Eine aufmerksame Mitarbeiterin des Arztes, Sprechstundenhilfe, Sekretärin oder Stationsschwester, die den Patienten in der Regel vor dem Arzt begrüßt, kann wertvolle Beobachtungen machen und Hinweise geben über die Persönlichkeit des Patienten, seine Erwartungen, psychische Einstellung und Eigenheiten. Ein Patient ist verunsichert, wenn er – weil der Arzt die Unterlagen verwechselt hat – mit dem falschen Namen angesprochen wird.

2.3.2 Äußere Umgebung

Im *Sprechzimmer* des Arztes sollen ruhige, abgeschirmte äußere Bedingungen herrschen. Ständiges Telefonklingeln wirkt sich nachteilig beim Gespräch aus, ebenso eine Rufanlage oder persönliche Rückfragen durch die Schwester. Die übliche Situation wird das Gespräch über die Schreibtischecke sein.

Im *Krankenzimmer* wird man ebenfalls versuchen, eine ungestörte Atmosphäre zu schaffen. Der Patient soll bequem sitzen oder liegen, und das Licht soll ihn nicht blenden. Auch der Zeitpunkt der Anamnese muß richtig gewählt sein. Ist der Patient erschöpft oder leidet er an starken Schmerzen, so wird der Arzt die Befragung verschieben. Im Mehrbettzimmer einer Aufnahmestation lassen sich persönliche Probleme des Patienten weniger gut erörtern als unter vier Augen. Die ideale Distanz der Gesprächspartner beträgt 1 – 2 Meter; überschreitet man sie, so ist der Patient entweder zu weit weg, oder der Arzt distanziert sich.

2.3.3 Pünktlichkeit des Arztes

Ein übermäßig langes Warten auf den Arzt kann bereits als eine Nichtachtung des Patienten aufgefaßt werden. Jedoch wird er Verständnis aufbringen, wenn sich der Arzt für eine Verzögerung entschuldigt und erklärt, daß er sich außer der Reihe um einen akut Erkrankten kümmern mußte. Sehr ungünstig ist es, wenn der Patient von der Schwester entkleidet wird, und, in einem ungemütlichen Untersuchungszimmer fröstelnd und notdürftig zugedeckt, lange auf den Besuch des Arztes warten muß.

2.3.4 Begrüßung des Patienten

Der Arzt soll freundlich, taktvoll und aufgeschlossen dem Patienten gegenübertreten. Ein aufgeregter Patient wird am ehesten wieder ruhig, wenn der Arzt ruhig bleibt. Ausgesuchte gesellschaftliche Höflichkeiten sind in der Regel nicht erforderlich. Bei Kindern dagegen fördert es den Kontakt, wenn der Arzt sich zunächst dem Spielzeug des kranken Kindes zuwendet. Es gibt allerdings keine einheitliche Meinung über die erste Begegnung mit einem neuen Patienten, und jeder Arzt wird seinen eigenen Stil entwickeln. Auch der Grund zum ersten Arztbesuch wird unterschiedlich sein. Deshalb wird sich das Gespräch bei einer betrieblichen Reihenuntersuchung anders entwickeln als bei der Vorstellung eines Kleinkindes in der Mütterberatung.

Händedruck – ja oder nein? Es erzeugt positive Emotionen beim Patienten, wenn sich bei seinem Eintreten der Arzt erhebt und ihn mit einem *kurzen Händedruck* begrüßt. Arzt und Patient kommen später sehr häufig in engen Kontakt, sowohl seelisch durch die Erörterung psychischer Probleme des Kranken als auch körperlich durch die direkte Berührung bei der Untersuchung. Zur Eröffnung einer derartigen Begegnung ist ein körperlicher Kontakt durchaus angemessen. Außerdem ergeben sich wesentliche Informationen für die Befunderhebung, indem man feststellen kann, ob der Händedruck des Patienten kräftig oder schlaff ist, ob die Hand feucht, zittrig oder deformiert ist. Manche Ärzte fassen während der Visite gewohnheitsgemäß nach dem Puls des Patienten. In vielen Fällen medizinisch unnötig, ist diese leichte körperliche Berührung in der Lage, Gegenwart und persönliche Fürsorge zu vermitteln; Schwerkranken kann man die Hand auf den Arm legen.

Auf einer Infektionsstation haben selbstverständlich hygienische Gesichtspunkte den Vorrang, und man wird auf den Handschlag verzichten. Eine distanzierte Begrüßung mit einer Verbeugung vor dem bettlägerigen Patienten braucht durchaus nicht als Unhöflichkeit empfunden zu werden.

Umgekehrt ist jede unangemessene Vertraulichkeit im Umgang mit Patienten eine Unsitte. Auch die Frage: „Was kann ich für Sie tun?" ist nicht angebracht. Sie erweckt einen servilen Eindruck und ist unangemessen für den Arzt.

2.4 Ablauf der Befragung

Der Hauptwert der Anamnese liegt in der Anpassung an die *Individualität des Falles.* Ein Schema bei der Erhebung der Vorgeschichte muß nicht zu ihrer Schematisierung führen, es bietet jedoch den Vorteil, daß keine wichtigen Details vergessen werden. Es ist auch notwendig, die Notizen während der Anamneseerhebung nochmals zu überlesen und auf Vollständigkeit zu überprüfen. Der Patient wird das Bemühen des Arztes um Vervollständigung stets anerkennen. Selbst der erfahrene Arzt wird sich Notizen machen, um die Fülle der Informationen festzuhalten, um besonders bei umfangreichen Anamnesen niemals den Überblick zu verlieren.

2.4.1 Frage nach den Hauptbeschwerden

„Erzählen Sie mir bitte, wegen welcher Beschwerden Sie ins Krankenhaus kamen" ist die beste Fragestellung zur Eruierung der Hauptbeschwerden. Damit erreicht der Arzt zweierlei:

- Er erfährt vom Patienten zuerst alle die Krankheitserscheinungen, die ihm *frisch in der Erinnerung* haften oder ihn belästigt haben. Dieses Vorgehen ist für den vielbeschäftigten Arzt zeitlich sehr rationell. Er verschafft sich rasch einen Überblick über die Krankheitssymptome, kann Zusammenhänge besser erfassen und gelangt zu Verdachtsdiagnosen. Gleichzeitig wird der Rahmen abgesteckt, innerhalb dessen sich die weitere Befragung bewegt. Sämtliche Einzelheiten werden später ergänzt.

- Er bekommt einen Eindruck von der *Persönlichkeit des Patienten,* insbesondere von seiner Fähigkeit, spontan zu berichten. Der ideale Patient formuliert seine Beobachtungen und Empfindungen klar und knapp, er berichtet das Wesentliche und erspart dem Arzt Belanglosigkeiten. Hilflose, schüchterne oder schweigsame Patienten müssen hingegen zum Erzählen ermuntert werden. Redselige Patienten, die den Arzt mit Nebensächlichkeiten überhäufen, sollte man im Falle einer weitschweifenden Darstellung an den eigentlichen Grund zum Arztbesuch erinnern.

Der Arzt soll sich mit Aufmerksamkeit, Geduld und Ausdauer den oft schon zu Hause zurechtgelegten Vortrag seines Patienten anhören. Es ist wichtig, daß der Patient das Gefühl bekommt, er könne sich hier ruhig und offen aussprechen. Zu den Tugenden des Arztes gehört es, Geduld zu haben und die „Spontaneität des anamnestischen Sichausströmenlassens" abzuwarten.

> Der Patient muß sich dem Arzt zuerst spontan mitteilen können. Es ist falsch, zu früh nach Einzelheiten zu fragen.

Unterbricht der Arzt die Schilderung des Patienten zu früh, so kann der Ablauf der Anamnese gestört werden.

- Der Patient bekommt das Gefühl, sich nicht aussprechen zu können. Er empfindet dies als Mißachtung seines Hauptproblems, nämlich dessen, was ihn gerade bedrückt.

- Der Patient wird abgelenkt und vergißt, über ein wesentliches Symptom zu berichten. Dadurch kann eine Diagnose verzögert oder verpaßt werden.
- Der Patient nimmt eine Abwehrhaltung ein, ist frustriert und berichtet nichts mehr spontan. Der Arzt muß sich mühevoll durch Detailfragen das Beschwerdebild des Kranken zusammensetzen (Abb. 2.1).

Zwei Monologe sind aber noch kein Gespräch.

2.4.2 Strukturierung der Anamnese

Zu Beginn der Anamneseerhebung wird der Arzt weitgehend passiv bleiben. Der Patient berichtet, und der Arzt hört zu. Er gibt keine Kommentare und läßt den Patienten keine persönlichen Gefühle außer aufrichtiges Interesse verspüren. Man geht von der augenblicklichen Situation aus und wird die Anamnese nach rückwärts aufbauen. Anfangs sind nur kurze Fragen erlaubt, um die Aussagen des Patienten in produktiven Bahnen zu halten. Verliert sich der Spontanbericht im Unwesentlichen, so ist man gezwungen, etwas nachzuhaken. Allmählich beeinflußt der Arzt durch gezieltere Fragen und Deutungen die Unterhaltung, die ihrerseits wieder Reaktionen beim Patienten bewirken, wodurch eine Strukturierung des Gespräches möglich wird. Der Arzt lenkt das Interesse des Patienten auf die zur Diagnose wichtigen Punkte hin und trennt Wesentliches vom Unwesentlichen. Durch vorsichtiges Eingreifen gibt er zu verstehen, daß er chronologisch geordnete Angaben und genaue Beschreibungen der Symptome benötigt. Der Patient wird dieses Bemühen als Teil der ärztlichen Fürsorge verstehen und akzeptieren.

Wenn ein Patient ein bestimmtes Problem erwähnt, geht man unmittelbar darauf ein. Zunächst wird er zum Spontanbericht ermuntert, später wird mit Hilfe der sog. Trichtertechnik der neu angesprochene Themenkomplex durch unbestimmt formulierte Fragen weiter verfolgt und zuletzt durch Detailfragen eingeengt. Durch dieses Vortasten vom Allgemeinen zum Speziellen werden alle Aspekte eines Symptoms beschrieben. Jede neue Frage des Arztes knüpft dabei an den vorhergehenden Satz des Patienten an. Berichtet der Patient gleichzeitig über mehrere wichtige Beobachtungen, so soll man dem Patienten sein Interesse an allen erwähnten Punkten bekunden und andeuten, daß es notwendig sein wird, darauf zurückzukommen. Dann wer-

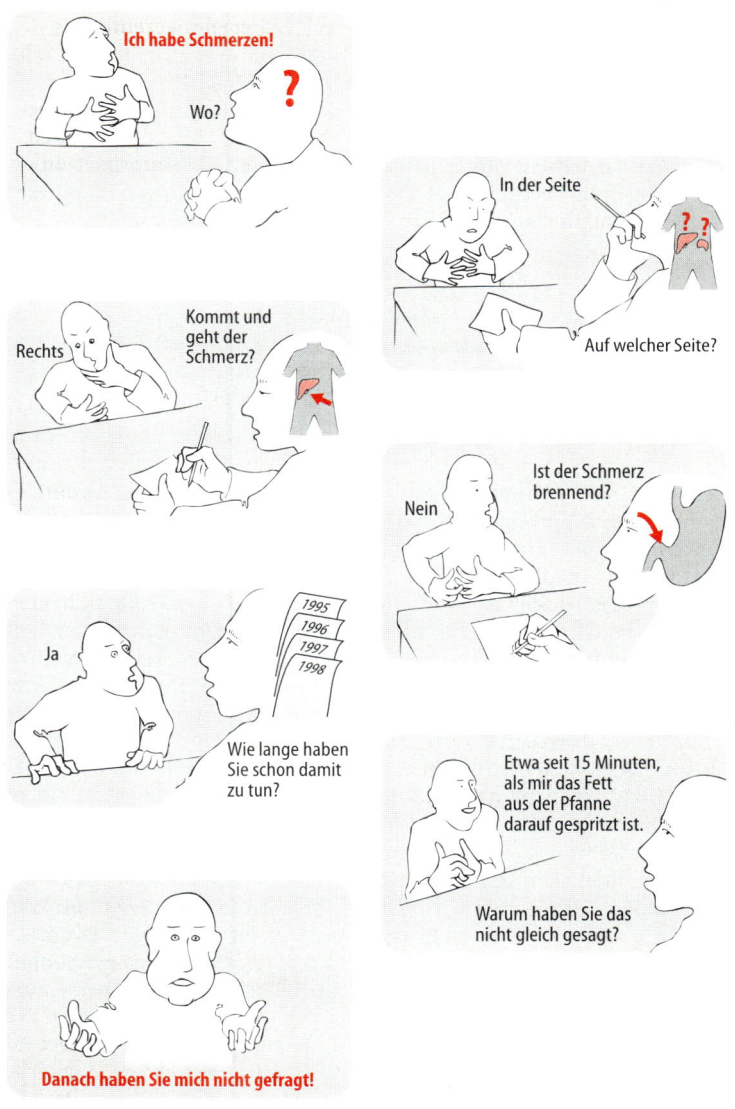

Abb. 2.1 Erfolgreiche Gesprächsführung (Nach Froehlich/Bishop 1973)

den alle Punkte auf die beschriebene Weise abgefragt. Daher müssen alle spontanen Äußerungen des Patienten vom Arzt aufmerksam registriert werden, und falls sie von Bedeutung sind, wird man zu gegebener Zeit darauf zurückkommen und sie durch zusätzliche Fragen abklären.

Ist der Patient mit seinen Worten am Ende, dann kann methodisch abgefragt werden. Bis dahin wird die „Fragebogenanamnese" (s. Kap. 3) zugunsten der freien Unterhaltung zurückgestellt.

> Der zeitliche Ablauf einer Krankheit ist gewöhnlich episodenhaft. Jede Episode muß in ihrem Erscheinungsbild sowohl genügend klar herausgearbeitet als auch im Gesamtzusammenhang dargestellt werden.

Der Arzt soll versuchen, den Patienten zur Mitteilung *praktisch brauchbarer Angaben* zu bewegen; für die Vollständigkeit und Brauchbarkeit der vorgebrachten Daten ist der Arzt verantwortlich. Der Patient weiß bei der *gemeinsamen Aufnahme* der Anamnese häufig nicht, was dem Arzt wichtig ist. Außerdem berichtet er über *seine* Wahrnehmungen, so wie er sie als krankhaft empfindet, d.h. über seine laienhafte Symptomatologie. Das ursprüngliche Phänomen, seine leiblichen Empfindungen, werden vom Patienten überdacht, reflektiert, gedeutet (richtig oder falsch), ehe er zum Arzt kommt. Er spricht von „seiner Galle". Die Aufgabe des Arztes ist es, das Gesagte zum ursprünglichen Phänomen, zum spontan Erlebten zurückzuführen und von der Reflexion durch den Patienten zu befreien. Nur selten ist daher bei einem Spontanbericht allein ein verwertbares Ergebnis zu erwarten. Möglicherweise kommt eine umfangreiche Geschichte ohne wesentliche Aussage zustande. Oder der Kranke berichtet ausführlich etwas ganz Nebensächliches, während er bedenkliche Erscheinungen unerwähnt läßt. Mitunter muß der Arzt auch lange warten, bis er die zur Diagnose erforderlichen Angaben erhält. Daher kann es – schon aus zeitökonomischen Gründen – dem Kranken nicht völlig überlassen werden, was er erzählen möchte.

Der Arzt kann sicher sein, daß der Patient beim Anamnesegespräch überaus *sensitiv* gestimmt ist, d.h. sehr kritisch ist gegenüber der geringsten Andeutung von Abweisung, Zweifel, Geringschätzung oder Kritik. Auf jede abwertende Geste wie hochgezogene Augenbrauen oder Verziehen des Mundes muß man verzichten. Der Arzt muß ferner bedenken, welche Vorstellungen seine Fragen im Patienten erwecken können; er darf mit seinen Fragen nicht schaden und muß es vermeiden, falsche Angaben aus dem Patienten herauszufragen.

2.4.3 Formulierung der Fragen

Die Fragen sollen bestimmt, klar und deutlich formuliert sowie leicht verständlich für den Patienten sein, und sie sollen so gestellt werden, daß seine freie Aussage gefördert wird. Sie müssen weiterhin mit einer gewissen Zielstrebigkeit aufeinander folgen, in gut überlegtem Zusammenhang, der jedoch immer der besonderen Situation und der vorhergehenden Antwort angepaßt sein sollte. Der Arzt muß sich der Ausdrucksweise des Patienten anpassen und Rücksicht auf sein Alter und seine Herkunft nehmen. Medizinische Fachausdrücke, die der Laie nicht versteht, sind fehl am Platze. Stattdessen müssen *deutsche Begriffe* gebraucht werden.

Nach einem Ikterus bzw. Koliken fragt man daher:
„Waren Sie in letzter Zeit gelb?"
„Hatten Sie dabei heftige Leibschmerzen?"
Ist die Ausdrucksfähigkeit des Patienten nicht sehr groß, so werden die von ihm gebrauchten Formulierungen zunächst vom Arzt übernommen, bis durch weitere Fragen eine Klärung dessen, was der Patient wirklich meint, erreicht ist. Auch das Sprechtempo ist dem Aufnahmevermögen des Patienten anzupassen.

Eröffnungsfragen dienen der Eröffnung des Gespräches und sollten möglichst unbestimmt formuliert sein, damit die Möglichkeiten des Patienten zur Selbstdarstellung nicht eingeengt werden:
„Was führt Sie zu mir?"
„Wo fehlt es Ihnen?"
„Wie ist es passiert?"

Sondierungsfragen geben dem Patienten durch ihre *offene* Formulierung ebenfalls einen weiten Spielraum für die eigene Antwort, er bekommt dadurch Gelegenheit, seine Probleme zur Sprache zu bringen. Sie sind geeignet zur Einleitung eines neuen Symptomkomplexes:
„Wie ging es Ihnen nach der Krankenhausentlassung?"
„Haben Sie noch andere Beschwerden?"
„Wie ging es weiter?"

Gezielte Fragen sind erforderlich, wenn bestimmte Details einer Krankheit erfaßt und *präzisiert* werden sollen. Sie dienen damit der plastischen Herausarbeitung eines Symptoms und der Abrundung des Krankheitsbildes:

„Besserte sich die Herzbeklemmung, nachdem Sie die Herztropfen genommen hatten?"

„Ließ der Wadenschmerz nach, als Sie stehenblieben?"

„War der Schüttelfrost mit Frösteln verbunden, oder klapperten Ihnen regelrecht die Zähne?"

Direkte Fragen, die mit einem einfachen „Ja" oder „Nein" beantwortet werden können, sind ungünstig, weil *uninformativ.* Zum Beispiel wäre statt: „Ist der Schmerz brennend?" besser zu fragen: „Wie ist der Schmerz?"

Warum-Fragen sind nur erlaubt, wenn tatsächlich eine Begründung für ein Ereignis gesucht wird; sie dürfen keinen kritischen Beigeschmack für den Patienten haben. Verlangt man von ihm eine Erklärung, die er selbst nicht kennt und die er eigentlich vom Arzt erwartet, so wird die Antwort ausweichend sein:

„Warum haben Sie die Behandlung nicht so durchgeführt, wie ich es Ihnen gesagt hatte?" In Wirklichkeit will der Arzt gar nicht wissen, *warum* der Patient dies und jenes nicht getan hat; er will lediglich, daß in Zukunft seine Verordnungen befolgt werden.

Suggestivfragen sind ebenso zu *vermeiden,* da dem Patienten mit der Frage zugleich die Antwort vorgegeben wird. Beispielsweise hat die Formulierung: „Strahlte der Brustschmerz in den linken Arm aus?" stark suggestiven Charakter. Stattdessen sollte es heißen: „Spürten Sie den Schmerz nur in der Brust oder auch anderswo?" Die Frage soll stets so formuliert sein, daß sie dem Patienten mehrere Auswege läßt.

Auswahlfragen bringen das in besonderem Maße zum Ausdruck. Dabei werden dem Patienten mit der Frage zahlreiche *Alternativen* angeboten, die sowohl Wahrscheinliches als auch Unwahrscheinliches beinhalten sollen. Die Häufigkeit von Schmerzen wäre demnach so zu erfragen: „Treten die Schmerzen einmal am Tag, einmal in der Woche, einmal im Monat oder einmal in jeder Stunde auf?"

Man muß allerdings bedenken, daß durch die vielfältigen Möglichkeiten der Patient verunsichert werden kann.

Doppelfragen sind ganz offensichtlich geeignet, den Patienten zu verwirren; denn er weiß nicht, auf welchen Aspekt der Frage er zuerst oder ausschließlich oder überhaupt antworten soll:

„Hat die Luftnot nachgelassen und ist auch Ihre Leistungsfähigkeit gestiegen?"

„Sind die Schmerzen besser und fühlen Sie sich auch insgesamt wohler?"

Belanglose Fragen sind entbehrlich, da sie je nach der Situation mit Ja oder Nein beantwortet werden können und keinen Informationsgewinn bedeuten:

„Haben Sie sich sehr aufgeregt?"

„War die Operation schwierig?"

Das angeschnittene Problem sollte besser mit Sondierungsfragen eruiert werden.

Indiskrete Fragen, die nicht zur Sache gehören, sind überflüssig und störend.

Aggressiv formulierte Fragen erzeugen beim Patienten eine ***Abwehrhaltung.*** Jede Frage sollte daher emotional neutral formuliert werden. Die folgenden Beispiele müssen für den Patienten einen unangenehmen Beiklang haben:

„Weshalb rufen Sie mich ausgerechnet heute nacht statt gestern, als ich Sprechstunde hatte?"

„Warum haben Sie das Medikament nicht genauso eingenommen, wie ich es Ihnen gesagt habe?"

„Mußten Sie denn deshalb gleich von der Arbeit zu Hause bleiben?"

Diese Fragen lassen sich auch ohne Vorwurf für den Patienten formulieren. Anstelle vordergründiger Kritik ist lediglich etwas Anteilnahme für den Kranken vonnöten sowie eine höflichere Haltung des Arztes. Es wäre besser zu fragen:

„Ich verstehe nicht ganz, warum Sie mich erst jetzt rufen".

„Wie nehmen Sie das Medikament jetzt ein?"

„Es ist mir nicht ganz klar, weshalb Sie Ihre Arbeit nicht ausüben konnten".

Diese Fragen regen den Patienten nicht auf, und die Antwort wird für den Arzt viel informativer sein.

> **!** Der Arzt ist nicht in einer passiven Haltung, sondern er ist ein aktiver und teilnehmender Zuhörer, indem er versucht, sich mit den Aussagen des Patienten zu identifizieren.

2.4.3 Ermunterung zum Erzählen

Wenn der Patient ein Problem erwähnt, das der Arzt weiterverfolgen möchte, so läßt sich die Bereitschaft des Kranken zum *Spontanbericht* ganz leicht dadurch anregen, indem man folgendermaßen anknüpft:

„Sie erwähnten Schmerzen in der Brust. Erzählen Sie mir mehr davon".

Oder: „Können Sie mir Ihre Beschwerden genauer schildern?"

Oder ganz einfach: „Wie war das mit den Schmerzen?"

Haltung und Mimik des Arztes sollen Interesse ausdrücken und den Patienten ermuntern, in seinem Bericht fortzufahren. Geeignet sind ein erwartungsvoller Gesichtsausdruck, unterstützt durch ein teilnehmendes „Aha" oder ein zustimmendes Kopfnicken.

Intensivere Bereitschaft wird durch betonten Blickkontakt, volle Zuwendung des Oberkörpers oder eine auffordernde Geste mit der Hand signalisiert.

Zurückhaltende Patienten kann man auch dadurch zum Reden bringen, indem man einfach den letzten Satz des Kranken wiederholt oder durch eine bekräftigende Antwort auf die Feststellung des Patienten eingeht.

„Diese Schmerzen haben Ihnen also damals sehr zu schaffen gemacht?"

„Sie fühlten sich zu dieser Zeit sehr elend?"

2.4.5 Überwindung eines Widerstandes beim Patienten

Beim Patienten können Scheu und Abwehrhaltung vorhanden sein. Fortwährende Schmerzen, allzulanges Krankenlager oder auch das Nichtansprechen der eingeschlagenen Therapie können eine *ablehnende Reaktion* beim Kranken hervorrufen. Durch bestimmte Verhaltensweisen lassen sich diese Widerstände überwinden.

Zunächst zeigt der Arzt echtes Interesse und Verständnis für die schwierige Situation des Patienten und versucht ihn damit zu beruhigen. Diese Zuwendung soll sowohl in Worten geschehen – wobei auch der Tonfall in der Stimme von Bedeutung sein kann – als auch averbal, indem man nicht müde wird, die Klagen des Patienten anzuhören:

„Diese immerwährenden Schmerzen zermürben auch den Stärksten."

„Es ist natürlich kein Vergnügen, so lange im Krankenhaus liegen zu müssen."

Um Blockierungen zu überwinden, kann der Arzt auch an bisherige kleine Erfolge im Heilungsverlauf anknüpfen und dem Patienten Zuversicht geben.

„Sie dürfen jetzt nicht den Mut verlieren, in wenigen Tagen wird es Ihnen schon wieder besser gehen."

Die Empfindungen und Äußerungen des Patienten werden vom Arzt akzeptiert und dem Patienten kritiklos zugestanden, auch wenn der Arzt ganz anderer Meinung sein sollte. Das Problem der Patienten wird näher angesprochen, ohne es zu bewerten. Es ist ermutigend für den Patienten, wenn man direkt auf sein momentanes Problem eingeht oder auch nach dessen emotionaler Bedeutung fragt:

„Ich verstehe auch nicht, weshalb Sie so lange auf die Schwester warten mußten."

2.4.6 Ergänzen von Einzelheiten

Während der Konsultation ist eine ständige Rückkoppelung zum Patienten erforderlich, die den Arzt befähigt, die Korrektheit seiner Wahrnehmungen zu kontrollieren. Außerdem wird der emotionale Hintergrund der Arzt-Patienten-Beziehung berührt, indem der Arzt diese Rückkoppelung zum Patienten sucht und betont, daß er sie sucht, und indem er auf sie reagiert und seine Reaktion erläutert. Es ist dadurch möglich, widersprüchliche Angaben oder wesentliche Auslassungen im Spontanbericht des Kranken zu erkennen und durch Rückfragen aufzuhellen. Zeigt man dem Patienten gegenüber Verständnis, so wird er es in der Regel tolerieren, wenn man ihn auf Widersprüche hinweist.

Reflexion ist die einfache Widerspiegelung dessen, was der Patient berichtet hat. Seine Angaben werden mit den Worten des Arztes zur Sicherheit wiederholt. Der Patient bekommt das Gefühl, daß er richtig verstanden worden ist. Durch die Zusammenfassung der Antwort des Patienten läßt sich außerdem eine chronologische Ordnung in der Darstellung erzielen. Diese Technik ist besonders wichtig für eine exakte zeitliche Einordnung von Beschwerden:

„Wenn ich Sie richtig verstanden habe, trat Ihr erster Anfall im Sommer vergangenen Jahres auf und der folgende Mitte Dezember?"

„Sie hatten berichtet, daß die ersten Beschwerden vor etwa einem Monat auftraten; vorher waren Sie also völlig gesund?"

„Wir können also sagen, daß Ihre Leibschmerzen jedesmal nach einer fettreichen Mahlzeit auftraten?"

Die Wiederholung von Patientenaussagen gestattet es, bestimmte Einzelheiten zu betonen und umfangreiche Schilderungen auf das Wesentliche zu konzentrieren. Es läßt sich damit auch ein Teilabschnitt des Gespräches abschließen oder der Faden an einer früher erwähnten Stelle wieder aufnehmen.

Interpretation ist eine Schlußfolgerung, die der Arzt aus den Angaben des Patienten zieht. Er geht über die eigentliche Patientenaussage hinaus, indem er sie unter *seinem* Blickwinkel betrachtet, was dem Patienten wiederum Gelegenheit gibt, seine Aussagen aus anderer Sicht zu überdenken und zu präzisieren. Der Arzt erkennt Zusammenhänge, die dem Patienten vorher nicht bekannt waren, er deckt *Ursachen und Wirkungen* auf und er faßt Einzelheiten zusammen, die auf den ersten Blick nicht ohne weiteres zusammengehören. Die Deutung des Arztes muß sich aber stets nur auf den Inhalt der Patientenäußerung beziehen und muß von ihm auch akzeptiert werden. Im Rahmen der Interpretation soll der Arzt versuchen, an früher Erwähntes anzuknüpfen und damit positive Assoziationen beim Patienten zu fördern. Durch diese Form der Bekräftigung läßt sich das Gespräch in Gang halten, und der Patient wird motiviert, in seinen Äußerungen fortzufahren.

Konfrontation ist der Hinweis auf Widersprüche, die während des Gespräches zwischen einzelnen Patientenaussagen erkennbar werden. Durch die Gegenüberstellung vorangegangener Aussagen wird die Aufmerksamkeit auf eine differierende Angabe oder auch nur auf eine andere Nuancierung der Darstellung gelenkt. Der Patient wird auf Widersprüche und Unterschiede hingewiesen, damit er sie deutlicher sehen und aufarbeiten kann. Er wird zu einer konkreten Stellungnahme oder zur Präzisierung seiner Angaben angeregt.

> **!** Der Arzt sucht im Gespräch nach „Lücken" und „Schäden" in der Darstellung des Patienten.

2.4.7 Wechsel des Themas

Jedesmal, wenn ein bestimmter Beschwerdekomplex durch das Vorgehen vom Allgemeinen zum Speziellen hinreichend abgeklärt ist, wird das Überwechseln zum nächsten Problem erforderlich. Damit dem Patienten dieser *Übergang* nicht zu plötzlich kommt und auch nicht unlogisch wirkt, tut man gut, den vorangegangenen Komplex kurz abzuschließen und den Themenwechsel anzukündigen:

„Nunmehr interessiert mich Ihr Husten, den Sie vorhin erwähnt haben."

„Wir haben jetzt, glaube ich, alle Ihre Beschwerden besprochen. Mich interessiert nur noch, ob in Ihrer Familie ähnliche Erkrankungen aufgetreten sind."

2.5 Bewertung der Antworten

Obwohl die Anteilnahme für den Patienten unerläßlich für das Erheben der Daten ist, müssen seine Krankheitsangaben mit Vorsicht aufgenommen werden. Die *Zuverlässigkeit der Darstellung* ist abhängig von der Beobachtungsfähigkeit des Patienten, seiner Urteilskraft und seiner Ausdrucksfähigkeit. Das Erinnerungsbild von der Krankheit ist oftmals unscharf. Das Gedächtnis, besonders das Zeitgedächtnis, arbeitet ungenau, so daß die Erinnerung des Patienten an seine Krankheit unklar ist. Man kann daher vom Kranken nicht immer eine anschauliche Schilderung seiner Krankheitserlebnisse erwarten.

Wichtig ist weiterhin ein Eingehen auf das Bedürfnis des Patienten, bei jedem Vorkommnis sogleich eine ursächliche Erklärung anzugeben. Schon vor dem Aufsuchen des Arztes trachtet der Patient bereits nach einer Deutung seiner Beschwerden und gelangt dabei nicht selten zu einer „mitgebrachten Diagnose". Diese mitgebrachten Erklärungen sind vom Arzt stets ernst zu nehmen. Sie werden sachlich richtiggestellt und konstruktiv berücksichtigt. Werden diese Forderungen nicht erfüllt, so gelangt der Patient zu der unbefriedigenden Überzeugung, daß Gesichtspunkte, die er für bedeutsam hält, vom Arzt nicht genügend berücksichtigt werden.

Unklare oder ungenaue Angaben des Kranken müssen soweit als möglich erhellt werden. Berichtet der Patient über „Übelkeit", so kann dies als Allgemeinsymptom gemeint sein oder als Schwindel einer Kreislaufdepression vorangehen oder als Völlegefühl vom Magen herrühren; es muß erfragt werden, was gemeint war. Wenn auf diese Weise ein Begriff, den der Patient gebraucht hat, in der Bedeutung *aufgeklärt* ist, kann ihn der Arzt in der weiteren Anamnese mitbenutzen, um sich der Ausdrucksweise des Patienten anzupassen.

> **!**
>
> Die Wertigkeit der vom Patienten vorgebrachten Beschwerden ist unterschiedlich. Der Arzt muß anhand einer anamnestischen Angabe darüber befinden, ob sie mit der Krankheit des Patienten im Zusammenhang steht und ihm zur Diagnose dienlich ist.

Weiterhin ist eine Entscheidung darüber erforderlich, ob ein bestimmtes Symptom *Krankheitswert* hat. Ängstliche Patienten sorgen sich wegen harmloser Veränderungen. Umgekehrt bewerten manche Menschen ein Krankheitszeichen als nichts Krankhaftes. Beispielsweise wird ein Raucher einen Husten, der Ausdruck eines Bronchialkarzinoms sein kann, als harmlosen Raucherhusten abtun.

Nicht wenige Patienten haben populärwissenschaftliche Werke gelesen oder Krankheitsbezeichnungen früherer Ärzte übernommen. Ebenso häufig berichten manche, was der einweisende oder vorbehandelnde Arzt für Feststellungen getroffen hat, z. B. EKG- oder Röntgenbefunde. Obwohl diese Angaben wichtig sind, soll man fertige Krankheitsdiagnosen vom Patienten nicht ohne weiteres übernehmen. Bei Äußerungen früherer Ärzte soll man vorsichtig und zurückhaltend sein, denn vieles kann vom Patienten verkannt oder mißverstanden sein. Zweifel an früheren Beobachtungen und Diagnosen dürfen dem Patienten gegenüber jedoch nicht geäußert werden. Man muß ihn vielmehr dazu bringen, alle früheren Erscheinungen und Eindrücke *mit eigenen Worten* zu berichten. Es gelingt damit, auch stark fixierte Patienten von der Wichtigkeit der ursprünglichen Beobachtungen zu überzeugen. Durch sorgfältige Befragung soll man sich vergewissern, ob man die von früheren Ärzten *gestellten Diagnosen nachvollziehen* würde.

Schildert der Patient mit seinen eigenen Worten seine Beschwerden besonders anschaulich, so darf man nicht zögern, eine sehr gute Beschreibung *wörtlich* ins Krankenblatt aufzunehmen. Zur Kennzeichnung, daß es sich hierbei um eine völlig unbeeinflußte Darstellung handelt, werden die entsprechenden Passagen wie bei wörtlicher Rede in Anführungsstriche gesetzt.

2.6 Abklärung eines Symptoms

Die subjektiven Beschwerden eines Patienten müssen anhand der folgenden *5 Kriterien* differenziert werden, erst danach ist jedes Symptom hinreichend zu charakterisieren. Es werden betrachtet:
- Ort der Beschwerden (Lokalisation)
- zeitliche Zusammenhänge
- Art der Beschwerden (Qualität)
- Intensität (Quantität)
- Begleitumstände.

Lokalisation. Die exakte Lokalisation von Beschwerden erlaubt Rückschlüsse auf das erkrankte Organ. Ausgehend von einer groben Zuordnung zu Kopf, Rumpf und Extremitäten ist die Aufgliederung in Organsysteme (Magen-Darm-Kanal, ableitende Harnwege) bzw. Organe (Herz, Lungen) notwendig. Es ist sehr genau darauf zu achten, wohin der Patient das Symptom lokalisiert. Wenn er dabei allgemeine oder anatomisch ungenaue Begriffe gebraucht, ist zu fragen:

„Wo genau befinden sich die Schmerzen?" Besser ist, sich *die Stelle* zeigen zu lassen, wo der Schmerz sich befindet, wie weit er sich ausdehnt und wohin er ausstrahlt. Ausgehend von der offenen Frage: „Wo?" wird zunehmend differenzierter gefragt: „Wohin ausssstrahlend?" bzw. „Bis in den Ellenbogen oder bis in die Hand ausstrahlend?". Außerdem sind wandernde Beschwerden herauszufragen, d. h. der ursprüngliche Ort sowie hinzukommende andere Regionen zu bestimmen.

Zeitliche Zusammenhänge. Die exakte zeitliche Fixierung der Ereignisse ist entscheidend für den Aufbau der Anamnese, denn ihr Hauptwert liegt in der Herausbildung des *zeitlichen Ablaufes* der Erkrankung. Dazu dienen die Fragen: „Wann war das?" „Was geschah danach?" „Wie ging es weiter?" Wesentlich sind:

- Beginn der Beschwerden. Festgehalten wird der Zeitpunkt, zu dem der Patient die **ersten Erscheinungen** bemerkt hat; die Krankheit kann indessen schon länger bestanden haben. An die genauen Daten der Ereignisse kann sich der Patient gewöhnlich nicht erinnern, die zeitliche Einordnung wird jedoch möglich anhand äußerer Lebensumstände. Bezugspunkte sind dabei Schulzeit, Lehrjahre, Studium, Beruf; ferner Geburts- und Festtage, Schulferien, Urlaub, Umzug usw. Wenn man das Auftreten von Beschwerden mit Ereignissen im Leben des Patienten in Zusammenhang bringt, gelingt es oft, die Krankheitszeichen genauer zu datieren. Unzureichend sind Formulierungen wie „vor 6 Wochen" oder „vor 3 Jahren". Besser ist die Feststellung „im April dieses Jahres ..." oder „im Sommer 19...".
- Dauer der Beschwerden. Sie können Minuten, Stunden, Tage, Wochen oder Monate anhalten. Akute Erscheinungen beginnen plötzlich und haben eine kurze Anamnese, chronische Krankheiten beginnen allmählich und besitzen eine langdauernde Anamnese. Anfälle, Bewußtseinsstörungen und andere kurz dauernde Beschwerden müssen mit besonderer Sorgfalt eruiert werden. Die Dauer der Beschwerden gibt auch Hinweise, wie dringlich die Behandlung ist.
- Weiterer Verlauf. Sind die Symptome gleichbleibend oder ändern sie sich mit der Zeit? Der Verlauf kann **schubweise** sein, wobei sich Beschwerden und beschwerdefreie Pausen abwechseln, oder **phasenweise** mit einer stetigen Zunahme der Schmerzen bis zu einem Höhepunkt und anschließendem Nachlassen, das aber nie bis zur Beschwerdefreiheit führt. Wie häufig treten die Erscheinungen auf? Beschwerdefreie Pausen können ebenso Minuten, Stunden, Tage, Wochen, Monate oder Jahre dauern. Bei großen Intervallen zwischen zwei Beschwerdeepisoden muß nach **Brückensymptomen** geforscht werden, das sind u. U. diskrete Beschwerden, die auch bei großem zeitlichem Abstand von Symptomen einen Zusammenhang wahrscheinlich machen.

Qualität. Art und Beschaffenheit von Beschwerden haben einen gewissen **diagnostischen Wert.** Ein Schmerz kann dumpf, krampfartig, ziehend, brennend, bohrend oder hämmernd sein. Man fragt im allgemeinen: „Wie war der Schmerz?" und bietet eine Auswahl von Adjektiven zur Charakterisierung an. Mitunter benutzt der Patient Vergleiche aus seiner Umgebung, die durch Rückfragen aufgeklärt werden müssen: „Was verstehen Sie unter ...?".

Intensität. Gemeint ist die Stärke eines Schmerzes (geringer, starker oder unerträglicher Schmerz), aber auch die funktionelle Einbuße, die sich daraus ergibt. Es muß versucht werden, die subjektive Empfindung zu objektivieren, indem man sich nach den Folgeerscheinungen erkundigt. Ein Schmerz kann leicht sein, so daß der Patient seiner Arbeit noch nachgehen konnte. Er kann stärker werden, daß er sich niederlegen mußte, oder er kann so heftig sein, daß er auch durch das Liegen keine Erleichterung verspürte. Die Stärke einer Atemnot läßt sich objektivieren, indem man fragt, wie oft der Patient beim Treppensteigen stehenbleiben mußte. Ferner ergibt die Häufigkeit von Stuhlentleerungen, die Menge von Bluterbrechen oder die Anzahl von Schmerzattacken einen objektivierbaren Hinweis auf die Quantität.

Begleitumstände. Aus dem Auftreten von Beschwerden bei **bestimmten Gelegenheiten** oder bei bestimmten Körperfunktionen (Atmung, Bewegung, Schlaf, Nahrungsaufnahme, Verdauung, Stuhlgang oder Menstruation) ergeben sich diagnostische Rückschlüsse auf das erkrankte Organsystem. Zu erfragen ist, wo und bei welcher Gelegenheit die Beschwerden auftraten: entweder bei der Arbeit, beim Laufen nach der Straßenbahn oder zu Hause im Sessel. Wodurch wurde der Schmerz ausgelöst: beim tiefen Atmen, beim Pressen zum Stuhlgang, bei bestimmten Bewegungen oder nach dem Essen? Sind ansteckende Krankheiten in der Umgebung des Patienten aufgetreten? Welcher beruflichen Tätigkeit ging der Kranke nach, mit welchen toxischen Substanzen hatte er Kontakt? Wodurch haben sich seine Beschwerden verschlimmert oder verbessert? Die Atemnot kann sich beim Aufsetzen bessern, ein Herzschmerz beim Stehenbleiben nachlassen, der Hexenschuß beim Niesen schlimmer oder das Schwindelgefühl durch Kopfbewegungen ausgelöst werden.

2.7 Interpretation der anamnestischen Angaben

Mit Hilfe der beschriebenen fünf Kriterien gelingt es in der Regel, ein bestimmtes Hauptsymptom annähernd zu erfassen. Da selten ein Symptom allein auftritt, sondern erst Symptomkomplexe das Krankheitsbild ergeben, ist die Abrundung durch Details erforderlich, die der Patient möglicherweise nicht von sich aus erwähnt. Daher müssen je nach dem Organsystem, mit dem man sich befaßt, mit gezielten Fragen weitere *charakteristische Begleitsymptome* abgefragt werden. Eine Auswahl typischer Fragestellungen für diese Begleitbeschwerden findet sich in Kap. 3. Die Aufhellung des zeitlichen Ablaufes der Erkrankung macht den Hauptwert der Anamnese aus, was durch keine noch so ausgeklügelte Untersuchungstechnik aufgewogen werden kann. Wenn man den Beginn eines Symptoms zeitlich fixiert hat, erkundigt man sich nach Erscheinungen, die dem Ausbruch vorangegangen sind. Erwähnenswert sind dabei auch *wichtige Negativa*, d. h., daß sich der Patient bis zum Beschwerdebeginn völlig gesund gefühlt hat.

Für die Verlaufsbeurteilung sind folgende Fragen wichtig: Akut? Chronisch? Episodisch? Wiederholt? Alle akut auftretenden Krankheitserscheinungen sind häufig mechanisch oder durchblutungsabhängig ausgelöst. Entzündliche Prozesse zeigen einen akuten oder subakuten Ablauf. Bei einem chronischen Verlauf mit Beschwerden, die sich nacheinander entwickeln, ist der Verdacht auf einen langsam fortschreitenden oder sich ausdehnenden Prozeß gegeben. Ein buntes Bild von zahlreichen, häufig wechselnden Beschwerden, die in keinen der bekannten Symptomkomplexe eingeordnet werden können, findet sich bei funktionell oder psychisch ausgelösten Beschwerden.

Die Frage: „Was bist du für ein Mensch?" sollte bei der Exploration immer mitschwingen (Janzen). Nur dadurch wird es möglich, die Intensität von Schmerzen und die Genauigkeit der Aussage des Patienten zu bewerten. Wie verschieden sind die Äußerungen der Kranken! Einer erzählt weitschweifig, umständlich und mit ungeheurer Wichtigkeit von etwas ziemlich Unerheblichem, vom anderen erfahren wir schwerwiegende Beschwerden nur nach eindringlichem Befragen. Neigung zu Dissimulation wechselt mit Freude am Konfabulieren. Wehleidigkeit und Robustheit, Schwäche und Energie, Verständnis und Unvernunft müssen am Patienten erkannt und bei der Beurteilung berücksichtigt werden.

Auch für den erfahrenen Arzt bestehen manchmal Schwierigkeiten, die subjektive Empfindung des Kranken soweit zu objektivieren, daß das zugrundeliegende Krankheitsgeschehen deutlich zutage tritt. Dieses Problem trifft sowohl auf Simulanten zu wie auch auf Patienten, die versuchen, Symptome organischer Erkrankungen auf bestimmte Umstände, wie Erschöpfung, Überlastung oder beruflichen Ärger zurückzuführen. Die ärztliche Aufgabe besteht darin, mittels Abstraktion das Objektivierbare von allen Fehlerquellen dieser höchst subjektiven Schilderung zu befreien, die differentialdiagnostischen Erwägungen mit aller Reserve vorzubereiten und Unsicherheiten möglichst auszuschließen.

Es gibt auch Fehler bei der Urteilsbildung von seiten des Arztes: Mangelhaftes konstruktives Denken, Rechthaberei, Eitelkeit, voreilige Schlüsse, notorischer Optimismus; sie sollten aber durch etwas guten Willen und Selbstkritik überwindbar sein.

Vom Arzt wird außerdem die Gabe erwartet, daß er das, was der Patient ihm berichtet, nicht nur logisch verknüpft, sondern daß er seinen Kranken auch versteht. Zu diesem Verstehen gehört nicht nur ein vernunftgemäßes Erkennen, sondern auch ein Einfühlen und Nachempfinden.

2.8 Vervollständigung der Anamnese

2.8.1 Eigene Anamnese

Mit der Frage: „Waren Sie früher ernsthaft krank?" leitet man auf Probleme und Beschwerden über, die noch nicht erwähnt worden sind. Die Beschreibung früherer Krankheiten – ihr Beginn, ihre Symptome, ihr Verlauf und die Behandlung – kann kürzer gefaßt werden als das jetzige Hauptleiden. Man muß jedoch versuchen, *früher gestellte Diagnosen* aufgrund der Beschreibung des Patienten zu bestätigen, nicht einfach zu übernehmen. Im Zusammenhang mit der späteren Krankheitsentwicklung und durch neue Erkenntnisse können früher eindeutige Diagnosen unvollständig oder falsch erscheinen, ohne daß dem vorhergehenden Arzt ein Vorwurf gemacht werden kann. Auch dem Patienten gegenüber dürfen derartige Zweifel an den früheren Ereignissen geäußert werden.

Wird die Frage nach dem früheren Gesundheitszustand mit „einigermaßen" oder „es ging" beantwortet, so besteht Grund zu der Annahme, daß der Patient gesundheitliche Schwierigkeiten hatte, die eruiert werden müssen. Zur Differenzierung derartiger Einschränkungen dienen Fragen nach der Belastungsfähigkeit bzw. dem Leistungsvermögen des Patienten.

Mit der Frage: „Was haben Sie noch zu klagen?" erfährt man meistens allzu wenig. Man muß sich mit bestimmten Fragen nach allen möglichen Symptomen erkundigen. Am besten fragt man ganz systematisch und in der gewohnten Reihenfolge, orientierend nach Allgemeinsymptomen und Symptomen der verschiedenen Organe, gewissermaßen querschnittsartig durch den ganzen Organismus. Dazu dient die nachfolgende Symptomübersicht (Tabelle 2.1) als obligatorischer Fragekatalog, der – in Abhängigkeit von den spontan vorgebrachten Beschwerden – routinemäßig abgefragt werden sollte. Bei Beschwerden im betreffenden Organsystem schließen sich weitere Detailfragen (s. Kap. 3) an.

Organsystem	Zu fragen ist nach:
Allgemein-beschwerden	Appetit, Erbrechen, Stuhlgang, Wasserlassen, Fieber/Schüttelfrost, Gewichtsverlauf, Schlafstörungen, Schwindel, Ohnmacht, Übererregbarkeit
Kopf	Kopfschmerzen, Haarausfall
Augen	Sehvermögen, Flimmern, Doppelbilder, Brille, Schmerzen
Ohren	Hörstörungen, Ohrgeräusche
Nase	Nasenatmung, Geruch, Nasenbluten
Mundhöhle	Brennende Zunge, Geschmack, Zähne
Hals	Halsschmerzen, Schluckbeschwerden, Heiserkeit
Atmung	Kurzatmigkeit (in Ruhe, bei Anstrengungen, im Sitzen, nächtlich), Husten (auch Raucherhusten), Auswurf, Schmerzen beim Atmen
Herz- und Kreislaufsystem	Unregelmäßiger Herzschlag, Herzbeklemmungen, allgemeine Leistungsfähigkeit, geschwollene Füße
Verdauungssystem	Aufstoßen, Sodbrennen, Völlegefühl, Blähungen, Leibschmerzen (Abhängigkeit von der Nahrungsaufnahme, bestimmte Speisen), Koliken, Winde, sonstiges
Urogenitalsystem	Schmerzen oder andere Störungen beim Wasserlassen, unwillkürlicher Urinabgang, nächtliches Wasserlassen, Urinfarbe; Störungen der Regelblutung, Veränderungen an der weiblichen Brust
Bewegungs- und Nervensystem	Störungen der Beweglichkeit, Lähmungen, Gelenkschwellungen oder -schmerzen, Mißempfindungen, Krämpfe

Tabelle 2.1. Pflichtfragen

Mit der Frage: „Welche Kinderkrankheiten haben sie durchgemacht?" leitet man auf den *Gesundheitszustand im Kindesalter* über. Falls sich der Patient nicht mehr genau erinnern kann, bietet man eine Aufzählung der wichtigsten an, wie Masern, Windpocken, Diphtherie, Scharlach, Gelenkerkrankungen (akutes rheumatisches Fieber). Unzureichend ist der Hinweis: „übliche Kinderkrankheiten".

Namen und Adressen der früher behandelnden Ärzte sowie bei stationären Aufenthalten der Krankenhäuser sind mit zu notieren, um *Befundberichte oder Röntgenbilder* anfordern zu können.

Bei allen unklaren Infektionen ist die Anamnese zu ergänzen und nach Auslandsaufenthalten, besonders in bestimmten Endemiegebieten, HIV sowie nach Haustieren (Hunde, Katze, Stubenvögel) zu fragen.

Insgesamt ist zu folgenden Punkten Stellung zu nehmen:
- Kinderkrankheiten
- Krankheiten im Erwachsenenalter
- Krankenhausaufenthalte
- Operationen
- Unfälle und Verletzungen
- Allergien (chemische Substanzen, Nahrungsmittel, Medikamente).

2.8.2 Familienanamnese

Mit der Frage: „Sind ähnliche Erkrankungen in Ihrer Familie aufgetreten?" leitet man vom Patienten auf die Familienmitglieder über. Es interessieren besonders *vererbbare oder familiär gehäufte Krankheiten* sowie Ansteckungsmöglichkeiten in der Familie. Dies betrifft das Auftreten von Tuberkulose, Diabetes, Steinleiden, Bluthochdruck, Herzinfarkt, Schlaganfall, Nervenkrankheiten, Krebs oder Allergien bei Blutsverwandten (Eltern, Großeltern, Geschwister, Kinder, Onkel und Tanten). Bei verstorbenen Verwandten interessieren Todesursache und Todesalter.

Zur Familienanamnese gehören die allgemeinen Lebensverhältnisse sowie die Stellung des Patienten in der Familie und seine zwischenmenschlichen Beziehungen. Die Aufklärung derartiger Einzelheiten erfordert Taktgefühl vom Arzt; beispielsweise kann man bei Familienmitgliedern, die in der Anamnese schon erwähnt worden sind, anknüpfen. Besonders bei *gestörten Familienverhältnissen,* die ihrerseits zur Krankheitsursache werden können, ist vorsichtig nach der Ehe oder nach dem Verhältnis zu Kindern oder Eltern zu fragen.

2.8.3 Gynäkologische Anamnese   .

Bei Frauen wird kurz nach Schwangerschaften, Schwangerschaftskomplikationen, Zahl der Kinder, Totgeburten oder Schwangerschaftsunterbrechungen gefragt; ferner nach dem Eintritt der ersten Regel, bei älteren Frauen nach dem Ausbleiben bzw. dem Wiederauftreten von Blutungen; bei Frauen im mittleren Alter nach der letzten Regel, dem Regelzyklus und der Stärke der Regelblutung.

2.8.4 Biographische Anamnese

Jede Krankheit hat auch ihre psychologischen und sozialen Komponenten, die der Arzt eruieren sollte und auf die der Patient auch angesprochen sein möchte. Zum rein äußerlichen Werdegang gehören Angaben über Schulbildung, Ausbildungsweg, berufliche Qualifikationen, frühere Beschäftigungen, jetzige Tätigkeit, evtl. Alters- oder Invalidenrente. Darüber hinaus sind die Lebenshaltung, Haus und Familie, Arbeit und Beruf, wirtschaftliche und soziale Verhältnisse für die individuelle Einschätzung von Belang.

Die biographische Anamnese bringt das Auftreten von Krankheiten mit Daten der inneren oder äußeren Lebensgeschichte in Zusammenhang. Sie hellt auf, „wie Erkrankungen an Wendepunkten biographischer Krisen stehen oder in die schleichende Krise eines ganzen Lebens eingeflochten sind". Die geeignete Anamnesetechnik besteht im Nicht-Ausfragen, vielmehr wird der Patient dazu gebracht, dem Arzt mitzuteilen, was ihm berichtenswert erscheint. Bei sachlicher Gesprächsführung wird er genügend aufgeschlossen sein, um sich auszusprechen und das Wesentliche vorzubringen. Es ist meist identisch mit dem, was ihm auf der Seele liegt. Einzelheiten werden später vom Arzt durch Fragen ergänzt; beispielsweise geben psychische Beziehungen, Krankheitseinsicht, Einstellung und Haltung gegenüber der Krankheit Hinweise auf Fehlverarbeitung. In der Aussprache muß der Konflikt bewußtgemacht und durchgearbeitet werden. Bestimmte soziale Maßnahmen können folgen. So sieht der Patient in seinem Arzt auch den Helfer in besonderen Krisensituationen.

Ethisch-moralische Hilfe wird sich positiv auch auf die körperliche Gesundheit auswirken. Psychosoziale Probleme dürfen nicht einfach mit Sedativa oder Psychopharmaka zugedeckt werden; Medikamente bringen nur eine ganz äußerliche Erleichterung durch oberflächliche Anpassung an die soziale Umwelt.

2.8.5 Lebensgewohnheiten

Wichtig sind der Tabak-, Alkohol- oder Kaffeekonsum, besondere Diäten oder Eßgewohnheiten sowie abnormes Verhalten. Beim Tabakkonsum wird gezielt gefragt, ob der Patient Raucher oder Nichtraucher oder seit wieviel Jahren er es ist, sowie die Zahl der Zigaretten oder Pfeifen pro Tag.

Beim Alkohol ist zu fragen, ob überhaupt nicht, gelegentlich, oder regelmäßig getrunken wird. Es interessiert detailliert, ob Bier, Wein oder Schnaps bevorzugt wird; ferner die Zahl der Gläser oder Flaschen pro Tag sowie seit wieviel Jahren getrunken wird. Man muß versuchen, die Alkoholaufnahme in Gramm pro Tag zu ermitteln. Bei starken Trinkern wäre nach Entziehungskuren zu fragen.

Bei Kaffee interessiert die ungefähre Menge pro Tag.

Zu den Kontraindikationen des Kaffees zählen:
- Ulcus ventriculi und Ulcus duodeni
- kardiale Rhythmusstörungen
- Hyperthyreose
- Hypercholesterinämie (sofern durch Auslaßversuch im Einzelfall auf Kaffee-Entzug ansprechend).

2.8.6 Medikamente und Impfungen

Zunächst erfragt man die bisherige Behandlung mit Namen des Medikamentes, Dosierung und Dauer der Behandlung sowie, ob die Therapie *erfolgreich* war oder Nebenwirkungen auftraten. Außerdem sollte nach der Einnahme folgender Medikamente geforscht werden: Herzmittel, blutdrucksenkende Mittel, phenacetinhaltige Schmerzmittel (bei Nierenerkrankungen), Ovulationshemmer (bei Lebererkrankungen, Bluthochdruck, Struma), Mittel zur Veränderung der Blutgerinnung, zur Entwässerung, Abführmittel, Prednisolon, Insulin oder Tabletten gegen die Zuckerkrankheit, schilddrüsenwirksame Mittel, Hormone oder regelmäßige Einnahme anderer Medikamente. Liegt eine *Medikamentenallergie* vor, so wird der Name des Medikamentes und das Datum des Zwischenfalls mit Rotstift festgehalten. Abschließend ist die Frage nach Impfungen, insbesondere bei Auslandsaufenthalten wichtig.

2.8.7 Zwischenanamnese

Bei der Wiederaufnahme eines kurz zuvor entlassenen Patienten kann man sich auf die alte Krankheitsgeschichte beziehen, vorausgesetzt, daß die frühere Anamnese vollständig und genau ist. In der Zwischenanamnese faßt man alle neu *hinzugekommenen* Beschwerden bzw. bei chronischen Krankheiten die Ereignisse seit der letzten Krankenhausentlassung zusammen.

2.8.8 Angaben von Drittpersonen

Notwendige Gespräche mit Angehörigen oder Besuchern sollten dem Patienten angekündigt oder vorgeschlagen werden, damit man sich seines *Einverständnisses* sicher ist und er vom Arzt nicht das Gefühl bekommt, daß dieser hinter seinem Rücken konspiriert.

Da sich die Angehörigen oft Sorge machen, ist es bei ernsten Erkrankungen die Pflicht des Arztes, *Kontakt* zu den engsten Verwandten oder zum Ehepartner zu suchen. Man erhält von den Angehörigen mitunter detaillierte Angaben zu Symptomen, die dem Patienten selbst oft nicht aufgefallen sind, beispielsweise Charakterveränderungen durch die Krankheit, auffällige Verhaltensweisen oder Begleitumstände bei Krampfanfällen. Auch familiäre oder wirtschaftliche Verhältnisse lassen sich mitunter besser beurteilen, wenn man mit Personen aus der Umgebung spricht.

Mitunter können die Angehörigen *ungenaue Patientenangaben* bestätigen oder präzisieren. Bei bewußtlosen Patienten können Angaben von Familienmitgliedern oder Hausbewohnern äußerst wertvoll für das weitere Vorgehen sein; beispielsweise interessieren Begleitumstände der Bewußtlosigkeit, bei Intoxikationen das Auffinden leerer Medikamentenschachteln oder bei Suizidverdacht das Vorhandensein etwaiger persönlicher Mitteilungen.

Die Patientenangaben werden nach dem folgenden Plan geordnet:
- Jetzige Anamnese (Hauptbeschwerden bzw. jetzige Leiden, Beginn und Entwicklung sowie Begleitumstände)
- Eigene Anamnese (chronologisch geordnet, alle früheren Erkrankungen)
- Familienanamnese (Krankheiten der Familienmitglieder und Erbanlagen)
- Berufliche Anamnese und andere vervollständigende Daten.

Bei der Anamneseerhebung selbst braucht man sich nicht allzu eng an diese Einteilung zu halten. Wenn sämtliche Angaben vorliegen, werden sie jedoch nach diesem Schema niedergeschrieben.

2.9 Vorhandensein psychosozialer Faktoren

Es ist die Pflicht des Arztes, sich um die Psyche des Patienten zu kümmern und seine soziale Umwelt zu berücksichtigen, denn die Umwelt wirkt über die Psyche auf den Menschen. Um Störungen in den zwischenmenschlichen Beziehungen zu erkennen, sind medizinische Befunde allein nicht ausreichend, nötig ist eher die Einbeziehung sozialer Daten.

2.9.1 Das ungestörte Arzt-Patienten-Verhältnis

Intakte Beziehungen hat man im Normalfall mit Patienten, die wenig zum Arzt kommen; man sieht sie nur bei einem akuten Ereignis. Sie sind fähig, weitgehend ohne Arzt zu leben, sie brauchen ihn nur selten und schon gar nicht für emotionale mitmenschliche oder psychosomatische Belange. Diese Menschen lösen ihre Probleme selbst oder sind stark genug, sie zu tragen. Sie sind dankbar für die menschliche Zuwendung des Arztes, brauchen aber nur seine fachliche Hilfe. Der Arzt sollte erkennen, daß es genügt, diese spontan gute Beziehung nicht durch eine autoritäre Haltung oder durch die Überforderung des Patienten zu stören, indem er berufliche und soziale Momente mit heranzieht.

2.9.2 Bedeutung psychosozialer Faktoren

In jedem Falle muß man sich die Frage vorlegen: Inwieweit ist durch die festgestellten objektiven Erscheinungen das Verhalten des Kranken ausreichend erklärt, oder wird die Krankheit in besonderer Weise erlebt und verarbeitet? Es ist zu klären, inwieweit eine seelische Störung oder ein sozialer Konflikt – oder beides miteinander kombiniert – vorliegen oder ob man es mit einer abnormen Persönlichkeit zu tun hat, die für den Arzt leicht zum Problem werden kann.

Auch bei der Entstehung und Auslösung organischer Krankheiten können Umweltschwierigkeiten oder eine Lebenskrise Bedeutung haben. Man kann sagen, daß psychosoziale Faktoren bei allen Patienten und allen Krankheiten eine Rolle spielen, auch dort, wo sie zunächst nicht besonders eindrucksvoll zutage treten, selbstverständlich auch unterschiedlich stark ausgeprägt – bei dem einen Patienten mehr, bei dem anderen weniger – und wenn nicht bei der Krankheitsentstehung, so doch im weiteren Verlauf bei Exazerbationen oder als krankheitsunterhaltender Faktor.

Wenn der Patient ein Problem aus seiner Sicht angesprochen hat, vermag der Arzt den Gesamtumfang abzuschätzen, etwa ob der Patient das Problem ignoriert oder auch überbewertet in Form unnötiger Folgerungen, beispielsweise Unvermögen zur Arbeit oder zum Reisen. Es sollte auch im Hinblick auf funktionelle Konsequenzen verfolgt werden, etwa: „Hat es Ihren Lebensstil verändert?" Oder: „Wie haben Sie sich darauf eingestellt?". Fragen hinsichtlich der Quantifizierung des Problems lauten: „Haben Sie sich deshalb Sorgen gemacht?". Oder: „Begreift Ihre Familie den Umfang Ihrer Störung?". Die Antworten auf diese Fragen zeigen, bis zu welchem Grad der Patient subjektiv Emotionen eingesteht. Dieses Eingeständnis ist deshalb wichtig, weil psychosoziale Faktoren oft mehr relevant sind, wenn sie aus Sorge oder Ängsten heraus nicht ausreichend dargestellt werden. Viele Patienten haben Hemmungen, sich emotional zu exponieren und verhalten sich bei der Formulierung ihrer Gedanken ambivalent. Sie brechen häufig das Gespräch ab, obwohl sie noch etwas auf dem Herzen haben. Was sie beim Verlassen der Praxis sagen, ist immer besonders wichtig. Man hat das den „goldenen Moment" des Gespräches genannt. Der Patient geht zur Tür, öffnet sie, dreht sich nochmals um – und wendet sich mit einem letzten Wort an den Arzt.

2.9.3 Das Krankheitsangebot

Vom menschlichen Standpunkt aus hat der Arzt genaugenommen nicht das Recht zu entscheiden, ob der Patient krank ist – das hat der Patient bereits dadurch zu erkennen gegeben, daß er zu ihm kommt.

Die Selbstklassifizierung als Gesunder oder Kranker richtet sich stark nach dem Befinden, von dem wir wissen, daß es in erheblichem Maße von vielfältigen Umweltbedingungen abhängt, die es auf dem Weg über die Psyche positiv oder negativ beeinflussen. Zu den Störungsbildern zwischen gesund und krank, die mit den Spannungen und Anforderungen des Lebens zusammenhängen, gehören Erschöpfungszustände, Nervosität, Schlaflosigkeit und die Sorge, „etwas zu haben". Auch Versagenszustände, Leistungsunfähigkeit in der Arbeit oder Frustration im persönlichen Leben führen den Patienten mit einem „Krankheitsangebot" zum Arzt (Balint). Bei diesem Ausweichen in die Rolle des Kranken führt der übliche Grundsatz, daß jemand, der zum Arzt geht, zunächst einmal als Organkranker zu betrachten sei, nicht weiter, auch nicht die negative Schlußfolgerung, daß demjenigen, der in dieses Schema nicht hineinpaßt, nichts Ernsthaftes fehlt. Im Gegenteil: Ist der Arzt in psychosomatischen Krankheiten ungenügend orientiert, fängt die Beziehung an leerzulaufen. Es kommt zu einer weiteren somatischen Untersuchung, zu einer Überweisung, zu einem neuen Therapieversuch oder zum Behandlungsabbruch.

Fängt der Arzt aber den Ball auf, den ihm der Patient zuwirft, so wird zunächst das organbezogene Beschwerdebild des Patienten weiterverfolgt. Bei der Organprojektion psychisch bedingter funktioneller Beschwerden werden vom Patienten Herz und Kreislauf, Magen sowie Wirbelsäule „bevorzugt". Für die organbezogene Diagnose bietet sich dasjenige Organ am ehesten als Bezugspunkt an, bei dem wenigstens Grenzbefunde zwischen normal und pathologisch gefunden worden sind. Auch die Formulierung „die Organe sind bis auf einen kleinen Schönheitsfehler gesund, aber die Nerven sind nicht ganz in Ordnung" wird vom Patienten akzeptiert und bietet die „offizielle organische Grundlage", um in aller Ruhe bestehende psychosoziale Ursachen auszuräumen.

2.9.4 Besonderheiten bei der Befragung

Es gilt, Gefahren zu erkennen, die zur Behinderung bei der Darstellung psychosozialer Daten beitragen:

- Allzu überspitzte Erkundigungen oder zu brüske Schritte zu Beginn des Gespräches lenken den Patienten nur ab von psychologisch „schmerzhaften Arealen" hin zum simplen Symptom oder anderen psychologisch neutralen Punkten. Emotional beladenes Material von psychologischer Relevanz wird eher hervorgelockt durch Schweigen des Arztes oder ermutigende Bemerkungen wie: „Das muß hart sein" oder: „Jeder Mensch hat seine Grenzen". Die schon besprochene Eröffnungsfrage „Was kann ich für Sie tun?" wirkt viel zu forsch angesichts kritischer psychologischer Probleme und wirkt eher hemmend auf einen Patienten, der die Notwendigkeit psychologischer Hilfen nur widerwillig anerkennt.
- Vorzeitige Aufmerksamkeit zur zeitlichen Reihenfolge kann ebenfalls einen hemmenden Effekt haben. Der Patient möchte lieber mit einem inneren Gefühl für die Wertigkeit und Reihenfolge – ohne exakte Zeitmarkierung – erzählen; jedwede Nachfrage danach unterbricht nur seinen Gedankengang. Sind Nachfragen zur zeitlichen Abfolge erforderlich, so können sie nach abgeschlossener Darstellung oder im Moment eines natürlichen Wechsels beim Gespräch gestellt werden.
- Vorzeitige Beruhigung sollte nur sparsam erfolgen, und dann auch nur zur Betonung des Interesses und im Sinne einer urteilsfreien Bewertung. Die meisten Patienten sind verunsichert durch ihre Krankheit und ambivalent gegenüber dem Symptom. Vorzeitige Beruhigung durch den Arzt („die Dinge sind nicht so schlimm, wie Sie denken") wirkt naiv und bestätigt den Patienteneindruck, seine Angelegenheit sei unbedeutend oder lächerlich.

2.9.5 Wie werden signifikante psychosoziale Faktoren erkannt?

Manche Aspekte des Patientenverhaltens zeigen an, daß momentane psychosoziale Faktoren von ungewöhnlich großer Bedeutung sind.

- Ein Patient, der zu spät zur Verabredung erscheint, der einige Termine abgesagt hat oder der für sich beansprucht, nur zu bestimmten Zeiten zur Verfügung zu stehen, demonstriert eine deutliche Ambivalenz hinsichtlich der medizinischen Betreuung. Offensichtlich bestehen bei ihm Hemmungen, die psychosoziale Beeinflussung von Symptomen anzuerkennen oder Schwierigkeiten, eine abhängige Rolle als Patient zu übernehmen. Mitunter deutet dieses Verhalten auch auf eine ungenügende Patientenmitarbeit hin.

- Ein Patient, der von Verwandten oder Freunden zum Arztbesuch begleitet wird, offenbart den familiären Hintergrund für sein Symptom. Umgekehrt kann auch die Überbetonung des Problems durch die Familie widergespiegelt werden. Es sollte darauf geachtet werden, ob ein Angehöriger in auffälliger Weise für den Patienten das Wort führt.
- Psychosoziale Schwierigkeiten werden sichtbar, wenn die Vorgeschichte mit einer langen Liste früherer Behandler oder mit Vorwürfen gegenüber früheren Ärzten angefüllt ist, etwa bezüglich ungenügender Betreuung oder nicht ordnungsgemäßer Behandlung. Es ist naheliegend, im Sinne des Patienten anzunehmen, daß der psychosoziale Hintergrund der Beschwerden bisher tatsächlich vernachlässigt worden ist.
- Verdachtsmomente sind Veränderungen im Leben des Patienten in zeitlichem Zusammenhang mit dem Manifestwerden oder der Verschlimmerung einer Krankheit.

Bei zurückliegenden Ereignissen kann die Situation beim Auftreten der ersten krankhaften Erscheinungen wichtige Fingerzeige geben; man muß sich Ort und Zeit, womöglich Tag und Stunde, die anwesenden Personen und die Begleitumstände genau angeben lassen und muß eindringlich fragen, was damals eigentlich passierte. Andererseits können Änderungen in der Familienstruktur (Verheiratung oder Rückkehr eines Sohnes oder einer Tochter) oder Veränderungen im Gesundheitszustand von Familienangehörigen oder Freunden zu einem überstürzten Arztbesuch führen. Als generelle Regel gilt, daß der Arzt eine Antwort auf die Frage finden sollte: „Warum gerade jetzt?", d. h., warum hat der Patient gerade diesen Moment zum Arztbesuch gewählt? Selbstverständlich können plötzlich aufgetretene Beschwerden der Grund sein, es kann aber auch – als Reaktion auf ein psychosoziales Ereignis – die Toleranz des Patienten gegenüber einem Symptom verändert sein.

2.10 Der schwierige Patient

Der schwierige Patient ist nicht einfach jemand, bei dem psychosoziale Faktoren bedeutungsvoll im Krankheitsverlauf sind, sondern bei ihm spielen sie eine solche Rolle, daß es zur Verärgerung des behandelnden Arztes kommt. Dabei sind zwei Faktoren wesentlich:
- Die Forderungen des schwierigen Patienten nach Behandlung kollidieren mit der Meinung des Arztes, was indiziert oder vernünftig ist
- Das Unvermögen des Problempatienten, die Frustration bei Ablehnung überzogener Forderungen zu tolerieren.

Die Forderungen von seiten des Patienten

Zu Beginn des Gespräches ist nicht immer klar, was der Patient erwartet. Meist ist es ein bestimmtes Medikament, eine Arbeitsbefreiung, eine Krankenhausaufnahme, eine Entschädigung oder ähnliches, nicht jedoch eine gründliche und sorgfältige Untersuchung durch den Arzt. Die schwierige Situation ist klar ersichtlich: Der Patient glaubt zu wissen, was er benötigt, und duldet keine abweichende Meinung. Der Arzt ist frustriert und hat das Gefühl, manipuliert zu werden.

Forderungen nach einem Medikament, einer Arbeitsbefreiung oder einer Krankenhausaufnahme sind bald ersichtlich. So läßt der laut vorgebrachte Protest im Zusammenhang mit Schmerzen: „Dieses Mittel hat früher nicht geholfen" den Schluß zu, daß ein bestimmtes, stark wirksames Analgetikum verlangt wird. Mit den Worten: „Was ist, wenn ich diese Nacht wieder nicht schlafen kann?", wird das Verlangen nach einem Narkotikum oder Sedativum klar. „Ich kann mich nicht bücken" bedeutet eine Nachfrage zur Arbeitsbefreiung.

Es ist wichtig, daß der Arzt mit dem Patienten nicht Versteck spielt, indem er die Forderungen ignoriert oder geschickt umgeht in der Hoffnung, daß der Patient davon abläßt und nach Hause geht. Der Arzt sollte das Ansinnen offen ansprechen und die Hauptpunkte ausführlich erörtern. Bei einem Wunsch nach Krankenhausaufnahme sollte diese Tatsache vom Arzt angesprochen werden, aber nicht unvermittelt und direkt mit: „Sie möchten wohl ins Krankenhaus aufgenommen werden?", sondern etwas taktvoller, etwa: „Wie denken Sie über einen Krankenhausaufenthalt?". Antwortet der Patient ablehnend, so braucht das Problem nicht weiter verfolgt zu werden; signalisiert er aber Interesse an dieser Idee, so sollte der Grund dafür aufgeklärt werden. Sind seine Gründe nicht zwingend, so sollte der Arzt in neutraler Weise auseinandersetzen, warum seiner Meinung nach die Hospitalisation nicht indiziert ist.

Die Frustration nach Ablehnung und der Versuch eines Zuganges

Der schwierige Patient reagiert bei Ablehnung seiner Forderungen in eigensinniger und unnachgiebiger Weise. Das Unvermögen, ein Nein zu akzeptieren, und das mangelnde Zugeständnis, daß der Arzt letztlich seiner fachlichen Entscheidung folgen muß, macht die Betreuung eines solchen Patienten zu einer belastenden Aufgabe.

Der rationale Zugang besteht im Erkennen des Patientenwunsches, seiner Artikulation sowie in der neutralen Diskussion des Für und Wider.

Die Wichtigkeit der Neutralität kann nicht überbetont werden! Je länger es dauert, die Patientenforderung zu identifizieren, desto eher neigt der Arzt dazu, diese neutrale Position aufzugeben. Der schwierige Patient kommt auf diese Weise mit seiner Forderung voran – er treibt den Arzt in eine strafende Haltung, induziert bei ihm Überkompensation oder Zorn, und in dieser Situation sieht sich der Patient dann als Opfer. Der Arzt dagegen fühlt sich entwertet und manipuliert.

Wenn triftige Gründe vorhanden sind, sollte sie der Arzt reiflich überlegen und seinen Standpunkt revidieren, wenn die Proteste des Patienten zwingend sind. Letztlich kann der Arzt einer Patientenforderung nur nachkommen, wenn sie mit seiner beruflichen Erfahrung vereinbar ist und im Interesse des Patienten liegt.

Eckdaten bei der Anamneseerhebung:
- Handlungsgrundlage: Herstellen und Pflege eines vertrauensvollen Verhältnisses zwischen Arzt und Patient unter Beachtung gewisser äußerer Voraussetzungen
- Gesprächsgestaltung: Eingehen auf die Individualität des Falles durch Anteilnahme, aktives Zuhören und später durch sachliche Rückkoppelung.
- Trichtertechnik: Vorgehen vom Allgemeinen zum Speziellen; ausgehend vom Spontanbericht Ergänzung der Einzelheiten; schließlich Abrundung des Krankheitsbildes durch gezielte Fragen
- Diagnoscein (Durchblick) als geistige Leistung: Abwägen des Krankheitswertes der vorgebrachten Beschwerden (d. h., ob zur Diagnose dienlich); zeitliche Einordnung zum episodenhaften Ablauf; Herausarbeiten der Begleitumstände; Erkennen ursächlicher Zusammenhänge; logische Verknüpfung zum Gesamtbild und Aufhellung des zugrundeliegenden Krankheitsgeschehens
- Emotionaler Hintergrund: Blick für die Persönlichkeitsstruktur des Patienten; Hellhörigkeit beim Aufspüren etwaiger psychosozialer Faktoren (begleitender oder ursächlicher).

3 Systematik der Befragung

Eine Schülerin erkrankte plötzlich an hohem Fieber bis 39,5 °C, das zwar nur 3 Stunden anhielt, an den folgenden Tagen sich jedoch in Schüben wiederholte. Bei der klinischen Untersuchung fand sich kein Anhalt für die Fieberursache.

Erst die detaillierte Anamnese erbrachte die entscheidenden Hinweise. Das Mädchen hatte mit ihren Eltern fast 3 Monate in Ghana verbracht und zur Malaria-Prophylaxe nur ein homöopathisches Mittel erhalten. In Ghana war sie 5 Tage in einer Klinik wegen Malaria stationär behandelt und angeblich geheilt entlassen worden.

Die gezielte Diagnostik erbrachte den Plasmodium-Nachweis der Malaria tropica und daraufhin konnte mit einer wirksamen Therapie begonnen werden.

Resümé: In unserer reisefreudigen Zeit muß immer, besonders aber bei unklaren fieberhaften Erkrankungen, an eine aus dem Ausland importierte Infektionskrankheit gedacht werden. Deshalb gehört die Frage nach Auslandsaufenthalten in jede Anamnese.

Überraschend viele Symptome sind streng krankheitsspezifisch, so daß eine Diagnose anhand typischer anamnestischer Angaben sehr wahrscheinlich gemacht werden kann. Um das Krankheitsbild abgerundet herauszuarbeiten, müssen dem Patienten jedoch exakte und gezielte Fragen gestellt werden. Danach führt die Wertung der Antworten durch den Arzt zur Zuordnung der Beschwerden zu einem bestimmten Beschwerdekomplex oder Syndrom, so daß sich bereits die Richtung für die klinische Untersuchung und den Einsatz technischer Untersuchungsmethoden abzeichnet. Die Treffsicherheit der Diagnose wird erhöht, und der Patient bleibt vor einem kostspieligen Leerlauf ungezielter und unnötiger Untersuchungen bewahrt.

Eine Anamnese setzt wesentliche Kenntnisse über die Krankheitszeichen voraus. Jedoch kann man nur das sehen und erfragen, was man selbst weiß. Als Hilfe für den Studenten sind in diesem Kapitel eine Reihe von gezielten Fragen zusammengestellt, die das anamnestische Herausarbeiten charakteristischer Beschwerden erleichtern sollen. Ausgehend von den spontan vorgebrachten Beobachtungen des Patienten wird die Umgebung der Hauptbeschwerden mit Hilfe der Symptomübersicht (Pflichtfragen, s. Kap. 2.8.1) abgesucht. Danach ist es bei Beschwerden im betreffenden Organsystem angebracht, dem Patienten die dazugehörigen gezielten Fragen vorzulegen; es ist nicht erforderlich, in jedem Fall die gesamte Übersicht abzufragen. Wichtige Negativa sollten jedoch herausgestellt werden; z. B. ist es bei Herzkranken von Bedeutung, daß keine Schmerzausstrahlung, keine Atemnot bei Belastungen oder kein nächtlicher Hustenreiz aufgetreten sind.

Die vorgegebenen Fragen sind als Anregung gedacht, wie man die Formulierung etwa wählen sollte. Andere Fragemöglichkeiten sind ebenfalls denkbar. Entscheidend ist lediglich, daß die in der vorgegebenen Antwort enthaltene Information beim Patienten eruiert wird. Die Formulierung muß immer so gewählt werden, daß man vom Patienten alle Einzelheiten, die zur Charakterisierung eines Symptoms erforderlich sind, auch erfährt.

Es sind vorwiegend solche Fragen in der nachfolgenden Übersicht enthalten, aus deren Beantwortung sich Ansatzpunkte für weitere differentialdiagnostische Überlegungen ergeben. Gleichzeitig dokumentiert dieser Fragenkatalog in anschaulicher Weise, welche Vielzahl von Diagnosen sich allein aus den anamnestischen Angaben wahrscheinlich machen oder ablehnen läßt.

Der Arzt ist auch verantwortlich für das, was der Patient verschweigt; er hätte danach fragen müssen (Hippokrates).

3.1 Allgemeinbeschwerden

⋯⋟ *Wie ist ihr Appetit?*

Über Appetitlosigkeit klagen die Patienten häufig von sich aus. Das Symptom ist nicht typisch für Erkrankungen des Magen-Darm-Kanals, im Gegenteil ist beim Ulkus oder bei Cholezystopathien der Appetit in der Regel normal; am ehesten ist Inappetenz noch bei chronischen Lebererkrankungen, chronischer Pankreatitis oder beim Alkoholismus zu beobachten. Dagegen sind schwere Allgemeinerkrankungen, Infektionen, konsumierende Prozesse oder Herzinsuffizienz oft von Appetitlosigkeit begleitet; damit ist das Symptom sehr unspezifisch. Häufig ist es auch psychisch oder medikamentös ausgelöst.

3.1.1 Erbrechen und Durchfall

Erbrechen und Brechreiz sind Vorläufer oder eine häufige Begleiterscheinung von abdominellen Erkrankungen, wie akute Cholezystitis oder Pankreatitis, akutes Abdomen, Ösophagusdivertikel und Magenausgangsstenose. Erbrechen kann außerdem auftreten bei Urämie, Uretersteinkolik, Thyreotoxikose, Addison-Krise und Schwangerschaft. Beim unkomplizierten Ulcus ventriculi oder Ulcus duodeni kommt es praktisch nie zum Erbrechen.

···⟩ *Wann trat das Erbrechen auf?*

Die zeitlichen Beziehungen zur Nahrungsaufnahme helfen bei der Differenzierung. Erbrechen kurz nach der Mahlzeit findet sich bei akuten Magen-Darm-Störungen und bei akuter Cholezystitis. Spätes Erbrechen wird oft außerhalb des Magen-Darm-Kanals ausgelöst; z. B. Stauungsgastritis bei Rechtsherzinsuffizienz oder Intoxikationen (Medikamente, Digitalisüberdosierung). Morgendliches Erbrechen findet sich bei Gravidität, bei Alkoholikern oder bei chronischer Cholezystitis. Unabhängig von der Nahrungsaufnahme ist das zentral ausgelöste Erbrechen (Tumor, Trauma, Entzündungen) oder bei Vestibularisstörungen (Morbus Menière); beides ist sehr selten. Erbrechen beim Geruch oder beim Anblick von Speisen ist meist psychogen. Hinweise zur Ursache eines psychisch ausgelösten Erbrechens lassen sich mitunter aus der Situation, in der erbrochen wurde, ableiten.

···⟩ *Wie war das Aussehen des Erbrochenen?*

Beimengungen von Galle zeigen an, daß das Erbrechen vom Duodenum oder oberen Dünndarm, also distal der Papilla Vateri ausgeht; fehlen gallige Beimengungen, dann kommt das Erbrechen vom Magen. Koterbrechen (Miserere) tritt als Spätsymptom beim Dickdarmileus auf. Unverdaute Nahrungsbestandteile vom Vortage finden sich bei Magenausgangsstenosen, als Regurgitieren von Speisen auch beim Zenker-Ösophagusdivertikel. Große Mengen galligen Magensaftes finden sich bei akuter Pankreatitis. Erbrechen von geringen Sekretmengen ist extraabdominal oder psychisch ausgelöst; hinzu kommt noch heftiger Würgereiz. Bluterbrechen als frisches oder geronnenes Blut – nach längerem Liegenbleiben schwarz und kaffeesatzartig – tritt bei Blutungen aus dem oberen Magen-Darm-Kanal (Ösophagusvarizen, Ulkus) auf.

Berichtet der Patient über Durchfall, so ist zunächst zwischen akuter und chronischer Diarrhö zu unterscheiden. Chronische Durchfälle organischer Genese führen zu Gewichtsverlust und Mangelsymptomen. Chronische Durchfälle funktioneller Genese bei irritablem Kolon gehen mit konstantem Körpergewicht einher und erfolgen meist morgens, nie nachts.

···⟩ *Wie oft erfolgten die Stuhlentleerungen?*
···⟩ *War der Stuhl geformt, breiig oder wäßrig?*
···⟩ *Wie war die Farbe des Stuhls?*

Täglich mehrfache Entleerungen geringer, aber geformter Stuhlmengen sind kein Durchfall. Breiige Konsistenz ist die Folge beschleunigter Darmpassage mit verringerter Wasserrückresorption im Kolon. Wäßriger Stuhl entsteht bei zusätzlicher Sekretion von Wasser und Elektrolyten im Dünndarm. Die Stuhlfarbe läßt Rückschlüsse auf die Passagezeit zu: Grünlicher Stuhl (unverdaute Gallenfarbstoffe) entsteht bei extrem beschleunigter Passage, hellbrauner Stuhl bei mäßiger Beschleunigung, dunkelbrauner bei normaler Passage oder Stagnation. Graue voluminöse Fettstühle finden sich bei Pankreasinsuffizienz, Dünndarmerkrankungen, Magenresektion, Behinderung des Gallenflusses (Verschlußikterus u. a.).

···⟩ *Fanden sich Blut, Schleim oder Eiter im Stuhl?*

Durchfällige Stühle mit Blut, Schleim oder Eiter gehören zum Bild der Ruhr; allerdings werden sie auch bei Colitis ulcerosa oder Rektumkarzinom beobachtet. Die einfache Diarrhö geht ohne diese Beimengungen einher; Ursache sind die bakterielle Darminfektion (sog. Sommerdiarrhö oder Nahrungsmittelvergiftung als Gruppenerkrankung), ferner der Gebrauch von Laxantien oder als Nebenwirkungen von Medikamenten (Antibiotika, Rauwolfia-Alkaloide, Colchicin).

···⟩ *War der Stuhl schwarz, glänzend, im Aussehen wie Teer und sehr übelriechend?*

Das Symptom Teerstuhl muß direkt erfragt werden. Er entsteht bei größeren Blutungen aus dem oberen Magen-Darm-Trakt, wenn das Blut hämolysiert und durch längeren Kontakt mit Salzsäure das schwarze Hämatin entsteht. Blut, das aus dem Dünndarm oder Kolon stammt, ist meist rot. Jedoch kann auch bei Blutungen aus Ösophagus oder Magen rotes Blut abgesetzt werden, wenn die Passage beschleunigt ist.

Umgekehrt kann bei Blutungen aus dem Kolon und Stagnation der Passage Teerstuhl entstehen. Eisenmedikation, Kohle oder Blaubeeren können ebenfalls Schwarzfärbung des Stuhles vortäuschen und müssen ausgeschlossen werden.

Die akute oder einfache Diarrhö, die ohne Blut- oder Eiterbeimengungen und ohne Fieber einhergeht, ist flüchtig und läßt sich ätiologisch oft nicht aufklären.

Chronische Diarrhöen müssen diagnostisch abgeklärt werden. Ein funktioneller chronischer Durchfall darf erst nach Ausschluß organischer Ursachen angenommen werden.

Häufige Ursachen für anhaltende Diarrhöen

- Darmerkrankungen: Colitis ulcerosa, Enteritis regionalis, Divertikulitis, Proktitis
- Malabsorption (Sprue) oder Maldigestion postoperativ nach Magenresektion, Dünndarmresektion, ferner Pankreasinsuffizienz, Gallensäuremangel
- Tumoren (Karzinom, Polypen, Karzinoid)
- Darmparasiten (Entamoeba histolytica, Lamblien)
- endokrine Erkrankungen (Hyperthyreose, Morbus Addison, Diabetes mellitus)
- Chronische Lebererkrankungen oder Urämie
- Hochdosierte Strahlentherapie

3.1.2 Obstipation

···⟩ *Wie oft erfolgt die Stuhlentleerung?*

Normalerweise entleert man einmal am Tag geformten Stuhl; die normalen Varianten streuen dabei relativ weit: Sowohl 3 – 4 tägliche geformte Entleerungen oder wöchentlich 1- bis 2mal Stuhlgang können durchaus normal sein.

···⟩ *Seit wann besteht die Verstopfung?*

Liegt der Beginn der Obstipation bereits im Kindesalter, so besteht der Verdacht auf eine Hirschsprung-Krankheit (angeborenes Megakolon). Beginnt die Verstopfung im Adoleszentenalter, so können psychische Störungen zugrunde liegen. Bei länger bestehender Stuhlverstopfung des Erwachsenen ist zunächst an eine harmlose habituelle Obstipation zu denken (plötzliche Änderung der Lebensgewohnheiten, schlackenarme Kost, Bewegungsmangel, Verlust des Defäkationsreflexes). Die seit kurzer Zeit aufgetretene Obstipation des Erwachsenen ist – sofern eine vorübergehende habituelle Form (Reiseobstipation) ausgeschlossen werden kann – in der Regel organischer Genese und bedarf der diagnostischen Abklärung (Tumoren des Magen-Darm-Kanals, der Niere oder der inneren Genitalien; die Obstipation ist dabei nicht mechanisch, sondern reflektorisch ausgelöst).

···⟩ *Erfolgt der Stuhlgang spontan oder nur mit Abführmitteln?*

Eine harmlose habituelle Obstipation kann durch geregelten Tagesablauf, körperliche Bewegung, Umstellen auf schlackenreiche Kost oder mit Hausmitteln (morgens ein Glas kaltes Wasser, Früchtewürfel, Backpflaumen o. ä.) beseitigt werden. Nimmt der Patient jedoch regelmäßig Laxanzien, so sind organische Ursachen anzunehmen.

···⟩ *Bestehen Beschwerden oder Schmerzen beim Stuhlgang?*

Heftige Schmerzen im Anus, die stundenlang danach anhalten können, finden sich bei Analfissur. Schmerzen im linken Unterbauch, die nach der Defäkation abklingen, sprechen für ein spastisches Sigma (verbunden mit schafkotähnlichem Stuhl). Besteht beim Patienten nach der Defäkation das Gefühl einer ungenügenden Entleerung, verbunden mit Druck und Völlegefühl, so liegt eine Tonuserhöhung des Kolons zugrunde, die durch häufigen Gebrauch von Abführmitteln ausgelöst sein kann.

···⟩ *Wie sieht der Stuhl außerdem aus?*

Schafkotartiger Stuhl findet sich beim spastischen Kolon. Bleistiftartiger Stuhl (Kaliberverlust) spricht für erhöhten Sphinktertonus. Frische Blutauflagerungen finden sich nicht nur bei Hämorrhoiden, sondern auch bei Analfissur, Tumoren oder Kolitis. Bandwurmglieder sind unübersehbar. Oxyuren erkennt und beschreibt der Patient dagegen nur beim genauen Hinschauen.

3.1.3 Körpergewicht und Körpertemperatur

···⁖ *Haben Sie an Gewicht verloren?*

Gewichtsverlust über längere Zeit von mehr als 5 kg wird bei konsumierenden Prozessen, Hyperthyreose, Maldigestion und Malabsorption beobachtet, vorausgesetzt, daß der Patient nicht weniger zu sich genommen hat als sonst (Appetitlosigkeit?). Wünschenswert ist die regelmäßige Kontrolle des Körpergewichts. Hinweise auf das Zuweitwerden der Kleidung sind zwar ungenau, bei erheblichem Gewichtsverlust jedoch auch beweisend. Rasche Gewichtsveränderungen von weniger als 5 kg beruhen immer auf Störungen im Wasserhaushalt (Ausschwemmung von Ödemen, Exsikkose).

···⁖ *Hatten Sie Fieber oder Schüttelfrost?*

Schwitzen oder Frösteln können ein Hinweis auf Temperatursteigerung sein. Es ist jedoch stets nach dem Ergebnis der Temperaturmessung mit dem Thermometer zu fragen; ferner, ob axillär oder rektal gemessen wurde, wann die Messung erfolgt ist und wie hoch die Körpertemperatur genau war. Frösteln wird vom Patienten oft als Schüttelfrost bezeichnet; hier hilft die Frage weiter, ob die Zähne geklappert haben. Weiterhin ist wichtig, ob währenddessen die Temperatur gemessen wurde; mit regelrechtem Schüttelfrost ist stets ein Anstieg der Körpertemperatur auf 39–40 °C verbunden.

3.1.4 Schlafstörungen

···⁖ *Leiden Sie unter Schlaflosigkeit?*

Störungen des Nachtschlafes werden oft als quälend empfunden und daher vom Patienten in den Vordergrund gerückt. Zunächst ist genau in Erfahrung zu bringen, ob Ein- oder Durchschlafstörungen bestehen, wie lang die tatsächliche Schlafdauer ist, ob auch am Tage geschlafen wird und wie sich die Schlafdauer zum angenommenem Schlafbedarf – der wiederum abhängig ist vom Lebensalter und der körperlichen Betätigung – verhält.

···⟩ *Bestehen Änderungen Ihrer Lebens- oder*
   Schlafgewohnheiten?

Exogene Faktoren sind Rhythmusänderungen (Schichtdienst, Urlaub), Klimaveränderungen (Hitze, Hochgebirge), Änderungen des Schlafraumes (Geräusche, Helligkeit) oder des Bettes (harte oder weiche Matratze). Typisch für exogene Schlafstörungen ist, daß sich der Patient meist innerhalb kurzer Zeit an die veränderten Bedingungen anpaßt und sich der Schlaf wieder normalisiert.

···⟩ *Leiden Sie sehr unter dem fehlenden Schlaf?*

Verdacht auf eine psychische Komponente besteht, wenn eine Schlafstörung unverändert weiterbesteht oder wenn der Patient dem Problem gegenüber verstärkte Aufmerksamkeit und Erwartungshaltung (Registrieren des Stundenschlages, Nachrechnen der Schlafzeit, Einschlafenwollen) entgegenbringt. Ursachen für psychoreaktive Schlafstörungen können sein: Überforderung, Leistungsdruck, Reizüberflutung, Konfliktsituationen, falsche Eß- oder Trinkgewohnheiten, Mangel an körperlicher Belastung. Konstitutionell labile Personen neigen eher zu Schlafstörungen als robuste.

Ursachen für organisch bedingte Schlafstörungen

- Neurologische Erkrankungen (endogene Psychosen, Enzephalitis, Parkinson-Syndrom, Neurolues, Hirntumoren, Alkoholdelir, Commotio cerebri)
- Zerebralsklerose (Schlafumkehr mit Müdigkeit tagsüber und häufigem Wachwerden nachts)
- chronische Intoxikationen (Quecksilber, Blei, Phenacetinabusus)
- Herzinsuffizienz (Asthma cardiale, Nykturie), Hypertonie, Tachykardie
- Schmerzzustände (Brachialgia paraesthetica nocturna)
- Hyperthyreose und Überdosierung von Schilddrüsenhormonen
- Pruritus (ausgelöst durch Hauterkrankungen, Diabetes mellitus, Lymphogranulomatose, Lebererkrankungen)
- Iatrogen bedingte Schlafstörungen durch Sympathikomimetika (Appetitzügler, Asthmapräparate), Theophyllin- und Koffeinpräparate, trizyklische Antidepressiva und manche Antiepileptika.

3.1.5 Schwindel

⋯⊱ *Hatten Sie Schwindelerscheinungen?*
⋯⊱ *Beschreiben Sie das Gefühl!*

Schwindelgefühl wird beschrieben als Drehschwindel, Schwankschwin-del oder Liftgefühl bei vestibulärem Schwindel; als ohnmachtsähnlich, Schwarzwerden vor den Augen, plötzliche Blutleere im Kopf oder Be-nommenheit bei kardiovaskulärem Schwindel. Höhenangst (steiler Ab-hang, Kirchturm) ist kein Schwindel.

⋯⊱ *Wann treten die Schwindelerscheinungen auf?*

Vestibularisschwindel tritt akut meist als Drehschwindel mit Erbrechen und mit Ohrgeräuschen auf (Morbus Menière). Jede Bewegung löst hef-tigen Schwindel und Erbrechen aus; im Laufe der Zeit schwächer wer-dend und nur noch bei schnellen Kopfdrehungen auftretend.

Kardiovaskulärer Schwindel tritt im Rahmen orthostatischer Kreislaufstörungen, bei Blutdruckkrisen oder Herzinsuffizienz auf.

3.1.6 Ohnmacht

Berichtet der Patient oder seine Angehörigen über Anfälle von Bewußt-losigkeit, Hinstürzen oder Ohnmacht, so sind der Anfall selbst sowie evtl. Vorboten oder Begleitumstände zu analysieren. Ursachen sind:
- Zerebrale Anfälle
- Kardiovaskuläre Synkopen
- Sonstige Ursachen (Hypoglykämie, Niereninsuffizienz, Intoxikatio-nen).

⋯⊱ *Sind Warnzeichen aufgetreten?*
⋯⊱ *Haben Sie vor dem Ohnmächtigwerden etwas Besonderes gesehen, gehört, gerochen oder geschmeckt?*

Der epileptische Anfall kann mit einer Aura beginnen; beschrieben werden Lichtblitze, Augenflimmern, Geschmacks-, Geruchs-, Gehörs-empfindungen.

⋯⋗ Sind Sie am Gehirn operiert worden?
⋯⋗ Haben Sie irgendwelche Medizin genommen oder viel Alkohol
getrunken?
⋯⋗ Waren Sie übermüdet?

Anfälle können durch die genannten endogenen oder exogenen Faktoren ausgelöst werden, nach denen gefahndet werden muß.

⋯⋗ Hatten Sie Herzklopfen oder einen unregelmäßigen Puls?

Herzerkrankungen (Kammertachykardie, Adam-Stokes-Anfälle) können zu einer schlagartigen Minderung oder zum Aussetzen der Hirndurchblutung führen.

⋯⋗ Standen oder lagen Sie, als Sie ohnmächtig wurden?
⋯⋗ Waren Sie eben aufgestanden?

Die kardiovaskuläre Synkope kann auch durch orthostatische hypotone Regulationsstörungen ausgelöst sein, wobei infolge der Schwerkraft das Blut in den Venen der unteren Körperhälfte versackt und eine Blutleere im Gehirn verursacht.

⋯⋗ Befanden Sie sich zur Zeit der Bewußtlosigkeit in einem kalten
oder in einem warmen, schlecht gelüfteten Raum?
⋯⋗ Haben Sie dabei geschwitzt?

Verbrauchte Zimmerluft, unterstützt durch zerebrale Durchblutungsinsuffizienz oder orthostatische Regulationsstörungen, können ebenfalls eine Synkope auslösen.

⋯⋗ Haben oder hatten Sie früher schon einmal ein Magen-
geschwür, Teerstuhl oder andere Blutungen?

Akuter Blutverlust kann auch bei sonst nicht vorgeschädigten Personen zur kurzdauernden Bewußtlosigkeit führen. Blutungen aus dem Magen-Darm-Kanal rezidivieren nicht selten, und ein Hinweis auf vorangegangene Ösophagusvarizen- oder Ulkusblutung macht die Wiederholung desselben Mechanismus wahrscheinlich.

- ⋯⋗ *Wie lange dauerte die Bewußtlosigkeit?*
- ⋯⋗ *Waren Sie vollständig bewußtlos?*
- ⋯⋗ *War Ihnen vorher schwindelig?*
- ⋯⋗ *Wie oft sind Sie schon bewußtlos geworden?*

Epileptische Anfälle treten in der Regel wiederholt in Erscheinung. Die Bewußtlosigkeit ist tief und wird vom Kranken als lang empfunden. Bei der kardiovaskulären Synkope kann der Patient vorher schwindelig sein, er ist oft nicht völlig bewußtlos, sondern er hat noch Wahrnehmungen aus der Umgebung und ist nur „kurz weg".

3.1.7 Kopfschmerz

Klagt der Patient über Kopfschmerz, so sind zunächst banale Ursachen, wie fieberhafte Infekte, reichlicher Alkoholgenuß oder Übermüdung, auszuschließen.

- ⋯⋗ *Besteht Ihr Kopfschmerz ständig oder nur zeitweise?*

Chronischer Kopfschmerz tritt bei zahlreichen Allgemeinerkrankungen auf: endogene Depression, beginnende Herzinsuffizienz, exogene und endogene Intoxikationen als Folge eines Analgetikaabusus. Chronischer Kopfschmerz findet sich als Lokalsymptom von Schädel-Hirn-Prozessen, bei Meningitis sowie posttraumatisch.

Akut einsetzender, intensiver und pulsierender Halbseitenkopfschmerz spricht für Arteriitis temporalis, die baldmöglichst erkannt werden muß, da sie zur Erblindung führt.

- ⋯⋗ *Zu welcher Tageszeit tritt Ihr Kopfschmerz auf?*

Episodischer diffuser Kopfschmerz, der besonders am Morgen auftritt, spricht für arteriellen Bluthochdruck; der Schmerz wird im Liegen verstärkt, weswegen diese Patienten mit hochgelagertem Kopf schlafen. Diffuser Kopfschmerz, der erst in den Abendstunden auftritt, spricht für Sehstörungen (Brille!).

···⟩ *Wo sitzt der Kopfschmerz?*
···⟩ *Wechselt die Stelle?*

Alle gefäßbedingten Kopfschmerzen (Migräne) befallen nur eine Seite, wobei die Weite wechseln kann, oder auch Stirn- oder Hinterkopfbereich. Sind alle Attacken an derselben Stelle lokalisiert, so können Gefäßveränderungen angenommen werden, die angiographisch aufzuklären sind.

···⟩ *Wie ist der Schmerz?*
···⟩ *Welche Begleiterscheinungen treten auf?*

Die typische Migräne setzt plötzlich ein und steigert sich rasch ins Unangenehme, wobei der Patient strikte Ruhe einhält.

Sinnesreize (Lärm, Helligkeit), Erschütterungen und Bewegungen verstärken den Schmerz und werden peinlich gemieden. Erbrechen bildet häufig den Abschluß des Anfalles.

3.2 Herz-Kreislauf-System

3.2.1 Angina pectoris

Der Schmerz bei der Angina pectoris (Brustenge) entsteht infolge einer Hypoxie des Myokards, die durch eine **Koronarinsuffizienz** bedingt ist. Koronarinsuffizienz bedeutet, daß die Sauerstoffzufuhr durch die Koronararterien den Bedürfnissen des Myokards nicht folgen kann, insbesondere bei Mehrarbeit des Herzens infolge körperlicher Belastung. Es besteht ein Mißverhältnis zwischen Blutbedarf und Blutzufuhr.

···⟩ *Hatten Sie Schmerzen im Brustkorb oder in der Herzgegend?*

Der Schmerz im Thoraxbereich ist charakteristisch für eine Angina pectoris. Die Diagnose beruht auf dem Vorhandensein dieser typischen Beschwerden; die Annamnese wird damit zum entscheidenden Faktor für die Diagnose.

···⟩ *Hatten Sie Druck- oder Beklemmungsgefühle im Brustkorb oder in der Herzgegend?*

Der Schmerz kann geringfügig sein. Mitunter besteht kein eigentlicher Schmerz, sondern ein Gefühl von Beklemmung, Einengung oder Einschnürung; ferner eine Empfindung, als ob ein schweres Gewicht auf dem Brustkorb lastet oder auch ein Gefühl der Zusammenschnürung wie von einem Reif um die Brust.

⋯⋮ *Wie war dieser Schmerz, wie würden Sie in beschreiben?*

Charakteristisch ist der beklemmende, beengende Charakter. Er kann aber auch als bedrückend, zusammenziehend, bohrend, brennend und er kann wie Sodbrennen geschildert werden; er ist dumpf, nicht scharf oder stechend; er ist anhaltend, nicht hämmernd. In Abständen auftretende Herzstiche sind keine Angina pectoris, sondern sie gehören zu den vegetativen Herzbeschwerden.

⋯⋮ *Wo befand sich der Schmerz oder das Druckgefühl?*

In der Regel hinter dem Brustbein lokalisiert, meist in Höhe der 3. oder 4. Rippe. Mitunter empfindet der Patient den Schmerz nicht retrosternal, sondern im linken Schulterblatt, zwischen den Schulterblättern, im Arm oder im Epigastrium. Schmerzen, die sich auf einen engen Bezirk in der Gegend der Herzspitze beschränken, sind nicht Ausdruck einer Angina pectoris, sondern vegetativer Natur.

⋯⋮ *Befand sich der Schmerz nur in der Brust oder strahlte er irgendwohin aus?*

Häufig strahlt der Schmerz bis in den Unterkiefer, Hals, die Schultern, Arme oder Hände aus; oft einseitig, bei heftigem Schmerz auch bilateral. Als charakteristisch gilt der Ausstrahlungsweg vom Brustbein in die linke Schulter, Arm, Hand, bis zum Kleinfinger. Oft besteht kein zusammenhängender Schmerz zwischen Brust und Arm; beide Schmerzen treten lediglich gleichzeitig auf. Die Ausstrahlung in den Oberbauch wird häufiger beim Myokardinfarkt beobachtet.

⋯⋮ *Traten diese Beschwerden auf, wenn Sie in normalem Tempo auf ebenem Weg gehen oder wenn Sie bergauf gehen oder sich sonst irgendwie körperlich anstrengen?*

Die typische Angina pectoris ist belastungsabhängig, d. h., es kommt bei Mehrarbeit des Herzens infolge körperlicher Anstrengung zum Auftreten des Schmerzes. Häufigster Auslösemechanismus ist Laufen im Freien; beim Herumgehen in der Wohnung sind die Patienten in der Regel schmerzfrei.

⋯⋗ *Bei welcher anderen Gelegenheit traten diese Beschwerden auf?*

Patienten, die sich körperlich nicht oder nur unzureichend belasten, gelangen nicht in den Sauerstoffmangelbereich. Auslösend wirken dann Aufregungen und andere emotionale Faktoren (wahrscheinlich über die Ausschüttung von Adrenalin, was die Herzarbeit steigert), große Mahlzeiten (die Verdauung steigert ebenfalls die Herzarbeit), Übergang in die Kälte (wahrscheinlich kommt es beim Einatmen von kalter Luft zum Trigeminusreiz und reflektorisch zur verringerten Koronardurchblutung) oder Sexualverkehr.

⋯⋗ *Wie oft bekommen Sie diese Beschwerden?*

Die Häufigkeit der Schmerzanfälle wechselt sehr stark. Viele Patienten laufen langsamer und verhindern dadurch den Schmerz, indem ihre Belastung unter der kritischen Grenze bleibt. Dadurch sind Intervalle von Tagen, Wochen oder Monaten möglich. Von Bedeutung ist auch, ob die anderen auslösenden Ursachen (s. vorhergehende Frage) vermieden werden können.

⋯⋗ *Treten diese Beschwerden auch in körperlicher Ruhe auf?*

Patienten mit fortgeschrittener Koronarsklerose bekommen auch nachts in körperlicher Ruhe oder während des Schlafes ihre Anfälle. Bei der sog. Prinzmetal-Angina, einer Sonderform, treten die anginösen Beschwerden ebenfalls bei körperlicher Ruhe auf. Als Ursache wird ein Koronarspasmus angenommen. Diese Patienten bleiben jedoch leistungs- und belastungsfähig, da während der Mehrarbeit des Herzens sich die Koronargefäße erweitern.

⋯⋗ *Wie lange hält der Schmerz oder der Druck an?*

Im allgemeinen dauert der Schmerz nur einige wenige Minuten, meist 1–2 min, gelegentlich 5–15 min. Heftige Schmerzen, die länger als eine halbe bis eine Stunde andauern, sind verdächtig auf einen Herzinfarkt. Andere, weniger starke Schmerzen, die konstant über Stunden oder Tage bestehen, sind nicht typisch für eine echte Angina pectoris, sondern eher vegetativer Natur.

···> **Was tun Sie, wenn diese Beschwerden auftreten?**

Die Schmerzen verschwinden, wenn die Mehrarbeit des Herzens unterbrochen wird. Beim Gehen hervorgerufene Beschwerden klingen ab, wenn der Patient stehenbleibt. Mitunter kommt es trotz Weitergehens oder Belastungssteigerung zum Abklingen der Beschwerden. Diese besondere Form wird als Walk-through-Phänomen bezeichnet; die Ursache ist ungeklärt.

···> **Was geschieht, wenn Sie beim Auftreten der Beschwerden Ihre Herztropfen (Nitroglyzerin-Corangin-Lingual-Tropfen, Nitrokapseln) einnehmen?**

Nach Einnahme von Nitroglyzerin klingt bei typischer Angina pectoris der Schmerz rasch ab, d. h. innerhalb von längstens 5 min. Falls der Patient zweifelsfrei bestätigt, daß die Schmerzen behoben sind, ist diese Angabe eine wesentliche Stütze für die Diagnose Angina pectoris. Andererseits wird der Schmerz beim Myokardinfarkt durch Nitropräparate nicht beeinflußt.

Wenn die genannten Fragen vollzählig und der Reihe nach abgeklärt sind, kann mit großer Sicherheit die Diagnose Angina pectoris gestellt oder ausgeschlossen werden.

Charakteristika des Angina-pectoris-Schmerzes:
- Anfallsweises Auftreten der Schmerzen
- Kurze Dauer der Anfälle
- Typische Lokalisation und Ausstrahlung
- Beengender Charakter
- Auslösung durch körperliche Anstrengung
- Prompte Beeinflußbarkeit durch Nitroglycerin.

3.2.2 Myokardinfarkt

Der Schmerz ist nach Charakter, Lokalisation und Ausstrahlung dem bei Angina pectoris vergleichbar. Er wird ebenfalls durch eine Myokardanoxie ausgelöst; aber weil der Sauerstoffmangel in der Regel durch den Verschluß einer Koronararterie hervorgerufen wird, ist er *intensiver* und hält auch länger an. Beim Fehlen von Schmerzen ist an der Diagnose Myokardinfarkt zunächst zu zweifeln; allerdings gibt es auch sog. stumme Infarkte, die ohne die typische Schmerzsymptomatik ablaufen.

⋯⋗ *Hatten Sie jemals einen sehr starken Schmerz in der Brust, der länger als eine halbe Stunde andauerte?*

Zwei Drittel der Infarktpatienten klagen über schwere, lang anhaltende Schmerzen retrosternal oder im Epigastrium. Der Schmerzcharakter ist wie bei Angina pectoris beengend oder erdrückend; er kann durch seine Intensität und wegen der langen Dauer von mehreren Stunden bis 1–2 Tagen unerträglich sein. Durch Nitroglyzerin ist er nicht zu beeinflussen. Der Schmerz beim rudimentären Infarkt liegt zwischen dem vorübergehenden, rasch abklingenden Schmerz bei Angina pectoris und dem schweren, anhaltenden Schmerz bei akutem transmuralem Infarkt.

⋯⋗ *Änderte sich die Art und die Häufigkeit Ihrer Beschwerden in letzter Zeit?*

Ein Teil der Patienten leidet vorher an einer Angina pectoris. In den letzten Wochen vor dem Infarkt treten die Anfälle häufiger in Erscheinung, sie halten länger an und Nitroglyzerin hilft weniger gut. Die Beschwerden treten nicht mehr nur nach Belastung, sondern bereits in Körperruhe, auch nachts, in Erscheinung. Diese Form wird als Präinfarktangina bezeichnet; die Diagnose ist aber nur retrospektiv möglich, da nicht jede häufiger auftretende Angina pectoris in einen Myokardinfarkt einmündet. Umgekehrt kann aber auch eine Postinfarktangina beobachtet werden.

⋯⋗ *Hatten Sie das „Gefühl des sich nähernden Endes"?*

Der Schmerz kann vernichtend sein, und der Patient verspürt die Angst einer akuten Lebensbedrohung. Häufig scheuen sich die Patienten, dieses elementare Angstgefühl zuzugeben, und es muß erfragt werden.

⋯⋗ *Bei welcher Gelegenheit trat dieser heftige Schmerz auf?*

Auslösemechanismen können sein: körperliche Belastung, psychische Erregung, größere Mahlzeiten, Sexualverkehr; oftmals ist eine besondere Ursache nicht zu erkennen. Es ist anzunehmen, daß bei einem stark geschädigten Koronarsystem schon bei geringfügigen Belastungen der Myokardinfarkt auftritt, so daß die Frage nach dem auslösenden Vorfall relativ belanglos ist.

⋯⋗ *Wie war Ihr Befinden abgesehen von den Schmerzen?*

Manche Patienten klagen neben den Schmerzen über allgemeine Schwäche, Schweißausbruch, Kurzatmigkeit. Herzinfarktpatienten sind oft unruhig, wälzen sich im Bett oder stehen abwechselnd auf und setzen sich wieder hin. Andere sind im Allgemeinbefinden wenig beeinträchtigt und kommen zu Fuß in die Klinik.

3.2.3 Psychovegetative Herz-Kreislauf-Störungen

Neben den morphologisch bedingten Veränderungen am Herzen gibt es teils psychisch, teils vegetativ ausgelöste *Regulationsstörungen.* Es resultieren mangelnde Leistungsfähigkeit des kardiovaskulären Systems sowie Störungen im Befinden des Patienten. Mit Hilfe der Funktionsdiagnostik lassen sich hypotone, hypertone oder mit Rhythmusstörungen einhergehende Regulationsstörungen abgrenzen.

⋯⋗ *Treten Ihre Herzbeschwerden bei Anstrengungen oder auch in körperlicher Ruhe auf?*

Psychovegetativ bedingte Herzbeschwerden treten zwar auch in Belastungssituationen auf; aber nicht ausschließlich bei Anstrengungen, sondern ebensooft bei körperlicher Ruhe. Vorhandene Beschwerden gehen bei körperlicher Anstrengung zurück.

⋯⋗ *Wo befand sich der Schmerz oder das Druckgefühl?*
⋯⋗ *Zeigen Sie mir die Stelle!*

Die Lokalisation ist nicht retrosternal, sondern auf die Gegend der Herzspitze beschränkt. Ausstrahlung nicht selten in den linken Arm. Wahrscheinlich entwickelt der Patient bei gesteigerter Selbstbeobachtung ein Organgefühl für sein gegen die Thoraxwand schlagendes Herz.

	Angina pectoris	Myokard-infarkt	Psychovege-tative Störungen
Lokalisation und Ausstrahlung	Retrosternal; linke Schulter/Arm	Retrosternal; Epigastrium, Unterkiefer	Gegend der Herzspitze
Schmerzcharakter	Beklemmend, beengend, u. U. Atembeklemmung	Intensiv, einengend, erdrückend, vernichtend	Herzstiche oder Druck-gefühl
Wie lange anhaltend?	Anfallsweise, kurzzeitig (3–5 min)	Langanhaltend (30 min und länger)	In Abständen auftretend (Herzstiche) oder stundenlang anhaltend
Bei welcher Gelegenheit auftretend?	Belastungs-abhängig	Bereits in Ruhe, auch nachts	Oft in Ruhe auftretend und bei Belastungen nachlassend
Ansprechbarkeit auf Nitro-Präparate	Helfen prompt	Wirkungslos	Wirkungslos; es helfen Herzsalben
Allgemeinbefinden	Nach Abklingen nicht beeinträchtigt	Beeinträchtigt: Unruhe, Schweißausbruch, Kurzatmigkeit	Psychovege-tative Begleit-beschwerden

Tabelle 3.1 Charakteristika von Herzbeschwerden

···⁘ *Wie lange halten die Beschwerden an?*

Weder der Beginn noch das Ende der Beschwerden können präzise wie bei den Attacken der Angina pectoris angegeben werden. Sie halten auch wesentlich länger an, meist stunden- bis tagelang.

····⋮ *Beschreiben Sie mir Ihre Beschwerden!*

Der Charakter der Sensationen ist ausgesprochen vielgestaltig und nicht typisch beengend. Geschildert werden dumpfer Druck oder scharfer, stechender Schmerz, ferner Herzstolpern, lästiges Herzklopfen oder Pulsationen sowie Unmöglichkeit, tief durchatmen zu können (Tabelle 3.1).

Zusammenstellung häufig angegebener Beschwerden bei psychovegetativ bedingten Herz-Kreislauf-Störungen:
- Herzklopfen
- Herzbeklemmungen
- Herzbeschwerden bei Erregung oder Anstrengung
- anfallsweise Herzstiche
- anhaltende Herzbeschwerden
- Schwindelgefühl
- Ohnmachtsneigung
- Ängstlichkeitsgefühl
- Kopfschmerz
- Luftnot
- Wetterfühligkeit
- vermehrtes Schwitzen
- kalte Hände und Füße.

3.2.4 Thoraxschmerzen bei Erkrankungen des Bewegungsapparates

Veränderungen der Hals- und Brustwirbelsäule, Schulter-Arm-Syndrom, Interkostalneuralgien, Periarthritis humeroscapularis und andere Erkrankungen der Brustwand verursachen Schmerzen im Thoraxraum. Die Abgrenzung ist rein anamnestisch nicht immer möglich, sondern durch den klinischen Befund und Röntgenuntersuchungen. Die *Abhängigkeit* des Schmerzes von *passiven* oder *aktiven Bewegungen* belegt jedoch häufig seine nichtkardiale Herkunft.

····⋮ *Zeigen Sie mir die Stelle, wo sich der Hauptschmerz befindet!*

Umschriebene Schmerzhaftigkeit findet sich am Kostosternalgelenk einer oder mehrerer Rippen (Tietze-Syndrom), am Knorpel-Knochen-Übergang oder entlang dem Rippenverlauf (Interkostalneural-

gien). Schmerzpunkte können sich außerdem im Bereich des Schulter-
gelenks oder der Muskulatur sowie der Sehnenansätze befinden. Ma-
nipulation an diesen Stellen erzeugt oder verstärkt den Schmerz; Infiltration des Gebietes mit Procain beseitigt ihn meist schlagartig.

> ···> *Tritt der Schmerz bei bestimmten Bewegungen besonders in*
> *Erscheinung?*

Aktive oder passive Bewegungen des Körpers oder des betreffenden
Gliedes provozieren den Schmerz; beispielsweise Lagewechsel, Aufrichten, Bücken, Heben, tiefes Einatmen. Auch Husten oder Niesen können
den Schmerz verstärken.

3.2.5 Hypertonie

Die hämodynamischen Veränderungen bei der essentiellen Hypertonie
sind – besonders am Beginn der Erkrankung – nicht restlos geklärt und
wenig ausgeprägt. Subjektive Beschwerden entstehen erst durch die
Folgen des Bluthochdruckes auf Herz, Gehirn und Extremitätenarterien
und sind anfangs wenig charakteristisch. Wichtigster Befund ist der bei
mehrfacher Messung erhöht gefundene Blutdruck.

> ···> *Wie war Ihre Leistungsfähigkeit in letzter Zeit?*

Viele Patienten klagen über Nachlassen der Leistungskraft, Nervosität
und das Gefühl, den gewohnten Alltagsbelastungen nicht mehr gewachsen zu sein. Bei körperlicher Belastung kommt es zur Atemnot.

> ···> *Leiden Sie vermehrt unter Kopfschmerzen?*

Kopfschmerzen und Schwindelgefühl, die bei körperlicher oder psychischer Belastung auftreten, sind häufige Symptome. Bei Hochdruckkrisen kann es außerdem zu Ohrensausen oder Sehstörungen kommen.

> ···> *Leiden Sie vermehrt unter Herzbeschwerden?*

Manche Patienten berichten über Beklemmungsgefühle in der Herzgegend, Palpitationen (lästiges Herzklopfen oder Pulsationen) oder echte
Anfälle von Angina pectoris.

3.2.6 Herzinsuffizienz

Insuffizienz des linken Ventrikels (Tabelle 3.2). Diese entsteht durch myokardiale Schädigung infolge Koronarerkrankungen (Koronarinsuffizienz, Myokardinfarkt), Myokarditis sowie durch Überlastung des Ventrikels (Druck- oder Volumenüberlastung). Die Stauungsfolgen bei Linksherzinsuffizienz betreffen den kleinen Kreislauf. Es resultieren diagnostisch wichtige Symptome, die anamnestisch erfragt werden müssen.

> ⋯⋗ *Haben Sie bei körperlichen Anstrengungen unter Atemnot zu leiden?*

Atemnot ist das wichtigste und lange Zeit das einzige Zeichen der Linksherzinsuffizienz. Es kommt zum Flüssigkeitsaustritt aus dem Kapillarbett der Lunge ins Interstitium sowie reaktiv zur Bindegewebsvermehrung (Lungenstarre) und zur pulmonalen Hypertonie. Insgesamt ergibt sich eine vermehrte Atemarbeit, was subjektiv als Dyspnoe in Erscheinung tritt.

> ⋯⋗ *Müssen Sie beim Treppensteigen oder Berganlaufen jetzt öfter stehenbleiben als früher?*

Die Luftnot wird allmählich immer stärker, zuletzt verursachen auch geringe Belastungen, wie das An- oder Auskleiden und Bücken, beträchtliche Atemnot. Angaben über das Auftreten von Dyspnoe bei Belastungen, die früher mühelos bewältigt werden konnten, sind ein diagnostisch bedeutsamer Hinweis für Linksherzversagen.

Linksherzinsuffizienz	Rechtsherzinsuffizienz
– Zyanose, Lungenstauung	– Prall gefüllte Hals- und Armvenen, Ödeme, Nykturie (tagsüber Oligurie)
– Atemnot, Husten	– Stauungsleber und Stauungsgastritis (Oberbauchbeschwerden, Appetitlosigkeit)
– Rasselgeräusche	
– Pleuraerguß	

Tabelle 3.2 Symptome der Herzinsuffizienz

⋯⟩ **Waren Sie echt außer Atem, oder verspürten Sie mehr Beklemmung auf der Brust?**

Atemnot bei körperlicher Belastung wird von manchen Patienten wie eine Angina pectoris beschrieben. Wenn der Patient darüber klagt, daß er nicht richtig atmen könne, so ist es entweder keine echte Dyspnoe oder keine echte Angina pectoris. Die Abgrenzung ist rein anamnestisch nicht immer möglich. Am besten versucht man, die Atemnot des Patienten durch körperliche Belastung zu provozieren und selbst zu beobachten.

⋯⟩ **Können Sie während des Schlafens flach liegen oder benötigen Sie mehrere Kopfkissen?**

Im Liegen kommt es zur Blutverschiebung aus den Venen der unteren Körperhälfte in den Lungenkreislauf und zu dessen Blutüberfüllung. Beim Übergang in sitzende oder stehende Körperlage wird der Stauungsdruck in den Lungengefäßen vermindert, und die Atemnot läßt nach (Orthopnoe).

⋯⟩ **Haben Sie Anfälle von nächtlicher Luftnot?**

Bei akuter Insuffizienz des linken Ventrikels entstehen ebenfalls eine Blutüberfüllung und plötzliche Drucksteigerung im Lungenkreislauf. Steigt der pulmonale Kapillardruck über den kolloidosmotischen Druck, so kommt es zum Flüssigkeitsaustritt aus den Gefäßen ins Interstitium und zur Atemnot (Asthma cardiale, Lungenödem).

⋯⟩ **Leiden Sie in letzter Zeit vermehrt an Husten, mit oder ohne blutigen Auswurf?**

Der sog. Stauungshusten ist ebenfalls ein Linksherzinsuffizienzzeichen. Es kann ein trockener Reizhusten oder ein produktiver Husten mit Auswurf sein. Beimengungen von Blutfasern entstehen durch Diapedesisblutungen aus den gestauten Kapillaren.

Insuffizienz des rechten Ventrikels (Tabelle 3.2). Sie entsteht durch myokardiale Schädigung infolge Überlastung des Ventrikels (Druck- oder Volumenbelastung) oder Myokarditis. Der Aufstau des Blutes in den großen Venen vor dem rechten Herzen führt zur Organstauung und **Ödem** des Unterhautzellgewebes bzw. Anasarka. Die subjektiven Beschwerden sind dabei auffallend gering.

···⟩ *Beobachten Sie Appetitlosigkeit, Druck- und Völlegefühl oder Blähungen?*

Diese Symptome sind Zeichen der Stauungsleber oder Stauungsgastritis. Oft ist eine Appetitlosigkeit das einzige Zeichen; in manchen Fällen kommt es aber auch zu Schmerzen in der Leber- und Magengegend.

···⟩ *Haben Sie abends geschwollene Fußknöchel?*

Ödematöse Schwellungen an den abschüssigen Körperpartien (Fußrücken, Knöchel, Schienbeinkante) finden sich meist abends und verschwinden nachts. Die Angaben sind jedoch mit Vorsicht aufzunehmen; auch beim Herzgesunden nach langem Stehen oder Sitzen, bei Varizenträgern infolge Behinderung des venösen Abflusses (statisches Ödem) sowie bei Adipösen besonders bei heißem Wetter (sog. sulzige Beine) finden sich Ödeme.

···⟩ *Haben Sie in letzter Zeit Ihr Gewicht kontrolliert?*

Exakte Gewichtskontrollen sind ein wichtiger Hinweis, ob eine Wassereinlagerung stattgefunden hat. 5 l Flüssigkeit können als Ödem retiniert werden, ohne daß es sichtbar wird (latentes Ödem). Kurzfristige Schwankungen des Körpergewichts bis zu 5 kg betreffen stets den Wasserhaushalt und nicht die Körpersubstanz.

···⟩ *Müssen Sie nachts oft Wasser lassen?*

Die Ausschwemmung der Ödeme erfolgt besonders nachts. Ein- bis zweimaliges Wasserlasssen nachts ist durchaus normal; entweder steht der Patient noch häufiger auf, oder er bemerkt morgens eine größere Urinmenge. Es ist allerdings ein sehr unsicheres Zeichen, da die Trinkgewohnheiten eine Rolle spielen.

3.3 Bronchopulmonales System

Eine Vielzahl von Erkrankungen der Bronchien und Lungen geht mit einem relativ einförmigen Beschwerdebild einher, so daß dem Einzelsymptom keine hohe Spezifität zukommt. *Husten, Auswurf und Luftnot* sind die häufigsten Beschwerden.

····⟩ *Leiden sie unter Husten?*
····⟩ *Haben Sie dabei Auswurf?*

Man unterscheidet den trockenen, bellenden Reizhusten (sog. unproduktiver Husten) vom Husten, der von Auswurf gefolgt ist (sog. produktiver Husten). Trockener Husten ist schmerzhaft und soll gedämpft werden. Er tritt häufig zu Beginn sog. grippaler Infekte auf, ferner bei paratrachealen Lymphknotenvergrößerungen, Tumoren (Frühzeichen des Bronchialkarzinoms!), Pleuritis, Pneumothorax und bei Inhalation reizender Dämpfe. Produktiver Husten ist nicht schmerzhaft, bringt Erleichterung durch das Abhusten und soll durch Expektoranzien gefördert werden.

····⟩ *Seit wann bestehen die Beschwerden?*

Die WHO-Definition der chronischen Bronchitis basiert ausschließlich auf der anamnestischen Angabe, daß Husten und Auswurf wenigstens 3 Monate im Jahr und mindestens 2 Jahre hintereinander in Erscheinung getreten sind. Oft bestehen die Beschwerden seit Jahren oder Jahrzehnten, anfangs intermittierend, zuletzt ständig.

····⟩ *Leiden Sie an Raucherhusten?*

Betrifft ausschließlich Raucher. Morgens auftretend, von wenig Auswurf begleitet, jahrzehntelang bestehend. Seine Gefahr besteht darin, daß er beim Hinzutreten eines Bronchialkarzinoms, das häufiger Raucher befällt, als harmlos abgetan wird und dadurch seine Alarmfunktion verliert.

····⟩ *Wie ist der Auswurf beschaffen: Ist er schleimig oder eitrig, und in welchen Mengen tritt er auf?*

Weißlich-schleimiger Auswurf kommt vor bei chronischer Bronchitis; gelblicher oder grünlicher bei bakterieller Superinfektion. Die Menge ist geringfügig bei Bronchialasthma, wechselhaft bei der chronischen Bronchitis (abhängig von Sekretstau und der Superinfektion) und kann sehr reichlich sein bei Bronchiektasen (sog. maulvolle Expektoration).

····⟩ *Ist der Auswurf blutig?*

Graduelle Unterschiede bestehen zwischen leicht blutig tingiertem Sputum und Hämoptoe (größere Blutbeimengungen bis zum rein blutigen Auswurf). Es besteht gleichzeitig Hustenreiz, das Blut ist hellrot und schaumig. Hämatemesis ist mit Brechreiz verbunden, das Blut ist dunkelrot, geronnen oder kaffeesatzartig.

> *Wieviel Blut haben Sie ausgehustet?*

Die Möglichkeiten reichen von einzelnen „blutigen Fäden" im Auswurf über einen Eßlöffel, einen Eierbecher bis zu einer Tasse voll. Die Menge des Bluthustens ist zwar wichtig für die momentane Behandlung (hämostyptische Therapie oder Bluttransfusion), nicht jedoch für die weiteren diagnostischen Maßnahmen. Jeder rezidivierende Bluthusten muß diagnostisch abgeklärt werden. Häufigste Ursache ist eine akute Tracheobronchitis.

> *Leiden Sie unter Luftnot? Bei welcher Gelegenheit?*

Dyspnoe ist ein subjektives Gefühl und entsteht bei vermehrter Atemarbeit. Pulmonale und kardiale Dyspnoe sind durch die gleichen pathophysiologischen Bedingungen einander sehr ähnlich. Sie können anfallsweise, meist nachts, auftreten (Asthma bronchiale oder cardiale), sie können chronisch bestehen und sich bei körperlichen Belastungen verstärken, zuletzt auch in Ruhe. Anamnestisch sind die beiden Dyspnoeformen nicht zu trennen, lediglich durch weitere Befunde.

> *Bestehen Schmerzen beim Atmen?*

Schmerzen bei bronchopulmonalen Erkrankungen bedeuten immer ein Übergreifen der Krankheit auf die Pleura. Pleuraschmerz ist heftig, stechend und atemsynchron, besonders beim tiefen Durchatmen. Plötzlich auftretende Schmerzen, verbunden mit Atemnot, sprechen für Spontanpneumothorax oder Lungenembolie. Schmerzen bei Interkostalneuralgien oder Rippenfrakturen (Lageabhängigkeit, Druckpunkte, Trauma) sind abzugrenzen.

3.3.1 Beschwerdebild der häufigsten bronchopulmonalen Erkrankungen

Akute Bronchitis. Als akuter respiratorischer Infekt mit Husten, Schnupfen, Halsschmerzen und Krankheitsgefühl einhergehend. Temperatur bis 38 °C. Husten anfangs unproduktiv, später mit Auswurf.

Chronische Bronchitis. Husten und Auswurf; häufig jahre- und jahrzehntelang bestehend. Verschlechterungen in der kalten Jahreszeit und bei bakterieller Infektion (eitriger Auswurf). Dyspnoe bei körperlichen Belastungen, später auch in Ruhe. Allgemeinzustand beeinträchtigt.

Bronchiektasen. Leitsymptome sind Husten, Auswurf und Hämoptysen. Die Expektoration muß nicht immer „maulvoll" sein, sondern abhängig von Sekretstau und bakterieller Infektion, zwischendurch häufig beschwerdefrei.

Viruspneumonie. Beginn mit den Symptomen einer grippalen Infektion, kein besonders schweres Krankheitsgefühl; kann durch Superinfektion in eine bakterielle Pneumonie übergehen.

Lobärpneumonie (Pneumokokkenpneumonie). Akuter Beginn, hohes Fieber bis 39 – 40 °C, schwerkranker Eindruck, Dyspnoe, Zyanose, Nasenflügelatmen, Pleuraschmerzen, Herpes labialis, Auswurf blutig tingiert („rostfarben").

Bronchopneumonie. Beginn nicht plötzlich, sondern fließender Übergang aus einem Virusinfekt oder einer chronischen Bronchitis; besonders bei älteren, bettlägerigen, abwehrgeschwächten Patienten, im postoperativen Verlauf oder bei vorher bestehender chronischer bronchopulmonaler Erkrankung. Temperatur 38 – 39 °C, Husten, eitriger Auswurf.

Lungentuberkulose. Symptome einer „verschleppten Grippe", ständige Abgeschlagenheit, Arbeitsunlust, Appetitlosigkeit und Gewichtsverlust (sog. Schwindsucht), Schweißausbruch bei geringen Anstrengungen, chronischer Husten ohne Auswurf, evtl. Hämoptysen, subfebrile Temperaturen besonders gegen Abend.

Pneumothorax. Stechender Schmerz, Atemnot, Reizhusten; plötzlich auftretend beim schweren Heben oder bei Hustenattacken.

Bronchialkarzinom. Häufig symptomarm und Zufallsbefund bei der Röntgenuntersuchung. Zentrale Karzinome verursachen Husten und Hämoptysen; häufig bei Rauchern, dabei oft bagatellisiert.

3.3.2 Berufliche Staubexposition

Besteht der Verdacht auf eine *Pneumokoniose,* so ist die Berufsanamnese wichtig zur Abklärung einer evtl. Staubexposition. Zu fahnden ist bei folgenden Krankheitsbildern nach der Tätigkeit der Betroffenen.

Silikose. Bergleute (Erzbergbau, seltener Kohlebergbau), Steinmetze, Metallgießer und -schleifer, Former, Sandstrahler, Arbeiter in der Glas-, Keramik- oder Porzellanindustrie.

Asbest. Frühere Tätigkeit in der asbestverarbeitenden Industrie.

Metallische Dämpfe. Bogenschweißer, Verarbeitung von Beryllium, Bauxit oder Korund.

3.3.3 Inhalationsallergene

Bei allergischen Reaktionen (Bronchialasthma, allergische Alveolitis) ist nach folgenden Inhalationsallergenen zu fahnden:
- Tierhaare (Roßhaarmatratzen, Haustiere, Pelze, Schafwolle)
- Pollen (beschränkt auf die Jahreszeit, in der die Pollen fliegen)
- Mehl (Bäcker- oder Müllerasthma)
- Textilien (Baumwolle, Leinen, synthetische Fasern)
- Haushaltschemikalien (bioaktive Waschmittel, Lösungsmittel)
- Hausstaub (Milben, Schimmelpilze; wichtig ist die Frage nach textilen Fußbodenbelägen oder glatten Fußböden mit der Möglichkeit des feuchten Wischens).

Berufliche Inhalationsallergene. Berufliche Exposition kann bei folgenden Krankheiten eine ursächliche Rolle spielen:
- Bäcker- oder Müllerasthma (Mehlstaub)
- Farmerlunge (Staub von schimmelndem Heu oder Getreide)
- Champignonzüchterlunge (Schimmelpilze aus dem Kulturboden)
- Vogelzüchterlunge (Vogelfedern, Vogelmist).

Inhalation toxischer Gase. Folgende Substanzen können zur Ursache bronchopulmonaler Erkrankungen werden:
- Ammoniak (Kühlhäuser)
- Chlor (chemische Industrie)

- nitrose Gase (chemische oder Düngemittelindustrie)
- Schwefeldioxid (chemische Industrie)
- Rauchgase (Feuerwehr, bei Bränden).

3.4 Magen-Darm-Kanal

3.4.1 Ösophagus

Schluckstörungen treten auf als:
- Oropharyngeale Dysphagie bei Halsentzündungen sowie zentral-nervösen Erkrankungen (multiple Sklerose, Bulbärparalyse, myatrophische Lateralsklerose, Apoplexie) mit Hirnnervenlähmungen
- Ösophageale Dysphagie bei Einengung der Speiseröhre mit Steckenbleiben der aufgenommenen Nahrung.

…⁚ Haben Sie das Gefühl, nicht richtig herunterschlucken zu können? Welche Speisen betrifft es?

Akute Dysphagie bei Fremdkörpern; ansonsten entwickelt sich die Schluckstörung langsam progredient und tritt zunächst bei der Passage größerer Brocken, später auch bei breiiger Nahrung, zuletzt sogar bei Flüssigkeiten auf. Jede Passagehemmung führt zur Abmagerung des Patienten. Die Ursache der Stenose (Tumor, Sklerodermie, Verätzungen) ist unbedingt röntgenologisch oder endoskopisch abzuklären.

…⁚ Bemerkten Sie Druck und Völlegefühl hinter dem Brustbein, das nach dem Essen auftritt und nach dem Erbrechen von unverdauten Speisen wieder abklingt?

Beim Zenker-Ösophagusdivertikel sammeln sich die Speisen im Divertikelsack und komprimieren den Ösophagus. Nach dem Regurgitieren von Sekret oder der steckengebliebenen Bissen kommt es momentan zur Besserung der Beschwerden. Im Gegensatz zur echten Stenose können mitunter feste Brocken passieren, und Flüssigkeit stagniert.

…⁚ Haben Sie Sodbrennen?

Sodbrennen ist nicht Ausdruck einer Magenerkrankung, sondern Zeichen der Refluxösophagitis. Es tritt auf, wenn unter der Einwirkung von Magen- und Pankreassekret eine Schleimhautentzündung im unteren Ösophagus unterhalten wird und durch einen gestörten Kardia-verschlußmechanismus Reflux von saurem Magensaft eintritt.

3.4.2 Hiatushernie

Charakteristisch sind gewisse Lokalsymptome, die in typischer Weise *lageabhängig* ausgelöst werden, so daß die Diagnose anamnestisch sehr wahrscheinlich gemacht werden kann.

> ····╪ *Haben Sie Beschwerden im Oberbauch oder hinter dem Brustbein?*

Die Patienten klagen über Druckgefühl, Beklemmung, Krampf oder Schmerzen hinter dem Schwertfortsatz, die gürtelförmig bis in den Rücken oder retrosternal bis zum Hals ausstrahlen. Hinzu kommt Sodbrennen, das bis zur Kehle aufsteigt. Die Beschwerden sind oft sehr gering ausgeprägt, so daß sie direkt erfragt werden müssen.

> ····╪ *Wann treten die Beschwerden auf?*

Im Liegen, beispielsweise, wenn sich der Patient nach einer ausgedehnten Mahlzeit hinlegt. Auslösend wirkt außerdem jede Steigerung des intraabdominellen Drucks (Bücken, Schuhe zubinden, Defäkation). Im Gegensatz zur Angina pectoris nicht bei körperlicher Aktivität, sondern vorwiegend in Ruhe zu beobachten.

3.4.3 Ulkuskrankheit

Defekte an der Magen- oder Duodenalschleimhaut entstehen in Gegenwart von peptisch aktivem Magensaft, zu dem andere Faktoren hinzukommen. Die Beschwerden des Zwölffingerdarmgeschwürs sind so typisch, daß die *Diagnose oft rein anamnestisch* möglich ist.

> ····╪ *Welche Beschwerden haben Sie in der Magengegend?*

Geklagt wird über Druck, Völlegefühl, Brennen, Krampf, Schmerz oder Hungergefühl. Der Schmerzcharakter ist ohne Belang für die Diagnose, ebenso die Intensität. Typisch ist das Fehlen von Übelkeit beim unkomplizierten Geschwür; auch der Appetit ist normal. Appetitverlust weist auf eine Pylorusstenose hin, desgleichen Übelkeit, Brechreiz und Erbrechen.

⋯⃗ *Wo sind die Beschwerden lokalisiert?*

Meist diffus, nicht umschrieben, im Oberbauch angegeben; entweder in der Mitte oder mehr nach rechts oder links lokalisiert. Palpationsschmerz ebenfalls nur manchmal, an umschriebener Stelle, mehr links (Magen) oder mehr rechts vom Nabel (Duodenum). Nicht sehr beweiskräftig.

⋯⃗ *Wann im Verlauf des Tages treten die Beschwerden auf?*

Charakteristisch für das Ulcus duodeni ist die zeitliche Abhängigkeit von der Nahrungsaufnahme. Als sog. Spätschmerz etwa 1–4 h nach dem Essen auftretend. Linderung oder Verschwinden des Schmerzes nach erneuter Nahrungszufuhr, insbesondere durch Trinken von Milch oder Einnahme von Antazida. Dem Spätschmerz gleichzusetzen sind der Nacht- und Nüchternschmerz.

⋯⃗ *Treten die Beschwerden jeden Tag in Erscheinung?*
⋯⃗ *Wie lange dauert ein Schub?*

Ebenfalls charakteristisch ist periodisches Auftreten in Schüben von 3–5 Wochen Dauer, dabei täglich dieselben Beschwerden. Dazwischen freie Intervalle von Monaten bis Jahren. Ziemlich regellos auftretend; nicht unbedingt im Frühjahr oder Herbst gehäuft, wie mitunter angenommen.

⋯⃗ *Sind die Beschwerden in letzter Zeit häufiger oder stärker geworden?*

Übergang der intermittierend auftretenden Beschwerden in stundenlang anhaltenden Schmerz oder heftigen Dauerschmerz spricht für entzündliche Reaktion der Umgebung (Perigastritis, Periduodenitis) bzw. Penetration eines Ulkus ins Pankreas.

Manche Patienten klagen über Unbehagen, Magendruck, Übelkeit oder Schmerzen unmittelbar im Anschluß an die Nahrungsaufnahme. Außerdem besteht eine individuelle Unverträglichkeit gegenüber sauren Speisen, Kaffee, Kuchen oder Süßigkeiten. Beim Meiden dieser Speisen sind die Patienten beschwerdefrei. Bioptisch läßt sich mitunter eine Gastritis histologisch nachweisen, mitunter auch nicht. Echten Krankheitswert haben diese Erscheinungen jedoch nicht.

3.4.4 Dumpingsyndrom

Wird beobachtet bei *Magenoperierten* nach Zufuhr bestimmter Speisen und besteht in *Darmsymptomen und Kreislauferscheinungen.* Die Diagnose erfolgt ausschließlich durch die charakteristische Anamnese. Diätetische Anpassung bringt Beschwerdefreiheit.

⋯⟩ *Vertragen Sie seit der Magenoperation alle Speisen wie früher?*

Symptomauslösend wirken Zucker, Süßigkeiten, andere Kohlenhydrate und Milch; damit Nahrungsmittel, von denen sich die Patienten bis zum operativen Eingriff bevorzugt ernährt haben. Nach der Operation wird eine Normalkost viel besser vertragen, da Fett und Eiweiß keine Dumpingbeschwerden hervorrufen.

⋯⟩ *Welche Beschwerden treten nach Süßspeisen auf?*

Unmittelbar nach der Nahrungsaufnahme treten Völlegefühl, Übelkeit, Blähungen, Schmerzen, Durchfall auf. 10–15 min später kommen Kreislaufsymptome hinzu: Herzklopfen, Schwäche, Schwindel, Schweißausbruch. Beim Hinlegen verschwinden die Erscheinungen nach einer halben Stunde.

3.4.5 Magenkarzinom

Da es der zweithäufigste maligne Tumor im Magen-Darm-Kanal ist, hat sein Erkennen große Bedeutung. Die Beschwerden sind jedoch so gering und so **uncharakteristisch,** daß man mit der Anamnese nicht weiterkommt.

> ⋯⟩ *Sind Sie von seiten des Magens völlig beschwerdefrei?*
> ⋯⟩ *Macht Ihnen das Essen genausoviel Freude wie früher?*

Die Symptome müssen wegen ihrer Geringfügigkeit direkt erfragt werden. Relativ typisch sind Appetitlosigkeit und Lustlosigkeit am Essen. Die Beschwerden bestehen entweder in Unbehagen oder leichtem Schmerz wie beim Ulkus oder in Völlegefühl und Magendruck unmittelbar nach der Nahrungsaufnahme. Mitunter kommt es auch zum Wechsel der Symptome, d. h., bei chronisch Magenkranken ändern sich die bestehenden Beschwerden.

3.4.6 Darmerkrankungen

Die häufigsten Symptome von Darmerkrankungen sind Schmerz und Meteorismus. Sie sind uncharakteristisch und kommen bei einer Vielzahl von Darmerkrankungen – organischen wie funktionellen (ohne morphologisch faßbare Ursache) – vor. Ihre diagnostische Bedeutung ist daher gering. Weitere Symptome sind: Durchfall, Verstopfung, Erbrechen, Blutabgang mit dem Stuhl (Tabelle 3.3).

> ⋯⟩ *Haben Sie Beschwerden im Leib?*

Die Patienten klagen über Druck- und Völlegefühl oder Schmerzen. Der Charakter der Beschwerden ist häufig ohne diagnostischen Wert. Die Erscheinungen entstehen bei vermehrter Wandspannung infolge reichlicher Mahlzeit, bei vermehrtem Gasgehalt, behinderter Passage oder bei entzündlichen Wandveränderungen. Zum Druckgefühl kommt es bei allmählicher und geringer Wandspannung, zum Schmerz bei plötzlicher und intensiver Dehnung. Die Unterschiede sind nur graduell, und die Symptome können ineinander übergehen.

Diagnose	Beschwerdecharakteristik	Weitere Symptome, Bemerkungen
Mit heftigen Beschwerden eingehend		
Akutes Abdomen	Sehr intensiver, kontinuierlicher, diffuser Schmerz, oft einziges Symptom, jede Bewegung wird ängstlich vermieden, da sie verstärkte Schmerzen verursacht	Mitunter kommen Erbrechen, Abwehrspannung, Wind- und Stuhlverhaltung, Meteorismus und Fieber hinzu. Bedarf dringend der operativen Behandlung
Mechanischer Ileus	Schmerz intermittierend, wehenartig, steigert sich rasch zum Höhepunkt und klingt schnell wieder ab, dazwischen minutenlanges schmerzfreies Intervall (obere Dünndarmstenose 3 – 5 min, untere Dünndarmstenose 6 – 10 min)	Kolonschmerz bei Dickdarmileus nicht wehenartig, sondern kontinuierlicher, dafür weniger intensiv, Erbrechen aus den Darmabschnitten oberhalb der Stenose
Akute Pankreatitis	Sehr heftiger Schmerz mit plötzlichem Beginn im mittleren Oberbauch; nicht zu lokalisieren, ausstrahlend nach rechts oder links oder in den Rücken	Daneben Übelkeit, Erbrechen sowie Zirkulationsstörungen (Gesichtsröte übergehend in fahlblasse Gesichtsfarbe bei Schock). Ausgelöst durch Alkohol, reichliche Mahlzeiten oder ohne erkennbare Ursache
Enteritis regionalis (Crohn)	Schmerz im rechten oder mittleren Unterbauch, krampfartig oder kontinuierlich	Ferner Diarrhö, reduzierter Allgemeinzustand, subfebrile Temperaturen
Weniger intensive Beschwerden		
Kolitis	Blutabgang mit dem Stuhl, Durchfall oder Obstipation; kaum Schmerzen. Verlauf schubweise mit Remissionen; bei chronischem Verlauf blutige Diarrhö als Dauerbeschwerden, sowie Gewichtsverlust	Mitunter entzündliche Allgemeinreaktionen. Auslösend wirken psychische Alterationen, Kälte, Darminfekt, auch ohne erkennbare Ursache vorkommend

Tabelle 3.3 Häufige Beschwerden bei Magen-Darm-Erkrankungen

Diagnose	Beschwerdecharakteristik	Weitere Symptome und Bemerkungen
Irritables Kolon	Druck, Völlegefühl, Brennen, Stechen, krampfartiger Schmerz, der auch kolikartig sein kann; typischerweise vor oder nach der Defäkation, entlang dem Kolonverlauf lokalisiert. Außerdem schmerzhafte spastische Obstipation (Stuhl hart, kleinkalibrig, schafkotartig) oder schmerzhafte Diarrhö, auch einander abwechselnd. Schleimabgang mit oder ohne Stuhl	Auslösend wirken psychische Affektionen, physische Belastung, alimentäre Reize. Gelegentlilch psychovegetative Beschwerden auch an anderen Organen
Kolonkarzinom	Darmblutung; okkult oder massiv. Veränderung in den Stuhlgewohnheiten (Obstipation, Diarrhö, oder deren Wechsel). Schmerz meist wenig intensiv, mitunter (bei Okklusion) jedoch krampfartig; dann ausgelöst durch Defäkation. Ileus als Spätsymptom	Beschwerden können wie bei Kolitis aussehen, auch mit entzündlichen Allgemeinreaktionen
Chronische Pankreatopathie	Meist regellos auftretender Oberbauchschmerz, entweder gürtelförmig oder direkt in den Rücken ausstrahlend. Dazwischen Remissionen von Wochen bis Monaten. Mitunter Druck, Brennen, Krampf oder auch Dauerschmerz	Dyspeptische Störungen (Völlegefühl, Blähungen, Übelkeit) Steatorrhö (infolge Parenchymatrophie), Gewichtsverlust, Diabetes mellitus. Typische Haltung: vornübergebeugtes Sitzen (dadurch Linderung)

Tabelle 3.3 Fortsetzung

Meteorismus entsteht bei Verdauungsinsuffizienz, vermehrter bakterieller Gasbildung, behinderter Passage (Obstipation, Ileus) oder durch Luftschlucken. Aufstoßen oder Flatulenz bringen Erleichterung. Auch diese Beschwerden werden durch vermehrte Wandspannung ausgelöst und sind ebenfalls uncharakteristisch. Übergang in Schmerz ist möglich.

⋯⃗ *Wo befinden sich die Schmerzen?*

Druck- und Völlegefühl sind meist diffus. Lokalisation des Schmerzes periumbilikal spricht für Dünndarmschmerz; Dickdarmschmerz wird im Kolonverlauf angegeben. Winde oder Stuhlgang bringen beim Kolonschmerz Erleichterung, beim Dünndarmschmerz nicht.

3.4.7 Gallenblase und Gallenwege

Beschwerden entstehen bei *Druckerhöhung im Gallengangsystem* infolge einer Abflußbehinderung und Kontraktion der Gallenblase gegen das Hindernis. Auslösend (über die Freisetzung von Cholezystokinin) können wirken: Fettgenuß, körperliche Anstrengung, Kälteeinwirkung, emotionale Einflüsse, Menstruationszyklus. Die anamnestischen Angaben ermöglichen mit großer Wahrscheinlichkeit die Diagnose Cholezystopathie. Zusätzliches Fieber läßt auf einen entzündlichen Prozeß (Cholezystitis, Cholangitis), Ikterus auf einen Choledochusverschluß (Stein) schließen.

Die genaue Ursache der Erkrankung – ob durch Steine oder entzündliche Veränderungen ausgelöst oder funktioneller Natur – läßt sich jedoch nicht anamnestisch abklären, sondern nur durch weitere Untersuchungen.

⋯⃗ *Leiden Sie unter Übelkeit oder Beschwerden im Oberbauch?*

In diskreter Form treten Druck- oder Spannungsgefühl im Oberbauch, Unbehaglichkeit oder Blähungsbeschwerden auf. Sie entstehen durch geringe Druckerhöhung im Gallengangsystem und unterscheiden sich nur durch ihre Geringfügigkeit von der Kolik. Übelkeit wird ebenso ausgelöst und ist oft Vorläufer des Schmerzes. Die Intensität wechselt von leichter Nausea über Brechreiz bis zum Erbrechen.

Übelkeit wird beim Ulcus duodeni oder ventriculi selten beobachtet; häufig dagegen bei Cholezystopathien.

⋯⋮ *Sind die Schmerzen kolikartig? Wo befinden sie sich?*

Die Gallenkolik ist das charakteristische Symptom der Cholelithiasis. Der Anfall beginnt mit Druck im Oberbauch, Völlegefühl, Brechreiz oder Erbrechen und steigert sich innerhalb von einigen Minuten bis zu einer Stunde zum unerträglichen Schmerz, der stundenlang anhalten kann. Er ist im mittleren Oberbauch lokalisiert und strahlt nach rechts bis in den Rücken, Schulter oder Schulterblatt aus. Tiefes Einatmen verstärkt den Schmerz. Nach dem Abklingen (spontan oder nach einer Injektion) bleibt für einige Tage eine gewisse Empfindlichkeit im Oberbauch zurück.

⋯⋮ *Wann traten die Beschwerden auf?*

Wichtigste Frage zur Abgrenzung gegenüber dem Ulkusschmerz. Es handelt sich um episodisch auftretende Beschwerden, die aus vollem Wohlbefinden heraus einsetzen, plötzlich und anfallsartig beginnen und bis zu 3 Tagen anhalten. Ein Schub wird gefolgt von einem beschwerdefreien Intervall von Wochen bis Monaten. Dieser völlig regellose zeitliche Ablauf ist charakteristisch für Gallenwegserkrankungen, jedoch nicht typisch für Magenerkrankungen.

⋯⋮ *Haben Sie vorher fett gegessen?*

Übelkeit nach dem Genuß fetthaltiger Speisen findet sich besonders ausgeprägt bei Cholezystopathien, jedoch auch bei anderen Oberbaucherkrankungen. Fett ist ein kräftiger Reiz für den Gallenblasenreflex, besonders altes oder denaturiertes (durch Braten oder Backen erhitztes) Fett. Frische Butter wird meist besser vertragen. Unverträglich sind oft auch Eierspeisen und Schokolade.

⋯⋮ *Welche anderen Nahrungsmittel vertragen Sie ebenso schlecht?*

Beschwerden nach zellulosereichen oder blähenden Gemüse- oder Obstsorten wie Kohl, Bohnen, Linsen, Erbsen, Zwiebeln oder Steinobst können eine Cholezystopathie begleiten oder individuelle Unverträglichkeit darstellen, die nichts mit der Gallenwegserkrankung zu tun haben und daher auch durch eine Operation nicht beeinflußt werden.

Dadurch ausgelöste uncharakteristische Beschwerden wie Aufstoßen, Blähungen, Völlegefühl oder Flatulenz verschwinden daher nicht nach einer Cholezystektomie.

> Pathognomonisch für eine Cholezystopathie sind:
> - Schmerzen im rechten Oberbauch
> - Brechreiz und Erbrechen
> - Fettunverträglichkeit.

3.4.8 Lebererkrankungen

Die Beschwerden sind uncharakteristisch und erlauben keine Diagnose. Es ergibt sich keine *typische Fragestellung.* Die Patienten klagen in wechselndem Maße über:
- Allgemeinsymptome: Gewichtsabnahme, Appetitlosigkeit, morgendliche Übelkeit bis zum Erbrechen
- Uncharakteristische Oberbauchbeschwerden: Druck, Völlegefühl, Blähungen sowie Abneigung gegen Fett, Alkohol und Rauchen
- Unregelmäßigkeiten des Stuhlganges: teils Verstopfung, wechselnd mit plötzlich auftretendem gelbem Durchfall
- Kreislaufsymptome: Schwindel, Schweißausbruch, Mattigkeit, Erschöpfbarkeit
- Neurologisch-psychiatrische Störungen: mangelndes Konzentrationsvermögen, Gleichgültigkeit, Depression.

3.4.9 Kolon- und Rektumkarzinom

Häufigstes Karzinom des Gastrointestinaltraktes. Frühsymptome sind *Stuhlunregelmäßigkeiten* und die *Blutung,* später gesellen sich andere Störungen der Darmfunktion hinzu.

⋯⫶ *Haben Sie Blut beim Stuhlgang bemerkt?*

Jede Blutung ist Anlaß zu weiteren Untersuchungen. Blutspuren am Toilettenpapier besonders beim Vorhandensein von Hämorrhoiden dürfen nicht bagatellisiert werden, sondern müssen ebenfalls Anlaß zur proktologisschen Untersuchung sein, da sich auch hinter rezidivierend blutenden Hämorrhoiden ein Tumor verbergen kann.

⋯⫶ *Bemerkten Sie noch andere Störungen beim Stuhlgang?*

Jede Änderung der Stuhlgewohnheit bei älteren Leuten (Wechsel von Durchfall auf Verstopfung oder umgekehrt) ist verdächtig. Als Spätsymptom kommt es zum gehäuften Abgang von Blut, Schleim oder Eiter und zum Flatus, der die Wäsche beschmutzt (sog. falscher Freund). Schmerzen im Zusammenhang mit der Defäkation sind selten.

3.4.10 Analsyndrom

Meist verursacht durch *entzündliche Veränderungen* im Analbereich (Analfissur, Proktitis, Hämorrhoiden), selten durch Tumor. Führendes Symptom sind Sphinktertenesmen.

⋯⫶ *Haben Sie Schmerzen während des Stuhlganges?*
⋯⫶ *Wie ist der Schmerz? Wie lange hält er an?*

Schmerzhafte Sphinkterkontraktionen äußern sich in heftigem Druck, Brennen, stechendem Schmerz oder Krampf, der streng auf den Anus lokalisiert ist, kontinuierlich oder intermittierend auftritt und ins Kreuzbeingebiet, Gesäß oder den Oberschenkel ausstrahlen kann. Er wird bei der Defäkation unerträglich und kann danach minuten- oder stundenlang anhalten. Es kommt zur Defäkationsangst, das führt zur Obstipation und weiterer Steigerung der Beschwerden.

3.4.11 Funktionelle Störungen

Charakteristisch sind regelloses Auftreten, unberechenbarer Verlauf, ständiger Wechsel im Beschwerdebild, keine Übereinstimmung mit den Symptomen organischer Krankheiten, Abhängigkeit von emotionalen Spannungen, psychovegetative Störungen allgemeiner Art sowie in anderen Organsystemen. Etwa die *Hälfte der Patienten* mit gastrointestinalen Beschwerden leidet an funktionellen Störungen, wobei der fehlende morphologisch faßbare Befund sowie die typischen anamnestischen Angaben richtungsweisend sind.

Zusammenstellung häufiger Beschwerden bei psychovegetativ bedingten Magen-Darm-Störungen:

- Bitterer, saurer oder salziger Mundgeschmack
- Belegte Zunge (ist kein Magensymptom!)
- Erbrechen beim Anblick oder Geruch von Speisen
- Stechender oder brennender Bauchschmerz
- Lokalisiertes Hitze- oder Kältegefühl.

3.4.12 Unverträgliche Nahrungsmittel

Individuelle Unverträglichkeiten bestehen bei vielen Patienten mit Magen-Darm-, Leber-, Pankreas- und Gallenwegserkrankungen, aber *auch bei Gesunden.* Diese Nahrungsmittelintoleranzen sind nicht immer krankheitsspezifisch und ergeben daher keine sichere diagnostische Information.

- *Saures Obst, Spirituosen und schwarzer Kaffee* werden von Ulkuspatienten sowie bei Refluxösophagitis schlecht vertragen.
- *Erhitzte Fette und Öle* werden von Patienten mit chronischen Cholezystopathien und Pankreatopathien, oft aber auch von Gesunden schlecht vertragen.
- *Milch und Milchprodukte* (Sahne, Käse) werden von Ulkuspatienten gut vertragen; schlecht von Magenresezierten, bei Laktosemangel (Blähungen, Diarrhö) und von Gallenkranken.
- *Zucker und Süßigkeiten* verträgt der Magenresezierte ebenfalls schlecht (Dumpingsyndrom).
- *Eier und Eierspeisen, eisgekühlte Getränke und Schokolade* verträgt der Ulkuspatient gut, der Gallenkranke dagegen schlecht.
- *Alkohol* löst bei Pankreatitis Sofortbeschwerden aus, beim Leberkranken uncharakteristische Beschwerden am darauffolgenden Tag. Auch Magenkranke vertragen ihn oft schlecht.
- *Blähende Gemüse* wie Kohl (Rot-, Weiß-, Sauerkraut), Hülsenfrüchte (Bohnen, Linsen, Erbsen), Zwiebeln sowie Steinobst werden von Gallen- und Darmkranken (besonders bei chronischen Cholezystopathien und irritablem Kolon) oft schlecht vertragen, desgleichen aber auch von zahlreichen Gesunden.

3.5 Urogenitalsystem

Die häufigsten Beschwerden sind *Schmerzen und Miktionsstörungen* (Tabelle 3.4). Verwechslungsgefahren bestehen bei rechtsseitigen Uretersteinkoliken mit der Appendizitis sowie bei Nierenschmerzen mit Wirbelsäulenveränderungen. Differentialdiagnostisch sind ferner akute Pankreatitis, Gallenkolik, Adnexitis und Tubargravidität auszuschließen.

···⚡ *Wo ist der Schmerz lokalisiert?*

Nierenparenchymschmerz (Pyelonephritis, Stauungsniere bei Ureterobstruktion) ist in der Lumbalgegend lokalisiert, mit Ausstrahlung entlang der 12. Rippe; die Schmerzintensität ist direkt proportional der Akuität der Erkrankung. Bei Uretersteinkolik bestehen intermittierende Schmerzen mit extremen Schmerzspitzen, lokalisiert in der Flanke, *Blasenschmerz* ist ebenfalls wehenartig, der rasch bis zur Unerträglichkeit zunimmt und über der Symphyse angegeben wird; er tritt auf

Symptome	Abgeleitete Diagnose
Schmerzen	
Nierenschmerz:	Pyelonephritis, Ureterobstruktion
Koliken:	Ureterstein, Zystitis
Genitale:	Prostatitis, Epididymitis, Orchitis
Miktionsstörungen	
Dysurie:	Zystitis, Trigonumzystitis, Harnröhrenobstruktion
Imperativer Harndrang:	Entzündung, Fremdkörper, neurogene Blase
Pollakisurie:	Entzündung, Tumor
Nykturie:	Prostataadenom, Herzinsuffizienz, nervös
Verzögerte Miktion:	Prostataadenom, Harnröhrenstriktur
Inkontinenz:	Descensus uteri, Prostatektomie, Nucleus-pulposus-Prolaps, Mißbildungen
Harnverhaltung:	Prostatavergrößerung
Hämaturie:	Entzündung, Tumor, Urolithiasis
Pseudohämaturie:	Medikamente, Fieber, stoffwechselbedingt
Fieber	Pyelonephritis, Prostatitis, Epididymitis, Urosepsis

Tabelle 3.4 Urologische Leitsymptome

bei akuter Harnverhaltung, chronischer Zystitis, Schrumpfblase und neurogener Blase. Bei akuter Zystitis ist der Schmerz mehr in der *hinteren Harnröhre* lokalisiert, auffallend sind Miktionsstörungen. Prostataschmerz (Prostatitis) wird diffus im Dammbereich angegeben sowie in der Inguinal- und Skrotalgegend. Bei rektaler Untersuchung ist die Prostata druckschmerzhaft. *Hodenschmerz* kann außer am Hoden selbst (Druck- und Berührungsschmerz) auch im Unterbauch und in der Leiste lokalisiert sein; er tritt auf bei Epididymitis, Orchitis, Varikozele, Hodentorsion; bei letzterer plötzlicher Beginn und vegetative Begleitsymptome (Übelkeit, Erbrechen, Kollaps).

···⋮ *Wandert der Schmerz?*

Bei Uretersteinkolik kann der Schmerz allmählich tiefer wandern, dabei findet sich eine Ausstrahlung in die Testikel oder Vulva. Tritt das Konkrement tiefer, so werden Inguinalschmerzen beschrieben. Bei intramuralem Sitz entstehen suprapubische Beschwerden, Harndrang und Sensationen in der Penisspitze.

···⋮ *Bestehen Begleitbeschwerden oder Fieber?*

Die Nachbarschaft der Niere zu Kolon, Pankreas und Duodenum kann gastrointestinale Symptome mit reflektorischer Übelkeit, Brechreiz und Erbrechen, Darmatonie, auch Abwehrspannung des Abdomens verursachen. Bei Fieber kann es sich um eine akute Pyelonephritis, Prostatitis oder Epididymitis handeln. Kompliziert sich eine Harnleiterkolik mit Temperaturanstieg, so ist eine beginnende Urosepsis anzunehmen, und es sind Antibiotikagaben und Nierenentlastung angezeigt.

···⋮ *Bestehen Schmerzen beim Wasserlassen?*

Die schmerzhafte und erschwerte Blasenentleerung (Dysurie) findet sich als Zeichen der Zystitis bzw. bei Obstruktion der unteren Harnwege (Blasenstein, Tumor, Prostatitis, Fremdkörper). Der Schmerz tritt mit Beginn der Miktion auf, steigert sich gegen das Ende und klingt als Nachschmerz langsam ab. Schmerzen am Ende der Miktion (terminale Dysurie) entstehen durch Trigonumzystitis oder Blasenhalsentzündung. Abzugrenzen ist der Blasendehnungsschmerz, der sofort nachläßt, sobald sich die Blase zu entleeren beginnt.

⋯⟩ Besteht heftiger Harndrang?

Sog. imperativer Harndrang ist so dramatisch, daß der Patient sofort und unter allen Umständen versucht, Wasser zu lassen. Die Blasenentleerung ist gleichzeitig schmerzhaft, die Miktion wenig ergiebig oder frustran, da der Harndrang schon bei ganz geringer Blasenfüllung auftritt. Diese Kombination von heftigem Harndrang und schmerzhafter Entleerung wird als Strangurie bezeichnet. Die Ursachen sind ebenfalls Entzündung (allgemeine afebrile Zystitis, Trigonumzystitis, Urethritis, Prostatitis), Fremdkörper, Steine, Tumor; aber auch auftretend bei der neurogenen Blase oder bei vegetativen Beschwerden.

⋯⟩ Müssen Sie häufig Wasser lassen?

Das normale Miktionsintervall beträgt am Tag bei Männern 4–5 h, bei Frauen 5–7 h. Pollakisurie ist häufigeres Wasserlassen und spricht für entzündliche Erkrankungen (Urethritis, Zystitis, Prostatitis oder Karzinom). Nykturie ist vermehrtes Wasserlassen auch nachts und tritt auf bei entzündlichen Blasenerkrankungen sowie nervös (bei schlechtem Schlaf) oder kardial bedingt.

⋯⟩ Ist das Wasserlassen erschwert?

Kommt beim Mann die Miktion nur langsam in Gang, d. h., der Patient muß lange stehen (Startschwierigkeiten), die Kraft des Harnstrahles nimmt ab oder geht in Tröpfeln über, so liegt eine Prostatavergrößerung zugrunde, seltener eine Harnröhrenstriktur. Bei fortgeschrittener Obstruktion kommt es zur Strahlunterbrechung, zum wiederholten Nachurinieren (wegen der unvollständigen Blasenentleerung) oder zur vermehrten Nykturie. Der Patient berichtet dann meist: „Es geht noch".

⋯⟩ Ist das Wasserlassen unmöglich?

Bei ausgeprägter Prostatavergrößerung kann es jederzeit zur Harnverhaltung kommen. Das Bemühen, die Blase zu entleeren, verläuft erfolglos. Mit zunehmender Harnblasenfüllung kommt ein Dehnungsschmerz hinzu, der den Patienten zum Arzt zwingt. Abhilfe schafft rasches Katheterisieren.

Inkontinenz ist unwillkürliches Abgeben von Urin. Bei Steigerung des intraabdominellen Drucks (Pressen, Husten, Niesen, körperliche Anstrengungen) gibt der Schließmuskel nach, und ein Schuß Urin geht ab. Vorkommend bei Frauen nach Geburten sowie bei Deszensus und Prolaps, bei Männern nach operativen Eingriffen (Prostatektomie), ferner im Rahmen eines Nucleus-pulposus-Prolaps oder angeborener Mißbildungen. Nicht zu verwechseln mit der sog. Überlaufblase, wenn bei Harnverhaltung infolge Überdehnung kleine Urinmengen ausgepreßt werden (Harntröpfeln oder Ischuria paradoxa des Prostatikers). Eine akute Harnverhaltung, die nicht sofort behoben wird, kann zur Harnblaseninsuffizienz führen.

⋯⟶ *Finden sich Blut oder andere Beimengungen im Urin?*

Die Makrohämaturie kann schmerzlos oder schmerzhaft sein. Blutbeimengungen ohne begleitende Schmerzen sind im jugendlichen Alter ein Frühsymptom eines Blasen- oder Nierentumors und können im höheren Alter neben einem Tumor auch durch ein Prostataadenom hervorgerufen sein. Blutbeimengungen zum Urin, die mit Schmerzen einhergehen, sprechen für Entzündungen, vor allem der Blase. Der Urin ist dann gleichzeitig auch trübe (Eiter). Seltenere Ursachen sind Gerinnungsstörungen, Thrombozytopenie oder Exposition mit toxischen Substanzen (Quecksilber, Blei, Terpentinöl). Pseudohämaturie (dunkelbraunrote Farbe) entsteht durch Medikamente, Fieberdurst oder Nulldiät. Rötlichbrauner Bodensatz, der beim Erkalten des Urins ausfällt, entspricht dem sogenannten Ziegelmehl und ist harmlos. Nur frisch gelassener Urin ist verwertbar.

3.6 Endokrines System

3.6.1 Diabetes insipidus

Ursache ist ein Mangel an Vasopressin mit dem Unvermögen, den Urin zu konzentrieren. Es resultieren Urinmengen zwischen 5 und 20 l täglich. Die Krankheit ist selten.

···⟩ *Leiden Sie an vermehrtem Durst und verstärktem Wasser-*
       lassen?
···⟩ *Wie groß waren Trink- und Urinmenge?*

Polyurie und Polydipsie sind die führenden Symptome. Die Hälfte der
Kranken hat Urinmengen zwischen 5 und 8 l, die andere Hälfte noch
mehr. Der Durst hat Zwangscharakter, d. h., die Kranken trinken alles,
was erreichbar ist, selbst den eigenen Urin. Wenn keine Flüssigkeit zu-
geführt wird, resultiert Exsikkose.

3.6.2 Diabetes mellitus

Die Krankheit ist Folge eines Insulinmangels, der absolut (die B-Zellen
sind nicht in der Lage, Insulin zu produzieren) oder relativ (die B-Zellen sind nicht in der Lage, bei Glukoseüberangebot den Insulinbedarf
zu decken) sein kann.

···⟩ *Bemerkten Sie in letzter Zeit vermehrt Durst und verstärktes*
       Wasserlassen?

Polydipsie und Polyurie sind Frühsymptome, wenn auch in der Trink-
und Urinmenge weniger stark ausgeprägt als beim Diabetes insipidus.
Reichliches Trinken ohne zwanghaften Charakter kann jedoch auch
eine Angewohnheit sein.

···⟩ *Fühlten Sie sich in letzter Zeit frisch und leistungsfähig*
       wie zuvor?
···⟩ *Welche Beschwerden hatten Sie?*

Abgeschlagenheit und Mattigkeit sind ebenfalls auffallende Symptome.
Daneben klagen die Patienten über Hautjucken, Pruritis vulvae (bei
Frauen), Balanitis (bei Männern); ferner können Heißhunger, Sehstörungen (Kurzsichtigkeit infolge Glukoseaufnahme durch die Augen-
linse mit osmotisch bedingtem vermehrtem Wassergehalt, was zur ku-
geligen Form führt) sowie vermehrte Infektanfälligkeit auftreten. Etwa
ein Drittel aller Patienten mit manifestem Diabetes mellitus klagt jedoch über keinerlei Beschwerden.

···⋮ Sind in Ihrer Familie Fälle von Zuckerkrankheit aufgetreten?

Der Diabetes mellitus ist ein Erbleiden. Sind mehrere diabetische Familienangehörige bekannt, so besteht der Verdacht, daß der Patient ebenfalls zuckerkrank wird. Über die Hälfte aller Diabetiker weisen allerdings eine stumme Familienanamnese auf. Der genaue Erbgang ist nicht bekannt.

Wichtige Manifestationsfaktoren bei hereditärer Belastung:
• Pankreatitis
• Lebererkrankungen, besonders Zirrhose
• endokrine Erkrankungen (Akromegalie, Cushing-Syndrom, Phäochromozytom)
• Kortikosteroidtherapie
• Schwangerschaft mit übergewichtigem Kind ($> 4{,}5$ kg).

Hohe Koinzidenz mit anderen Erkrankungen:
Es besteht kein ursächlicher Zusammenhang, die genauen Wechselbeziehungen sind jedoch nicht bekannt:
• Hypertonie
• Herzinfarkt
• Hyperlipidämie
• Gicht
• Übergewicht und Bewegungsmangel.

3.6.3 Morbus Addison

Sehr seltene Erkrankung mit Ausfall der Nebennierenrinde, meist infolge einer Tuberkulose, Tumormetastasen oder idiopathisch. Ausgesprochen schleichender Verlauf.

···⋮ Wie war Ihre körperliche Leistungsfähigkeit?

Es besteht eine abnorm hohe Ermüdbarkeit infolge Muskelschwäche, die bis zu Muskellähmungen und zur Bettlägerigkeit führen kann; d. h. allgemeine Adynamie.

···⟩ **Haben Sie an Gewicht verloren?**

Die Diagnose ist zweifelhaft, wenn kein Gewichtsverlust bzw. konstanter Gewichtsverlauf vorhanden ist. Es kommt zur extremen Magerkeit infolge einer Anorexie. Daneben gelegentlich andere uncharakteristische Magen-Darm-Störungen (Appetitlosigkeit, Erbrechen, Durchfälle oder Verstopfung, uncharakteristische Leibschmerzen).

···⟩ **Hat sich Ihre Hautfarbe verändert?**

Charakteristisch ist eine verstärkte Pigmentierung der Haut infolge Vermehrung von Melanin, besonders die Dunkelfärbung der Handlinien. Braune Flecken auch an den Schleimhäuten sowie Nachdunkeln der Haare.

3.6.4 Schilddrüsenerkrankungen

Der Hyperthyreose bzw. Hypothyreose liegt eine Über- bzw. Unterproduktion von Schilddrüsenhormon zugrunde. Die damit verbundenen Beschwerden sind so charakteristisch, daß eine Diagnose schon aus der Anamnese wahrscheinlich wird bzw. abgelehnt werden kann. Der Beginn ist immer schleichend.

	Hyperthyreose	Hypothyreose
Temperatur-empfindlichkeit	Wärmeempfindlich	Kälteempfindlich
Gewichtsverhalten	Gewichtsabnahme	–
Appetit	Heißhunger	–
Stuhlgang	Durchfälle	Obstipation
Motorik	Tremor	Adynamie
Haut	Feuchtwarm, samtweich, Schweißausbrüche	Trocken, rauh
Haarkleid	Haarausfall	Struppiges Haar
Herz	Herzrasen, Herzstolpern	Bradykardie
Stimmungsbild	Nervosität, Reizbarkeit	Antriebsarmut, Apathie, Depression
Schlaf	Schlaflosigkeit	Vermehrtes Schlafbedürfnis

Tabelle 3.5 Beschwerden bei Schilddrüsenerkrankungen

⋯⋗ *Frieren Sie leicht oder geraten Sie schnell ins Schwitzen?*

Eine veränderte Temperaturempfindlichkeit gehört zu den ersten Beschwerden. Bei Hypothyreose frieren die Patienten auch noch bei Temperaturen, bei denen sich der Gesunde wohl fühlt. Nachts werden mehr Decken gebraucht als früher. Hyperthyreote Patienten bevorzugen niedrige Temperaturen, und nachts werden weniger Decken als sonst benutzt.

⋯⋗ *Sind psychische Veränderungen am Patienten aufgefallen? (Frage an Verwandte oder Menschen aus der Umgebung)*

Persönlichkeitsveränderungen fallen der Umgebung früher auf als dem Patienten selbst. Bei Hypothyreose kommt es zur Interesselosigkeit, Apathie, Stumpfheit, verstärktem Schlafbedürfnis; im ausgeprägten Falle zur Demenz und Verblödung. Bei Hyperthyreose fallen zerfahrene Unternehmungslust, unzweckmäßige Aktivität, Konzentrationsschwäche und Reizbarkeit auf.

Eine Gegenüberstellung charakteristischer Beschwerden bei Schilddrüsenerkrankungen gibt Tabelle 3.5.

3.7 Bewegungsapparat

Die überwiegende Mehrzahl der Patienten mit Erkrankungen des Muskel- und Skelettsystems leidet an relativ harmlosen degenerativen und statischen Beschwerden der Wirbelsäule und Gelenke. Bei der prinzipiellen Entscheidung, ob eine degenerative oder eher eine entzündlich-rheumatische Erkrankung vorliegt, leistet die Anamnese sehr gute Dienste, desgleichen beim therapeutischen Vorgehen.

⋯⋗ *Wann sind die ersten Beschwerden in Erscheinung getreten?*

Jede rheumatologische Erkrankung hat ihr typisches Erstmanifestationsalter. Arthrosen treten jenseits des 50. Lebensjahres in Erscheinung, das akute rheumatische Fieber im Kindes- oder Jugendalter, d. h. vor dem 20. Lebensjahr. Die chronisch-rheumatische Polyarthritis betrifft vorwiegend Frauen im mittleren Erwachsenenalter (25.–45. Lebensjahr), die Spondylitis ankylopoetica dagegen vorwiegend Männer im Jugend- bzw. Erwachsenenalter (20.–30. Lebensjahr). Bandscheibenerkrankungen sind im Erwachsenenalter häufig, da der Quellungsdruck der Bandscheibe in den mittleren Jahren am größten ist; in der Jugend und im höheren Alter dagegen selten. Treten akute Gelenkbeschwerden bei Männern auf, so liegt meistens eine Arthritis urica zugrunde.

···> *In welchem Zusammenhang sind die ersten Erscheinungen aufgetreten?*

Die chronisch-rheumatische Polyarthritis manifestiert sich oft nach körperlichen oder psychischen Streßeinwirkungen oder nach Infekten. Mechanische Faktoren, wie Überlastungen und Traumen, spielen oft eine Rolle beim Schmerzhaftwerden bestehender degenerativer Veränderungen der Wirbelsäule oder Gelenke; dieser auslösende oder verschlimmernde Einfluß darf jedoch nicht als Ursache der Erkrankung angeschuldigt werden. Die Spondylitis ankylopoetica verläuft unabhängig von derartigen äußeren Einflüssen. Beim Radikulärsyndrom können die Beschwerden plötzlich beim Heben oder bestimmten Bewegungen ausgelöst worden sein. Unterkühlung, Wettereinflüsse oder einseitige Überanstrengungen wirken bei Tendomyosen und anderen weichteilrheumatischen Affektionen oft beschwerdeauslösend.

···> *Bestanden früher schon ähnliche Beschwerden?*

Sowohl degenerative als auch entzündlich-rheumatische Erkrankungen können schubweise verlaufen und unerwartete Remissionen sowie heftige Verschlimmerungen zeigen. Die Aufklärung schon früher aufgetretener ähnlicher Beschwerden ist für die Festlegung wichtig, daß bei der Manifestation von Beschwerden nach äußeren Faktoren oder Traumen nur ein verschlimmernder Einfluß vorliegt und kein echter ursächlicher Zusammenhang.

···> *Wie hat sich der Schmerz entwickelt?*
···> *Besteht abnehmende oder zunehmende Tendenz?*

Die Schmerzperiodik ist wichtig zur Unterscheidung der arthrotischen von den arthritischen bzw. statischen Schmerzen. Der schubweise Verlauf bei degenerativen Gelenkerkrankungen bringt in der Regel eine abnehmende Schmerzintensität mit sich; die Beschwerden klingen bei physikalischer Behandlung innerhalb weniger Wochen ab. Lediglich beim Radikulärsyndrom kann der Verlauf länger dauern, jedoch ebenfalls mit abnehmender Tendenz. Bei entzündlichen Erkrankungen (chronisch-rheumatische Polyarthritis, Spondylitis ankylopoetica) liegt

in der Regel ein chronisch-episodenhafter Verlauf vor, zuerst mit allmählicher Zunahme und danach wieder langsamer Abnahme der Beschwerden. Bei Osteoporose bestehen zunächst diskrete Rückenschmerzen, die zuerst nur bei besonderen Belastungen, später immer
häufiger und stärker in Erscheinung treten und schließlich zum Spontanschmerz führen.

> *Wann treten die Schmerzen im Verlauf des Tages
> in Erscheinung?*
> *Bestehen die Schmerzen vorzugsweise am Morgen
> oder am Abend?*

Patienten mit degenerativen Gelenkleiden berichten über Anlauf-
schmerzen morgens bzw. beim Aufstehen, die bei Bewegung nach kurzer Zeit verschwinden. Auch Patienten mit chronisch-rheumatischer
Polyarthritis klagen über morgendliche Steifigkeit der Gelenke. Mor-
genschmerzen bei Spondylitis ankylopoetica klingen erst nach mehreren Stunden wieder ab. Ermüdungsschmerzen gegen Abend oder nach
Überlastungen treten besonders bei degenerativen Erkrankungen, aber
auch bei statischen Beschwerden auf.

> *Werden die Schmerzen stärker durch Gehen und Stehen
> oder beim Sitzen bzw. Liegen?*

Degenerativ oder funktionell bedingte Rückenschmerzen gehen im Sitzen oder Liegen zurück, währenddessen entzündlich bedingte Beschwerden als Dauerschmerz auftreten und in Ruhe bzw. nachts
exazerbieren. Schmerzen infolge eines Zervikalsyndroms werden
durch eine bestimmte Kopfhaltung ausgelöst (der Patient nimmt
eine reflektorische Schonhaltung ein), und während des Nachtschlafes
kommt es zur Verschlimmerung; die Patienten wachen vor Schmerzen
auf. Beim Lumbalsyndrom besteht ebenfalls Schmerzzunahme beim
Haltungs- bzw. Lagewechsel (Aufstehen, Hinsetzen, Drehen im Bett
etc.); charakteristisch ist außerdem Schmerzverstärkung durch Husten,
Niesen oder Pressen.

> *Wo ist der Schmerz lokalisiert und wohin strahlt er aus?*

Bei degenerativen Wirbelsäulenveränderungen bzw. Osteoporose bestehen diffuse, schlecht abgrenzbare Schmerzen in der Tiefe. Bei Spondylitis oder Tumoren handelt es sich ebenfalls um tiefe, dumpfe, aber
umschriebene Beschwerden. Bei Tendomyosen handelt es sich meist

um sehr gut abgrenzbare Schmerzpunkte. Bei Spondylitis ankylopoetica bestehen in den Oberschenkel ausstrahlende Schmerzen. Schmerzen bei Lumbago sind vorwiegend im Rücken lokalisiert und strahlen bei Ischialgie vorwiegend ins Bein aus. Rein anamnestisch sind radikuläre Schmerzen jedoch nicht sicher von pseudoradikulären abgrenzbar, da auch die letzteren in gewissem Umfang in die Extremitäten ausstrahlen können.

···> *Bestehen Kraftminderung, Muskelschwäche oder Lähmung?*

Bei motorischen Ausfällen berichtet der Patient über Kraftlosigkeit bzw. das Gefühl, einen Gegenstand nicht richtig halten zu können, so daß beispielsweise die Kaffeetasse seiner Hand entgleitet. Beim Laufen kann nicht regelrecht abgerollt bzw. Zehenstand durchgeführt werden. Segmental begrenzte motorische Ausfälle weisen immer auf eine Kompression der motorischen Vorderwurzel durch einen Nucleuspulposus-Prolaps hin.

···> *Bestehen Störungen der Sensibilität in Form von Kribbeln, Ameisenlaufen oder pelzigem Gefühl?*

Parästhesien sind ein äußerst wichtiger Hinweis auf eine periphere Nervenläsion. Sie finden sich mit segmentaler Begrenzung im Rahmen eines Radikulärsyndroms mit Kompression der sensiblen Hinterwurzel durch den Prolaps. Bei Polyneuropathien (diabetisch, medikamentös, toxisch) bestehen brennende Parästhesien, handschuh- oder strumpfförmig lokalisiert. Bei peripheren Kompressionssyndromen bestehen ebenfalls umschriebene Parästhesien; beim Karpaltunnelsyndrom im Medianusgebiet (Daumen, Zeige- und Mittelfinger), beim Sulcusulnaris-Syndrom im Bereich des 4. und 5. Fingers.

···> *Bestehen Störungen beim Wasserlassen oder Stuhlgang?*

Beim Massenprolaps mit Kompression der Cauda equina kommt es zur Incontinentia alvi et urinae. Die Störung ist äußerst schwerwiegend und eine Indikation zum sofortigen operativen Eingriff mit Druckentlastung der komprimierten Nervenwurzel, da sonst die Gefahr des Dauerschadens besteht.

···⟩ *Wie ist die Intensität der Schmerzen?*
···⟩ *Welche Funktionseinschränkungen bestehen?*

Geringe Beschwerden, die durch einfache physikalische Maßnahmen (Wärme, Einreibung) beeinflußt werden können, beanspruchen keine eingreifenden Maßnahmen. Falls die Nachtruhe durch die Schmerzen gestört ist, sind weitergehende diagnostische und therapeutische Bemühungen indiziert. Bei chronisch-rheumatischer Polyarthritis sind Behinderungen bei Verrichtungen des täglichen Lebens (Körperpflege, Hausarbeit, Besorgungen) von Interesse.

···⟩ *Betreffen die Schmerzen nur das erkrankte Körperteil oder bestehen noch andere Beschwerden?*

Die Arthrose ist immer eine isolierte Erkrankung der Gelenke und beeinflußt den Allgemeinzustand des Patienten nicht. Entzündlich-rheumatische Erkrankungen (chronisch-rheumatische Polyarthritis, Spondylitis, insbesondere Kollagenosen) gehen oft mit ausgeprägtem Krankheitsgefühl einher, wie Abgeschlagenheit, fieberhafte Temperaturen, Appetit- und Gewichtsverlust, Schweißausbruch. Selbstverständlich können diese uncharakteristischen Erscheinungen auch Vorläufer anderer Krankheiten sein.

3.8 Hautkrankheiten

Durch die Anamnese werden Entstehung (ungefähre Dauer) und Verlauf (Rezidivhäufigkeit) eines Hautausschlages geklärt. Entscheidende Bedeutung hat die Anamnese bei der Aufklärung der äußeren Begleitumstände einer Hautkrankheit (beruflich-sozial, familiäre Häufung) ferner zu Exazerbationsfaktoren, Ursachen von allergischen Kontaktekzemen, Zusammenhang zu internistischen Erkrankungen, Infektionskrankheiten und zur Medikamenteneinnahme (Arzneimittelexantheme).

···⟩ *Wie sahen die Hautveränderungen aus;*
   wann und an welchem Körperteil haben sie sich ausgebreitet?

Hauterscheinungen können vom Patienten – genügend Aufmerksamkeit vorausgesetzt – von Anfang an gut beobachtet werden, so daß durchaus verwertbare Angaben zum Beginn, zum ursprünglichen Aussehen und zum Verteilungsbild der Effloreszenzen erwartet werden können.

···⟩ *Welche äußeren Faktoren sind von Bedeutung für die*
Entstehung oder Verschlimmerung des Hautausschlages?

Häufig besteht ein zeitlicher Zusammenhang zwischen schubweisem Verlauf (Exazerbationen oder Remissionen) und äußeren Umständen und Umweltfaktoren, z. B. Jahreszeiten, Sonnenlichteinstrahlung, besondere Hautbelastungen, hormonelle Situation, Noxen (Alkohol, Nikotin).

···⟩ *Mit welchen Stoffen oder Chemikalien hatten Sie beruflich*
zu tun?
···⟩ *Haben sich die Hauterscheinungen außerhalb der Arbeitszeit*
(Wochenende, Ferien) gebessert oder verschlechtert?

Hauterkrankungen sind oft berufsbedingt (bei allergischem Kontaktekzem), aber auch im Freizeitbereich (Hobby) ist Umgang mit Noxen möglich, die Kontaktekzeme hervorrufen. Bei der Aufklärung seltener Zusammenhänge sind kriminalistisches Talent und anamnestische Akribie notwendig.

···⟩ *Steht die Hauterkrankung im zeitlichen Zusammenhang mit*
neuen Lebensumständen oder mit Änderungen im häuslichen
Bereich?

Veränderte Ernährungsgewohnheiten (Nahrungsmittelallergie, Genußmittel, Konservierungsstoffe), neu erprobte Kosmetika, Haushaltschemikalien, Reinigungsmittel oder Anstrichstoffe können Einflüsse auf Hauterscheinungen haben.
Reisen in warme Klimazonen können für tropische Infektionskrankheiten verantwortlich sein.

···⟩ *Welche Arzneimittel haben Sie in letzter Zeit eingenommen?*

Sowohl ärztlich verordnete als auch selbst gekaufte Medikamente können zum Arzneimittelexanthem führen. Es ist auch nach harmlosen Vitaminpräparaten und anderen „Allerweltspillen" zu fragen; im Grunde ist die gesamte Arzneimitteleinnahme aufzuklären.

··⫶ *Welche Hautcremes oder Salben haben Sie benutzt?*

Viele Patienten probieren bei einer Hautveränderung zunächst die Salben aus, die ihnen von Familienmitgliedern oder Bekannten empfohlen worden sind und die durchaus zur Verschlimmerung führen können. Das gilt auch für sog. Hautpflegemittel und Kosmetika.

Bei Verdacht auf allergische Hauterscheinungen ist sowohl nach topischen (äußerlich angewendeten) als auch nach systemischen (innerlich eingenommen) Allergenen zu fahnden, insbesondere nach dem zeitlichen Zusammenhang. Es ist wiederholt und intensiv nachzufragen.

··⫶ *Sind bei Ihnen früher schon Hautkrankheiten aufgetreten?*
··⫶ *Leiden Sie an Heuschnupfen oder Asthma?*

Die genannten Erkrankungen, wie auch Ekzem („Milchschorf") in der Kindheit, gelten als Atopiesymptome.

··⫶ *Sind bei Ihnen noch andere, insbesondere internistische Krankheiten aufgetreten?*

Diabetes mellitus (Zuckerkrankheit) ist für eine Reihe von Effloreszenzen (Intertrigo, Balanitis) verantwortlich; auch quälendes Hautjucken kann Hinweis auf einen bisher nicht diagnostizierten Diabetes mellitus sein.

··⫶ *Sind in Ihrer Familie ähnliche Hautkrankheiten bekannt?*

Manche Hautkrankheiten sind genetisch bedingt (tuberöse Sklerose); andere (Psoriasis, atopisches Ekzem, Naevi, Sonnenempfindlichkeit) haben eine erbliche Komponente. Eine positive Familienanamnese kann eine Verdachtsdiagnose erhärten, wenn Blutverwandte eine ähnliche oder gleichartige Symptomatik aufweisen.

Subjektive Beschwerden bei Hauterkrankungen charakterisieren nicht so sehr die Diagnose selbst (die Diagnosestellung erfolgt optisch-morphologisch), sondern mehr den Ausprägungsgrad des betreffenden Falles.
Charakteristische subjektive Symptome sind:
- Juckreiz (Skabies, Ekzem, Sklerodermie)
- Parästhesien oder Schmerz (Zoster, Schleimhautdefekte)
- Allgemeinsymptome (Fieber, Abgeschlagenheit) bei schweren Dermatosen.

3.9 Augenkrankheiten

Charakteristische subjektive Symptome sind Kopfschmerzen, Augenschmerzen und Sehverschlechterung. Aus diesen subjektiven Beschwerden ergeben sich noch keine Diagnosen, sondern erst aus dem Untersuchungsbefund. Subjektive Angaben sind aber insofern richtungsweisend, weil ersichtlich wird, an welche Augenerkrankung zuerst gedacht werden muß (Tabelle 3.6).

Fragen nach einer subjektiven Sehverschlechterung

Ausprägung:
- Ist Zeitung lesen noch möglich oder nur noch Überschriften?
- Beide Augen oder nur eines betroffen?
- Für die Ferne, für die Nähe oder für beides?
- Tags oder nachts stärker ausgeprägt?

Zeitlicher Ablauf:
- Plötzlich aufgetreten (von heute auf morgen)?
- Oder allmählich zunehmend (über Tage und Wochen)?

Besonderheiten:
- Doppeltsehen?
- Verzerrung gerader Linien?
- Ausfälle oder Einschränkungen im Gesichtsfeld (Vorhang von oben oder von der Seite)?

Sehverschlechterung

Beschwerdesymptomatik	Abgeleitete Diagnose	Besonderheiten
Plötzliche schmerzlose Erblindung	Zentralarterienembolie oder Zentralvenenthrombose	Auch bei Durchblutungsstörungen im ZNS
Lichtblitze, schwarzer Regen	Netzhautablösung	Notfall!
Akute Verschlechterung der Sehschärfe für die Nähe	Iritis, Vergiftung durch Botulinustoxin, atropinhaltige Medikamente	Akkomodationsschwäche mit weiter Pupille
Akute Sehverschlechterung für die Ferne (Myopie)	Diabetes mellitus, oft frisch entdeckt	Drohende Stoffwechselentgleisung
Allmählich zunehmende Sehverschlechterung, sowohl in der Nähe als auch in der Ferne	Katarakt	Tagsüber Blendgefühl bei Sonne, nachts besseres Sehen möglich
Gesichtsfeldausfälle	Glaukom	Auch bei Erkrankungen der Retina

Augen- und Kopfschmerz

Beschwerdesymptomatik	Abgeleitete Diagnose	Besonderheiten
Wochenlanger, äußerst intensiver Halbseitenkopfschmerz, zunehmend beim Kauen	Arteriitis temporalis	Führt zur plötzlichen Erblindung!
Plötzlicher heftiger Schmerz in einem Auge (und Umgebung) mit Sehverschlechterung	Akuter Glaukomanfall	Auge gerötet, intraokularer Druck bei Palpation erhöht!
Mäßig stark ausgeprägter Schmerz im Auge, auch hinter dem Auge, mit Sehverschlechterung	Chronische Glaukomformen	Druckerhöhung ist nicht zu palpieren; zugleich Gesichtsfeldausfälle

Tabelle 3.6 Ophthalmologische Leitsymptome

Beschwerdesympto-matik	Abgeleitete Diagnose	Besonderheiten
Diffuser Kopfschmerz oder Schmerz hinter dem Auge nach längerer Naharbeit, Lesen oder Schreiben	Presbyopie (Altersweitsichtigkeit), Schielen (bei Jüngeren), Hyperopie (Weitsichtigkeit), falsche oder dezentrierte Brille	Beschwerden verschwinden, wenn der Patient die richtige Brille bekommt
Einseitiger Kopfschmerz mit Flimmerskotom oder flüchtiger homonymer Hemianopsie	Klassische Migräne	Kombiniert mit anderen vegetativen Symptomen (Übelkeit, Erbrechen, Hypotonie)
Sonstige Störungen		
Fremdkörpergefühl	Fremdkörper im Auge	Ektropionieren
Weiterbestehendes Fremdkörpergefühl nach entferntem Fremdkörper	Hornhautläsion (Erosion, Ulkus) durch Fremdkörper oder Kontaktlinsen	Epithelläsion stets bedenken, wenn nichts Auffälliges zu sehen ist
Doppeltsehen und Schwindel	Augenmuskellähmung (verschwindet beim Schließen der Augen)	Für Schwindel ohne Sehstörungen zahlreiche andere Ursachen (s. d.)
Verzerrtsehen	Makulablutung	Ausgelöst durch Hypertonie oder Diabetes
Dichter, roter Schleier	Glaskörperblutung	Bei Diabetes
Durchsichtige, schwimmende Gebilde („Mückensehen")	Glaskörpertrübung	Besonders auffallend vor hellem Hintergrund

Tabelle 3.6 Fortsetzung

Fragen nach Schmerzen

Lokalisation:
- Im Auge, hinter dem Auge, in die Umgebung ausstrahlend?
- Allgemein im Kopf?
- Gesamter Kopf, halbseitig, im Hinterhaupt?

Zeitlicher Ablauf:
- Plötzlich aufgetreten oder allmählich entstanden?

Intensität:
- Sehr stark bis unerträglich oder nur mäßig stark ausgeprägt?
- Nach besonderen Tätigkeiten oder Belastungen auftretend?

Ergänzende Hinweise:
- Bisherige Medikamente?
- Bisherige Brillenverordnung?
- Haben sie geholfen oder nicht?

Bei Verletzungen:
- Genauer Zeitpunkt?
- Wodurch hervorgerufen?
- Erste Hilfsmaßnahmen?

3.10 Besonderheiten bei Kindern

Die Anamnese ist im Kindesalter fast immer eine *Fremdanamnese,* d.h., die gesundheitliche Vorgeschichte muß beim kranken Kind von Mittelspersonen erfragt werden, in den meisten Fällen von der Mutter oder einer anderen Pflegeperson (Pflegemutter).

Die anamnestischen Daten sind am genauesten und zuverlässigsten, wenn sie von der Mutter, allenfalls von der Großmutter, gemacht werden; während Väter, Großväter oder andere Verwandte und Bekannte in der Regel keine verläßlichen Angaben liefern können.

Meist wird die Anamnese in Gegenwart des Kindes erfragt, in bestimmten Situationen ist es zweckmäßiger, wenn getrennte Gespräche mit den Eltern und dem Kind erfolgen.

Beim Verdacht auf psychogene Störungen, auf Mißhandlungen oder Mißbrauch eines Kindes oder bei Verhaltensstörungen ist es wichtig, sich mit dem Kind ohne die Anwesenheit von Angehörigen zu unterhalten.

Ältere Kinder können vor allem bei Unfällen, Vergiftungen und bei anderen akuten Erkrankungen über die selbst bemerkten Krankheitszeichen oder mögliche Ursachen berichten.

In die anamnestischen Angaben der Eltern gehen meist subjektive Wichtungen der Beschwerden ein. Kunst des Arztes ist es, aus dem Bericht der angsterfüllten Eltern das für die Krankheit Wesentliche herauszuhören.

Abklärung eines Symptoms

Hauptbeschwerden. Wie bei der Anamnese des Erwachsenen steht am Beginn die Frage nach den Hauptbeschwerden (s. Kap. 2.4.2), d. h. denjenigen Symptomen, die der Anlaß zur Arztvorstellung sind. Es müssen ihr genauer Beginn und Verlauf, Dauer, Stärke, Lokalisation und ihre zeitlichen Beziehungen zu den Körperfunktionen (Nahrungsaufnahme, Stuhl- und Urinentleerung, Schlaf) erfaßt werden (s. Kap. 2.6).

Folgender Katalog von Fragen ist bei der Fremdanamnese hilfreich:
- Welche Erscheinungen oder Beschwerden?
- Seit wann?
- Allmählicher oder plötzlicher Beginn?
- Wie oft und wie stark?
- Wie lange? (bei anfallsweisem Auftreten: mit welchem Intervall?)
- Welche Begleiterscheinungen?
- Welche Maßnahmen sind schon getroffen worden (Fiebersenkung, Teepause etc.)?
- Haben andere Kontaktpersonen oder Familienangehörige die gleichen Symptome?

Stärke der Beschwerden. Diese kann etwa in folgenden Intensitätsgraden beurteilt werden: gering (oder leicht), mittelstark, stark oder sehr stark. Nur bei leichten Beschwerden läßt sich ein Kind noch durch Spiel, Unterhaltung oder Süßigkeiten ablenken. Auch sind altersbedingte Reaktionen zu beachten.

Begleiterscheinungen. Weitere Symptome, die oft für den Arzt von besonderer Bedeutung sind, werden von den Eltern oft nicht für erwähnenswert gehalten oder in der Aufregung vergessen, daher muß gezielt nach ihnen gefragt werden (s. Tabelle 2.1). Sie können dem gleichen Organsystem angehören wie die Hauptbeschwerden oder sich auf ein anderes Organsystem beziehen. Bei einem Kinde, das z. B. wegen Erbrechens dem Arzt vorgestellt wird, vergessen Eltern nicht selten den Hinweis auf gleichzeitige Durchfälle oder einen Hautausschlag.

Vorausgegangene diagnostische und therapeutische Maßnahmen. Außer dem bisherigen Krankheitsverlauf müssen auch die bisher schon erfolgten Arztbesuche und die dabei vorgenommenen diagnostischen und therapeutischen Maßnahmen erfragt werden. Es muß vom Arzt immer auch an die Möglichkeit von Arzneimittel-Unverträglichkeiten oder allergischen Reaktionen gedacht werden.

Pflichtfragen

Wegen ihrer Alarmfunktion müssen nachstehende Symptome bei der Anamnese-Erhebung besonders beachtet und stets durch gezielte Fragestellung nachgewiesen oder ausgeschlossen werden:
- Fieber
- Erbrechen
- Nahrungsverweigerung
- Durchfall
- anfallsweise Atemnot oder Stridor
- Bewußtlosigkeit
- Krampfanfälle (Konvulsionen)
- plötzlich auftretende Lähmungen
- Schmerzen in Brust und Bauch
- Harnverhaltung.

Dabei ist vor der Möglichkeit von Mißverständnissen zu warnen. Viele Eltern verstehen unter „Krämpfen" Leibschmerzen, die sie vermuten, wenn ein kleines Kind längere Zeit geweint oder einen „harten Leib" aufgewiesen hat. Wer zerebrale Anfälle erfassen will, muß nach krampfhaften Zuckungen der Glieder oder der Gesichtsmuskulatur fragen, nach einem Verdrehen der Augen, plötzlicher Körpersteife oder Tonusverlust sowie nach einem evtl. Nachschlaf, Zungenbiß, unwillkürlichem Urin- oder Stuhlabgang.

Weitere Besonderheiten der kindlichen Anamnese

Bei der Erhebung der Familien- und Eigenanamnese sind die nachfolgend aufgeführten Patientendaten besonders zu beachten und – soweit wie möglich – durch objektive Unterlagen zu präzisieren und zu ergänzen (z. B. Mutterpaß und gelbes Vorsorgeheft). Der in Sachsen neu eingeführte einheitliche „Kindergesundheitspaß" ist besonders nützlich (ähnlich dem früher üblichen „Sozialversicherungs- und Impfausweis für Kinder und Jugendliche").

Folgende *Patientendaten* sind wichtig:
- Familienanamnese (genetische Erkrankungen, familiäre Belastungen)
- Soziale und familiäre Situation
- Schwangerschaftsverlauf bei der Mutter (Erkrankungen, Medikamente)
- Geburtsverlauf (Spontangeburt, Dauer, Kunsthilfen, APGAR-Index, Nabelschnurarterien-pH)
- Körpermaße bei der Geburt (Größe, Gewicht, Kopfumfang)
- Statische und geistige Entwicklung des Kindes nach der Geburt (Wann Sitzen, Stehen, Laufen und Sprechen? Psychisches Verhalten des Kindes?)
- Ernährung seit der Geburt (Wie lange gestillt? Seit wann und welche künstliche Ernährung? Breie, Obst- und Gemüsesäfte, welche Nahrungsmengen?)
- Schutzimpfungen (BCG, Diphtherie, Tetanus, Keuchhusten, Polio, Haemophilus influenzae B/HiB, Hepatitis B, Masern, Mumps, Röteln, Pneumokokken, andere Impfungen; stets Impfausweis vorlegen lassen!)
- Andere prophylaktische Maßnahmen, z. B. Rachitisprophylaxe mit Vitamin D und Kariesprophylaxe mit Fluorid-Präparaten
- Befunde von Vorsorge-Untersuchungen und früheren Reihenuntersuchungen (Mütterberatung, Krippen-Untersuchungen, Einschulungs- und schulärztliche Untersuchungen)
- Bisherige Erkrankungen (Zeitpunkt, Diagnose, Therapie)
- Risikofaktoren (beispielsweise angeborene Anomalien und Erkrankungen, Vorschädigungen, chronische Krankheiten, vorangegangene Transfusionen, Serumgaben, Operationen, Röntgenbestrahlungen, Zytostatika-, Antibiotika-, Hormon- oder sonstige medikamentöse Behandlungen, bekannte Allergien, evtl. Transplantationen).

Der vorliegende systematische Fragekatalog ist nicht vollständig.
Wie erfaßt man die Patientenangaben trotzdem möglichst lückenlos?
- Ergebnis des Spontanberichtes;
  Aufspüren von Unstimmigkeiten;
  Aufgreifen sämtlicher Andeutungen
- Orientierend und sicherheitshalber alle Pflichtfragen der Symptomübersicht
- Zuordnung der erhobenen Daten zu einem Organsystem;
  innerhalb dessen alle einschlägigen Fragen aus der Systematik
- Beschwerdebild des Patienten mit dem Lehrbuch vergleichen;
  dabei Folgerichtigkeiten und Nichtübereinstimmungen aufgreifen;
  wichtige Negativa herausarbeiten;
  u. U. weitere und spezielle Fragen anhand der lehrbuchmäßigen Ausprägung des Krankheitsbildes formulieren
- Ergeben sich aus dem weiteren Verlauf oder aus Zusatzuntersuchungen
  neue Anhaltspunkte, so muß weiter nachgefragt werden;
  den Gesprächsfaden niemals abreißen lassen!

4 Allgemeine Grundsätze für die Untersuchung

4.1 Umgang mit dem Patienten

Die Anamnese wird im allgemeinen vor dem Erheben des Befundes durchgeführt. Man erfährt dadurch vom Patienten, an welchem Organ vermutlich ein krankhafter Befund zu erwarten ist. Der Untersucher wird sich durch **Rücksichtnahme und behutsames Vorgehen** auf die Besonderheiten des Patienten einstellen. Vor der Palpation eines schmerzhaften Abdomens beispielsweise soll man den Patienten beruhigen. Im allgemeinen genügt ein Hinweis, daß es jetzt ein wenig weh tun kann, sowie die Zusicherung, daß man sofort aufhören werde, falls es sehr unangenehm sein sollte. Trotz größtmöglicher Rücksichtnahme muß natürlich auch eine schmerzhafte Zone hinreichend genau palpiert werden, so daß man sich über Größe und Beschaffenheit einer krankhaften Veränderung ein Bild machen kann.

Der Patient muß zur Untersuchung *entkleidet* sein und *bequem* im Bett oder auf einer Untersuchungsliege gut zugedeckt und in einem genügend beheizten Raum liegen. Der entsprechende Körperteil – Thorax, Abdomen oder Extremitäten – wird jeweils frei gemacht, während die anderen Körperpartien zugedeckt bleiben. Auf das natürliche Schamgefühl ist Rücksicht zu nehmen.

Im allgemeinen wird während der Untersuchung das *Gespräch unterbrochen,* um sich voll auf den erhobenen Befund zu konzentrieren. Lediglich kurze Anweisungen für den Patienten, beispielsweise zum Aufsetzen, Hinlegen, tiefen Atmen durch den offenen Mund oder Luftanhalten, sind erforderlich. Beim Prüfen der Reflexe kann man den Patienten allerdings mit einer Frage ablenken. Wenn die Untersuchung zu anstrengend ist, wird – besonders bei Schwerkranken und bei noch ungeübten Untersuchern – eine kleine Pause eingelegt, in der sich zusätzliche anamnestische Fragen abklären lassen.

Während der Untersuchung müssen vom Arzt Gebärden und Bemerkungen, die den Patienten *verunsichern* könnten, peinlich vermieden werden, damit nicht der Kranke zu einer Fehldeutung gelangen kann. Der Arzt, der die Untersuchung mit Sorgfalt und Aufmerksamkeit durchführt, wird dem Patienten rasch genügend Vertrauen einflößen können. Nach Abschluß wird man den Patienten kurz über die *erhobenen Befunde* ins Bild setzen. Gleichzeitig werden alle weiteren Untersuchungen besprochen. Zuversicht und Hoffnung lassen sich am besten erwecken, wenn man dem Patienten nahebringt, daß alle seine Beschwerden ernst genommen werden und nichts unversucht bleiben wird, ihm zu helfen.

4.2 Untersuchungsinstrumentarium

- *Stethoskop.* Jedes Hörrohr hat seine Eigenfrequenz und damit einen anderen Klang. Der Arzt sollte immer mit dem *gleichen* – seinem eigenen – Instrument auskultieren, da er an die besonderen Schallqualitäten gewöhnt ist.
  Trichter mit Membran haben Verstärkereigenschaften und sind geeignet zur Auskultation von leisen und hochfrequenten Herzgeräuschen, besonders beim festen Aufdrücken des Trichters. Bei der Lungenauskultation werden störende Nebengeräusche ebenfalls verstärkt.
  Trichter ohne Membran übertragen besser die niederfrequenten Herzgeräusche, hohe Frequenzen werden herausgefiltert. Für hohe Frequenzen bei der Lungenauskultation eignen sich ganz hervorragend die Holzstethoskope.
- *Blutdruckapparat.* Die Blutdruckmanschette soll genügend lang und breit sein, damit sie fest und exakt um den Oberarm gewickelt werden kann. Bei voluminösen Oberarmen und zu kurzer Manschette erhält man falsch-hohe Werte. Das Ablaßventil soll feindosierbar sein, und das Manometer muß geeicht sein.
- *Taschenlampe.* Helles, weißes Licht ist eine unabdingbare Voraussetzung.
- *Holzspatel.* Wichtig zur Beurteilung der Mundhöhle sowie – im abgebrochenen Zustand – zur Aufdeckung von Head-Zonen. Nicht in der Kitteltasche, sondern hygienisch einwandfrei aufbewahren.
- *Signierstift.* Zum Anzeichnen der Herz- und Lungengrenzen.
- *Reflexhammer.* Das Eigengewicht darf nicht zu leicht sein, damit die Reflexe ordnungsgemäß ausgelöst werden können (Abb. 4.1).
- *Bandmaß.* Umfang von Hals, Brustkorb (Atembreite), Bauch und Extremitäten müssen zuverlässig bestimmt werden können.
- *Kanüle oder Sicherheitsnadel.* Mit beiden lassen sich spitze und stumpfe Sinnesqualitäten bei Sensibilitätsstörungen gut feststellen.
- *Gummihandschuhe,* ferner Fingerlinge, Gleitmittel und Zellstoff werden zur rektalen Untersuchung benötigt.

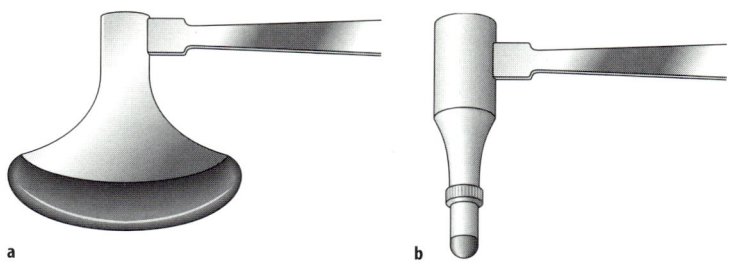

a   b

Abb. 4.1 Richtiger **a** und falscher **b** Reflexhammer

⋯⋮ *Worauf ist beim Kauf eines Stethoskopes zu achten?*

- Weiche Ohroliven (zum sicheren Abdichten und Abdämpfen von Umgebungsgeräuschen).
- Kurze (40–50 cm lange), starre, gedoppelte Schläuche; kleinlumig (4–5 mm Innendurchmesser) und dickwandig; die Schläuche sollen miteinander verschweißt sein.
- Kopf sowohl mit Membran als auch mit Trichter (je nach Situation); der Trichter soll eine Gummiabdichtung besitzen, damit auch beim leichten Aufsetzen und unebenen Körperoberflächen eine gute Abdichtung gewährleistet ist.

4.3   Standort des Untersuchers

Die nachfolgende Tabelle 4.1 und Abb. 4.2 orientieren über die Positionen des Arztes bei der Untersuchung des *bettlägerigen Patienten.*

Für den *gehfähigen Patienten* gelten dieselben Regeln; Störungen des Bewegungsapparates lassen sich allerdings oft erst beim Sitzen, Stehen oder Gehen exakt beurteilen. Außerdem ist das Umlagern des Patienten unproblematischer.

Diese Richtlinien dienen nur als Anhaltspunkt. Sie müssen den speziellen Bedürfnissen angepaßt werden, wenn bei Schmerzen eine bestimmte Lage nicht eingenommen werden kann oder der Patient bei flacher Rückenlage Atemnot bekommt.

Untersucher	Patient	Körperregion	Abb.
Steht am Fußende des Bettes	Liegt flach auf dem Rücken mit leicht erhöhtem Oberkörper	Allgemeine Inspektion	4.2 a
Steht an der rechten Seite des Bettes	Liegt flach auf dem Rücken mit leicht erhöhtem Oberkörper	Kopf, Hals, vordere Brustwand und vordere Lungenpartien, Mammae, Axillen, Herz, Abdomen, Extremitäten	4.2 b
Steht an der rechten Seite des Bettes hinter dem Patienten	Sitzt am linken Bettrand oder sitzt gerade im Bett, wobei er gehalten wird	Rücken, hintere Thoraxwand, hintere Lungenpartien, Nierenlager	4.2 c/d
Steht an der rechten Seite des Bettes	Liegt in Linksseitenlage	Herz	4.2 e
Steht an der rechten Seite des Bettes	Liegt mit angewinkelten Beinen auf dem Rücken oder in Linksseitenlage	Rektale Untersuchung	4.2 f

Tabelle 4.1 Standort des Arztes bei der Untersuchung des bettlägerigen Patienten

4.4 Systematischer Untersuchungsgang

Es wird ein Körperteil nach dem anderen systematisch, d. h. in sich gleichbleibend wiederholender Reihenfolge, untersucht. Auslassungen bei flüchtiger Untersuchung führen zu *Fehlbeurteilungen* und müssen mitunter durch falsche oder verzögerte Diagnosen bezahlt werden.

> Für jede Untersuchung gilt der Grundsatz: Zuerst wird beobachtet, dann palpiert, schließlich perkutiert und zuletzt auskultiert.

Das *genaue Hinschauen* ist stets die erste diagnostische Maßnahme. Die Bedeutung der anderen Methoden hängt von der Körperregion

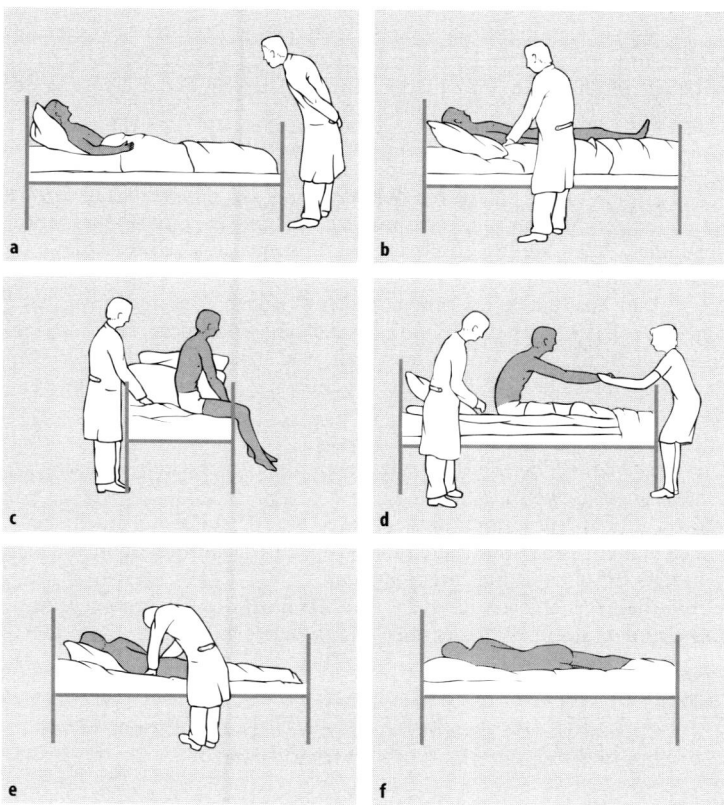

Abb. 4.2 Standpunkt des Untersuchers

ab: Bei der Untersuchung der Brust- und Bauchorgane sind alle 4 Maßnahmen gleichbedeutend; bei der Beurteilung des Bewegungsapparates
stehen Inspektion und Palpation im Vordergrund.

Wie für die gesamte Untersuchung gilt für jede Körperregion,
daß man sich zunächst einen *allgemeinen Eindruck* verschafft und
sich anschließend den *Einzelheiten* zuwendet. Finden sich keine Besonderheiten, so wird zwar kurz, aber trotzdem vollständig untersucht.
Ist ein krankhafter Befund festzustellen, so muß genauestens weiterge-
sucht werden.

Bei allen unklaren Befunden ist derjenige Arzt der erfolgreichere, der über die größere Zahl von Untersuchungsmethoden verfügt, sie mit Sorgfalt anwendet und ausreichende Erfahrung in der Deutung der Befunde hat.

Durch den symmetrischen Bau des Körpers ergeben sich Vergleichsmöglichkeiten zwischen rechts und links. Zahlreiche pathologische Befunde treten erst durch den *Vergleich mit der gesunden Gegenseite* klar heraus; dies gilt insbesondere für Lungen- oder Pleuraveränderungen, Pulse, Reflexe, Sensibilitätsstörungen und Unterschiede im Muskeltonus.

Das Festhalten an einem systematischen Untersuchungsgang schließt gelegentliche Abweichungen bei schwerkranken, fest bettlägerigen Patienten nicht aus. In dem Fall wird man zunächst alle Veränderungen feststellen, die sich bei Rückenlage ergeben, und anschließend die Befunde an der Dorsalseite.

Die *Überprüfung des Erstbefundes* kann aus mehrfachen Gründen erforderlich sein, wenn
- die Untersuchung noch keine verwertbare Diagnose erbracht hat,
- sich neue Gesichtspunkte ergeben, die im Zusammenhang mit den bereits erhobenen Befunden stehen,
- man beim Nachlesen über das Krankheitsbild auf Untersuchungsmethoden stößt, die man noch nicht angewendet hat.

Entscheidende Bedeutung für die Diagnose hat ein konsequent eingehaltener Untersuchungsgang.

4.5 Grundlegende Meßwerte

Zu den sog. Vitalzeichen gehören folgende unverzichtbare Größen, die in der Regel von der Schwester vor der eigentlichen Untersuchung bestimmt werden.

Körpergewicht. Das Gewicht wird *morgens* nach dem Wasserlassen im nüchternen Zustand gemessen. Der Gewichtsverlauf läßt prinzipielle Aussagen über eine Krankheitsentwicklung zu. Er ist ferner ein feiner Indikator für den Wasser- und Elektrolythaushalt: Schwankungen um

2 – 3 kg in wenigen Tagen sprechen stets für die Einlagerung bzw. Ausschwemmung von Flüssigkeit, was bei Herz- und Nierenpatienten sehr bedeutsam ist; Gewichtsverluste von 5 kg und mehr im Verlauf einiger Wochen sprechen für eine **katabole Situation.** Die Ursache für einen solchen Substanzverlust ist unbedingt abzuklären.

Körpergröße. Wichtig für die Beurteilung des Ernährungszustandes nach dem modifizierten Broca-Index:
Idealgewicht = Körpergröße minus 100 minus 10 %.
    Eine geringfügige Verminderung der Körpergröße ist im Alter physiologisch durch Abnahme des Quellungsdrucks der Zwischenwirbelscheiben. Deutliche Größenabnahme wird bei bestimmten Skeletterkrankungen (Wirbelfrakturen, Morbus Paget) beobachtet.

Körpertemperatur. Zur Messung der *axillären Temperatur* wird die Spitze des Thermometers in die Mitte der Achselhöhle gelegt, und der Oberarm wird mit der anderen Hand fest an den Thorax herangezogen. Meßzeit 4 – 5 min. Wird dabei eine Temperatur von über 37 °C gemessen, muß stets rektal kontrolliert werden.
    Bei Messung der *Rektaltemperatur* wird die Spitze des Thermometers nicht zu tief in den Anus eingeführt, Meßzeit 1 – 2 min. Normalwert bis 37,5 °C. Bei allen unklaren Temperatursteigerungen ist so zu verfahren, daß die Pflegeperson während der Messung beim Patienten bleibt.

Blutdruck. Die Methode nach Riva-Rocci beruht auf der Bestimmung mittels aufblasbarer Manschette: Bei Kompression werden in der A. brachialis die sog. *Korotkoff-Töne* hervorgerufen, die zur Bestimmung des systolischen und diastolischen Blutdrucks dienen.

Technik. Die luftleere Manschette, die 12 cm breit und 30 cm lang sein soll, wird straff am Oberarm angewickelt, wobei oberhalb der Ellenbeuge 3 cm frei bleiben. Danach wird rasch aufgepumpt, bis der Druck etwa 30 mm Hg über dem systolischen Blutdruck liegt. Die Meßstelle soll sich in Herzhöhe befinden, und der Arm wird leicht gebeugt gehalten. Das Stethoskop setzt man locker genau über der A. brachialis auf, die im Zweifelsfalle vorher zu palpieren ist. Danach wird der Druck langsam abgelassen, bis in der Ellenbeuge pulssynchrone Arterientöne hörbar werden. Der Druck, der in diesem Moment am Manometer abgelesen werden kann, entspricht dem systolischen Wert. Bei weiterer Verminderung des Drucks werden die Töne plötzlich sehr leise oder verschwinden ganz. Jetzt wird der diastolische Druck abgelesen. Oft ist dieser Punkt nicht exakt zu erfassen. Nach körperlicher Belastung, bei Hyperthyreose, Anämie und bei Aorteninsuffizienz sind die Arterientöne bis zum Manschettendruck von Null hörbar. In solchen Fällen muß der diastolische Druck beim deutlichen Leiserwerden der Töne abgelesen werden. Bei adipösen Patienten mit voluminösen Oberarmen werden mit der üblichen Manschette zu hohe Werte bestimmt, die Manschette soll daher mindestens 40 cm lang sein. Zur Blutdruckmessung am Bein benötigt man eine 18 cm breite und 60 – 80 cm lange Manschette, sonst bekommt man ebenfalls falsche Werte. Die Messung erfolgt in Seit- oder Bauchlage des Patienten. Die Manschette wird fest um den Oberschenkel gewickelt, und die Arterientöne werden in der Kniekehle auskultiert. Normalerweise ist der Blutdruck in den Beinen 10 – 30 mm höher als in den Armen.

Bei Bluthochdruck und Gefäßanomalien ist stets an beiden Armen zu messen, wobei der höhere Wert den Druck in der Aorta wiedergibt. Bei einer Blutdruckdifferenz von 25 mm Hg und mehr zwischen beiden Armen sind organische Ursachen anzunehmen (Aortenbogensyndrom, Arterienverschluß, Halsrippe). Bei wiederholten Messungen läßt man zwischendurch immer einige Minuten verstreichen, bis die Stauung des Armes wieder verschwunden ist. Außerdem muß die Manschette wieder vollständig luftleer sein. Alle Blutdruckwerte werden mit einer Genauigkeit von 5 mm Hg angegeben.

Mitunter kann es zum Ausfall der Arterientöne innerhalb der Blutdruckamplitude kommen. Die Töne verschwinden plötzlich kurz nach dem systolischen Wert und sind kurz vor dem diastolischen Druck wieder hörbar. Wenn man in diese auskultatorische Lücke hineineingerät, so erhält man falsche Werte. Es muß daher unbedingt deutlich über den systolischen Blutdruck (erkennbar am Verschwinden des Radialispulses) aufgepumpt werden.

WHO-Definition des Bluthochdruckes

Normbereich:
systolisch 139 mm Hg und niedriger
diastolisch 89 mm Hg und niedriger

Grenzbereich:
systolisch 140 – 159 mm Hg
diastolisch 90 – 94 mm Hg

Hypertonie:
systolisch 160 mm Hg und mehr
diastolisch 95 mm Hg und mehr

Man trennt eine labile von einer stabilen Hypertonie. Eine labile Hypertonie ist anzunehmen, wenn die erhöhten Blutdruckwerte nicht ständig bestehen oder wenn der diastolische Wert normal ist. Unter Hochdruckkrisen versteht man ein plötzliches und vorübergehendes Ansteigen des Blutdruckes auf Werte über 200 mm Hg.

Puls. Die Technik des Pulsfühlens findet sich im Kapitel über die Untersuchung der Blutgefäße (s. Kap. 13) Einen ersten Überblick kann man sich verschaffen, indem man während der Inspektion des Patienten dessen Hand ergreift und den Puls fühlt. Zu Beginn der Untersuchung ist der Kranke aufgeregt und ängstlich, weshalb es vorzuziehen ist, den Puls erst im Laufe des Untersuchungsganges beim Herzbefund festzustellen. Dasselbe trifft auch für den Blutdruck zu.

Atmung. Die Atmung läßt sich nur in einem *unbeobachteten Moment* bestimmen. Sobald der Patient darauf aufmerksam gemacht wird, hyperventiliert er meist. Zu beurteilen sind Frequenz, Tiefe und Rhythmus (s. Kap. 9.2).

4.6 Allgemeineindruck

Die Betrachtung des Patienten beginnt mit seinem Eintreten ins Sprechzimmer oder mit dem Betreten des Krankenzimmers durch den Arzt. Eine Fülle von Einzelheiten in bezug auf Allgemeinzustand, Gang, Haltung und Statur, motorische Aktivität, äußere Erscheinung, Bewußtseinszustand, Sprache und Hautbeschaffenheit wird ersichtlich.

Zur Gesamtbeurteilung des *Allgemeinzustandes* fließt eine *Vielzahl von Einzeleindrücken* zusammen, wie Mimik, Gestik, Motorik, Händedruck, Affekte oder ob der Patient einen kranken Eindruck macht. Auch der Ernährungszustand geht mit ein, obwohl Körpergröße und Körpergewicht genauere Daten liefern.

4.6.1 Körperhaltung

Der aufrechte, normale Gang läßt ein *intaktes Bewegungssystem* erkennen. Zentralnervöse Störungen werden dadurch eher sichtbar als beim Erheben des neurologischen Status auf der Untersuchungsliege. Der

Gang ist unsicher beim Morbus Parkinson, vornübergebeugt beim Morbus Bechterew, er ist kleinschrittig beim Spastiker, ataktisch und mit seitlicher Fallneigung bei Erkrankungen des Zentralnervensystems; der Patient schlenkert sein Bein halbkreisförmig bei Halbseitenlähmung, oder er ist nicht in der Lage, normal abzurollen bei Fußheberlähmung (s. Kap. 16.3).

Tremor der Hände findet sich bei Hyperthyreose, beim Alkoholiker, bei Morbus Parkinson oder aber – diskret ausgeprägt – bei vegetativer Übererregbarkeit.

Lage und Bewegungen sind auch beim *bettlägerigen Kranken* aufschlußreich. Bei Pneumothorax oder Pleuritis liegen die Patienten auf der kranken Seite, um dadurch die Atemexkursionen möglichst gering zu halten. Bei kolikartigen Leibschmerzen wirft sich der Patient ständig von einer Seite auf die andere, bei Peritonitis dagegen wird jede Bewegung peinlich vermieden, weil sie starke Schmerzen verursacht. Beim apoplektischen Insult wendet der Patient Kopf und Augen nach der Seite, wo sich der Herd befindet, er „blickt seinen Herd an".

Haltung und Gesten des Patienten geben außerdem einen Einblick in die *psychische Situation;* bei der Depression hängen förmlich Kopf, Mundwinkel und Schultern herab.

4.6.2 Sprache

Sprachstörungen lassen eine Läsion des Zentralnervensystems erkennen, z. B. motorische oder sensorische Aphasie eine Hirnblutung. Die Klangfarbe der Sprache weist auf die hormonelle Situation hin; die hohe Stimme beim Mann oder die tiefe bei der Frau lassen an Hormonbehandlungen oder hormonell aktive Tumoren denken. Die Heiserkeit ist im Rahmen eines Erkältungsinfekts harmlos; wenn sie längere Zeit besteht, müssen eine Rekurrensparese oder ein Larynxtumor ausgeschlossen werden.

4.6.3 Gesichtsfarbe

Für die Gesichtsfarbe sind die *Beleuchtungsverhältnisse* sowie die *Hautdurchblutung* ausschlaggebend. Krankhaft sind Gelb-, Blau-, Rot- oder Braunfärbungen der Haut. Diese Veränderungen lassen sich besonders gut im Gesicht verfolgen.

Ikterus. Am deutlichsten an der *Sklera* des Auges zu erkennen, allerdings nur bei Tageslicht. Glühlampenlicht bringt einen Sklerenikterus zum Verschwinden. Ältere Menschen haben normalerweise schon eine leicht gelblich tingierte Lederhaut. Ein hochgradiger Ikterus tritt an der gesamten Haut zutage.

Varianten des Farbtones:
- *Flavinikterus:* strohgelb; bei Hämolyse, kombiniert mit einer Anämie (prähepatischer Ikterus)
- *Rubinikterus:* rötlich; bei Hepatitis (hepatischer Ikterus)
- *Verdinikterus:* grünlich; bei Gallenabflußbehinderung (posthepatischer Ikterus). Jeder lange bestehende Ikterus nimmt allerdings eine graugrüne Farbe an, so daß die verschiedenen Tönungen dann nicht mehr weiterhelfen.

Zyanose. Macht sich besonders an den *Akren* (Nase, Lippen, Ohren, Wangen, Fingern, Zehen und Nägeln) bemerkbar und entsteht durch vermehrten Anteil reduzierten Hämoglobins in den Kapillaren.

Nicht nur der Sauerstoffgehalt, sondern auch der Hämoglobingehalt des Blutes spielt eine Rolle beim Zustandekommen. Eine Zyanose wird dann sichtbar, wenn mindestens 5 g % reduziertes Hämoglobin vorhanden ist. Normalerweise enthält das Blut etwa 15 g Hämoglobin in 100 ml, und die Zyanose tritt in Erscheinung, wenn ein Drittel davon in reduzierter Form vorliegt. Dieser Absolutwert wird bei Vermehrung des Blutfarbstoffgehaltes rascher überschritten als bei Anämie. Bei Polyglobulie von 20 g % würde eine Zyanose schon auftreten, wenn ein Viertel davon reduziert ist. Umgekehrt wird bei einem Patienten mit einer Anämie von 10 g % Hämoglobin die Zyanose viel später sichtbar, und zwar erst, wenn bereits die Hälfte des Blutfarbstoffes in reduzierter Form vorliegt.

Möglichkeiten für die Entstehung:
- *Zentrale Zyanose:* entweder Folge einer Lungenfunktionsstörung mit unzureichender Arterialisierung des Blutes in den Lungenkapillaren (alveoläre Hypoventilation bei Emphysem, Kyphoskoliose, Lungenfibrose, Pneumonie) oder Folge einer Beimischung von sauerstoffarmem venösem Blut zum arteriellen (Kurzschlüsse bei angeborenen Herzfehlern)
- *Periphere Zyanose:* Strömungsverlangsamung im Kapillargebiet bei Herzinsuffizienz oder im Kreislaufschock führt zur vermehrten Sauerstoffausschöpfung und damit zur Zyanose. Strömungsver-

langsamung tritt ebenfalls auf bei Verlegung des venösen Abflusses oder bei lokalen vasomotorischen Störungen (Akrozyanose).

Zentrale und periphere Zyanose lassen sich unterscheiden, indem versucht wird, die periphere Strömungsgeschwindigkeit zu erhöhen. Das läßt sich erreichen, indem man mit 2 Fingern kräftig am Ohrläppchen reibt. Läßt sich dadurch eine Zyanose beseitigen und eine rosige Hautfarbe erzielen, so handelte es sich um eine periphere Zyanose mit Strömungsverlangsamung.

Der Farbton der Zyanose reicht von livide (leicht bläulich verfärbt) bis pflaumenblau (Morbus coeruleus bei angeborenen Herzfehlern).

Man diagnostiziert Befunde nur, wenn man sie kennt und danach sucht.

Rote Hautfarbe. Diffuse Rötung des Gesichtes, keine verstärkte Gefäßzeichnung, gesundes Aussehen. Auftretend bei
- Hypertonie: sog. roter oder essentieller Hochdruck (Ursache unbekannt)
- Fieber: Haut fühlt sich warm an, Pulsbeschleunigung, beschleunigte Atmung
- Morbus Cushing: hochrotes Vollmondgesicht
- Hyperthyreose: gerötete, feuchtwarme Haut
- Diabetes mellitus, chronischem Alkoholismus, Leberzirrhose (als Palmar- und Plantarerythem)
- Einwirkung von Sonnenlicht (Seemanns- oder Landmannshaut) oder Wärmestrahlen (Gießereiarbeiter)
- Polyglobulie.

Blasse Hautfarbe. Blasses Aussehen bei konstitutionell dicker Haut ist kein Krankheitszeichen. Andere Ursachen:
- Anämie: Haut und Schleimhäute blaß
- Hypertonie, sog. blasser oder renaler Hochdruck
- Kollaps: Haut blaß, kühl und schweißbedeckt
- bestimmte Herzklappenfehler (Aortenfehler).

Braunverfärbung. Gesunde Bräune nach Sonneneinstrahlung. Krankhafterweise bei:

- Morbus Addison: besonders an lichtexponierten Stellen (Gesicht, Hals), aber auch in Hautfalten (Handlinien) und an normalerweise vermehrt pigmentierten Hautstellen (Brustwarzen, Genitale)
- Einnahme von Medikamenten (Propaphenin, Antikonzeptiva, Atebrin)
- Schwangerschaft, besonders an Stirn und Oberlippe (Chloasma uterinum)
- Arsenmelanose und Hämochromatose (Bronzediabetes), beides ist selten.

Argyrose. Nach vermehrter Einnahme von *silberhaltigen Medikamenten* (silberhaltige Lutschtabletten oder Adstringenzien zur Magenrollkur) kommt es zum Niederschlag von Silber in der Haut des Gesichts; das ergibt einen bläulich-silbrigen „metallischen" Teint, der zeitlebens erhalten bleibt.

Chrysiasis (Pigmentatio aurosa). Schiefergraue bis blauviolette Hautverfärbung, besonders an lichtexponierten Stellen (Gesicht, Hände) nach langdauernder parenteraler Goldtherapie bei Rheumatikern.

Bei allen unklaren Effloreszenzen ist der Hautarzt hinzuzuziehen.

Wünschenswert ist eine möglichst plastische Beschreibung des Gesamteindruckes, damit auch der Leser das Bild des Patienten vor sich sieht. Beispielsweise:

- Im Bett aufsitzende, agile, aufgeregt wirkende, magere Frau mit Händezittern und ängstlichem Gesichtsausdruck, warmer und feuchter Haut, gerötetem Gesicht und schütterem Haar;
  dies wäre die Beschreibung einer Hyperthyreose.
- Verlangsamte und abgewandte Patientin mit stumpfem Blick und mürrischem Gesichtsausdruck, rauher Stimme und myxödematösen Veränderungen im Gesicht, struppigem Haar und trockener Haut;
  dies wäre die Beschreibung einer Hypothyreose.

Eine etwa 50jährige Patientin klagt seit einigen Jahren über geschwollene Füße. Man findet an beiden Unterschenkelvorder- und -außenseiten, knapp über den Fußaußenknöcheln eine umschriebene je handtellergroße, relativ derbe Schwellung, scharf begrenzt, gering flächig erhaben, schwach rötlich verfärbt, Dellen lassen sich nicht eindrücken, die Haut darüber erscheint großporig.

Zusätzlich finden sich die Narben nach insgesamt 7 (!) diagnostischen Exzisionen, verteilt auf beide Unterschenkel.

Um welche Effloreszenz handelt es sich? Wenn unter dem Kapitel 5.2 Effloreszenzenlehre nicht zuzuordnen, noch ein Hinweis:

Die Patientin bietet einen mäßig ausgeprägten beiderseitigen Exophthalmus und gibt an, vor Jahren an der Schilddrüse operiert worden zu sein; erst danach hätten die Beinschwellungen begonnen.

Ihre Diagnose? (nach zusätzlicher Lektüre des Kap. 16.3 Untere Extremitäten). Es handelt sich um den seltenen Fall eines zirkumskripten Myxödems der Unterschenkel, nach Schilddrüsenresektion und zu heftiger Blockierung der Restfunktion aufgetreten; zugleich ein Beispiel für die Hautmanifestation einer inneren Erkrankung.

Die Haut ist wie kein anderes Organ der direkten Betrachtung zugänglich. Um diesen Vorteil möglichst umfassend zu nutzen, ist es erforderlich, das *gesamte Integument* einschließlich der einsehbaren Schleimhäute (Mundhöhle, Genitalien) routinemäßig und eingehend zu inspizieren. Das gilt auch für die *Hautanhangsgebilde* (Nägel, Haare) einschließlich der behaarten Kopfhaut sowie für Hautstellen, die der Patient nicht spontan zeigt, weil er dort nichts Auffälliges bemerkt hat. Die Betrachtung soll aus 20–30 cm Entfernung (Leseabstand) erfolgen, um auch charakteristische Details der Hautveränderungen zu erkennen, möglichst bei hellem und diffusem Tageslicht.

Hilfsmittel bei der systematischen Betrachtung:
- Vergrößerungsglas (Dermatoskop) zum präzisen Erfassen aller charakteristischen Details sowie der individuellen Ausprägung der Läsionen
- Betrachtung der Hautveränderungen durch den aufgedrückten Glasspatel (Diaskopie): Dadurch werden die Blutgefäße ausgepreßt und es läßt sich die Eigenfarbe der Effloreszenzen besser beurteilen.

5.1 Allgemeine Charakteristika der Haut

Abbildung 5.1 zeigt den normalen Schichtaufbau der Haut. Zu den allgemeinen Charakteristika der Haut gehören Hautfarbe und Pigmentgehalt (dunkel- oder hellhäutig), Hautsekretionstyp (trocken oder fett), Gewebsturgor, Zeichen der Hautalterung, Behaarungstyp, umschriebene Entzündungsherde, Krampfadern.

Dermographismus (Prüfung der Hautgefäßinnervation): Eine kurze Reibung bzw. ein Strich mit dem Spatel oder einem anderen harten Gegenstand (auf dem Rücken des Patienten) läßt Rückschlüsse auf die Reagibilität der Hautgefäße zu.

Einige Sekunden nach dem Hautstrich wird die Hautgefäßreaktion abgelesen: Normal ist ein roter Streifen nach etwa 10–15 sec.; bei vegetativer Dysregulation (im Rahmen eines Ekzems) entsteht ein weißer (rotgeränderter) Streifen; eine Quaddelbildung (sog. urtikarieller Dermographismus) spricht für eine stark überschießende Reaktion.

Die eingehende Betrachtung der krankhaften Hautveränderungen wird ergänzt durch die *Anamnese* (s. Kap. 3.8) und die Frage nach den aktuellen Beschwerden; in der Regel folgt die *Inspektion* nach der Befragung.

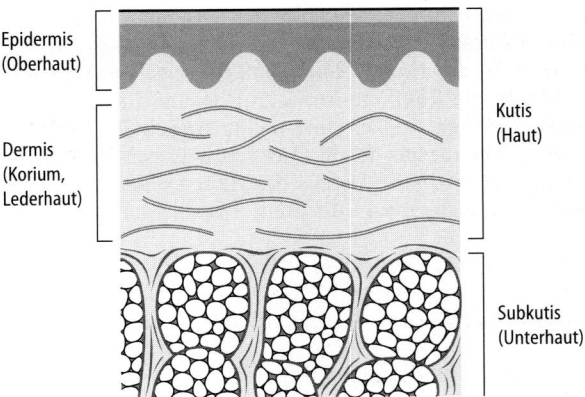

Epidermis
(Oberhaut)

Dermis
(Korium,
Lederhaut)

Kutis
(Haut)

Subkutis
(Unterhaut)

Abb. 5.1 Schichtenaufbau der Haut

Ziel des genauen Hinschauens ist das Erkennen und Beurteilen der krankhaften Hautveränderungen sowie die korrekte Zuordnung und Bezeichnung der Effloreszenzen.

5.2 Morphologie der Hautveränderungen (Effloreszenzenlehre)

Effloreszenzen sind „Hautblüten". Die Klassifizierung der sichtbaren Hautveränderungen hat sich historisch entwickelt und erfolgt nach rein morphologischen bzw. physikalischen Gesichtspunkten (Farbe, Größe, Konsistenz), und nicht nach ätiologischen oder anderen Kriterien.

Effloreszenzen sind Hautsymptome, und damit noch keine Krankheitsbezeichnungen!

Die Untersuchung der Haut ist für den Anfänger schwierig. Regeln für das Vorgehen beim dermatologischen Untersuchungsgang: Zunächst immer Bestimmung der Morphologie des Einzelherdes (Effloreszenz).

Systematik der Einzelherde. Man unterscheidet:
- Primäreffloreszenzen (Fleck, Quaddel, Knötchen, Knoten, Bläschen, Blase, Zyste, Pustel, Abszeß)
- Sekundäreffloreszenzen (Kruste, Schorf, Schuppe, Hyperkeratose)
- Substanzdefekt (Erosion, Exkoriation, Aphthe, Ulkus, Wunde, Rhagade)
- Gewebsersatz bzw. Regeneration (Narbe).

5.2.1 Primäreffloreszenzen

Fleck (Macula)

Umschriebener Bezirk unterschiedlicher Größenausdehnung, im Hautniveau liegend, ausschließlich durch Farbveränderung gekennzeichnet, ohne Konsistenzänderung oder Gewebsvermehrung. Bedingt durch Änderung des Melaningehaltes (Mangel oder Überschuß von Pigment), Ablagerung von Nichtmelanin-Pigmenten oder Blut. Es resultieren: Hyperpigmentierung (Sommersprossen), Hypopigmentierung (Vitiligo), exogenes Pigment (Tätowierung, Schmutzeinsprengung) oder Blutaustritte (Hämorrhagie); rot bei Entzündung, blaß bei Gefäßverengung, auch andere Farbtöne sind möglich (Abb. 5.2). Das Erythem (flächenhafte Rötung) ist eine Sonderform (erythematöse Makula), durch Gefäßerweiterung (Vasodilatation) oder Gefäßvermehrung (kapilläres Hämangiom) bedingt, oft großflächig (Arzneimittelexanthem). Flecke, die durch weitgestellte Gefäße bedingt sind, lassen sich wegdrücken.

Erythrodermie ist die Rötung der gesamten Hautoberfläche.

Enanthem ist eine vermehrte Schleimhautrötung und schwierig zu beurteilen.

> **!** Generell gilt: Heller Fleck bedeutet Pigmentverlust, Gefäßverengung oder Gefäßaplasie (Naevus anaemicus).
> Dunkler Fleck bedeutet Pigmentvermehrung, Kapillarerweiterung oder vermehrte Gefäßanlage (Teleangiektasien, Naevus flammeus).

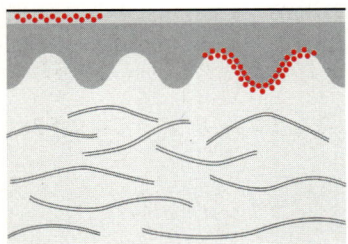

Abb. 5.2 Fleck (Macula)

Liegt eine verminderte Gefäßanlage vor, so zeigt der weiße Fleck wegen des Kapillarmangels auf Reiben keine Reflexhyperämie.

Möglichkeiten für umschriebene Pigmenteinlagerungen

Melanin. Die Farbe des körpereigenen Hautpigments ist braun (bei oberflächlicher Lokalisation) bzw. bläulich (bei tiefer Lokalisation). Man beurteilt, ob vermehrt oder vermindert (Hyper- oder Depigmentierung), ob zirkumskripte Flecken oder diffuse Ausbreitung, ob primäre oder sekundäre Fleckbildung. Manche Dermatosen werden von sekundären Pigmentstörungen begleitet:
- Melanoderm = hyperpigmentierte Form
- Leukoderm = depigmentierte Form

beides als sog. Narbenäquivalente nach Verletzungen oder Kratzeffekten möglich. Das Pseudo-Leukoderm ist eine weitere sekundäre Pigmentstörung. Es handelt sich um einen abheilenden Hautherd, der bei Bräunung – im Gegensatz zur Umgebung – den Farbstoff nicht annimmt.

Hämosiderin: Wird nach Blutungen Hämoglobin abgebaut und resorbiert, so schlägt die Farbe in der üblichen Reihenfolge von blaurot über grün nach gelb um. Bleibt überschüssiges Eisen im Gewebe liegen, so wird es an ein Protein gebunden und als Hämosiderin sichtbar in der Haut abgelagert.

Möglichkeiten für Hautblutungen

Blutaustritte werden eingeteilt nach Größe und Tiefenausdehnung:
- *Petechien.* Kleinste und vereinzelte Blutpunkte, entsprechen Kapillarblutungen.
- *Pupura.* Kleinfleckige, petechiale bis 5 mm große Blutungen, in Haut und Schleimhaut gelegen; meist in größerer Ausdehnung, vorwiegend an symmetrischen Hautgebieten, besonderen Druckstellen oder an den unteren Extremitäten lokalisiert; ausgelöst durch hämorrhagische Diathese.
- *Ekchymose.* Kleinflächige (münzgroße) Hautblutungen.
- *Sugillation/Suffusion.* Flächenhafte Hautblutungen, ohne scharfe Begrenzung.
- *Hämatom (Bluterguß).* Massive Blutung ins Gewebe, nicht auf die Haut beschränkt.

Quaddel (Urtica)

Beetartige umschriebene Erhebung (mit Volumenzunahme) der Haut, flüchtig (Bestand: einige Stunden, selten wenige Tage), unscharf begrenzt, zumeist juckend, zunächst von weißer, später auch von roter Farbe; mitunter monströse Ausmaße annehmend. Bedingt durch Flüssigkeitseinlagerung (perivaskuläres Ödem) in der Haut.

Sitzt das Ödem in der Epidermis oder in den oberen Koriumanteilen, so ist die Begrenzung schärfer (histologisch Spongiose); sitzt das Ödem in den tieferen Hautschichten oder Subkutis, so resultiert eine unscharf begrenzte, weiche, teigige Schwellung. Oft mit einer Vasodilatation einhergehend, daher die Rötung. Die Quaddel (auch Nessel genannt) ist die klassische Effloreszenz bei Urtikaria (Nesselausschlag), aber auch bei Insektenstichen (Abb. 5.3). Falls an der Schleimhaut auftretend, dann mit rascher Resorption, d. h., noch flüchtiger als an der Haut.

Knötchen (Papel)

Umschriebene Verdickung (d. h. Volumenzunahme) der Haut (Abb. 5.4), kleine, solide Erhebung, bis erbsengroß (Durchmesser im allgemeinen 5 mm bis 1 cm).

Bedingt durch Gewebsvermehrung infolge Zunahme der Zellzahl (Epithelzellen; Einwanderung von Entzündungszellen) oder durch Proliferation ortsständiger Gewebsbestandteile (plötzliches Wachstum von Epithel, Bindegewebe, Blutgefäßen etc.).

Je nach der betroffenen Hautschicht (oberflächlich oder tiefliegend) unterscheidet man:
- epidermale Papel (seborrhoische Warze): Zellen der Epidermis vermehrt

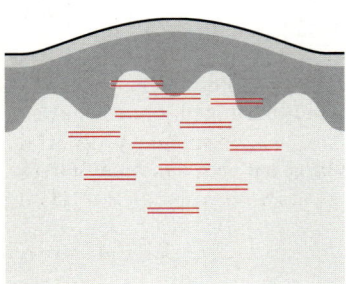

Abb. 5.3 Quaddel (Urtica)

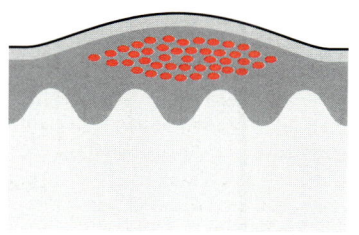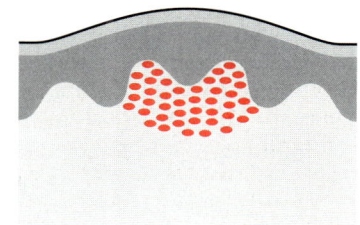

Abb. 5.4 Knötchen (Papel), epidermal (links), kutan (rechts

- kutane (dermale) Papel (Dermatofibrom): Zellen des Korium vermehrt
- gemischte Papel (Zellen in beiden Schichten zugleich vermehrt: epidermo-kutane Papel; z. B. Psoriasis).

Die Form der Papel ist abhängig von der beteiligten Struktur:
- Plateauartig abgeflacht (Verbreiterung der Epidermis; lichenoide Papel); auch Schleimhautpapeln sind stets nur flach erhaben
- Kalottenförmig bzw. halbkugelig (tieferliegendes Knötchen, z. B. Dermatofibrom oder Xanthom)
- Spitzkegelig (Infiltrat um den Haarfollikel).

Die Oberflächenbeschaffenheit kann sein:
- Verrukös (Verruca vulgaris)
- Papillomatös (Hautnaevus)
- Glatt (Lichen ruber planus).
Die Konsistenz ist derb.

Plaque ist eine plattenartig ausgedehnte Papel, flach erhaben (selten höher als 5 mm), flächenhaft ausgebreitet (Durchmesser meist größer als 2 cm); beispielsweise Psoriasis. Vegetationen sind Beete von dicht stehenden spitzen (akuminierten) Papeln.

Knoten (Nodus, Tuber)

Gewebsvermehrung wie bei der Papel, jedoch mehr als Erbsengröße bzw. mehr als 5 mm Durchmesser, Struktur solide (tumoröse Gewebsproliferation) oder ödematös (entzündlicher Furunkel), jede Hautschicht kann betroffen sein (Abb. 5.5):
- Epidermaler Knoten. Exophytisch wachsend, über das Hautniveau erhaben

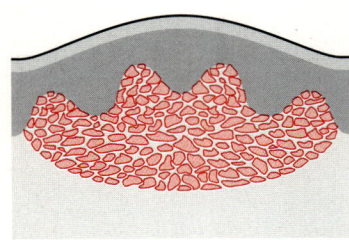

Abb. 5.5 Knoten (Tuber)

- Tuber. Oberflächlicher Sitz in der Haut (dermaler Knoten), mit der Haut verbacken und schlecht verschieblich
- Subkutaner Knoten. Substanzvermehrung in der Tiefe der Haut palpabel, unveränderte Hautoberfläche, gute Verschieblichkeit der Haut gegenüber dem Knoten.

Die Hautschicht, in der sich der Knoten befindet, muß ermittelt werden durch Oberflächenbeschaffenheit, palpatorische Abgrenzung und Verschieblichkeit.

Die Konsistenz ist weich bei Fibrolipom, hart bei Metastasen; die Abgrenzbarkeit gut bei harmloser Gewebsvermehrung, schlecht bei Fibrosarkom.

Größenzuordnung solider Hauttumoren:
- Papel (Knötchen) bis Erbsengröße
- Nodus (Knoten) ab Erbsengröße
- Tuber (großer Knoten) ab Walnußgröße.

Der dermatologische Begriff Tumor steht ganz allgemein für größeren Knoten (solide Gewebs- bzw. Konsistenzvermehrung), ohne jeglichen Hinweis auf Dignität oder Verursachung.

Bläschen (Vesicula)

Umschriebener, kleiner (stecknadelkopf- bis linsengroßer, d.h. weniger als erbsgroßer), leicht vorgewölbter, flüssigkeitsgefüllter Hohlraum in der Haut (Abb. 5.6).

Entsteht durch interzelluläre Ödembildung (gekammertes Ödem, entspricht dem spongiotischen Bläschen), durch Auflösung

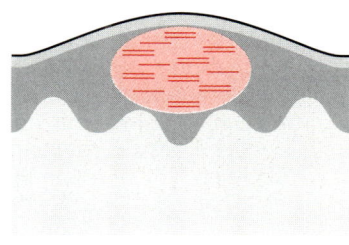

Abb. 5.6 Bläschen (Vesicula), epidermal

der Interzellularsubstanz (akantholytisches Bläschen) oder durch Zelldegeneration.

Je nach dem Inhalt lassen sich *seröse* (klare Flüssigkeit) oder *hämorrhagische Bläschen* unterscheiden.

Abhängig von der betroffenen Hautschicht ergeben sich:
- *Intraepidermale* (oberflächliche) *Bläschen* mit dünnem, zerreißlichem Bläschendach; durch die Verletzlichkeit entsteht daraus eine Erosion
- *Subepidermale* (zwischen Epidermis und Dermis) *Bläschen* mit straff gespanntem widerstandsfähigem Bläschendach; wegen der tieferen Lokalisation kann es zur Verletzung von Gefäßen am Blasengrund kommen, dadurch entsteht dann der hämorrhagische Bläscheninhalt.

Bläschen sind oft gruppiert angeordnet:
- Intraepidermal beim Kontaktekzem
- Subepidermal bei Dermatitis herpetiformis.

Zentral genabelte Bläschen finden sich bei oberflächlicher (intraepidermaler) Spaltbildung mit Gewebsuntergang; charakteristisch für Virusinfektionen (Herpesbläschen).

Bläschen entstehen häufig auf einer anderen Effloreszenz, auf einer Quaddel oder einer Macula; beim Herpes simplex entwickelt sich das Bläschen aus einem roten Fleck.

An der Schleimhaut entstehen aus Bläschen rasch Erosionen mit Randsaum (als Rest des Bläschendaches).

Polymorphie der Bläschen:
Bläschen (oder Blasen) können von verschiedenen Effloreszenzen ausgehen, durchlaufen aber stets die gleiche Reihenfolge des Gestaltwandels:
Bläschen → Erosion (Blasengrund)
Kruste (Blaseninhalt)
Schuppe (Blasendach) → Macula (Fleck)

Die Stadien werden entweder gleichzeitig und nacheinander durchlaufen (metachrone Polymorphie; Beispiel: Pocken); oder es schießen ständig neue Bläschen auf, so daß sämtliche Stadien nebeneinander bestehen (synchrone Polymorphie; Beispiel: Windpocken).

Blase (Vesica, Bulla)

Gleicht der Vesikula, unterscheidet sich vom Bläschen nur durch ihre Größe, d.h., größer als erbsengroß oder mehr als 5 mm Durchmesser und stärker erhaben, wie die Blasen des bullösen Pemphigoids. Kann durch Konfluieren aus mehreren Bläschen entstehen; der flüssigkeitsgefüllte Hohlraum kann ebenfalls intra- oder subepidermal lokalisiert sein (Abb. 5.7).

Pustel (Pustula, Eiterbläschen)

Durch den eitrigen Inhalt gekennzeichnet, d.h., ein mit Eiter angefülltes Bläschen oder eine Blase; ebenfalls intra- oder subepidermal lokalisiert oder an Hautadnexe (Follikel- oder Schweißdrüsenöffnungen) gebunden (Abb. 5.8).

Bedingt durch direkte Leukozyteninfiltration mit Hohlraumbildung (primäre Pustel) oder durch sekundäre Infektion eines vorbeste-

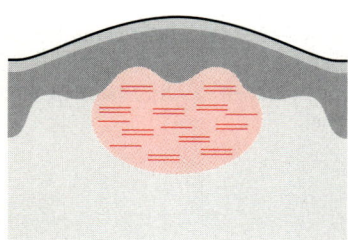

Abb. 5.7 Blase (Vesica), subepidermal

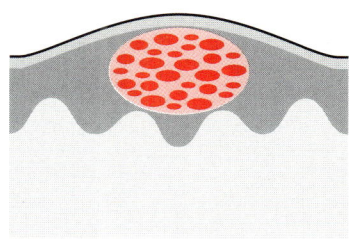

Abb. 5.8 Pustel (Pustula)

henden Bläschens (sekundäre Pustel). Infektiöse Pusteln enthalten Mikroorganismen (Impetigo contagiosa), sterile Pusteln nicht (primäre Pusteln bei Psoriasis).

Platzt eine Pustel, so entstehen als Sekundäreffloreszenzen die Schuppe, Kruste oder Erosion (wie beim Bläschen).

Zyste (Cystis)

Ein intrakutan oder subkutan gelegener präformierter Hohlraum mit epithelialer Auskleidung (Abb. 5.9), angefüllt mit flüssigem oder halbfest-teigigem Inhalt (Drüsensekret, abgeschilferter Zelldetritus, auch Haare).

Inspektorisch vom Knoten nicht zu unterscheiden, palpatorisch jedoch durch die weichere Konsistenz abgrenzbar, zuweilen mit Ausführungsgang zur Hautoberfläche (epidermale Talgzyste).

Abszeß/Empyem

Der Abszeß ist eine kutane oder subkutane Eiteransammlung in einem nicht präformierten Hohlraum, entweder von Hautanhangsgebilden ausgehend (Schweißdrüsenabszeß) oder tiefer gelegen (Spritzenabszeß). Der inzisionsreife Abszeß zeichnet sich durch seine Fluktuation aus (Abb. 5.10).

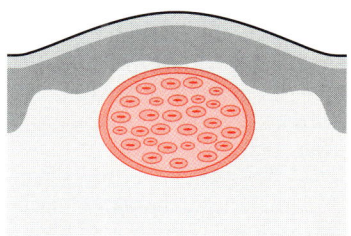

Abb. 5.9 Zyste (Cystis)

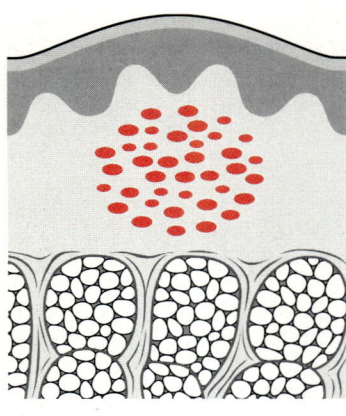

Abb. 5.10 Abszeß

Ein Empyem ist eine Eiteransammlung in einem präformierten, durch Epithel ausgekleideten Hohlraum (sekundär infizierte Epidermiszyste); ebenfalls kutan oder subkutan gelegen.

5.2.2 Sekundäreffloreszenzen

Kruste (Crusta)

Auflagerungen von angetrocknetem, körpereigenem Sekret (Serum, Blut oder Eiter) nach dem Platzen eines Bläschens oder einer Pustel (Abb. 5.11). Bedingt durch die Exsudation aus einem Hautdefekt. Bei oberflächlichem Substanzdefekt mit seröser Exsudation ist die Kruste zartgelb, bei eitriger Entzündung gelbbraun, und bei tiefliegendem Defekt mit Gefäßschädigung rotbraun-hämorrhagisch. Körperfremde, angetrocknete Krusten sind Salbenreste oder Schmutz.

Schorf

Entsteht durch Austrocknung (Wasserverlust) wie die Kruste; wird aber durch äußerliche Faktoren (Verätzung) oder arterielle Durchblutungsstörungen ausgelöst, die zum Gewebsuntergang führen (Abb. 5.12).
Nekrotische Wundbeläge (Wundschorf) sind festhaftend wie die Kruste und charakteristisch verfärbt: Gelbbraun bei mikrobieller Entzündung, rotbraun bei hämorrhagischer Imbibierung und schwarz

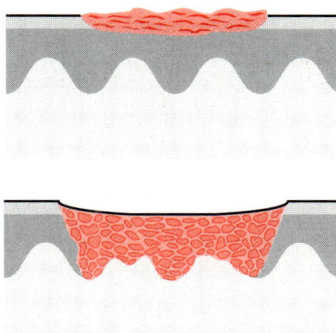

Abb. 5.11 Kruste (Crusta)

Abb. 5.12 Schorf

bei trockener Mumifizierung. Abgestorbenes Gewebe neigt zur Schrumpfung, der Schorf liegt daher stets unter dem ursprünglichen Hautniveau.

Schuppe (Squama)

Abschilferung vermehrten Hornzellkeratins (verdickte Hornschicht), leicht ablösbar in Form kleiner Zellverbände oder großer Fragmente (Hautfetzen) (Abb. 5.13). Je nach der Größe unterscheidet man:
- Feine, kleieartige Schuppung (Pityriasis versicolor)
- Kleinlamellöse, silbrige Schuppung (Psoriasis vulgaris)
- Groblamellöse, platten- oder fischschuppenartige Abschuppung der Haut (Ichthyosis oder nach Infektionskrankheiten).

Bedingt durch übermäßige (Proliferationshyperkeratose) oder pathologische Verhornung (Parakeratose). Fast immer als Sekundäreffloreszenz nach einer Macula, Papula oder Vesikula auftretend; im allgemeinen auf entzündliche Mitbeteiligung hinweisend. Nach dem Platzen eines Bläschens (Vesikula) bleibt randständig eine Schuppenkrause (Rest des Blasendachs) stehen.

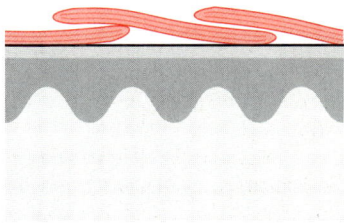

Abb. 5.13 Schuppe (Squama)

Die Schuppenkruste ist eine mit Sekret durchtränkte Schuppe; sie zeigt die Farbe des Sekrets.

Die Schwiele ist eine festhaftende Sonderform der Hyperkeratose, die sich nicht ablösen läßt (sog. Retentionshyperkeratose).

5.2.3 Substanzdefekte

Erosion (Erosio), Exkoriation (Abschürfung)

Erosion ist ein oberflächlicher, auf die Epidermis beschränkter Substanzdefekt; bleibt nach dem Platzen eines Bläschens oder einer Blase (Pemphigus) in Form einer geröteten, sezernierenden (nicht blutenden!) Stelle (mit Schuppenkrause; s. o.) zurück; mit restitutio ad integrum (narbenlos) abheilend (Abb. 5.14).

Exkoriation ist ein Hautdefekt, der bis in den Papillenkörper reicht, mit Eröffnung der Kapillaren in den oberen Papillen und punktförmigen Blutaustritten. Bedingt durch traumatische Abschürfung oder als mechanischer Kratzeffekt (Prurigo simplex). Exkoriationen und Ulzera (s. u.) heilen mit Narben ab (Abb. 5.15).

Schleimhauterosionen (Aphthen) reichen tiefer, entsprechen stets einem flachen Ulkus, sind von einem roten Randsaum umgeben, mitunter weißlich belegt, sehr schmerzhaft (Gingivostomatitis aphthosa).

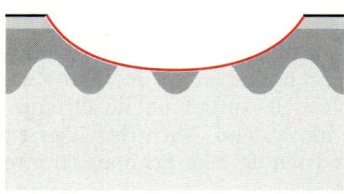

Abb. 5.14 Erosion (Erosio)

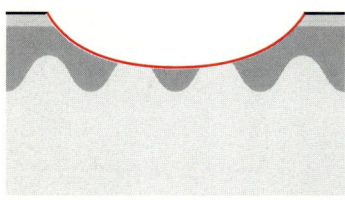

Abb. 5.15 Exkoriation (Abschürfung)

Geschwür (Ulcus), Wunde (Vulnus)

Das Ulkus ist ein tiefreichender Substanzdefekt, der alle Hautschichten betrifft, mit schlechter Heilungstendenz, da immer in einem vaskulär vorgeschädigten Gebiet auftretend (ischämisches Hautareal infolge arterieller Durchblutungsstörung, oder bei Tumorwachstum mit pathologischer, d.h. unzureichender Gefäßneubildung und zentraler Nekrose) (Abb. 5.16). Man beurteilt die Umgebung (infiltriert, gerötet, ekzematisiert), den Rand (wallartig erhaben, ausgestanzt, überlappend) sowie den Geschwürsgrund (eitrig belegt, granulierend).

Die Wunde tritt dagegen in vorher gesundem Gewebe auf und ist traumatisch bedingt. Bei beiden kommt es in jedem Fall zur Narbenbildung; bei tiefem Gewebsdefekt mit Defektheilung.

Rhagade/Fissur (Einriß)

Schmaler, keilförmiger Hautdefekt, bis in das Korium hineinreichend, daher sehr schmerzhaft, gelegentlich blutend. Auftretend in Körperfalten (Mundwinkel), intertriginösen Hautarealen oder in Gebieten mit dicker, unelastischer Hornschicht (Handekzem). Meist ohne sichtbare Narbenbildung abheilend (Abb. 5.17).

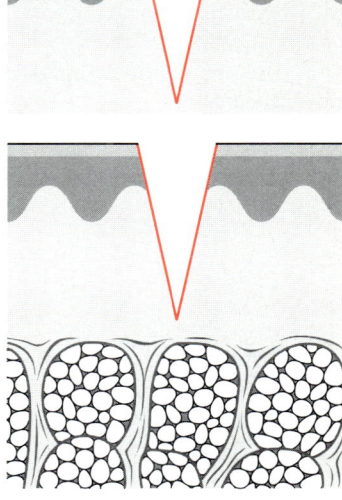

Abb. 5.16 Geschwür (Ulcus)

Abb. 5.17 Ragade

An Halbschleimhäuten (Mund, After) auch als Fissur bezeichnet; an Schleimhäuten nicht beobachtet.

5.2.4 Gewebsersatz

Narbe (Cicatrix)

Zustand nach Gewebsuntergang (Geschwür, Verletzung) mit funktionell ungenügendem Gewebsersatz (Abb. 5.18).

- *Normale Narbe:* Kosmetisch günstige Defektheilung, im Hautniveau.
- *Hypertrophische Narbe:* Überschießende Narbenbildung, wulstig erhaben über Hautniveau, jedoch nur im Bereich des Defektes.
- *Keloide:* Krebsscherenartige, hypertrophe Narbe mit Ausläufern, die über den Defekt hinausreichen.
- *Atrophische Narbe:* Unter Hautniveau liegende Narbenbildung.

Bindegewebige Narbe. Bei tiefer (bindegewebiger) Narbe sind bei Regeneration alle Strukturen betroffen: Epidermis dünn, Hautfelderung fehlt, Pigmentverschiebung (infolge Melanozytenschädigung), verminderte Gefäßversorgung, Hautanhangsgebilde (Haare, Hautdrüsen) fehlen.

Hautatrophie. Gewebsschwund ohne vorangegangene Gewebsdefekte (senile Hautatrophie); alle Strukturen sind regressiv verändert: Epidermis (papierdünne Haut), Bindegewebe (schlaffe Haut), Hautanhangsgebilde (fehlen).

Die sog. *straffe Atrophie* ist derb, mit der Unterlage verbacken, nicht fältelbar.

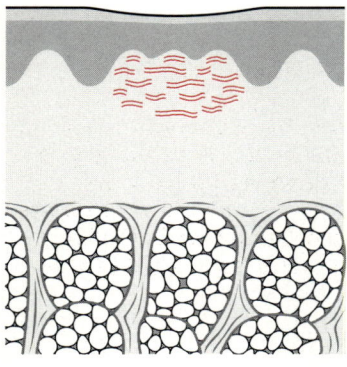

Abb. 5.18 Narbe (Cicatrix)

Weitere Schritte beim Erfassen und bei der Gesamtbeurteilung des dermatologischen Befundes:
- Zahl der Effloreszenzen
- Lokalisation und Verteilungsmuster
- Farbe, Größe und Form
- Palpatorische Beschaffenheit (Konsistenz, Tiefenausdehnung, Abgrenzbarkeit, Druckschmerzhaftigkeit und Vulnerabilität) der Herde.

5.3 Gesamtbeurteilung der Hautveränderungen

Zahl der Effloreszenzen

Die Herde können solitär (einherdig) oder multipel (mehrherdig) vorhanden sein; bei multipler Ausprägung ist zu unterscheiden zwischen einzelnen, mehreren oder zahlreichen (über den ganzen Körper verteilten) Herden.

Bei multiplen Effloreszenzen ist außerdem die räumliche Beziehung zu anderen Herden beachtenswert; s. Verteilungsmuster.

Lokalisation und Ausbreitung der Effloreszenzen

Anordnung der Herde. Entsprechend den Körperregionen, d. h., welche Hautareale sind betroffen?

Ausbreitung. Ist der Befall
- eng umschrieben (zirkumskript) und lokalisiert (Tumor)
- regionär begrenzt ausgebreitet
- generalisiert über die ganze Hautoberfläche verteilt?

Regionäre bzw. regionale Ausbreitung. Hier ist zu achten auf
- Befall bestimmter Körperregionen (Inguinal- oder Axillarregion)
- spezifische Prädilektionsstellen mit Betonung entweder der Beugeseiten (atopisches Ekzem) oder der Streckseiten (Psoriasis)
- zentrale oder akrale Lokalisation sowie symmetrischer Befall
- Beschränkung auf sonnenlichtexponierte Areale (Gesicht, Hals, Hände)
- talgdrüsenreiche Regionen (Akne)
- feuchte intertriginöse Räume (Pilzbefall)

- mechanisch belastete Stellen (Hyperkeratose, Schwielen)
- dermatomgebunden (Zoster, Naevi).

Verteilungsmuster der Effloreszenzen

Streuungsmöglichkeiten bei multiplen Herden:
- Einzeln stehend oder konfluierend (zusammenfließend)
- Gruppiert aggregiert (beeinander stehend) oder dicht aggregiert (lichenoid) angeordnet
- Disseminiert (zwar vereinzelt, aber wahllos und weiträumig verteilt; „ausgesät")
- Generalisiert bzw. universell (das ganze Integument betreffend; exanthematisch über den ganzen Körper verstreut).

	Abb.	
Herdförmig (herpetiform)	5.19 a	Einzeln stehende Bläschen
Strichförmig (striär)	5.19 b	Kratzeffekte (bei Skabies)
Ringförmig (anulär)	5.19 c	Effloreszenz heilt zentral ab, es bleibt ein ringförmiger Wall (abheilende Mykose)
Polyzyklisch (vielbogig)	5.19 d	Einzelne Effloreszenzen nehmen an Größe oder an Zahl zu und konfluieren.
Bogenförmig (gyriert)	5.19 e	Polyzyklische Effloreszenz heilt zentral ab, es bleibt nur ein peripherer girlandenförmiger Rest
Kokardenförmig (in konzentrischen Kreisen angeordnet)	5.19 f	Im Zentrum einer ringförmigen Effloreszenz entsteht eine gleiche Veränderung (u. U. beide zentrifugal wachsend) oder die konzentrische Hauterscheinung setzt sich aus verschiedenartigen Effloreszenzen zusammen (zentrale Papel/Pustel mit umgebendem Erythem)

Tabelle 5.1 Anordnung gruppierter Effloreszenzen

Sind charakteristische Prädilektionsstellen (Streckseiten bei Psoriasis, Beugeseiten beim Ekzem) befallen, spricht man vom regulären Verteilungsmuster; sind sie in umgekehrter Weise nicht befallen, so liegt ein inverses Verteilungsmuster vor.

Farbe der Effloreszenzen

Die Eigenfarbe wird am besten beurteilt, nachdem die Blutgefäße mit dem Glasspatel leer gedrückt worden sind (Diaskopie).

Entzündliche Veränderungen sind bei Lokalisation in den oberen Hautschichten hellrot und scharf begrenzt; bei tieferem Sitz livide bis blaurot und unscharf begrenzt.

Zu achten ist außerdem auf endogene oder exogene Pigmente.

Größe und Form der Effloreszenzen

Die Ausdehnung wird gemessen und in Zentimetern angegeben oder vergleichend bestimmt:
- Punctatus (punktförmig)
- Guttatus (tropfengroß)
- Numularis (münzgroß, markstückgroß)

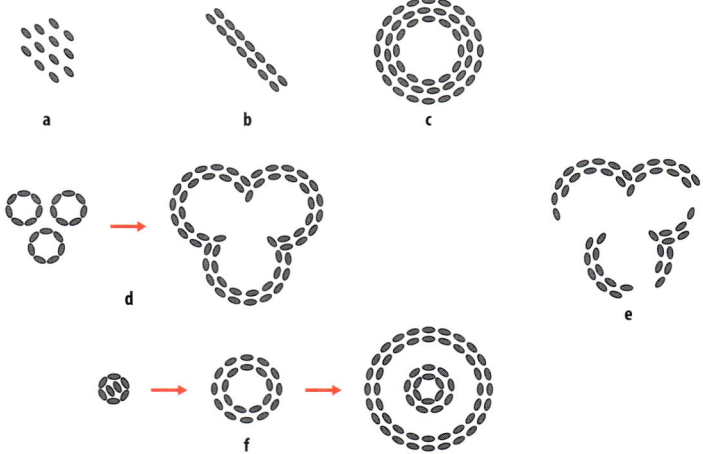

Abb. 5.19 Anordnung gruppierter Effloreszenzen **a** herdförmig **b** strichförmig **c** ringförmig **d** polyzyklisch **e** bogenförmig **f** kokardenförmig

- Geographicus (handflächengroß); regelmäßig oder unregelmäßig (bizarr) geformt.

Konsistenz, Begrenzung und Tiefenausdehnung der Effloreszenzen

Die der Inspektion anschließende Palpation gibt Aufschluß über die sonstige Beschaffenheit (Textur) der Läsionen.

Konsistenz. Weich bei gutartigen Tumoren (Fibrolipom), hart bei Metastasen.

Begrenzung. Scharf oder unscharf; regelmäßig oder unregelmäßig; die Abgrenzbarkeit ist gut bei gutartigen Veränderungen, schlecht bei bösartigen (Fibrosarkom).

Tiefenausdehnung und Beziehungen zur Haut. Bei oberflächlichem Sitz ist die Begrenzung scharf, sie wird bei tiefer Lokalisation unscharf. Sitzt die Läsion im subkutanen Fettgewebe oder darunter, so ist die Haut darüber verschieblich.

Berührungsempfindlichkeit bzw. Druckschmerz finden sich bei entzündlichen Veränderungen.

Kratzen (entweder mit dem Fingernagel, besser mit Kürette oder Sonde) erlaubt Rückschlüsse zur Ablösbarkeit von Schuppen (bei Psoriasis) oder zur Verletzlichkeit (Vulnerabilität) der oberen Epidermisschichten.

Gesamtbild der Effloreszenzen

Obwohl sich die einzelne Effloreszenz durch spezielle Charakteristika auszeichnet und relativ gut definiert ist, erscheint der Gesamteindruck der Hautveränderungen oft vielgestaltig und komplex.

Gründe für diese Vielgestaltigkeit können sein:
- Effloreszenzen können als Kombinationsformen auftreten (Papel und Vesikel ergeben die Papulovesikel) oder können ineinander übergehen und sich umwandeln:
  Durch sekundäre Veränderungen an der Oberfläche entsteht aus der Primär- die Sekundäreffloreszenz (Vesikula – Erosion)
- Bei schubweisem Verlauf entsteht ein Mischbild aus frischeren und älteren Herden sowie Restschäden (Pigmentveränderungen, Narben). Das Erscheinungsbild ist entweder monomorph (gleichgestaltig, z. B. Psoriasis) oder pleomorph (verschiedene Schübe, z. B. Varizellen)

- Effloreszenzen können durch Wachstum, multiples Auftreten und Konfluieren unterschiedlich große Herde bilden; außerdem durch das Vorhandensein verschiedener Effloreszenzen und Kombinationsformen ganz heterogen aufgebaut sein.

> **!**
>
> Regeln für den dermatologischen Untersuchungsgang:
> - Allgemeine Hautbeschaffenheit
> - Morphologie der Einzelläsion (Farbe, Größe, Form, Oberfläche)
> - Anzahl, Lokalisation und Verteilungsmuster
> - Palpation von Konsistenz, Begrenzung und Tiefenausdehnung
> - Einbeziehung der Haut-Anhangsgebilde (Nägel, Haare, Kopfhaut) und Schleimhäute
> - Allgemeine körperliche Untersuchung (Lymphknoten, Hepatosplenomegalie, arterielle Fußpulse)
> - Anamnestische Angaben zu den aktuellen Beschwerden
> - Einsatz spezieller Techniken (UV-Lampe, Labor, Mikroskopie).

5.4 Erkrankungen der Hautanhangsgebilde

5.4.1 Nagelveränderungen

Wegen des relativ langsamen Wachstums der Nägel (Fingernägel etwa 0,9 mm pro Woche; Fußnägel weniger) zeigen Nagelveränderungen immer zurückliegende Erkrankungen an. Im Alter und bei Durchblutungsstörungen ist das Nagelwachstum verlangsamt.

Farb- und Substanzveränderungen der Nägel entstehen infolge
- einer äußeren Schädigung,
- von Dermatosen,
- von bakteriellen oder mykotischen Infektionen,
- von inneren Krankheiten oder
- schwerer Systemerkrankungen,
die zu Proliferationsstörungen der Nagelmatrix führen.

In Tabelle 5.2 finden sich die praktisch wichtigen Nagelerkrankungen.

Nagelveränderung/ Symptom	Definition/Beschreibung	Ursachen/Vorkommen
Onychoatrophie (Abb. 5.20 a)	Mißbildung des Nagels (kleine, dünne Nägel) mit gestörter Entwicklung der Nagelplatte	Periphere arterielle Durchblutungsstörungen, Morbus Raynaud, Endangitis obliterans, Hyperthyreose, Kachexie, neurologische Erkrankungen
Onychodystrophie (Abb. 5.20 b)	Sammelbegriff für diverse Nagelveränderungen mit fortschreitendem Zerfall der Nagelplatte; diese ist verdickt, aufgesplittert, krümelig, gelblich verfärbt	Pilzinfektion
Sonderformen: • Dystrophische Querrillen, Querstreifen, Querfurchen (Mees-Querbänder), Beau-Reil-Linien (Abb. 5.20 c)	Querverlaufende, sich von Rand zu Rand erstreckende Rillen-, Furchen- oder Kerbenbildung; beginnt an der Nagelbasis und wächst sich nach vorn aus	Folge einer vorübergehenden Unterbrechung des Nagelwachstums; Proliferationsstörung infolge plötzlicher toxischer Schädigung durch Schwermetall (Arsen, Thallium), Barbiturate, Zytostatika, durch akute Infektionskrankheiten (Masern, Scharlach, Typhus, Pneumonie, schwere Angina); Magen-Darm-Resorptionsstörungen, Avitaminosen, Schübe von Dermatosen
• Längsstreifige Dystrophien (Abb. 5.20d)	Punktförmige Defekte oder Längsrillen, auch mit Kanalbildung	Bei Verletzungen oder Narben des Nagelbettes (Nagelmatrix) ▪▪▪▶

Tabelle 5.2 Nagelveränderungen

Nagelveränderung/ Symptom	Definition/Beschreibung	Ursachen/Vorkommen
Onycholyse (Onycholysis semilunaris) (Abb. 5.20e)	Partielle (selten totale) Ablösung der Nagelplatte vom Nagelbett (mitunter halbmondförmig); stets vom freien Rand her. Im abgelösten Bereich erscheint der Nagel weiß	Trauma, Mazeration durch Wasser, Seifenlösungen oder Detergentien; Nagelkosmetika, Pilzinfektion (Dermatophyten, Candida), Bakterien, Medikamente (Tetrazykline); Hauterkrankungen (Psoriasis, Lichen ruber, Kontaktekzem); Vitaminmangel, Diabetes, Schwangerschaft, Thyreotoxikose
Onychorhexis (Abb. 5.20f)	Abnorme Brüchigkeit der Nägel mit Splitterung und Spaltung vom freien Rand her	Meist exogene Ursachen: Einwirken von Wasser und Lösungsmitteln; gehäuftes Waschen und Arbeiten im feuchten Milieu; intensives Maniküren; ferner Vitamin-A- oder B-Mangel, Hyperthyreose, Ischämie, Unterernährung
Onychoschisis (Abb. 5.20g)	Aufspaltung der Nagelplatte vom freien Rand her in zwei horizontal geschichtete Platten (obere und untere Platte)	Ursache oft unbekannt; diskutiert werden das Entfetten der Nägel durch häufiges Waschen, übermäßiger Gebrauch von Nagellack; ständiges Traumatisieren der Finger
Leukonychie (Abb. 5.20b)	Weiße Nagelflecken oder -striche (Leukonychia punctata oder striata); häufig vorkommend und immer nur einen Teil der Nagelbreite einnehmend	Unwahrscheinlich sind Lufteinschlüsse; häufig nach Traumen der Nagelmatrix oder an manikürten Nägeln auftretend; ohne Krankheitswert; kein Hinweis auf Kalzium-Mangel ....⋮

Tabelle 5.2 Fortsetzung

Nagelveränderung/ Symptom	Definition/Beschreibung	Ursachen/Vorkommen
Onychogrypose (Abb. 5.20i)	Krumm- oder Krallennagel; der Nagel wächst krallenartig gerundet, er ist verdickt und hart; unter dem Nagel findet sich eine Hyperkeratose, über die er hinwegwachsen muß	Meist an den Zehen, selten an den Fingern. Auslösend wirkt Schuhdruck auf den Nagel; fördernd sind Zehenanomalien (Hallux valgus) oder venöse Abflußbehinderungen
Koilonychie (Abb. 5.20k)	Löffelnagel; konkave (löffelartige) Einsenkung des distalen Teils der Nagelplatte; weicher Nagel mit Aufsplitterungen vom freien Rand her. Meist mehrere (selten sämtliche) Fingernägel betroffen, an Fußnägeln selten; bei Kleinkindern bedeutungslos.	Eisenmangelanämie, Vitaminmangel, Raynaud-Syndrom, Magen-Darm-Resorptionsstörungen, Arbeiten im feuchten Millieu, Kontakt mit Wasch- und Lösungsmitteln oder Chemikalien; auch erbliche Form bekannt
Paronychie (Abb. 5.20l)	Entzündung des Nagelwalles, des Nagelbettes und der Nagelumgebung; geröteter und geschwollener Nagelfalz, auf Druck Eiteraustritt; vergesellschaftet mit Panaritien	Infektion des Nagels durch Pilze oder Bakterien, die in den Nagel (bis in die Nagelmatrix) vordringen. Begünstigt durch Verletzungen bei der Nagelpflege oder durch Naßarbeiten
Uhrglasnägel und Trommelschlegelfinger (Abb. 5.20m)	Endphalangen der Finger sind kolbenartig aufgetrieben, kombiniert mit Veränderung der Nagelform: Nagel vergrößert und verstärkt (uhrglasartig) gekrümmt; alle Finger gleichmäßig betreffend	Zuordnung zu kardiopulmonalen Erkrankungen (Tuberkulose, Bronchiektasen, Emphysem, Tumor; zyanotische Klappenfehler, Endokarditis); aber auch bei Leber- und Darmerkrankungen (Colitis ulcerosa), neurologischen oder innersekretorischen Erkrankungen ···›

Tabelle 5.2 Fortsetzung

Nagelveränderung/ Symptom	Definition/Beschreibung	Ursachen/Vorkommen
Erworbene Verfärbungen der Nägel	Blaßbraune Verfärbung	Nach Chloroquin-Einnahme
	Gelbliche Verfärbung	Durch Karotine
	Silbrig-bläuliche Verfärbung	Argyrose (durch silberhaltige Medikamente ausgelöst)
	Rote Striche (Splitterblutungen)	Endokarditis oder nach Traumen
	Braunschwarze, sich ausdehnende Verfärbung	Subunguale Naevi oder Melanom; Hämatom abgrenzen!
Yellow-Nail-Syndrom	Gelbliche Verfärbung	Pulmonale Erkrankungen, chronische Lymphstauung der Endphalangen oder mechanische Überbeanspruchung.

Tabelle 5.2 Fortsetzung

Nagelveränderungen bei Hautkrankheiten. Ekzem-Nägel: Dellen, unregelmäßige Querfurchung, brüchige Nägel; Psoriasis-Nägel: Tüpfelung, Nagelverdickung, Onycholyse; Lichen-ruber-planus-Nägel: Verdünnte Nagelplatte, Längsfurchen, kompletter Nagelverlust; Tüpfelung des Nagels bei verschiedenen Dermatosen (Psoriasis, Mykosen, Ekzem, Alopecia areata, Lichen ruber planus).

5.4.2 Störungen des Haarwachstums

Schädigende Einflüsse (Stoffwechselstörungen oder toxische Substanzen) treffen am stärksten das Haar während der Wachstumsphase (sog. Anagenhaar); während dieser Zeit besitzt die Haarmatrix eine hohe Stoffwechselaktivität und eine ausgeprägte Empfindlichkeit gegenüber Noxen.

Entscheidend ist die Stärke und die Einwirkungszeit schädigender Stoffe: bei leichten Noxen kommt es 2 – 4 Monate später zum Haarausfall (Alopezie vom Spättyp); bei starken Noxen und plötzlichem

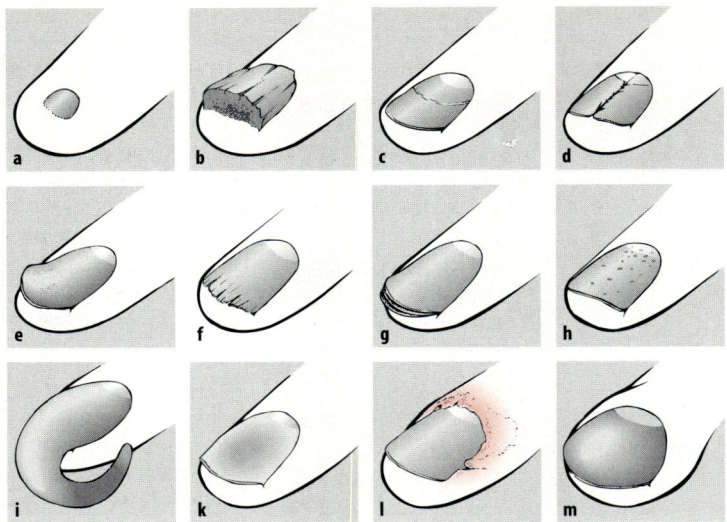

Abb. 5.20 Nagelveränderungen **a** Onychoatrophie **b** Onychodystrophie **c** Nagel-streifen **d** Onychodystrophia canaliformis **e** Onycholysis **f** Onychorhexis **g** Onycho-schisis **h** Tüpfelnagel **i** Onychogryposis **k** Koilonychie **l** Paronychie **m** Uhrglasnägel und Trommelschlegelfinger (Nach Nasemann/Sanerbrey 1987)

Einwirken mit Untergang der gesamten Haarmatrix tritt der Haaraus-fall binnen Tagen oder Stunden ein (Alopezie vom Frühtyp). Haaraus-fall (Effluvium) führt zum Haarverlust (Alopezie).

Haarzyklus

Folgende Phasen werden unterschieden:
- *Wachstumsphase (Anagen).* Wachsendes Haar, hohe Stoffwechsel-aktivität, hohe Empfindlichkeit gegenüber Noxen. Anteil 85%, Dauer 2–6 Jahre.
- *Übergangsphase (Katagen).* Allmähliches Höherrücken des Haares, Stoffwechsel erloschen. Anteil 1%, Dauer 1–2 Wochen.
- *Ruhephase (Telogen).* Bildung eines neuen Anagenhaares, wodurch das telogene Knollenhaar abgestoßen wird. Anteil 14%, Dauer 2–4 Monate.

Haarfollikel erhalten reversibel		Haarfollikel zerstört irreversibel	
zirkumskript	diffus	zirkumskript	diffus
Säuglingsglatze Alopecia areata Pyodermien Lues II (mottenfraßähnlich)	schwere Infektionen und Allgemeinerkrankungen; hormonell: Schilddrüse, postpartal; medikamentöstoxisch: Zytostatika, Antikoagulantien, Schwermetallvergiftung	narbig entzündlich: Viren, Bakterien (Lues III), Pilze mechanisch: Traktionsalopezie, Dermatosen und Malignome physikalisch: Verbrennung, Bestrahlung	androgen-abhängig: Haarausfall vom männlichen Typ, chronische diffuse weibliche Alopezie

Tabelle 5.3 Einteilung Haarausfall

Einteilungsmöglichkeiten beim Haarausfall vom Typ der Schädigung her (Tabelle 5.3):
- mit Zerstörung des Haarfollikels (vernarbend), irreversibel und permanent
- mit erhaltenem Haarfollikel, reversibel und temporär von der Ausdehnung her
- umschrieben
- diffus.

	Typ	Beschreibung	Ursachen
Androgenetische Alopezie (männlicher Typ) (Abb. 5.21a)	Diffus, nicht vernarbend	Geheimratsecken, Hinterhauptglatze, Hufeisenhaarkranz, totale Glatze	Androgenabhängig, erblich (genauer Modus ist unklar)
Endokrine und ernährungsbedingte A. (Abb. 5.21b)	Diffus, nicht vernarbend	Schütteres Haupthaar, trockenes, sprödes glanzloses Haar	Unterfunktion von Schilddrüse, Hypophyse oder Nebennieren; Eisen- oder Zinkmangel, Unterernährung
Chronische, diffuse weibliche A. (Abb. 5.21c)	Diffus, nicht vernarbend	Gesamter Scheitelbereich bis Hinterhaupt; stets vergesellschaftet mit Seborrhoe und Kopfschuppen	Bei Frauen in der Menopause; polyätiologisch
Postpartale und postkontrazeptive A. (Abb. 5.21d)	Diffus, nicht vernarbend	Schütteres Haupthaar; Scheitelbereich bis Hinterhaupt	Hormonell bedingt; auch nach Operationen oder anderen Streßfaktoren
Reversible toxische A. (Abb. 5.21b)	Diffus, nicht vernarbend	Nicht selten totaler Haarausfall	Toxisch bzw. arzneimittelinduziert: abrupte Unterbrechung des Haarwachstums durch Gifte (Thallium), Zytostatika, Antikoagulantien, Colchicin ····▸

Tabelle 5.4 Haarverlust (Alopezie)

	Typ	Beschreibung	Ursachen
Alopecia areata (Abb. 5.21f)	Umschrieben oder total, nicht vernarbend	Zahlreiche runde Kahlstellen, gelegentlich auch Bart und Brauen betreffend, kleine Herde gut rückbildungsfähig; totale A. reversibel oder lebenslang bestehenbleibend	Ursache unbekannt (Fokus oder Allergie werden diskutiert); möglicherweise Autoimmunerkrankung. Nägel sind mitbefallen (Tüpfelnägel; Onychodystrophie)
Druck-Zug-A. (Abb. 5.21g)	Umschrieben, nicht vernarbend	Bei Zug Haaransätze an Stirn, Schläfen und Nakken betroffen; bei Druck Hinterkopf (Säuglingsglatze)	Starker Zug durch straffe Frisuren (Pferdeschwanz, Lockenwickler); Druck durch das Kopfkissen (Säugling) oder durch schwere Kopfhauben (Tracht)
Alopezie durch tiefgreifende Hautschäden (Abb. 5.21h)	Umschrieben, vernarbend	Je nach Ursache unregelmäßig begrenzt; Haarfollikel zerstört, irreversibel	Follikelzerstörung durch tiefgreifende Infektionen (viral, bakteriell oder mykotisch), Verbrennung oder Radiatio, sowie exulzerierende Malignome ···⁖

Tabelle 5.4 Fortsetzung

	Typ	Beschreibung	Ursachen
Alopezie durch Dermatosen (Pseudopelade) oder ähnliche Zustände (Abb. 5.21i)	Umschrieben, vernarbend, irreversibel	Vernarbende A. als Endstadium einer idiopathischen destruktiven chronisch-perifollikulären Entzündung der Kopfhaut mit Untergang des Haarfollikels	Ursache unbekannt; außerdem bei verschiedenen Dermatosen mit Erythem und Schuppung (Sklerodermie, Erythematodes, Lichen ruber planus).

Tabelle 5.4 Fortsetzung

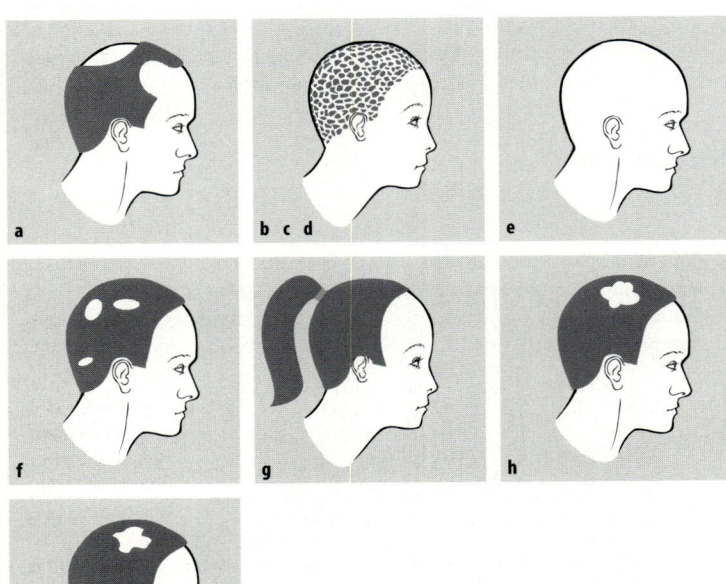

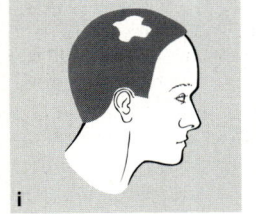

Abb. 5.21 Alopezie. **a** Androgenetische A. **b** Endokrine/ernährungsbedingte A. **c** Chronische diffuse weibliche A. **d** Postpartale A. **e** Reversible toxische A. **f** Alopecia areata **g** Druck-Zug-A. **h** Alopezie bei Hautschäden **i** Alopezie bei Dermatosen

Hirsutismus	Vermehrt pigmentiertes Haar an Armen und Beinen, Brustbein, Bartregion, Warzenhöfe und Pubes (männliches Behaarungsmuster bei Frauen). Bei weiteren Zeichen der Virilisierung und unregelmäßigem Menstruationszyklus → Ursachenforschung (Androgensekretion)	Überwiegen von Androgenen (vermehrte Androgenbildung, vermehrte exogene Zufuhr, verstärkte Ansprechbarkeit des Endorgans Haarfollikel). Oft rassisch bedingt oder idiopathisch.
Hypertrichose	Vermehrtes Wachstum von Terminalhaaren in einer nicht androgen bedingten Verteilung; entweder lokalisiert (Gesicht, Rücken) oder generalisiert, dann feines Terminalhaar im Gesicht, am Rumpf und an den Extremitäten	Lokalisiert: Spina bifida occulta; wenn generalisiert: dann meist medikamentös induziert (Minoxidil, Phenytoin, Cyclosporin A); auch rassisch bedingt (Frauen mediterraner Rassen).

Tabelle 5.5 Übermäßiges Haarwachstum (bei Frauen)

Zusammenfassung dermatologischer Begriffe
Akantholyse: Gewebsspalten in der Epidermis durch Auflösung der Interzellularbrücken zwischen den Stachelzellen; verursacht Blasenbildung (s. Pemphigus).
Alopezie: Fehlen der Haare an normalerweise behaarten Hautstellen.
Aphthe: Schmerzhafter Substanzdefekt an Schleimhäuten (Schleimhauterosion), von einem tiefroten Randsaum umgeben und gelblich belegt.
Atherom: s. Epidermiszyste.
Atopie: Anlagebedingte, konstitutionelle Überempfindlichkeit der Haut; Folgezustand ist das atopische (endogene) Ekzem.
Atrophie: Hautverdünnung durch Schwund des Gewebes, alle Hautschichten sind betroffen; senile Atrophie = papierdünne, gefältelte Haut.
Basaliom: Maligne lokale Entartung der Keimzellen des Hautepithels, bes. im Gesicht vorkommend. Wächst lokal bösartig, bildet aber keine Metastasen.

Clavus: Hühnerauge; lokale schmerzhafte Hyperplasie der Hornschicht infolge Druckwirkung auf knochennahe Haut; im Gegensatz zur einfachen Schwiele (Kallus) mit einem in die Tiefe gehenden Dorn.

Dyshidrose: Sagoartige Bläschenbildung an Handflächen und Fußsohlen; die Bläschen sind stabil, weil die dort vorhandene Hornschicht das Platzen verhindert. Ursachen: Kontaktekzem, endogenes Ekzem, Mykose; häufig idiopathisch. Die wörtliche Übersetzung lautet: Fehlerhafte Schweißdrüsenfunktion; in diesem Sinne wird der Begriff jedoch nicht gebraucht.

Ekchymose: Fleckförmige Einblutung in die Haut oder Schleimhaut; Durchmesser größer als 2–5 mm.

Enanthem: Effloreszenzen an der Schleimhaut des Mund- und Rachenbereiches.

Ephelide: Sommersprosse; fleckförmige melanozytäre Hyperpigmentierung.

Epidermiszyste: Das echte Atherom besteht aus versprengten, embryonalen Talgdrüsenkeimen; das falsche Atherom ist eine Talgretentionszyste der Haut mit Follikelmündungen. Beschaffenheit: Kugelig, glatt, prallelastisch.

Erythem: Großflächige Hautrötung infolge Gefäßerweiterung; die Ursache der verstärkten Blutfüllung ist unterschiedlich; verschwindet (im Gegensatz zur Purpura) unter Druck mit dem Glasspatel.

Erythrodermie: Generalisierte Rötung der gesamten Hautoberfläche.

Exanthem: Schubweises Auftreten gleichartiger Effloreszenzen in verschiedenen Hautregionen; häufig bei infektiösen Allgemeinerkrankungen.

Fistel: Tiefliegender nekrotischer Zerfallsherd, der lediglich durch einen Gang mit der Hautoberfläche verbunden ist.

Follikulitis: Entzündung des Haarfollikels; bei eitriger Entzündung Furunkel.

Herpes: Mit Bläschenbildung (gruppiert, örtlich begrenzt) einhergehende akute Viruskrankheit der Haut und Schleimhaut infolge Infektion mit dem Herpesvirus; man nimmt an, daß diese bei Virusträgern nach aktueller Schwächung des Immunsystems aufflackert.

Hyperkeratose: Hornschwiele; festhaftende, nicht abschilfernde Verbreiterung der Hornschicht; bei Druckschwiele infolge vermehrter Zellteilung (Proliferationshyperkeratose); insgesamt Orthokeratose (im Gegensatz zur Parakeratose; s.d.).

Impetigo: Eitrige, mit Blasen- und Krustenbildung einhergehende Hautinfektion. Impetiginisation: sekundäre, bakterielle Infektion einer Dermatose, z.B. eines Ekzems.

Lanugo-Haare: Feine Behaarung am ganzen Körper in der Fetalzeit; bildet sich nach der Geburt zurück.

Lichen: Knötchenflechte; Bildung kleiner, flacher, gruppiert stehender Knötchen. Lichenifikation ist das Konfluieren solcher Knötchen bzw. sekundäre Entstehung nach chronischer Hautirritation (bei chronischem Ekzem) als chagrinlederartige Hautveränderung mit Verdickung und Vergröberung der Hautfelderung; hinzu kommt der Juckreiz.

Parakeratose: Gestörte Verhornung; als Proliferationshyperkeratose (überstürzte Verhornung) bei Psoriasis vulgaris, wobei die Schuppen leicht abgekratzt werden können.

Pemphigus: Sammelbegriff für schwere blasenbildende Dermatosen ungeklärter Ätiologie mit Allgemeinerscheinungen und positivem Nikolski-Phänomen (s.u. Vesica).

Petechie: Punktförmige Haut- oder Schleimhautblutung (Kapillarblutung); Durchmesser nur 1–2 mm.

Pityriasis: Kleienflechte; Hautläsion mit kleinlamellöser Schuppung.

Poikilodermie: Nebeneinander von Atrophie, Hyper- und Depigmentierungen sowie Teleangiektasie; als Radioderm nach Röntgenbestrahlungen.

Prurigo: Sammelbegriff für Hautläsionen, die mit typischen urtikariellen Papeln einhergehen.

Pruritus: Juckreiz; hautspezifische Sensation, die das Kratzen auslöst; die Juckreizhemmung erfolgt durch den stärkeren (schmerzhaften) Reiz.

Purpura: Punktförmige Kapillarblutung (s. u. Petechie) bei hämorrhagischer Diathese; meist großflächig und bevorzugt an mechanisch belasteten Hautstellen. Blutungen verschwinden unter Glasspateldruck nicht (im Gegensatz zum Erythem).

Psoriasis: Schuppenflechte; erbliche Hauterkrankung mit scharf begrenztem dunkelrotem Erythem und starker Schuppenbildung (Proliferationshyperkeratose); klimatisch, chronisch-irritativ oder hormonell ausgelöst.

Seborrhoe: Verstärkte Talgsekretion mit feinem Fettfilm auf der Haut, insbesondere im Gesicht sowie auf Brust und Rücken (seborrhoische Prädilektionsstellen).

Sklerodermie: Bindegewebsvermehrung in der Haut (Korium, seltener Subkutis) ungeklärter Ätiologie mit straffer, verdickter und elfenbeinartig verhärteter Haut; sie ist nicht wie normalerweise in Falten abhebbar.

Striae distensae: Parallele, anfangs erhabene, bläulichrote Streifenbildung der Haut, die unter Atrophie und Pigmentverlust abheilt. Physiologisch in der 2. Schwangerschaftshälfte, krankhaft bei Adipositas und Cushing-Syndrom.

Teleangiektasien: „Gefäßreiser"; Erweiterung kleiner Arteriolen sowie arterieller und venöser Kapillaren; konstitutionell bedingt und ohne Krankheitswert in der Gesichtshaut bzw. an den Wangen; symptomatisch bei Hautatrophien, Poikilodermie, Leberschäden.

Zoster: „Gürtelrose"; akute Hautkrankheit mit bläschenförmigem Ausschlag (Herpes zoster), beschränkt auf das Versorgungsgebiet eines Spinalnerven; hervorgerufen durch Befall des entsprechenden Spinalganglions durch das neurotrope Varicella-Zoster-Virus (als Rezidiv einer früheren Windpockeninfektion).

6 Untersuchung des Kopfes

Ein 45jähriger Patient, bisher im wesentlichen immer gesund gewesen, kommt in die Klinik zur Abklärung und medikamentösen Einstellung eines frisch aufgetretenen Infektasthmas. Er leidet unter ständiger heftiger Atemnot, ist körperlich kaum belastbar und kann seiner gewohnten Bürotätigkeit nicht mehr nachgehen.

Trotz Ausschöpfung aller internistischer Therapiemöglichkeiten (Antibiotika, Prednison, diverse Asthma-Sprays) gelingt es nicht, seinen Zustand auch nur leidlich zu stabilisieren. Er wird zwar aus dem Krankenhaus entlassen, ist aber kurze Zeit später wegen eines erneut exazerbierten Infektes der oberen Luftwege mit verstärkter Atemnot wieder da.

Wo liegt die Ursache für diese Therapieresistenz?

Der Patient wurde zwar gründlich untersucht und befand sich auch beim HNO-Arzt, jedoch hatte dieser eine beiderseitige Sinusitis maxillaris nicht erkannt. Bei einer nochmaligen HNO-ärztlichen Untersuchung waren beide Kieferhöhlen voll von eitrigem Sekret. Erst nachdem ein bleibender Abfluß geschaffen werden konnte (durch operative Fensterung beider Kieferhöhlen), besserte sich das Bronchialasthma.

6.1 Gesicht und Schädel

Untersuchungsgang

Die Inspektion des Gesichts ergibt wertvolle Hinweise für den *Krankheitszustand* und die *Verlaufsbeobachtung.* Aus Faltenzügen, Gewebsturgor und Behaarung läßt sich das Lebensalter schätzen.

Die Form des Kopfes ist symmetrisch, proportioniert, individuell unterschiedlich.

Bei der Palpation werden beide Hände von vorn auf die Schädeldecke gelegt und durch das Haarkleid hindurch nach verdächtigen Läsionen gesucht. Durch das Beklopfen der Schädeldecke läßt sich u. U. ein bis dahin diffuser Kopfschmerz näher lokalisieren.

Auffällige Befunde

Wassergehalt des Unterhautzellgewebes. Gedunsenes Gesicht bei Nierenkranken kommt zustande durch ödematöse Schwellung des lockeren Bindegewebes in der Umgebung der Augen infolge vermehrter Wassereinlagerung.

Verminderter Wassergehalt bzw. Unterernährung ergeben das **kachektische Aussehen** bei auszehrenden Erkrankungen (Karzinom, Lungentuberkulose, Ulkuserkrankung) sowie die **sog. Facies hippocratica** beim akuten Abdomen (tiefliegende Augen, scharf vorspringende Nase, trockene Lippen und Zunge).

Schilddrüsenerkrankungen. Bei Hypothyreose myxödematöse Veränderungen im Gesicht, stumpfer Blick, struppiges Haar, rauhe Stimme (sog. Wolfsstimme), blasse Haut (Anämie). Bei Hyperthyreose ängstlicher Gesichtsausdruck mit weit aufgerissenen, glänzenden Augen, warme, glatte Haut.

Morbus Parkinson. Mimische Starre (Maskengesicht), fettige Haut (Salbengesicht), gleichförmige, skandierende Sprache.

Diskrepanz zwischen biologischem Alter und Jahresalter. Jugendliches Aussehen bei hormonellen Störungen (glatte Haut, verminderter Bartwuchs) sowie bei manchen Diabetikern (rosige Haut).

Vorgealtertes Aussehen soll auf arteriosklerotische Gefäßveränderungen (Kardiosklerose, Zerebralsklerose, periphere arterielle Durchblutungsstörungen) hinweisen; es findet sich auch bei Menschen, die körperlich schwer arbeiten.

Monokel- oder Brillenhämatome bei Schädelbasisfrakturen.

Xanthelasmen. Gelblich gefärbte, beetartig begrenzte Einlagerungen, meist im Oberlid, einzeln oder multipel, bei Hyperlipoproteinämien.

Lupus erythematodes. Blaurotes, schmetterlingsförmiges Erythem des Gesichts (Nasenrücken und Wangen betreffend).

Akromegalie. Deutliche Vergröberung der Gesichtszüge durch Größenzunahme der Körperspitzen (Augenbrauen, Nase, Kinn, Zunge) infolge vermehrter Produktion von Wachstumshormon durch die Hypophyse.

Cushing-Gesicht. Hochrotes Vollmondgesicht bei Überfunktion der Nebennierenrinde oder nach Prednisonbehandlung.

Kopfasymmetrie. Bei Tumoren, Narben, Fazialislähmung.

Seltene Formveränderungen. Turmschädel, Mikrozephalus (oft von einer Demenz begleitet), Hydrozephalus (sog. Wasserkopf; bei Zirkulationsstörungen des Liquor cerebrospinalis).

Palpatorische Befunde der Kopfhaut. Narben, schmerzhafte Stellen, Atherome (Grützbeutel), Tumoren.

6.2 Hirnnerven

Bei der Untersuchung des Kopfes wird die Funktion der Hirnnerven nacheinander im Seitenvergleich überprüft. Eine Übersicht dazu findet sich in Tabelle 6.1., weitere Einzelheiten zur Durchführung in den angegebenen Kapiteln.

	Hirnnerv	Versorgungsgebiet	Prüfung bzw. Störung	Näheres
I.	N. olfactorius	Geruchssinn	Hyposmie, Anosmie, Parosmie	6.4
II.	N. opticus	Sehvermögen	Sehstörung (beim Lesen von Druckschrift), unterschiedliche Gesichtsfeldausfälle Augenhintergrundspiegelung	6.6
III.	N. oculomotorius	Alle Augenmuskeln (mit Ausnahme des M. obliqus superior und des M. abducens) sowie M. sphincter pupillae (durch parasympathische Fasern aus dem Ganglion stellatum)	Doppelbilder in Blickrichtung des gelähmten Muskels sowie Pupillenerweiterung mit Pupillenstarre	7.1 7.3
IV.	N. trochlearis	M. obliquus superior	Doppelbilder bei Blickrichtung nach unten außen	7.5 ⋯⋮

Tabelle 6.1 Funktion der Hirnnerven

	Hirnnerv	Versorgungsgebiet	Prüfung bzw. Störung	Näheres
V.	N. trigeminus	Sensorisch: Hornhautsensibilität, Geschmack (Trigeminusreizstoffe) Motorisch: Schließen und Öffnen der Kiefer	Kornealreflex ↓ bzw. erloschen	7.3
			Bei Mundöffnung → Abweichen des Unterkiefers zur gelähmten Seite; Masseterreflex ↓ bzw. erloschen	7.3
			Geschmacksprüfung; Sensibilitätsausfälle im Gesicht (zwiebelschalenförmig)	7.3
VI.	M. abducens	M. rectus lateralis	Doppelbilder beim Blick nach lateral	7.5
VII.	N. facialis	Mimische Gesichtsmuskulatur 1. Ast: M. orbicularis oculi, 2. Ast: M. levator nasi, 3. Ast: M. orbicularis oris Geschmack (vordere zwei Zungendrittel). Tränensekretion (Schirmer-Test)	1. Ast: Stirnrunzeln, mangelnder Lidschluß (Lagophthalmus) 2. Ast: Naserümpfen, Schnüffeln 3. Ast: Pfeifen, Mund verziehen, Backen aufblasen. Bei zentralem Ausfall Stirnast intakt	7.1 6.5
VIII.	N. statoacusticus	Gehör und Gleichgewicht	Prüfung des Hörvermögens: Umgangs- und Flüstersprache, Uhrenticken, Rinne und Weber. Bei Nystagmus, Schwindel oder Gleichgewichtsstörungen → Vestibularisprüfung	6.7
IX.	N. glossopharyngeus	Rein sensorischer Nerv: Pharynx, Zungengrund, Geschmack (hinteres Zungendrittel)	Prüfung der Berührungsempfindlichkeit von Gaumen und Rachen (mittels Spatel) → Würgereflex	6.6

Tabelle 6.1 Fortsetzung

Hirnnerv	Versorgungsgebiet	Prüfung bzw. Störung	Näheres
X. N. vagus	Motorisch: Gaumensegel, obere Speisewege und Kehlkopf (N. recurrens)	Gaumensegellähmung (Regurgitation von Flüssigkeit aus der Nase), Verschlucken. Beim Ah-Sagen: Kulissenphänomen (Verziehung des Gaumensegels zur gesunden Seite). Heiserkeit (einseitige Lähmung) oder Aphonie (doppelseitige Lähmung)	6.5 6.6
XI. N. accessorius	Motorisch: M. sternocleidomastoideus und oberer Teil des Trapezius	Atrophie des oberen Trapeziusrandes; Kopf zur Seite wenden (Sternokleido) und Schulterhochziehen (Trapezius), beides gegen Widerstand	8.1
XII. N. hypoglossus	Motorisch: Zungenmuskulatur	Zunge liegt zur gesunden Seite verlagert im Mund (wird herübergezogen); weicht beim Herausstrecken zur gelähmten Seite ab; Artikulationsstörungen (Sprechen behindert) und Zungenatrophie	6.5

Tabelle 6.1 Fortsetzung

6.3 Nasennebenhöhlen

Untersuchungsgang

Druckpunkte des N. trigeminus (Abb. 6.1):

- 1. Ast (R. ophthalmicus), Foramen supraorbitale am Oberrand der Orbita, etwa 1 cm vom medialen Ende der Augenbraue entfernt
- 2. Ast (R. maxillaris), Foramen infraorbitale am Unterrand des Jochbogens
- 3. Ast (R. mandibularis), Foramen mentale etwa 1,5 cm von der Mittellinie entfernt in der Mitte zwischen Zahnhals und Unterrand der Mandibula.

Auffällige Befunde

Druckempfindlichkeit der Nervenaustrittspunkte spricht für Erkrankung der Nachbarorgane.

Druckschmerzhaftigkeit des
- Augenastes: Sinusitis frontalis
- Oberkieferastes: Sinusitis maxillaris
- Oberkiefer- bzw. Unterkieferastes: entzündliche Zahnerkrankungen.

Trigeminusneuralgie. Druckschmerzempfindlichkeit besonders des 1. und 2. Astes, selten aller 3 Äste. Auch bei Meningitis oder intrakranieller Drucksteigerung.

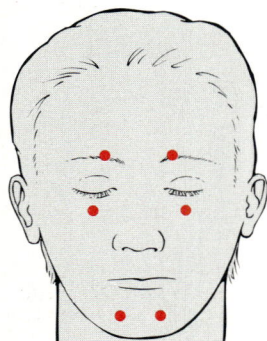

Abb. 6.1 Druckpunkte des N. trigeminus

6.4 Nase

Untersuchungsgang

Äußere Inspektion. Man beurteilt Größe und Form der Nase (stets proportional zum Gesicht insgesamt) sowie etwaige Schwellungen oder Verfärbungen (weisen auf Entzündung oder Hämatom hin).

Nasenvorhof. Man neigt den Kopf des Patienten etwas nach hinten und drückt mit dem Daumen derselben Hand die Nasenspitze nach oben; damit läßt sich der Nasenvorhof und der vordere Septumanteil besichtigen. Geachtet wird auf eine etwaige Septumdeviation, Schleimhautschwellungen, Sekret, Borken, Blut, Fremdkörper.

Vordere Rhinoskopie. Zur üblichen Untersuchung der Nasenhöhle genügt ein Spekulum mit kurzen Branchen.

Die korrekte Handhabung des Spekulums geschieht folgendermaßen: Spekulum in der linken Hand, linker Zeigefinger abgespreizt (zum Abstützen am rechten Oberkiefer des Patienten), Daumen liegt auf der Schraube. Auf diese Weise wird es vorsichtig in den Nasenvorhof eingeführt und dort soweit als möglich aufgespreizt (Abb. 6.2).

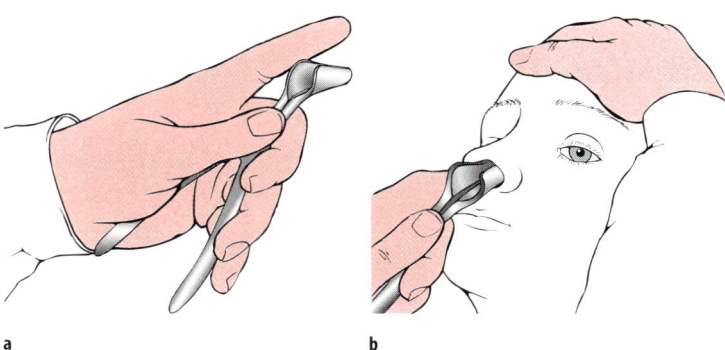

a   b

Abb. 6.2 Handhabung des Nasenspekulums. **a** Haltung des Spekulums (stets in der linken Hand des Untersuchers). **b** Haltung bei Untersuchung der linken Nasenseite eines Patienten

Blick in das Naseninnere. Bei normaler Kopfhaltung wird nur die untere Muschel sichtbar, die von seitlich in die Lichtung hineinragt (Abb. 6.3); die Muschel kann jedoch nur tangential betrachtet werden. Will man mehr von ihrer Oberfläche sehen, muß der Kopf etwas nach der betreffenden Seite gedreht werden: Beim Blick auf die rechte untere Muschel gehört die Nase nach rechts; die entgegengesetzte Bewegung (Nase nach links) bringt das Septum zur Darstellung. Im vorderen Drittel des Septums befindet sich die häufigste Blutungsquelle, der Locus Kiesselbachii (Abb. 6.4).

Betrachtung der mittleren Muschel. Sind die unteren Abschnitte der Nasenhöhle ausreichend besichtigt, wird der Kopf des Patienten mit der rechten Hand des Untersuchers etwas nach hinten gekippt, so daß die klinisch wichtige mittlere Muschel und der Raum unter ihr, der mittlere Nasengang, eingesehen werden können. Kippt man den Kopf des Patienten ganz langsam nach hinten, so tritt zunächst der hintere Teil der Muschel allmählich ins Blickfeld, zuletzt auch der Kopf der Muschel mit dem Ansatz.

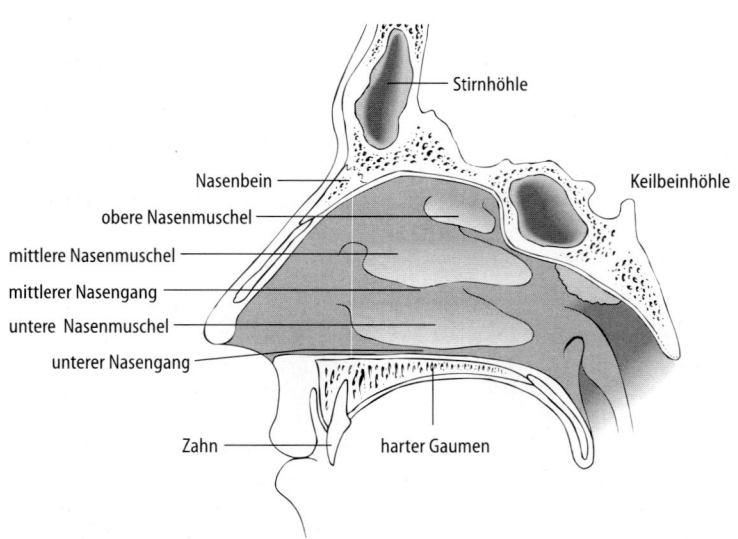

Abb. 6.3 Frontalschnitt durch die rechte Nasenhöhle (ohne Scheidewand)

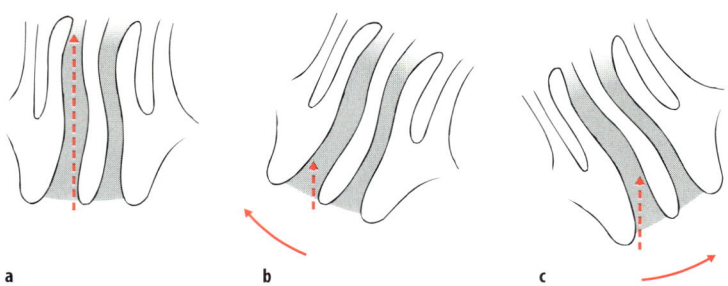

Abb. 6.4 Tangentialer Blick ins Naseninnere parallel zur unteren Muschel **a**. Will man die rechte untere Muschel besser sehen, so ist der Kopf nach gering rechts zu drehen **b**, bei Drehung nach links sieht man mehr die Scheidewand **c**

Dritte Position des Kopfes und Beendigung der Untersuchung. Bei weiterer Rückwärtsneigung des Kopfes blickt man in die Riechspalte, die zwischen oberer Muschel und Septum gelegen ist; allerdings bleibt die obere Muschel unsichtbar. Damit ist die Inspektion des Nasenraumes abgeschlossen (Abb. 6.5).

Postrhinoskopie. Obere Nasenmuschel und Riechspalte sind besser durch die Postrhinoskopie darstellbar; diese ist technisch schwierig und bleibt dem Facharzt vorbehalten.

Beim Zurückziehen des Spekulums dürfen die Branchen nicht ganz geschlossen sein, damit evtl. mit gefaßte Nasenhaare nicht herausgerissen werden.

Heute wird diese Untersuchung durch eine *Endoskopie* ergänzt.

Schwierigkeiten und Fehler bei der Rhinoskopie. Folgendes kann eintreten:
- Einstellung der mittleren Muschel gelingt nicht (Septumverbiegung nach der betreffenden Seite): Es wird versucht, die Schleimhaut abzuschwellen, und zwar durch Bestreichen (mittels Wattetupfer) oder Besprühen mit einer Xylocain-Lösung; der Erfolg tritt nach einigen Minuten ein.
- Um einen guten Überblick zu haben, muß der Nasenflügel genügend weit abgespreizt sein; dabei darf das Spekulum weder zu tief eingeführt noch verkantet werden und das Septum berühren; bei Septumkontakt werden Schmerzen verursacht und der Patient reagiert mit Abwehrbewegungen.

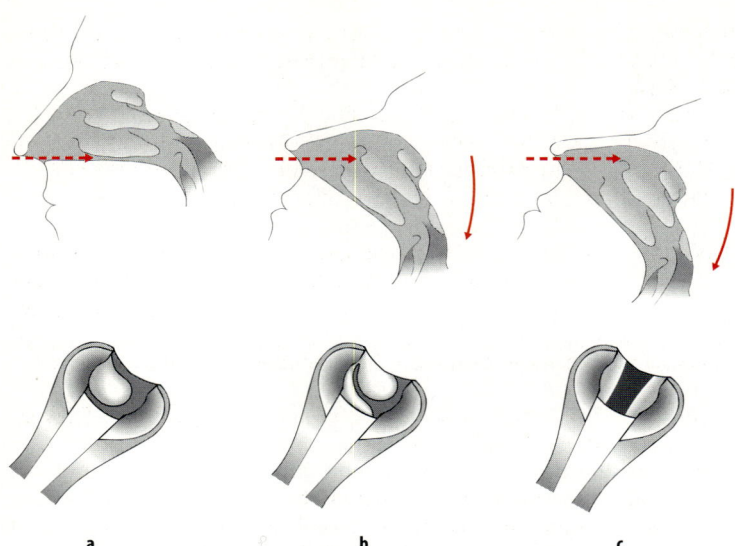

Abb. 6.5 Vordere Rhinoskopie. **a** 1. Position: Betrachtung der unteren Muschel; **b** 2. Position: Betrachtung der mittleren Muschel; **c** 3. Position: Blick in die Riechspalte

- Bei gefäßinjiziertem Locus Kiesselbachii nicht durch unnötiges Manipulieren eine etwaige Blutung auslösen!
  Also: Die seitliche Branche des Spekulums liegt am äußeren knorpeligen Nasenflügel, die innere Branche vor der vorderen Kante des knorpeligen Septums.
- Bewußtes Betrachten der Nasentiefe: Die Länge der Nasenhöhle beträgt 7 – 8 cm, die Weite allerdings nur wenige Millimeter, trotzdem berühren untere und mittlere Muschel normalerweise nicht die Nasenscheidewand. Der relativ große Naseninnenraum muß von dem kleinen Nasenloch in alle Richtungen betrachtet werden. Man soll sich dazu in die Tiefe der Nase einsehen, das braucht etwas Zeit, ggf. auch Abschwellen. Hinteres Ende der unteren Muschel und hinteres Septum werden gern übersehen.

Riechprüfung. Der Patient schnüffelt an vorgehaltenen Geruchsproben; er soll den typischen Geruch wahrnehmen und bezeichnen, für jede Nasenseite getrennt:

- Olfaktoriusriechstoffe: Vanille, Kaffee, Zimt, Terpentinöl
- Trigeminusreizstoffe: Menthol, Salmiak, Formalin
- Glossopharyngeusriechstoffe (mit Geschmackskomponente): Chloroform (süßlich), Pyridin (bitter), Äther (bitter).

Anosmie:	Ausfall des Riechvermögens; Olfaktoriusriechstoffe werden nicht mehr wahrgenommen; jedoch noch die Trigeminusreizstoffe (provozieren Augentränen) und die Geschmacksstoffe.
Hyposmie:	Der Geruch wird wahrgenommen, aber nicht mehr erkannt.
Parosmie:	Fehlwahrnehmung; alles erscheint übelriechend (Kakosmie).

Ursachen für Störungen des Riechvermögens:
- Behinderte Nasenatmung (respiratorisch bedingt)
- Schädigung des Riechepithels (toxisch bei Virusgrippe)
- Schädelbasisfraktur (Abriß der Fila olfactoria)
- Hirntumor (zentral ausgelöst).

> **!**
>
> **Reihenfolge des Untersuchungsganges:**
> - **Betrachtung des Vestibulums.** Form und Elastizität der Nasenflügel, seitliches Abweichen der vorderen Septumkante, entzündliche Veränderungen.
> - **Betrachtung der Nasenhöhle.** Schleimhaut (normalrosa, blaß, blutgefüllt, trocken, atrophisch), Absonderungen (wenig bis schüttend, wäßrig, schleimig, eitrig, Borken oder Krusten), Nasenscheidewand (regelrecht, Abweichungen von der Mittellinie, Dornen- oder Leistenbildung, Perforationen, sichtbare oder blutende Gefäße am Locus Kiesselbachii), Einengungen oder Verlegungen der Nasenlichtung (Schleimhaut- oder Muschelhyperplasie, Polypen, Fremdkörper, Geschwülste).

Auffällige Befunde

Formveränderungen. Höckernase oder Spitznase (als angeborene Varianten), Sattelnase (bei konnataler Lues), Schiefnase (entweder angeboren, dann liegt eine Septumdeviation zugrunde, oder nach Trauma; Boxer). Bei Rosacea oder Rhinophym höckerartige oder knollige Verdickungen.

Nasenflügeln. Ausgeprägt bei Kindern, gelegentlich auch beim Erwachsenen. Besteht in einer reflektorischen Erweiterung der Nasenlöcher beim Einatmen; untrügliches Hinweiszeichen auf Pneumonie.

Nasenvorhof. Zu achten ist auf Narben, Entzündungszeichen (Furunkel), Sekret.

Septumdeviation. Meist besteht eine gestörte Nasenatmung mit ungenügender Belüftung der Nasennebenhöhlen auf der konvexen Seite mit Neigung zu Sinusitis.

Subluxatio septi. Die vordere untere knorpelige Septumkante ist seitlich versetzt gegenüber dem in der Mittellinie gelegenen Nasensteg.

Locus Kiesselbachii. Im vorderen Septumdrittel gelegen, wird er zur häufigsten Blutungsquelle. Bei mehrfachen Verätzungen findet sich u. U. eine Perforation (nicht übersehen!).

Dentogene Zysten. Zu sehen sind Vorwölbungen am Nasenboden im Bereich der Schneidezähne.

Nasenmuscheln und -gänge. Zu achten ist auf Schleimhautbeschaffenheit, Schleimhautschwellungen, Sekret, Polypen, Fremdkörper und Weite der Nasenhöhle.

Schwellungen. Eine schmerzhafte Anschwellung bedeutet eher entzündliche, eine indolente eher tumoröse Genese.

Septumhämatom. Rote bis blaurote Schwellung der unteren vorderen knorpeligen Septumanteile nach stumpfem Trauma. Damit Gefahr der Chondromalazie, die zur Sattelnase führt.

Sekret. Eitriges Sekret im mittleren Nasengang stammt aus den Kieferhöhlen; Eiter in der Riechspalte aus der Keilbeinhöhle oder den hinteren Siebbeinzellen.

6.5 Mundhöhle

Der Patient öffnet den Mund, der Untersucher hält den Mundspatel (möglichst ein gefenstertes Modell; aber auch jeder andere ist geeignet) in der linken Hand, faßt den Kopf des Patienten mit der rechten Hand am Scheitel (um ihn in die jeweilige Blickrichtung drehen und wenden zu können), und entfaltet mit dem Spatel bei leicht geöffnetem Mund (dabei entspannt die Gesichtsmuskulatur am besten) den Mundvorhof, der vor den beiden Zahnreihen gelegen ist. Danach wird der Mund weit geöffnet, die Zungenspitze angehoben und mit dem Spatel der Raum unter der Zunge entfaltet und damit der Mundboden dargestellt. Anschließend folgt die Betrachtung der Gegend weiter dorsal zwischen Zungenwurzel und Unterkiefer.

Anschließend wird der Spatel auf den Zungenkörper aufgelegt (ohne daß die Zunge herausgestreckt wird), und zwar auf das mittlere Drittel der Zunge (bzw. die vorderen Zweidrittel); dort wird die Zunge herabgedrückt.

Es ergibt sich eine klare Übersicht über den Isthmus faucium (Abb. 6.6): Den unteren Abschnitt des Schlundes bildet die Zungenwurzel, die obere Begrenzung ergibt sich durch das Gaumensegel.

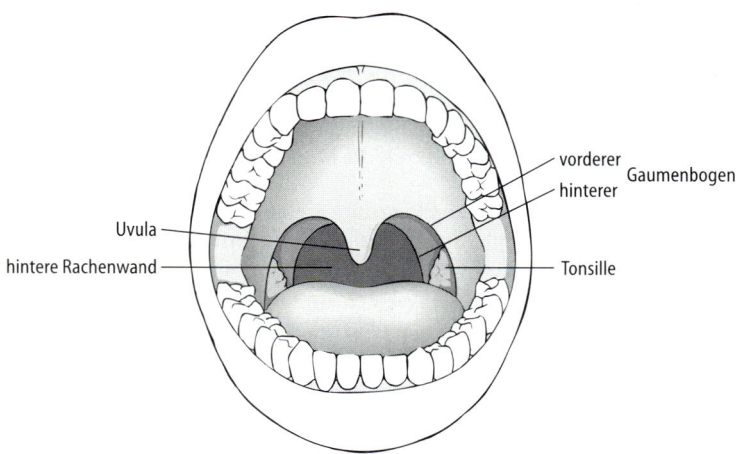

Abb. 6.6 Mundhöhle mit Isthmus faucium

Die beiden seitlichen Wände werden gebildet aus den Gaumenmandeln mit dem vorderen und hinteren Gaumenbogen, die zwischen sich die Mandeln einschließen und sich kranialwärts zur Uvula vereinigen (seltene Abnormalität: Uvula bifida). Die Rachenhinterwand besteht aus Schleimhaut auf der prävertebralen Faszie. Durch „Ah"-Sagen ist die Innervation des Gaumensegels zu überprüfen.

Der Zungenkörper wird so weit nach unten gedrängt, daß auch der untere Pol der Mandeln sichtbar wird. Zur genaueren Betrachtung der Mandeln wird der Kopf des Patienten (mit der aufgelegten rechten Hand) leicht nach rechts oder links gedreht.

Ein grober Fehler ist das zu weite Einführen des Mundspatels über das mittlere Zungendrittel hinaus bis zum Zungengrund oder gar die Berührung der Rachenhinterwand. Das macht die weitere Untersuchung unmöglich. Die Zunge braucht auch nicht herausgestreckt zu werden.

Eingehende Darstellung der Gaumenmandeln

Wird erreicht, indem man sie mit einem zweiten, senkrecht geführten Spatel aus ihrer Nische herausluxiert. Mit dem Spatel in der linken Hand wird die Zunge nach unten gedrückt, mit der rechten Hand wird ein senkrecht gestellter Spatel auf den vorderen Gaumenbogen aufgesetzt, und zwar dort, wo die Schleimhaut des Gaumenbogens auf die Innenseite des aufsteigenden Unterkieferastes umschlägt. An dieser Stelle zwischen Unterkiefer und Mandel wird ein sehr vorsichtiger Druck ausgeübt und dadurch die Mandel aus ihrer Nische herausbewegt (Abb. 6.7).

Bei vorsichtigem Druck erfolgt keine Schmerzäußerung, und eine einfühlsame Maßnahme dieser Art ist dem Patienten zumutbar.

Gelingt es nicht, die Mandel sichtbar zu machen, so kann sie in ihrem Bett verwachsen sein. Das Ganze ist auch nicht durch rücksichtsloses Vorgehen zu erreichen.

Aufgeregte Patienten lassen die Zunge mitunter nicht locker. Es helfen gutes Zureden, vorsichtiges Vorgehen oder eine Oberflächenanästhesie mittels Spray.

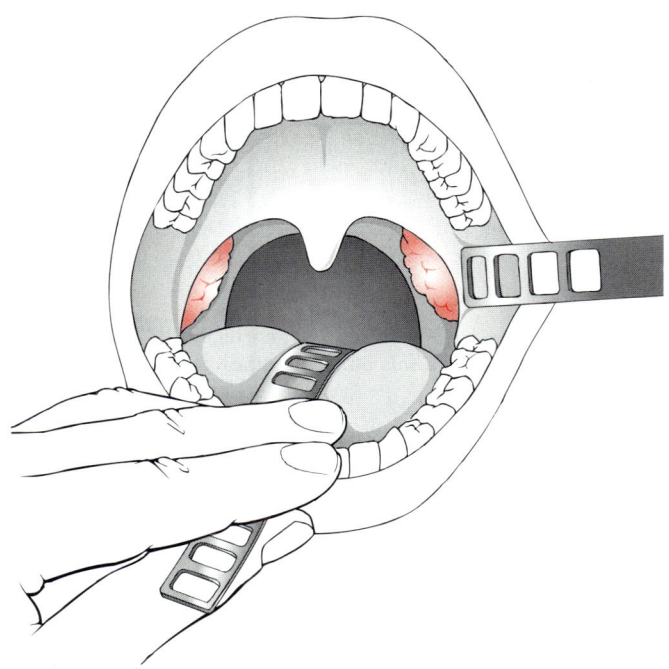

Abb. 6.7 Luxation der Gaumenmandel mit Hilfe eines zweiten Spatels

Beschaffenheit der Gaumenmandeln

Größe. Normalerweise hat jede die Größe einer Backpflaume. Sie können entweder hinter dem vorderen Gaumenbogen weit in die Rachenhöhle hervorragen (häufig bei Kindern) oder auch tief in ihrer Nische verborgen sein, so daß sie beim üblichen Hineinschauen in den Mund verborgen bleiben. Trotz dieser Unterschiede können die Mandeln dieselbe Größe haben, so daß eine exakte Größenzuordnung der Gaumenmandel erst nach ihrem Herausluxieren aus ihrer Nische erfolgen darf.

Besonders bei Kindern, wenn der Rachen noch verhältnismäßig klein ist, machen oberflächlich sitzende normal große Mandeln in dem kleinen Rachen einen verhältnismäßig großen Eindruck; es dürfen keine voreiligen Schlüsse auf übergroße Mandeln abgeleitet werden.

Farbe. Die normale Schleimhautfarbe ist rosarot; der Befund einer Schleimhautrötung darf nur bei flammender Röte (gegenüber der Umgebung) oder bei lividroter Färbung erhoben werden.

Oberfläche. Normalerweise glatt, mit halbmondförmigen Kyptenmündungen und gelegentlich mit einer schräg verlaufenden Schnürfurche. Bei zunehmendem Lebensalter atrophiert das lymphatische Gewebe und die Krypten werden weit und trichterförmig. Der Befund *„zerklüftete Tonsillen"* darf nur bei unregelmäßigen, narbigen Einziehungen erhoben werden.

Konsistenz. Normalerweise weich; bei vermehrter Festigkeit und derber Konsistenz ist die Tonsille (als Folge entzündlicher Schübe) narbig durchsetzt.

Luxierbarkeit. Die Mandel kann bei Druck mit dem zweiten Spatel entweder mühelos oder auch nur unvollständig aus ihrer Nische herausgehoben werden. Schlecht luxierbar ist die Mandel bei narbiger Verwachsung mit ihrer Umgebung, ebenfalls als Folge stattgehabter Entzündungen des peritonsillären Gewebes.

Exprimat. Entleert sich auf Spateldruck flüssiger Eiter aus den Krypten, so hat das stets pathologische Bedeutung. Mandelpfröpfe (gelblicher Detritus) können sich ebenfalls bei Druck entleeren und sind weniger belangvoll; der Übergang zur Entzündung ist jedoch fließend und ergibt sich aus dem Gesamteindruck, speziell bei gleichzeitig tastbaren Halslymphknoten (s. d.). Bei akuter Tonsillitis soll nicht exprimiert werden.

Palpation der Mundhöhle. Finden sich inspektorische Auffälligkeiten, so ist die Mundhöhle (mittels Gummihandschuh oder Fingerling) auch auszutasten; bei Vorwölbungen zur Entscheidung, ob entzündliche Infiltration, derbe Tumorkonsistenz oder Fluktuation (Abszeß). Brettharte Schwellung des Mundbodens findet sich bei Aktinomykose. Abtasten des Parotisausführungsganges (Stenon-Gang) gegenüber dem 2. oberen Molaren und der Parotis auf Speichelsteine, sowie der Karunkeln am Mundboden, d.h., der gemeinsamen Mündung des Ductus submandibularis (Wharton-Gang) und des Ductus sublingualis, ebenfalls zur Lokalisation von Speichelsteinen. Die Palpation des harten Gaumens deckt unsichtbare, submuköse Gaumenspalten auf.

Beweglichkeit und Oberflächenbeschaffenheit der Zunge. Zur Überprüfung der Beweglichkeit die Zunge gerade herausstrecken; zur Beurteilung des Gaumensegels „Ah" sagen lassen, dabei hebt sich das Segel und die Uvula bleibt in der Mitte. Man achtet auf Farbe, Belag, Trockenheit, Zungenbisse oder seitliches Abweichen der Zunge.

Geringer weißlicher Zungenbelag. Dieser ist ohne krankhafte Bedeutung und entsteht normalerweise bei mehrstündiger Nahrungskarenz. Formvarianten sind stark ausgebildete Papillen am Zungengrund (Papillae vallatae) oder im seitlichen Abschnitt der Zunge (Papillae foliatae); auch Furchenzunge (Lingua plicata) oder Landkartenzunge (Lingua geographica) genannt.

Zähne. Man überprüft sie auf Vollzähligkeit und kariöse Defekte bzw. Sanierung.

> **!**
>
> *Reihenfolge des Untersuchungsganges:*
> - Betrachtung des Mundvorhofes: Mündung des Ausführungsganges der Ohrspeicheldrüsen, Vorwölbung der Kieferhöhlenwand, Zähne
> - Betrachtung der Zunge und des Mundbodens: Zungenbeweglichkeit, Oberflächenbeschaffenheit, Ulzerationen, Infiltrate, Carunculae
> - Betrachtung des Gaumens und Beweglichkeit des Gaumensegels
> - Untersuchung der Gaumenmandeln
> - Abtastung der Halslymphknoten (submental, Kieferwinkel).

Auffällige Befunde

Lippen. Blaß bei Anämie, blaurot bei Polyglobulie, blau bei Zyanose (die Farbe des Lippenrotes ist ein guter Indikator für die Durchblutung); Fissuren an den Mundwinkeln (Cheilitis) bei Malabsorption (Vitaminmangel); Herpes labialis (sog. Fieberblasen) bei bakteriellen Infektionen (Pneumonie).

Mikrostomie mit schmalen Lippen bei Sklerodermie. Schlußunfähigkeit oder schiefer Mund bei Fazialislähmung. Kieferklemme oder Kiefersperre am häufigsten lokal oder dentogen ausgelöst (Entzündung der Weisheitszähne, arthritische Reizung des Kiefergelenkes, Trigeminusneuralgie, Parotitis, Peritonsillarabszeß). Periorale Blässe (weißes Munddreieck) bei Scharlach.

Wangenschleimhaut. Weißlichgelbe, scharf begrenzte, festhaftende Beläge bei Soor (schwere Allgemeinerkrankung, Antibiotikabehandlung); Blutungen bei Blutungsübel (hämorrhagische Diathesen, Leukosen) oder Parodontose; dunkelbraune Pigmentierung bei Morbus Addison.

Schwarzer Zahnfleischsaum. Dieser tritt bei stattgehabter Bleiintoxikation (selten!) auf. Schmerzhafte Ulzerationen bei Erkrankungen des hämatopoetischen Systems, dabei auch Zahnfleischwucherungen. Schmerzlose, indolente Ulzerationen sind malignomverdächtig.

Koplik-Flecken. Mehrere bis zahlreiche kleine weißliche Flecken mit rotem Randsaum in der seitlichen Wangenschleimhaut, gegenüber den unteren Backenzähnen; bei Masern einige Tage vor dem Exanthem auftretend.

Zunge. Weißlicher Zungenbelag nach mehrstündiger Nahrungskarenz, dadurch werden die nachwachsenden verhornenden Zungenpapillen nicht abgenutzt; zusammen mit Speiseresten und Bakterienwachstum entsteht normalerweise ein Belag. Atrophische Glossitis (Hunter-Glossitis): Glatte Schleimhaut, hochrote Farbe, Zungenbrennen; bei perniziöser und anderen Anämien, bei Malabsorption (Vitamin-B-Mangel), nach Antibiotikatherapie. Trockene Zunge mit bräunlichem Belag als Zeichen der Exsikkose. Himbeerzunge durch entzündliche Schwellung der Papillen bei Scharlach.

Stomatitis aphthosa. Kleine Bläschen an der Zungenunterfläche oder Wangenschleimhaut, sehr schmerzhaft; wahrscheinlich bei Abwehrschwäche, Vitaminmangel, allergisch. Narben oder blutende Stellen am seitlichen Rand nach Zungenbiß bei epileptischen Anfällen. Fibrillationen als Hinweis auf zentralnervöse Erkrankungen. Große Zunge (mit kloßiger Sprache) bei Akromegalie. Bei Hypoglossusparese (XII. Hirnnerv) wird die Zunge zur gelähmten, atrophischen Seite geschoben. Bei einseitiger Lähmung des N. glossopharyngicus (IX. Hirnnerv) werden Uvula und weicher Gaumen zur gesunden, nicht gelähmten Gegenseite gezogen (Kulissen- oder Gardinenphänomen).

Zähne. Fehlende Zähne, Kavitäten, Füllungen, Inlays, Brücken, Kronen oder Prothesen werden kurz vermerkt.

Tonsillen. Folgende Befunde sind zu unterscheiden:
- *Akute Tonsillitis.* Tonsillen vergrößert, gerötet, Beläge, Druck-schmerz von außen unter dem Kieferwinkel, evtl. Vergrößerung der regionären Lymphknoten
- *Chronische Tonsillitis.* Tonsillen vergrößert (hypertrophe Form) oder verkleinert (atrophische Form), Oberfläche zerklüftet, schlecht luxierbar, ausdrückbares Sekret, Schmerz bei Druck mit dem Spatel, evtl. Vergrößerung der regionären Lymphknoten
- *Tonsillenhyperplasie.* Tonsillen vergrößert, keine Rötung, gut luxierbar, kein Exprimat
- *Zustand nach Tonsillektomie:* Narbenzüge in der leeren Tonsillen-nische, manchmal sind noch Tonsillenreste vorhanden.

Peritonsillarabszeß. Vorwölbung in der Tonsillenumgebung mit flam-mender Schleimhautrötung; palpatorisch entzündliches schmerzhaftes Infiltrat oder Fluktuation.

Rachenhinterwand. Schleim- oder Eiterstraße bei Entzündungen im Nasen-Rachen-Raum. Mitunter inselförmiges lymphatisches Gewebe sichtbar (Pharyngitis follicularis). Rötung des Rachens bei Erkältungs-infekten oder Angina.

Erkrankungen des blutbildenden Systems (Agranulozytose, Leukose) machen sich häufig zuerst in der Mundhöhle bemerkbar; man findet entzündliche Veränderungen an der Mundschleimhaut und den Tonsillen, Nekrosen sowie Blutungen, verbunden mit einer schweren Allgemeinreaktion.

Infektiöse Mononukleose. Geht einher mit einer eitrigen Angina, einem masernähnlichen Exanthem, Schwellung der nuchalen Lymph-knoten (mitunter generalisiert), charakteristischen Blutbildverände-rungen (Lymphoidzellen).

Mundgeruch (Foetor ex ore, Halitosis). Der Geruch der Ausatmungs-luft wird bei der Untersuchung der Mundhöhle mit beurteilt; normaler-weise geruchlos. Leichter Fötor findet sich schon nach 12stündiger Nah-rungskarenz durch Bakterienwachstum und fehlendes Abschilfern der Zungenpapillen. Charakteristische Geruchswahrnehmungen:
- Leicht säuerlicher Geruch bei Superazidität des Magensaftes, bei Gastritis und bei funktionellen Magenerkrankungen
- Übler Geruch bei kariösen Zähnen, eitriger Tonsillitis, Erkrankungen des blutbildenden Systems (Agranulozytose, Leukose)

- Geruch nach Alkohol besonders wichtig bei Bewußtlosigkeit; es darf nicht ohne weiteres eine einfache Trunkenheit angenommen werden, sondern es kann zusätzlich noch ein Schädel-Hirn-Trauma vorliegen
- Geruch nach Obst bzw. Äpfeln bei Azidose mit Azetonausscheidung durch die Ausatmungsluft; bei gleichzeitigen Bewußtseinstrübungen ist an das diabetische Koma zu denken
- Penetrant urinöser Geruch bei Urämie; ohne Mühe wahrnehmbar
- Foetor hepaticus ist erdiger bzw. leicht fauliger Geruch nach frischer Leber (wahrnehmbar bei Injektionslösungen mit Leberhydrolysaten); Hinweis auf floriden Leberzerfall
- Stinkender Atem bei Lungenabszessen oder -gangrän; selten.

6.6 Kehlkopf

Untersuchungsgang

Äußere Inspektion des Larynx. Zu achten ist auf die Form des Kehlkopfgerüstes, schmerzhafte Vorwölbungen (Perichondritis) und Schluckverschieblichkeit (normalerweise steigt der Kehlkopf zusammen mit der Schilddrüse nach oben).

Die Palpation geschieht in aufrechter Sitzhaltung des Patienten mit leicht vorgebeugtem Kopf. Man achtet beim Abtasten auf Einzelheiten des Larynxskelettes (Zungenbein, Schild- und Ringknorpel), Schmerzhaftigkeit, etwaige Krepitationen. Die Mitbewegung des Larynx beim Schlucken kann behindert sein durch entzündliche oder tumoröse Fixation des Kehlkopfes.

Weitere Auffälligkeiten der Halsweichteile sind zu beurteilen nach Lokalisation, Größe, Form, Konsistenz, Schmerzhaftigkeit, Verschieblichkeit gegenüber der Umgebung und Gefäßpulsationen (s. Untersuchung des Halses, Kap. 8).

Kehlkopfspiegelung (Laryngoskopie). Zahnprothesen vorher entfernen lassen. Wichtig ist die korrekte Sitzhaltung des Patienten: Vorwärtsbeugung des Rumpfes in der Hüfte und Rückwärtsneigung des Kopfes im Nacken. Das Gesicht des Patienten befindet sich etwa 15 cm von dem des Untersuchers entfernt, das Auge des Arztes in Höhe des Mundes des Patienten. Diese exakte Haltung ist entscheidend für eine erfolgreiche Untersuchung (Abb. 6.8).

Der Patient öffnet den Mund und streckt die Zunge weit heraus; um die Zunge wird ein Läppchen geschlungen, die linke Hand

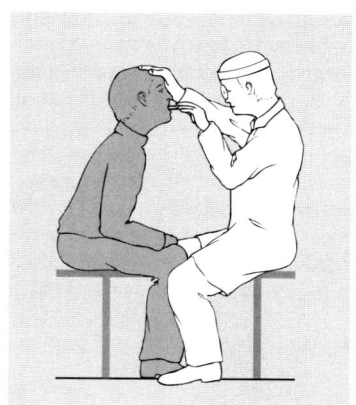

Abb. 6.8 Untersuchungshaltung für die Kehlkopfspiegelung

fixiert die Zunge zwischen Mittelfinger (unten) und Daumen (oben); die Zunge wird um den Mittelfinger gewissermaßen aufgerollt, und der unten liegende Finger bietet zugleich Schutz für die Zunge vor den Schneidezähnen. Der linke Zeigefinger schiebt die Oberlippe nach oben aus dem Blickfeld. Der Patient soll ruhig atmen. *Ein angewärmter Kehlkopfspiegel* (möglichst groß, Durchmesser wenigstens 2 cm) wird mit der rechten Hand parallel zur Zungenoberfläche nach hinten geschoben, Spiegelseite nach unten, ohne die Halsweichteile (Zungengrund, Rachenhinterwand) zu berühren (Abb. 6.9). Ist man hinten (etwa in Höhe der Uvula), wird der Handgriff etwas angehoben, so daß sich die Rückseite des Spiegels an die Uvula anlegt und diese ein wenig mit anhebt. Es erscheinen im Bild zunächst der Zungengrund mit den Valleculae, ferner der der Zunge zugewandte Teil des Kehldeckels und die hinteren Kehlkopfpartien. Durch leichten Zug wird die herausgestreckte Zunge so fixiert, daß sie nicht wieder zurückgleiten kann. Dadurch wird der Zungengrund nach vorn gebracht und der Kehldeckel richtet sich auf. Weiteres vorsichtiges Anheben des Spiegels in dorsokranialer Richtung mitsamt der Uvula (ohne Berührung der Rachenhinterwand!) verschafft den vollen Überblick über den Kehlkopf bis zur vorderen Kommissur (Abb. 6.10). Der Handgriff des Spiegels befindet sich im linken Mundwinkel des Patienten, und man stützt sich für feine korrigierende Bewegungen mit der rechten Hand an der linken Wange des Patienten ab.

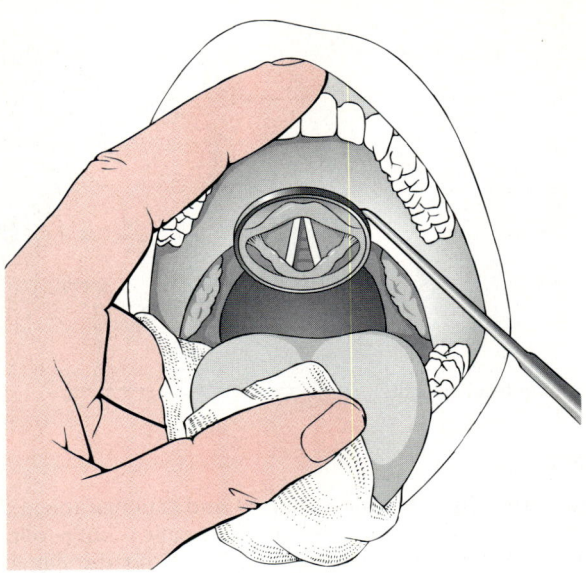

Abb. 6.9 Handhabung des Kehlkopfspiegels: Er wird unter dem Gaumen nach hinten geschoben bis er ans Zäpfchen anstößt, ohne Zungengrund oder Rachenhinterwand zu berühren. (Nach Boenninghaus 1996)

Gewisse Anfangsschwierigkeiten bei der Handhabung des Kehlkopfspiegels sind häufig vorhanden, lassen sich aber durch etwas Übung beseitigen. Erforderlich ist lediglich die feste Entschlossenheit des Anfängers, diese Schwierigkeiten durch praktisches Üben zu überwinden.

Ein stark ausgebildeter Würgereflex beim Patienten kann die Untersuchung unmöglich werden lassen; dann führt eine sorgfältig angewandte *Schleimhautanästhesie* zum Erfolg. Überempfindliche Patienten werden rasch ruhig bei etwas gutem Zureden und geschickter Untersuchungstechnik. Schonender ist auch der Einsatz des Lupenendoskopes.

Normales Bild

Im Kehlkopfspiegel entsteht ein senkrecht aufgestelltes Bild vom Kehlkopfinneren. Im Spiegelbild oben erscheinen die ventralen Kehlkopf-

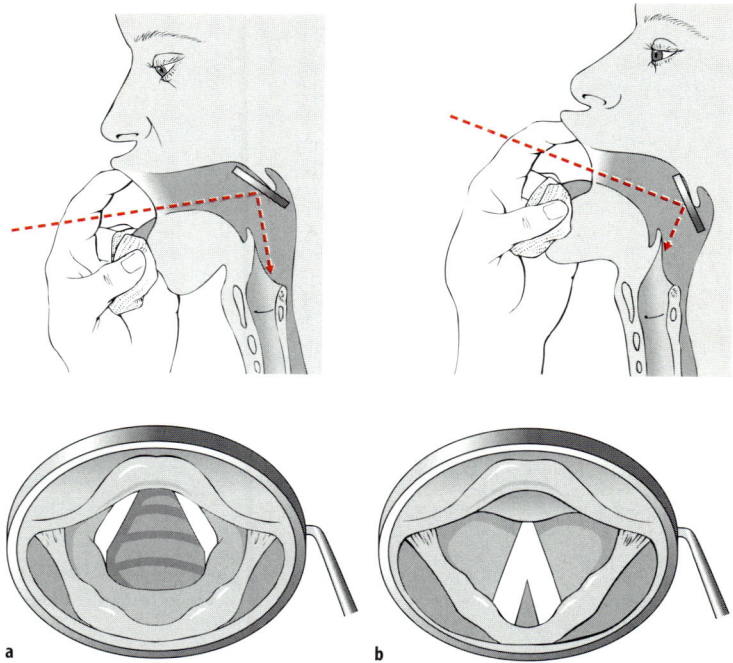

Abb. 6.10 Erster Blick in den Kehlkopf: **a** Nach vorsichtigem Einführen des gering geneigten Spiegels (45°) erscheinen zunächst Zungengrund, Epiglottis und hintere Kehlkopfpartien (aryepiglottische Falten und Arygegend). **b** Hebt man den Spiegel in dorsokranialer Richtung etwas an (Neigung 45°), so erscheint der gesamte Kehlkopf bis zur vorderen Kommissur. (Nach Boenninghaus 1996)

abschnitte (Kehldeckel, vordere Kommissur); im Bild unten befinden sich die dorsalen Kehlkopfpartien (Stimmbandhöcker, aryepiglottische Falte). Die Seiten sind nicht vertauscht: Rechte Spiegelbildseite und rechte Kehlkopfseite sind identisch; Spiegelbild und Patient bleiben seitengleich (Abb. 6.11).

Der enge Einblick gestattet nur eine einäugige Betrachtung, die demzufolge nicht räumlich sein kann. Der Kehlkopf, ein röhrenförmiges, reich gegliedertes Hohlorgan von 8–10 cm Länge, erscheint dadurch stark verkürzt: Übereinanderliegende Gebilde erscheinen im Spiegelbild nebeneinander.

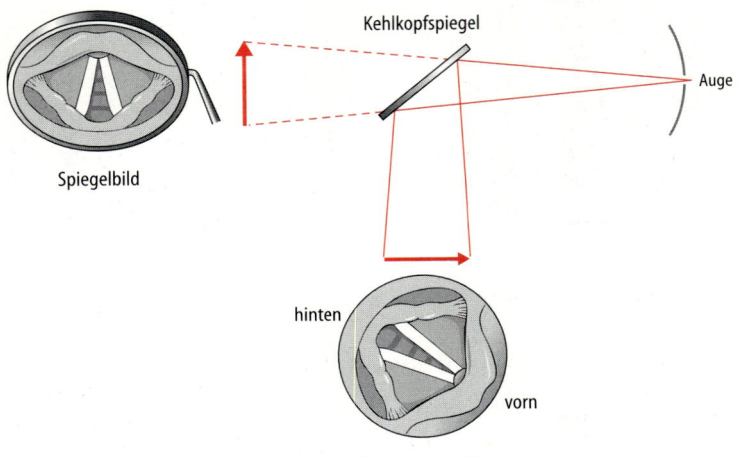

Abb. 6.11 Darstellung des Kehlkopfes im Spiegelbild

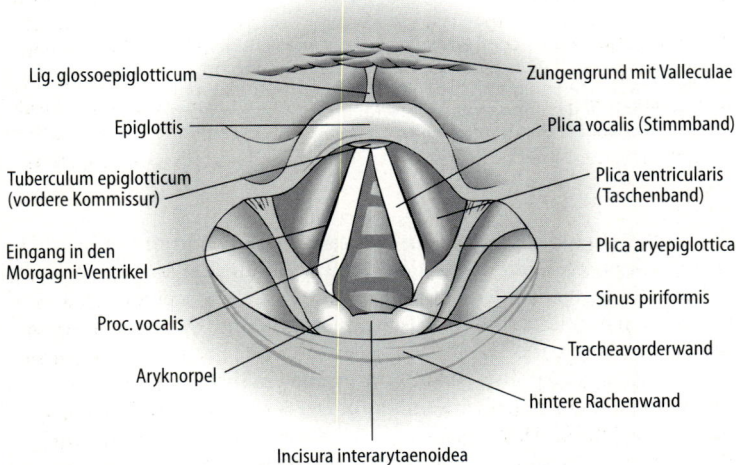

Abb. 6.12 Strukturen des Kehlkopfes

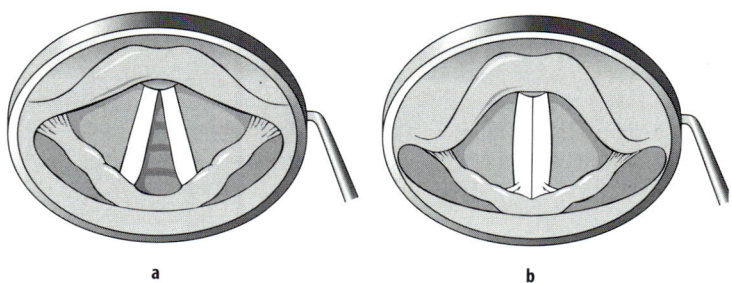

Abb. 6.13 Kehlkopf in Respirationsstellung **a** und in Phonationsstellung **b**

Auffällig sind zunächst die porzellanweißen Stimmbänder; seitlich benachbart (in Wirklichkeit darüber) die rosaroten Taschenbänder; dazwischen wird gelegentlich der Eingang der Morgagnischen Ventrikel sichtbar. Das Blickfeld wird im Spiegel oben (in Wirklichkeit vorn) begrenzt vom Kehldeckel, und unten (in Wirklichkeit hinten) von der aryepiglottischen Falte und den beiden Sinus piriformes. Bei geöffneter Stimmritze ist zudem die Vorderwand der Trachea sichtbar (Abb. 6.12).

Um die Beweglichkeit im Kehlkopfinneren zu überprüfen, ist es erforderlich, sowohl in Phonationsstellung (Stimmbänder liegen eng beieinander; Larynx phonans) als auch in Respirationsstellung (Stimmbänder treten weit auseinander; Larynx respirans) zu untersuchen. Man läßt den Patienten ein langgestrecktes hohes „Hih" oder ein energisches „Häh" intonieren und zwischendurch immer wieder tief ein- und ausatmen (Abb. 6.13). Dadurch gelingt es, sich ein klares Bild über die Stellung und Beweglichkeit der Stimmritze zu verschaffen; gleichzeitig wird der Patient von der Untersuchung etwas abgelenkt.

!

Reihenfolge des Untersuchungsganges
- Bewußtes Betrachten der einzelnen Strukturen in einer stets gleichbleibenden Reihenfolge schützt vor Fehlbeurteilungen! Einstellung der Stimmritze bis zur vorderen Kommissur und Betrachtung der Stimm- und Taschenbänder. Beurteilung nach Farbe, Formabweichungen und Stellung
- Betrachtung des Kehlkopfeinganges einschließlich seiner Nachbarschaft: Kehldeckel mit Valleculae, Zungengrund, aryepiglottische Falten, Aryknorpelgegend, Sinus piriformes

- Prüfung der Stimmbandbeweglichkeit bei Phonation („Hih") und tiefer Ein- und Ausatmung. Verhalten der Arygegend während dieser Bewegung
- Bewußter Blick auch auf jene Kehlkopfanteile, die von Haus aus schlecht einsehbar sind: Laryngeale Seite des Kehldeckels und subglottischer Raum.

Auffällige Befunde

Rekurrensparese. Stimmbänder bleiben entweder straff in Paramedianstellung oder schlaff in Intermediärstellung stehen, so daß bei Phonation ein mehr oder weniger breiter Spalt offenbleibt. Oft nach Strumaoperation. Doppelseitige totale Lähmung der Stimmritzenöffner verschließt die Atemwege vollständig (Notsituation!).

Polypen oder Papillome. Gutartige Hyperplasie der Schleimhaut, meist der Stimmbänder, so daß kein vollständiger Stimmritzenverschluß möglich ist. Falls gestielt, können sie auch pendeln und führen dann zur plötzlichen Heiserkeit. Dazu Zeichen der chronischen Entzündung.

Treten Papillome beim Kind auf, sind sie meist virusbedingt; Papillome beim Erwachsenen können bösartiger Natur sein; die schwierige Entscheidung, ob bereits eine *Präkanzerose* vorliegt, bleibt dem Facharzt vorbehalten.

Larynxkarzinom. Befällt häufig zuerst die Stimmlippen und verursacht eine heisere Stimme. Jede Heiserkeit, die länger als drei Wochen besteht, muß abgeklärt werden; das Karzinom wird dann früh erkannt und hat eine günstige Prognose.

Sitzt der Tumor an anderer Stelle, verursacht er keine Heiserkeit und wird oft erst an Hand der Spätsymptome (Druck- oder Fremdkörpergefühl, Schluckbeschwerden, Atemnot) erkannt; die Prognose wird ungünstiger.

Fremdkörper. Fischgräten oder Knochensplitter finden sich in Tonsillen oder Zungengrund eingespießt, u. U. mit dem Begleitödem. Tabletten oder Münzen finden sich im Recessus piriformis. Tiefer sitzende Fremdkörper der Speisewege verursachen einen Speichelsee im Sinus piriformis.

	Muskel	Lage	Funktion	Ausfall	Versorgung	Laryngoskopisches Bild
Äußere	**M. crico-thyroideus**	vom Ringknorpel zum Schildknorpel	äußerer Stimmlippen-spanner	Stimmbänder schlaff (auch bei einseitigem Ausfall beide Seiten betroffen	N. laryngeus superior	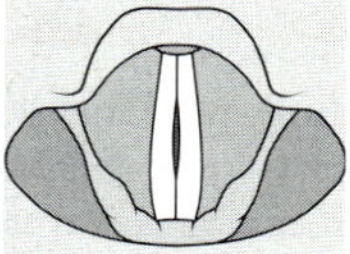
Innere	**M. thyroary-taenoideus** (M. vocalis)	vom Schildknorpel zum Aryknorpel	Stimmlippen-spanner Verengung der Stimmritze	schlaffes Stimmband (beidseitiger Ausfall: ovalärer Spalt)	N. laryngeus inferior (N. recurrens)	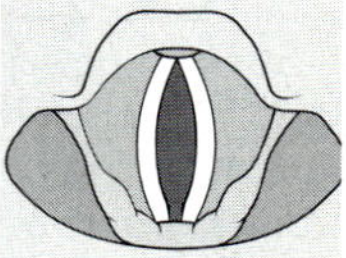
	M. cricoary-taenoideus posterior (M. posticus)	vom Ringknorpel zum Aryknorpel	einziger Glottisöffner	Glottis kann nicht geöffnet werden (beidseitiger Ausfall: Atemnot)	N. recurrens	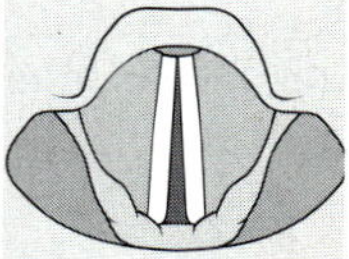
	M. cricoary-taenoideus lateralis (M. lateralis)	vom Ringknorpel (seitl. Abschnitte) zum Aryknorpel	Stimmritzen-schließer	Glottis kann nicht geschlossen werden (beidseitiger Ausfall: rhombus-artige Öffnung)	N. recurrens	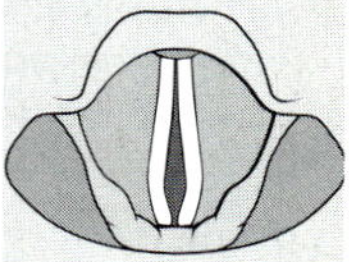
	M. ary-taenoideus transversus (M. trans-versus)	zwischen den Aryknorpeln	Stimmritzen-schließer (hinteres Drittel der Stimmritze)	hinterer Teil der Glottis nicht geschlossen (beidseitiger Ausfall: dreieckiger Spalt	N. recurrens	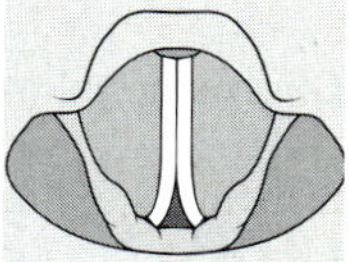

Abb. 6.14 Kehlkopfmuskeln

6.7 Ohren

Äußeres Ohr. Inspektion auf grobe Abweichungen von der normalen Form (Mißbildungen), Hautfarbe, traumatische Schädigung (Othämatom). Die Palpation des Tragus und Mastoids soll sehr vorsichtig geschehen wegen eines etwaigen Druckschmerzes am Tragus oder Mastoid bzw. eines Zugschmerzes an der Ohrmuschel.

Gehörgang: Er ist etwa 3 cm lang und leicht gebogen. Das äußere Drittel ist beweglich und hat einen knorpeligen Aufbau, die inneren zwei Drittel sind knöchern. Der bewegliche knorpelige Anteil verläuft von vorn unten nach hinten oben, der knöcherne Anteil verläuft umgekehrt von hinten oben nach vorn unten; insgesamt eine leichte S-förmige Krümmung. Wenn man die Muschel nach hinten oben zieht, gewinnt man Einblick in den äußeren Gehörgang. Zerumen, Sekret oder Eiterreste können den Blick versperren und müssen durch Ohrspülung entfernt werden; allerdings nur bei intaktem Trommelfell.

Keine Spülung bei Trommelfellperforation, Zustand nach chronischer Mittelohrentzündung (es kann ein vorgeschädigtes, atrophisches und vulnerables Trommelfell übriggeblieben sein) und bei frischen Frakturen.

Die dann erforderliche instrumentelle Säuberung mittels Häkchen, Kürette oder Sauger bleibt dem Facharzt vorbehalten.

Ohrenspiegelung. Der Untersucher hat den Stirnspiegel vor sein besseres Auge geklappt, er reflektiert damit das Licht in den engen Gehörgang und hat durch das zentrale Loch im Spiegel einen parallaxenfreien Einblick. Der Ohrtrichter wird möglichst groß gewählt und gehört in die linke Hand des Untersuchers. Er wird zwischen Daumen und Zeigefinger gehalten und wird mit leicht drehender Bewegung in den knorpeligen Gehörgang eingeführt; nicht zu tief, lediglich bis nahe der Knorpel-Knochen-Grenze.

Für das *linke Ohr* gilt: Der Mittelfinger liegt unter der Kante der Anthelix und schiebt die Ohrmuschel nach hinten oben, um die beschriebene S-förmige Krümmung auszugleichen. (Abb. 6.15a).

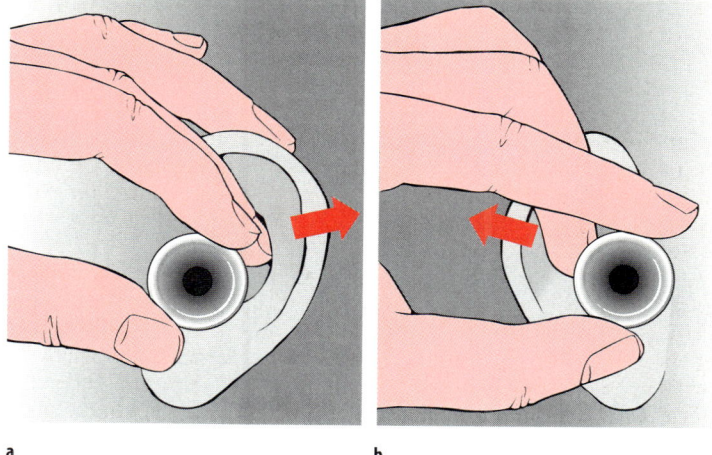

a   **b**

Abb. 6.15 Einführen des Ohrtrichters **a** ins linke Ohr **b** ins rechte Ohr des Patienten

Beim *rechten Ohr* zieht ebenfalls der Mittelfinger unter der Anthelix die Ohrmuschel nach hinten oben, unterstützt durch den Ringfinger, der hinter der Ohrmuschel anliegt und mitzieht (Abb. 6.15b).

Im Blickfeld erscheint die rötlich gefärbte knöcherne hintere obere Gehörgangswand. Nunmehr muß durch vorsichtiges Drehen und Kippen des Kopfes (mit der rechten Hand) das Trommelfell gesucht werden; im allgemeinen wird der Kopf etwas nach der Gegenseite geneigt und die Nase ebenfalls nach der Gegenseite gedreht.

Da das Trommelfell größer ist als auch die größte Ohrtrichteröffnung, ist es meist nicht möglich, das gesamte Trommelfell zu überblicken; die verschiedenen Anteile müssen nacheinander eingestellt werden (Abb. 6.16).

Trommelfell. Durchmesser etwa 1 cm; es gehört zum Mittelohr und steht nicht senkrecht, sondern schräg zur Gehörgangsachse (von lateral oben nach medial unten); außerdem ist es trichterförmig eingezogen, die tiefste Stelle ist der Umbo des Hammergriffs (Nabel).

Zur Schrägstellung: Es verläuft schiffsbugartig in Richtung Nase, der Schiffsbug neigt sich nach vorn und unten einwärts; d.h., das Trommelfell verläuft von hinten lateral oben nach vorn medial unten.

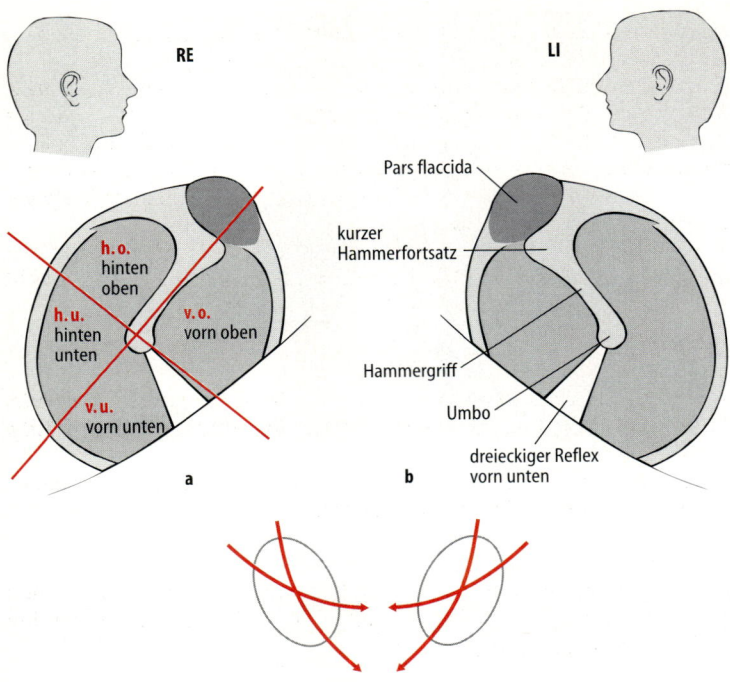

Abb. 6.16 Rechtes **a** und linkes **b** Trommelfell

Fehlermöglichkeiten

- Zu kleiner Ohrtrichter (nur begrenzter Überblick, dazu schlechte Ausleuchtung)
- Zu tiefes Einführen des Trichters mit Kontakt zum Periost des knöchernen Gehörganges (führt zum Schmerz mit Abwehrbewegungen des Patienten)
- Blick in die falsche Richtung: Die rötlich aussehende hintere obere Gehörgangswand wird fälschlicherweise für das Trommelfell gehalten
- Zu enger und gewundener Gehörgang (bes. bei Kindern, aber auch bei Erwachsenen): Die Untersuchung gestaltet sich auch für den Geübten schwierig; die vorderen unteren Trommelfellabschnitte sind schwer einsehbar; Abhilfe schafft nur die extreme Streckung des Gehörganges.

Normales Bild. Das Trommelfell ist normalerweise perlmuttgrau, matt, von mäßiger Transparenz.

Kennzeichen zur **sicheren Identifizierung** und zugleich **Reihenfolge bei der Betrachtung**: Hammergriff, kurzer Fortsatz, Pars flaccida (Schrapnellsche Membran), Pars tensa, Umbo, dreieckiger Reflex. Die Orientierung beginnt immer am Hammergriff und kurzen Fortsatz.

Die unbestimmte Feststellung, „etwas Graues" in der Tiefe gesehen zu haben, genügt nicht!

Hilfreich ist eine Unterteilung in **4 Quadranten:** Man denkt sich eine Linie, die mit dem Hammergriff verläuft, und darauf senkrecht stehend eine zweite, die sich am Umbo kreuzen.

Auffällige Befunde

Äußeres Ohr. Grobe Formabweichungen der Ohrmuschel (Makrotie, Mikrotie), Mißbildungen oder Defekte, evtl. traumatische Schäden (Othämatom).

Zeichen der Infektion oder Entzündung (Erysipel, Furunkel, Ekzem). Tumoren (Größe, Umgebung).

Gehörgang. Normalerweise weit, reizlos, frei.

Pathologischer Inhalt: Sekret, Zeruminalpfröpfe, Fremdkörper; bei längerem Vorhandensein mit entzündlicher Begleitreaktion (Schwellung, Granulation, Ekzem).

Otitis externa. Entzündungszeichen nachweisbar (Rötung, Schwellung, Einengung), Ohrmuschel und Tragus sind sehr schmerzhaft (Helixzugschmerz, Tragusdruckschmerz), daher äußerst vorsichtig manipulieren!

Mastoid. Retroaurikulär finden sich Rötung, Schwellung, Druckschmerz oder Klopfschmerz über dem Mastoid, u. U. mit schmerzhaft vergrößerten retroaurikulären Lymphknoten; insgesamt Hinweiszeichen auf Otitis media.

Instrumentelle Manipulationen im äußeren Gehörgang sollten dem Facharzt vorbehalten bleiben.

Mittelohr. Es ergeben sich charakteristische Trommelfellbilder (das Trommelfell gehört zum Mittelohr) bei Tubenkatarrh, Otitis media (mit Schleimhauteiterung und/oder Cholesteaton), Felsenbeinfraktur, Otosklerose.

Chronischer Tubenkatarrh. Ist die Tubenwegsamkeit gestört, so fehlt der Druckausgleich zwischen Rachenraum und Mittelohr, die Luft in der Paukenhöhle wird resorbiert und das Trommelfell wird (durch den äußeren Luftdruck) in die Paukenhöhle hineingedrückt. Die Gehörknöchelchen sind in ihrer Beweglichkeit eingeschränkt, und es kommt zur mäßigen Schwerhörigkeit.

Trommelfellbild. Der Hammergriff folgt der Einwärtsbewegung des Trommelfells, der kurze Hammerfortsatz springt ins Gehörgangslumen vor. Da der Untersucher (einäugig) nicht räumlich sehen kann, ist auf die perspektivische Verkürzung des Hammergriffs (er steht mehr horizontal) zu achten. Auch der dreieckige Reflex verkürzt sich, erreicht nicht mehr den Umbo oder verschwindet schließlich vollständig; dafür können multiple atypische Reflexe an anderer Stelle auftreten.

Otitis media acuta. Das Trommelfell nimmt an der Entzündung teil: Diffuse Rötung, Verlust der typischen Konfiguration und der charakteristischen Einzelheiten (Hammergriff, kurzer Fortsatz, Reflex); kurz vor einer etwaigen Perforation des Eiters entsteht eine Vorwölbung, dann folgt der Durchbruch in den Gehörgang. Die Perforationsstelle selbst ist wegen ihrer Kleinheit nie mit bloßem Auge zu erkennen (nur ohrmikroskopisch, das befindet sich in der Hand des Facharztes).

Otitis media chronica. Grundlegendes Merkmal ist das große, mit bloßem Auge sichtbare Trommelfelloch, das auch nach Abheilung der Eiterung bestehen bleibt.

Bei Trommelfellperforation ist der *zentrale* vom *randständigen Defekt* zu unterscheiden (Abb. 6.17):
- Zentraler Defekt (Anulus fibrosus des Trommelfells erhalten) bedeutet Schleimhauteiterung
- Randständiger Defekt (meist Pars flaccida; Anulus fibrosus zerstört) bedeutet gefährliche Knocheneiterung.

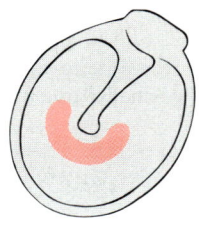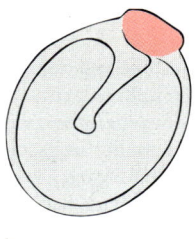

Abb. 6.17 Zentraler (**a**) und randständiger (**b**) Trommelfelldefekt. (Nach Boenninghaus 1996)

a   **b**

Im einzelnen entstehen wiederum charakteristische Bilder:

- Loch in der Pars flaccida (Shrapnellsche Membran): Wahrscheinlich liegt eine knochenzerstörende Eiterung im Inneren des Mittelohrraumes (Cholesteatom) vor
- Loch im hinteren oberen Quadranten: Ein Cholesteatom kann vorliegen, muß aber nicht; ist mit klinischen Mitteln nicht weiter zu entscheiden
- Loch in den übrigen (vorderer oberer, vorderer unterer sowie hinterer unterer) Quadranten: Kein knochenzerstörender Prozeß im Mittelohr (kein Cholesteatom), d. h., Eiterung nur in den oberen Schichten (Schleimhauteiterung).

Zusammenfassung pathologischer Trommelfellbilder:
- Rötung, Gefäßinjektion: Myringitis (= Trommelfellentzündung) bei Otitis externa oder
- Tubenkatarrh mit Übergang in eine Otitis media
- Gelbliches Trommelfell, Exsudatlinie: Seröser Erguß, Tubenkatarrh
- Dunkelrote Tönung: Blut in der Paukenhöhle (Hämatotympanon) bei Felsenbeinfraktur
- Einziehung des Trommelfells: Unterdruck in der Paukenhöhle, Adhäsivprozeß
- Atrophie, Narben: Zustand nach abgelaufener Entzündung
- Perforation: Chronische Otitis media.

Innenohr: Etwaige Erkrankungen sind nicht durch die klinische Untersuchung erkennbar, lediglich durch Funktionsprüfungen und bildgebende Verfahren.

Klassische Hörprüfung

Besteht aus der einfachen Hörweitenprüfung und den Stimmgabelversuchen. Geprüft werden die Schalleitung und Schallempfindung, um zu differenzieren zwischen
- Schalleitungsschwerhörigkeit: Die Unterbrechung liegt im äußeren Gehörgang, Trommelfell oder Mittelohr; Schwerhörigkeit infolge gestörter Schallübermittlung;
- Schallempfindungsschwerhörigkeit: Lokalisiert im Innenohr (Läsion in der Cochlea; Innenohrschwerhörigkeit) oder weiter zentral (d. h. retrocochleär) im Hörnerven (Hörnervenläsion); Schwerhörigkeit infolge gestörter sensorischer oder neuraler Verarbeitung (zwischen Innenohr und Hirnrinde).

Einfache Hörweitenprüfung (Sprachabstand). Überprüft wird das Hörvermögen für Flüstersprache und Umgangssprache für jedes Ohr getrennt aus verschiedenen Entfernungen.

Prüfung mit Flüstersprache. Jedes Ohr separat, das jeweils andere Ohr muß abgedichtet werden: Entweder der Patient steckt einen Finger in den Gehörgang, oder eine Hilfsperson drückt den Tragus in den Gehörgang; zusätzlich werden mit dem verschließenden Finger schüttelnde Bewegungen am Tragus ausgeführt, die dadurch am Ohr ausgelösten Geräusche vertäuben ausreichend für die Flüstersprache.

Der Patient legt seine andere Hand scheuklappenartig seitlich so an den Kopf, daß er weder dem Untersucher vom Mund ablesen noch die Entfernung abschätzen kann; allerdings darf dabei nicht das zu prüfende Ohr verdeckt werden.

Der seitlich vom Patienten stehende, dem geprüften Ohr zugewandte Arzt flüstert (mit Reserveluft nach Ausatmung) in unregelmäßiger Reihenfolge mehrere zweistellige und viersilbige Zahlworte (22–99), die vom Patienten laut wiederholt werden müssen. Der Untersucher kann sich entweder aus der größtmöglichen Entfernung (mindestens 5 m) dem Patienten schrittweise nähern oder sich vom Ohr des Patienten allmählich entfernen. Werden die geflüsterten Zahlworte richtig wiederholt, so bestimmt man die Entfernung zwischen dem Ohr des Patienten und dem Untersucher in Metern.

Das Ergebnis könnte lauten: Flüstersprache rechts 3 m. Eine Hörfähigkeit nur direkt an der Ohrmuschel wird „ad concham" (Flüstersprache a. c.) bezeichnet.

Prüfung mit Umgangssprache. Die Untersuchungsanordnung ist die gleiche, lediglich die Vertäubung des anderen Ohres muß stärker sein. Entweder der abdichtende Finger führt stärkere Schüttelbewegungen durch, oder es erfolgt der Verschluß des Gehörganges mit einem angefeuchteten Wattepfropf und zusätzlich wird ein Lärmwecker vor das verschlossene Ohr gehalten, oder aber es wird ein Kopfhörer mit Vertäubungsgeräusch benutzt. Geprüft wird wiederum mit der zweistelligen Zahlenabfolge, diesmal bei normaler Umgangssprache, und der Patient soll laut wiederholen. Bei richtiger Angabe bestimmt man die Hörentfernung für jedes Ohr getrennt; beispielsweise Umgangssprache rechts 5 m, links 3 m.

Ergebnis. Wird Flüstersprache aus 6 – 8 m verstanden, so ist das Hörvermögen praktisch normal.

Bei Schalleitungsschwerhörigkeit ist das Hörvermögen für Flüstersprache und Umgangssprache gleichermaßen abgeschwächt (die akustische Information ist vermindert). Die Differenz der Hörweite bei Flüster- bzw. Umgangssprache ist gering. Bei Schallempfindungsschwerhörigkeit ist das Hörvermögen für Flüstersprache meist stärker beeinträchtigt als für Umgangssprache (die akustische Information ist verstümmelt, so daß geflüsterte Worte schlechter verstanden werden); die Differenz der Hörweiten ist groß.

Zur näheren Klassifizierung dienen die Stimmgabelversuche (s. u.). Wird auch Umgangssprache nicht mehr verstanden, so müssen die noch verfügbaren Hörreste audiometrisch bestimmt werden.

Instrumentelle Hörprüfung (Stimmgabelversuche). Sie dienen der sofortigen Orientierung; die Audiometrie erfolgt später durch den Facharzt. Man benötigt mehrere Stimmgabeln und eine Stoppuhr.

Setzt man den Fuß einer angeschlagenen Stimmgabel auf den Schädel, so geraten die Schädelknochen in Schwingungen, und ein Teil der Schallenergie wird über den Knochen zum Innenohr übertragen, genannt Knochenleitung. Hält man die schwingende Stimmgabel vor den äußeren Gehörgang, so erfolgt die Schallübertragung durch Luftleitung. Für das übliche umgangssprachliche Hören spielt die Knochenleitung normalerweise keine Rolle; das Verhältnis von Luftleitung zu Knochenleitung beträgt normalerweise etwa 3:1.

Die Luftleitung wird benutzt zur Überprüfung des schalleitenden Apparates; ist sie gestört, spricht man von Schalleitungs- oder Mittelohrschwerhörigkeit. Ursachen können sein: Zeruminalpfropf im äußeren Gehörgang, Otitis externa, Tubenverschluß, Trommelfellperforation, Otitis media (acuta oder chronica), Unterbrechung der Gehörknöchelchenkette oder Stapesfixation (Otosklerose).

Die Knochenleitung wird benutzt zur Prüfung des Innenohres; ist die Hördauer für Knochenleitung vermindert, so spricht man von Schallempfindungsschaden oder Innenohrschwerhörigkeit. Ursachen können sein: Schädigung des Corti-Organs, des Hörnerven, der zentralen Hörbahn oder der Hörrinde.

Die Unterscheidung eines Schalleitungsschadens (äußeres oder Mittelohr) vom Schallempfindungsschaden (Innenohr) erfolgt in praxi durch Stimmgabelprüfungen.

Weber-Versuch. Man nimmt eine Stimmgabel mit einer Frequenz aus dem mittleren Sprachfrequenzbereich – üblicherweise eine a^1-Stimmgabel (432 Hz entspricht dem Kammerton), oder eine c^2-Stimmgabel (512 Hz) – schlägt sie am eigenen Handballen oder durch eine Fingerknipsbewegung (nicht an harten Gegenständen) an und setzt sie dem Patienten auf die Mitte der Schädelkalotte oder in Stirnmitte. Verglichen wird dabei die Knochenleitung beider Ohren. Die Prüfung soll in ruhiger Umgebung stattfinden (Abb. 6.18).

Ergebnisse. Der Ton wird entweder lateralisiert oder nicht lateralisiert.
- Normalerweise wird der Ton in beiden Ohren gleichlaut oder in Kopfmitte bzw. im ganzen Kopf gehört; der Ton wird nicht latera-

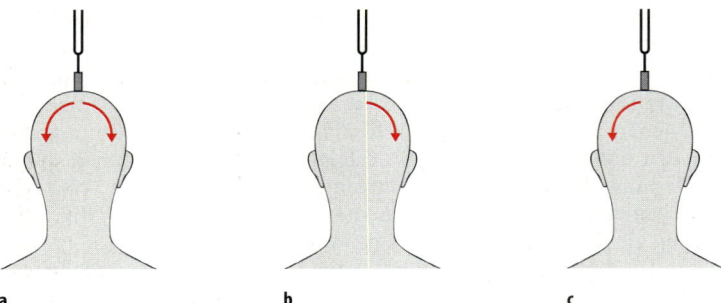

a   b   c

Abb. 6.18 Versuch nach Weber: **a** Normal: Ton wird im Kopf gehört, auf beiden Seiten gleichlaut (nicht lateralisiert). **b** Mittelohrschwerhörigkeit rechts: Ton wird in das kranke Ohr lateralisiert (lauter gehört). **c** Innenohrschwerhörigkeit rechts: Ton wird in das gesunde Ohr lateralisiert

lisiert. Beide Ohren hören gleichwertig. Der Befund spricht für normale Mittelohrfunktion und symmetrisches Hörvermögen; findet sich aber auch bei symmetrischer Schwerhörigkeit.

- Bei einseitiger Schalleitungsstörung (Mittelohrschwerhörigkeit infolge Gehörgangsverschluß oder Mittelohrschaden) wird der Ton in die kranke Seite lateralisiert, d. h., im schlechteren Ohr lauter gehört. Der Befund ist bereits bei leichtem Mittelohrschaden sehr deutlich ausgeprägt.
  Warum? Ein Teil der zugeführten Schallenergie wird via Knochen auch auf den Gehörgang und das Mittelohr übertragen und geht nach außen verloren. Ist wegen der vorhandenen Schalleitungsstörung (Zeruminalpfropf, Otitis media) dieser Abstrom geringer, so wird der Ton im Innenohr lauter gehört, da infolge geringerer Verluste mehr Schallenergie verfügbar ist.
- Bei einseitiger Schallempfindungsstörung (Innenohrschwerhörigkeit) oder Taubheit wird der Ton in die gesunde oder bessere Seite lateralisiert, d. h., im besseren Ohr lauter gehört. Der Befund ist allerdings nur bei erheblichem Unterschied aussagekräftig.

Zur Lateralisation kommt es bei seitendifferentem Hörvermögen:
- Dort, wo der Ton lauter gehört wird, liegt eine Schalleitungsstörung (Mittelohrschwerhörigkeit) vor
- Dort, wo der Ton leiser gehört wird, liegt eine Schallempfindungsstörung (Innenohrschwerhörigkeit) vor.

Die Differenzierung zwischen diesen beiden Möglichkeiten gelingt mit dem Rinne-Versuch.

Rinne-Versuch. Verglichen wird die Luftleitung und Knochenleitung eines Ohres. Dazu wird der Fuß der angeschlagenen Stimmgabel dem Patienten auf den Warzenfortsatz aufgesetzt. Bei Schalleitung über Luft hört man den Ton lauter und länger (etwa 3 mal länger) als bei Knochenleitung. Man kann sich mit dieser orientierenden Überprüfung begnügen oder aber die genaue Abklingdauer bestimmen. Dabei mißt man mit der Stoppuhr die Zeitdauer der Tonwahrnehmung über Knochenleitung. Wenn der Patient nichts mehr hört, zeigt er dies durch Handbewegung an. Nunmehr wird die noch schwingende Stimmgabel (ohne erneut angeschlagen zu werden) mit etwa 1 cm Ab-

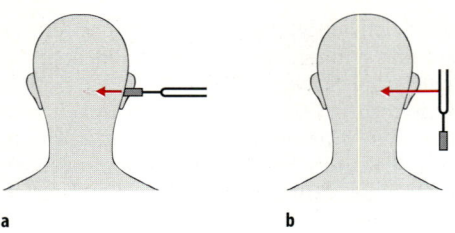

a   **b**

Abb. 6.19 Versuch nach Rinne. **a** Stimmgabel wird aufs Mastoid gesetzt. **b** Wird der Ton dort (über Knochenleitung) nicht mehr gehört, wird die Stimmgabel vor das Ohr gehalten; normalerweise wird der Ton über Luftleitung länger gehört (Rinne positiv)

stand vor das Ohr des Patienten gehalten, und es wird die Wahrnehmungsdauer über Luftleitung ermittelt. Hört der Patient auch hierbei nichts mehr, so wird die Stoppuhr angehalten (Abb. 6.19).

Ergebnis: Ist die Tonwahrnehmung über Luftleitung besser als über Knochenleitung, so ist der Rinne-Versuch positiv; im umgekehrten Falle ist Rinne negativ.

Folgende Konstellationen sind möglich:

- *Knochenleitung : Luftleitung* = 30:90 sec; Rinne positiv (normal).
- *Schallempfindungsstörung (Innenohrschwerhörigkeit).* Hörfähigkeit über Luftleitung stets lauter und länger als über Knochenleitung; d. h., die Stimmgabel wird vom Ohr aus wieder gehört: Rinne positiv, aber beide sind verkürzt (15:30 sec) gegenüber dem Normalhörigen.
- *Schalleitungsstörung (behinderte Luftleitung).* Hörfähigkeit über Knochen lauter und länger (30:15 sec); wird die Stimmgabel nach dem Mastoid vor das Ohr gehalten, hört der Patient nichts mehr: Rinne negativ; zumindest ist die Luftleitung gegenüber dem Normalhörigen verkürzt.

Ein falsch negativer Rinne-Versuch kann bei einseitiger Taubheit auftreten; es wird dann eine Schalleitungsstörung vorgetäuscht: Auf dem gesunden anderen Ohr wird der Ton durch Knochenleitung normal wahrgenommen und bei Luftleitung wird auf dem tauben Ohr nichts mehr gehört.

Vor einer falschen Interpretation schützt der gleichzeitig durchgeführte Weber-Versuch: Es kommt zur Lateralisation, und zwar ins gesunde Ohr. Das taube Ohr wird damit richtig erkannt.

Schwabach-Versuch. Es wird die Knochenleitung des Patienten verglichen mit der Knochenleitung einer normalhörigen Person (etwa des
Untersuchers, sofern er normalhörig ist).

Die angeschlagene Stimmgabel wird auf das Mastoid des Patienten aufgesetzt und die Dauer der Tonwahrnehmung gemessen; anschließend setzt sich der Untersucher die Stimmgabel auf den eigenen
Warzenfortsatz und bestimmt die Abklingdauer.

Bei Innenohrschwerhörigkeit ist die Knochenleitung verkürzt
gegenüber der Normalperson (10:30 sec); bei Schalleitungsschwerhörigkeit ist die Knochenleitung verlängert gegenüber der Normalperson (40:30 sec).

Gellé-Versuch. Eine Schalleitungsschwerhörigkeit bei reizlosem Trommelfell und durchgängiger Tube legt den Verdacht auf eine Fixation
der Gehörknöchelchenkette (Otosklerose) nahe, die sich durch diesen
Versuch wahrscheinlich machen läßt (Abb. 6.20). Ein Politzer-Ballon
mit Olive wird luftdicht in den äußeren Gehörgang eingeführt, und
der Druck im Gehörgang wird durch abwechselndes Komprimieren
und Loslassen des Ballons variiert. Bei Kompression drückt sich normalerweise die Steigbügelfußplatte tiefer in das ovale Fenster und die
Gehörknöchelchenkette wird in ihrer Beweglichkeit behindert, und damit die Schallübertragung beeinträchtigt.

Gleichzeitig wird eine schwingende a¹-Stimmgabel auf das Mastoid oder die Schädelkalotte (zur Bestimmung der Knochenleitung)
aufgesetzt und der Patient nach seinem Höreindruck befragt. Bei Über-

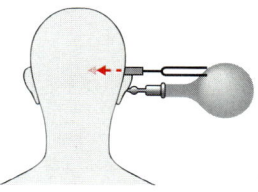

Abb. 6.20 Versuch nach Gellé. Stimmgabel wird aufs Mastoid gesetzt (Knochenleitung); gleichzeitig wird mit dem Politzer-Ballon periodisch Überdruck im Gehörgang erzeugt. Normal (Gellé positiv): Lautstärkeschwankungen des Tones. Otosklerose (Gellé negativ): Stimmgabelton wird gleichmäßig gehört bzw. klingt ab

druck/Unterdruck im Gehörgang mit stärkerer/schwächerer Fixation der Gehörknöchelchen kommt es zur wechselhaften Ausprägung einer Schalleitungsschwerhörigkeit. *Gellé positiv:* Der Patient gibt Lautstärkeschwankungen des Stimmgabeltones an; die Gehörknöchelchen sind normal beweglich, die Beweglichkeit der Kette ist durch Druckschwankungen im Gehörgang zu beeinflussen, der Ton unduliert und wird bei Druckerhöhung leiser, bei Druckminderung lauter. *Gellé negativ:* Der Stimmgabelton wird gleichmäßig gehört; die Stapesfußplatte und die Gehörknöchelchenkette sind krankhafterweise bereits so stark fixiert (Otosklerose) oder defekt, daß durch eine Druckänderung im Gehörgang keine Beeinflussung ihrer Beweglichkeit und damit der Schalleitung möglich wird. Der Ton wird unverändert gehört bzw. klingt gleichmäßig ab.

Zum Untersuchungsgang gehören:
- Sichtbare Befunde des Gesichts
- Hirnnervenprüfung (Teil der neurologischen Untersuchung)
- Nase und Nasennebenhöhlen
- Kehlkopfspiegelung
- Äußeres Ohr und Trommelfell
- Funktionsprüfungen des Ohres (Hörprüfung, Weber, Rinne, Schwabach, Gellé).

7 Untersuchung der Augen

Ein Diabetiker, etwa 60 Jahre, von Beruf Tischler und seit geraumer Zeit arbeitslos, klagt über plötzlich aufgetretene, wochenlang anhaltende, pausenlos hämmernde Kopfschmerzen in der Schläfengegend beiderseits.
Er war bei zahlreichen Ärzten, darunter mehrfach beim Augenarzt, beim Internisten, beim HNO-Arzt und beim Neurologen; keiner konnte eine Ursache für seine Kopfschmerzen finden.
Plötzlich erblindete der Patient vollständig. Trotz allem trug er sein Schicksal mit großer innerer Kraft. Woran hatten die konsultierten Ärzte nicht gedacht?
Es handelte sich um den seltenen Fall einer Arteriitis temporalis, die unbehandelt – weil nicht erkannt – unweigerlich zur Erblindung führt.

7.1 Äußere Augenabschnitte

Die beiden Lider, schützender Vorhang für den Augapfel, bilden die Lidspalte; diese ist queroval, normalerweise 8 – 10 mm breit, mit abgerundetem inneren und spitz zulaufendem äußeren Lidwinkel (Abb. 7.1). Die aktive Lidhebung erfolgt durch den M. levator palpebrae (N. oculomotorius; III. Hirnnerv), der Lidschluß durch den M. orbicularis oculi (N. facialis, VII. Hirnnerv).

Untersuchungsgang

Lider und Augenumgebung. Allgemein ist zu achten auf Verletzungen, Entzündungszeichen, Narben, Stellung der Lider, Weite der Lidspalte, Lidschluß (vollständig oder unvollständig). Form und Weite der Lidspalte werden beeinflußt durch unterschiedliche Größe des Augapfels, Lageveränderungen in der Augenhöhle (Exophthalmus, Enophthalmus, Protrusio bulbi) sowie durch Erkrankung der Lidmuskeln bzw. seiner versorgenden Nerven.

Lage der Bulbi in den Augenhöhlen. Zur Beurteilung eines Exophthalmus sitzt der Patient auf dem Stuhl und legt seinen Kopf in den Nacken (überstreckte HWS); der Arzt steht hinter dem Patienten und hebt des-

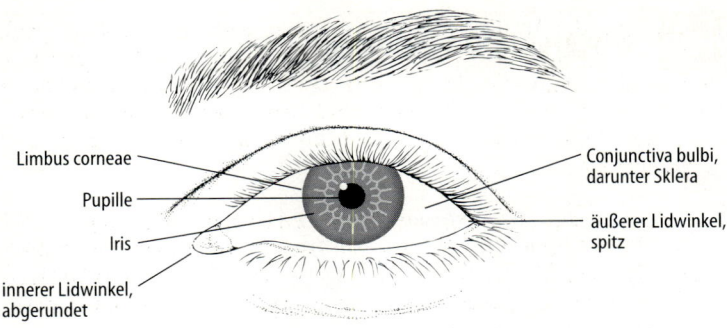

Limbus corneae

Pupille

Iris

innerer Lidwinkel,
abgerundet

Conjunctiva bulbi,
darunter Sklera

äußerer Lidwinkel,
spitz

Abb. 7.1 Äußere Augenabschnitte, linkes Auge

sen Oberlider mit seinen beiden Zeigefingern etwas an. Währenddessen blickt er tangential von oben über das Gesicht des Patienten zum Kinn und beurteilt die Ausdehnung der Augäpfel nach vorn. Der Seitenunterschied bei der vorderen Begrenzung des Bulbus darf nicht mehr als 1–2 mm betragen (Abb. 7.2).

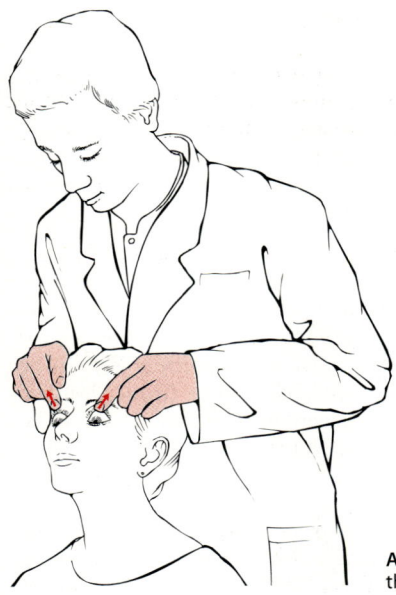

Abb. 7.2 Beurteilung eines Exophthalmus (Nach Grehn/Leydhecker 1995)

Beurteilung der Tränenorgane. Die Tränendrüse, etwa bohnengroß, liegt am Augapfel oben außen in einer Vertiefung des Orbitadaches. Ihre Ausführungsgänge, etwa 10 an der Zahl, münden sämtlich in der oberen Umschlagsfalte der Bindehaut. Sehen oder palpieren kann man die Drüse nur, wenn sie (durch Entzündung oder Tumor) vergrößert ist.

Funktionstests bei Störungen der Tränensekretion (Abb. 7.3):
- Ein Filterpapierstreifen, etwa 5 mm breit und 5 cm lang, wird am Ende umgeknickt und mit dem umgeknickten Ende in das Unterlid eingehangen. Normalerweise ist nach 5 Minuten etwa 15 mm des Streifens feucht geworden.
  Dabei wirkt sich nachteilig aus, daß der Papierstreifen als Fremdkörperreiz wirkt, wodurch es zur vermehrten Tränensekretion kommt.
- Fluoreszenz-Verdünnungs-Test: Es wird die Verdünnung eines Tropfens Fluoreszeinlösung, der in den Bindehautsack eingeträufelt wird, nach 2 min. Verweildauer gemessen, d.h., die verfärbte Tränenflüssigkeit wird mit Filterpapier abgetupft und anhand einer Farbskala verglichen.

Auffällige Befunde

Veränderungen der Lidspalte. Zu achten ist auf:
- *Schrägstellung der Lidspalte.* Mongoloide Schrägstellung nach außen oben, negroide Schrägstellung nach außen unten.

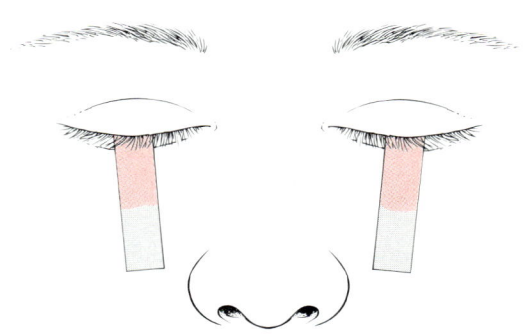

Abb. 7.3 Messung der Tränensekretion (Nach Nover 1992)

- **Ptosis (Herabhängen des Oberlides).** Angeboren als Ptosis congenita (angeborene Parese des M. levator palpebrae); erworben bei traumatischer Schädigung des N. oculomotorius, bei Myasthenia gravis, bei Horner-Syndrom oder Tonusverlust im Alter.
- **Lagophthalmus.** Unvollständiger Lidschluß bei Fazialisparese; dabei wird das Bell-Phänomen erkennbar.
- **Entropium.** Einwärtskippung der Lidkante; dabei kommt es zum Schleifen der Wimpern auf der Hornhaut.
- **Ektropium.** Auswärtsgekehrtes Lid; das führt zu Rötung und vermehrtem Tränenfluß mit Tränensee; tritt auf bei Alterserschlaffung des Unterlides, nach Verletzung oder Überkorrektur eines Entropiums.
- **Kolobom.** Angeborene Spaltbildung des Unterlides; es gibt unterschiedlich große Defekte.

Epikanthus. Kleine Hautfalte am medialen Rand des Oberlides; physiologisch beim Säugling, wächst sich aus im Verlauf der Entwicklung. Kein sicheres Kriterium für Morbus Langdon-Down (sog. mongoloide Idiotie).

Entzündliche Lidveränderungen. Beobachtet werden:
- **Hordeolum** (Gerstenkorn). Entzündlich verdickter Knoten, spontan schmerzhaft (zusätzlich auch auf Druck), mit Rötung der Umgebung.
- **Chalazion** (Hagelkorn). Abgekapselter entzündlicher Knoten, nicht (mehr) schmerzhaft.
- **Blepharitis.** Krustenbildung an den Lidern, bei Ekzem auftretend.
- **Quincke-Ödem.** Allergische Genese, oft durch Kosmetika oder Medikamente ausgelöst. Charakteristisch sind die einseitige Schwellung der Augenlider und der Umgebung, plötzliches Auftreten mit ebenso raschem Verschwinden (flüchtig), ferner der Juckreiz, gelegentlich auch Rötung der Lider.
- **Beidseitiges Lidödem.** Nichtentzündliche Lidschwellung bei Nierenkranken (nephrotisches Syndrom) und bei Myxödem. Ödeme bei Herz-Kreislauf-Insuffizienz finden sich dagegen vorwiegend an den abschüssigen Körperpartien. Als entzündliches Begleitödem bei Erkrankungen der Nachbarorgane; dann ein- oder beidseitig.

Größenveränderung des Bulbus. Auffällig sind:
- **Buphthalmus** (großes Auge). Beobachtet bei hoher Myopie (starker Kurzsichtigkeit) oder bei angeborenem grünen Star; auch als Pseudoexophthalmus bezeichnet.

- **Protrusio bulbi** (einseitig). Spricht für einseitigen raumfordernden (entzündlichen oder tumorösen) Prozeß in der Augenhöhle oder in den angrenzenden Nasennebenhöhlen mit Orbitaeinbruch.
- **Exophthalmus** (doppelseitig): Spricht für endokrine Ophthalmopathie bei Hyperthyreose (Morbus Basedow); auch bei Übererregbarkeit des Sympathikus oder psychisch bedingt (Schreck).
  Weitere Zeichen bei Hyperthyreose sind:
  - Dalrymple-Zeichen: Retraktion des Oberlides; d.h., oberhalb der Iris tritt ein weißer Sklerastreifen hervor.
  - Graefe-Zeichen: Zurückbleiben des Oberlides beim Blick nach unten, oberhalb der Iris tritt ein weißer Sklerastreifen hervor.
  - Moebius-Zeichen: Konvergenzschwäche.
  - Stellwag-Zeichen: seltener Lidschlag (normal 5–30 mal pro Minute); unsicher.
- **Maligner Exophthalmus.** Periokulares Ödem, Augentränen; auch im Schlaf kann der Bulbus von den Lidern nicht bedeckt werden (Lagophthalmus); dadurch können Hornhautulzerationen entstehen.
- **Enophthalmus.** Zurücksinken des Augapfels.
- **Mikrophthalmus.** Ähnelt dem Enophthalmus; entweder anlagebedingt (dann doppelseitig) oder posttraumatisch bzw. postinfektiös erworben (dann meist einseitig).
- **Horner-Symptomenkomplex.** Besteht aus:
  - Ptosis (enge Lidspalte durch Herabhängen des Oberlides)
  - Miosis (kleine, enge Pupille)
  - Enophthalmus (Zurücksinken des Augapfels).

Lidspalterweiterung	Lidspaltverengung
• Großes Auge (Buphthalmus) bei starker Kurzsichtigkeit oder angeborenem grünem Star	• Ptosis congenita (angeborene Parese)
	• Erworbene Ptosis (Bulbuskontusion, Orbitafraktur)
• Lagophthalmus (Fazialisparese)	• Ptosis bei Myasthenie
• Protrusio bulbi (raumfordernder Prozeß in der Augenhöhle)	• Ptosis atonica bzw. senilis (altersbedingter Tonusverlust)
• Exophthalmus (endokrin oder bei erhöhtem Sympathikotonus)	• Ptosis bei Horner-Symptomenkomplex

Tabelle 7.1 Ursachen für Lidspaltenerweiterung und Lidspaltenverengung

Als Ursache kommt eine Lähmung des Halssympathikus oder des Ganglionsstellatum in Betracht (Tumor im Mediastinum, große Struma, Stellatumblockade).

Funktionsstörungen der Tränendrüsen

Vermehrte Tränensekretion (Epiphora). Beidseitig als Reizsymptom auf Rauch, Staub oder grelles Licht. Emotional bzw. vegetativ ausgelöst bei Freude, Trauer oder Schmerz. Einseitig bei Bindehautreizung durch Fremdkörper, schleifende Wimperhaare (Entropium), Trigeminusneuralgie, Glaukom.

Verminderte Tränensekretion (sog. trockenes Auge). Fehlender Tränenfilm wird beobachtet als Folgezustand nach chronischer Entzündung oder im Alter bei Atrophie des Drüsenparenchyms; führt u. U. zur Hornhautreizung. Abhilfe schafft das Einträufeln „künstlicher Tränenflüssigkeit".

Dakryoadenitis. Charakteristisch ist die Rötung und Anschwellung des Oberlides oben außen (Abb. 7.4); das führt zur S-förmigen Lidspalte (sog. Paragraphenform). Akut auftretend im Rahmen verschiedener Infektionskrankheiten (Masern, Diphtherie, Scharlach, Mumps, infektiöse Mononukleose, Grippe); chronischer Verlauf im Rahmen schwerer Allgemeinerkrankungen (Tuberkulose, Morbus Boeck, Lues).

Mikulicz-Syndrom. Doppelseitig schmerzlose Schwellung der Tränen- und Kopfspeicheldrüsen.

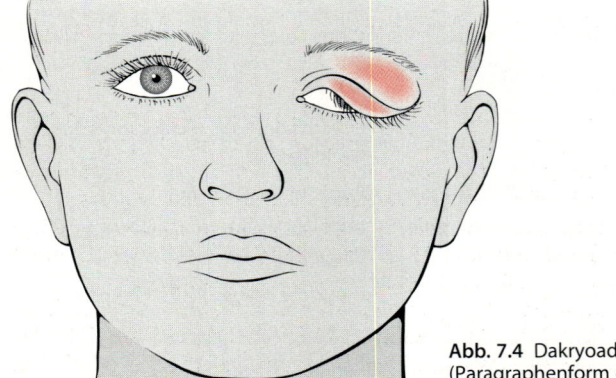

Abb. 7.4 Dakryoadenitis (Paragraphenform der Lidspalte)

Dakryozystitis. Bei Druck mit der Fingerkuppe auf die Tränensackgegend (innerer Lidwinkel unten) entleert sich über das untere Tränenpünktchen schleimiges oder eitriges Sekret aus dem erweiterten Tränensack.

> Reizsymptome bei Entzündung oder Verletzung der vorderen Augenabschnitte (Lider, Bindehaut, Hornhaut, Iris):
> - Lichtscheu
> - Lidkrampf (Blepharospasmus)
> - Vermehrter Tränenfluß.

Behinderung des Tränenabflusses. Bei Stenose der ableitenden Tränenwege (Canalis lacrimalis) kommt es zum Tränensee (feuchtes Auge) mit ständigem Tränenträufeln und verschleiertem Sehen.

7.2 Bindehäute (Konjunktiven)

Die Bindehaut liegt einem Teil des Augapfels locker auf (Conjunctiva bulbi), schlägt an den Übergangsfalten (obere und untere Umschlagfalte) um und überzieht von innen die Lider (Conjunctiva tarsi) (Abb. 7.5). Die Schleimhaut ist normalerweise glatt, feucht, glänzend, ohne Sekret und nicht vermehrt gerötet. Am reizfreien Auge sieht man von den Blutgefäßen sehr wenig, jedoch löst der geringste Reizzustand sofort eine vermehrte Gefäßfüllung mit Rötung aus (konjunktivale Injektion). Bei Berührung kommt es infolge einer aufwendigen sensiblen Versorgung zum sofortigen reflektorischen Lidschluß.

Untersuchungsgang

Das Unterlid wird mit Zeige- und Mittelfinger vorsichtig herabgezogen; die übrigen Finger stützen sich währenddem an der Wange ab. Der Patient wird aufgefordert, nach oben zu blicken, dadurch wird die Innenseite des Unterlides bis zur unteren Umschlagfalte sichtbar.

Man achtet auf die Schleimhautoberfläche (glatt, durchsichtig), Sekret, Gefäßinjektion (entzündliche Rötung), Verfärbung (Ikterus), Fremdkörper, Bulbusbeweglichkeit bzw. Verwachsungen.

Ektropionieren des Oberlides: Man läßt den Patienten nach unten blicken (dabei das Auge nicht schließen lassen, um das Bell-Phänomen zu umgehen!), faßt vorsichtig Lidrand und Wimpern zwischen

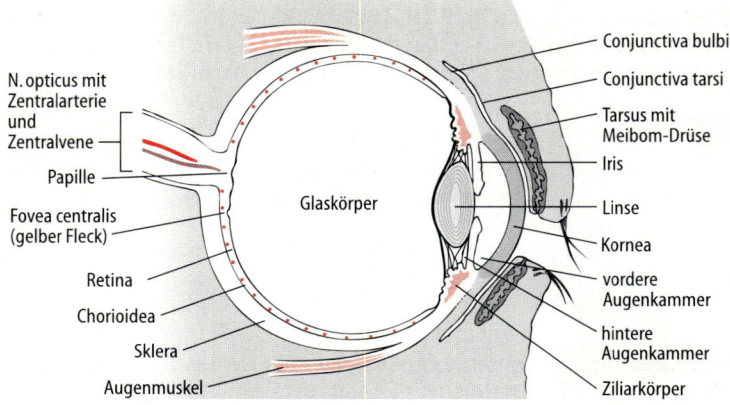

Abb. 7.5 Sagittalschnitt durch den Augapfel

Daumen (unten) und Zeigefinger (oben) der einen Hand, zieht das Lid ein wenig nach vorne unten und drückt währenddem vorsichtig mit einem Glasstäbchen oder Streichholz (in der anderen Hand) auf die obere Deckfalte und den dort befindlichen Tarsusrand. Man zieht währenddem die Lidkante mit einer raschen Bewegung nach oben, so daß der Tarsus umkippt und die Innenseite des Oberlids sichtbar wird. Die obere Umschlagfalte wird damit noch nicht sichtbar, erst bei doppeltem Ektropionieren mittels Instrument (Abb. 7.6).

Auffällige Befunde

Konjunktivitis (Bindehautentzündung). Relativ häufig vorkommend; die Symptomausprägung ist abhängig vom auslösenden Reiz.

Es finden sich: Hyperämie der gesamten Bindehäute, ziegelrote Gefäße mit vermehrter Blutfülle, mit der Bindehaut auf dem Augapfel gut verschieblich (sog. konjunktivale Injektion); bei stärkerer Ausprägung der Konjunktivitis kommen ödematöse Bindehautschwellung und Absonderung eines Sekretes (serös, schleimig, eitrig) hinzu. Ist neben den Bindehäuten die Hornhaut miterkrankt, so spricht man von Keratokonjunktivitis.

Begleitende subjektive Beschwerden: Brennen, Jucken, Fremdkörpergefühl, vermehrter Tränenfluß, Lichtscheu, Verklebtsein der Augenlider morgens nach dem Schlaf.

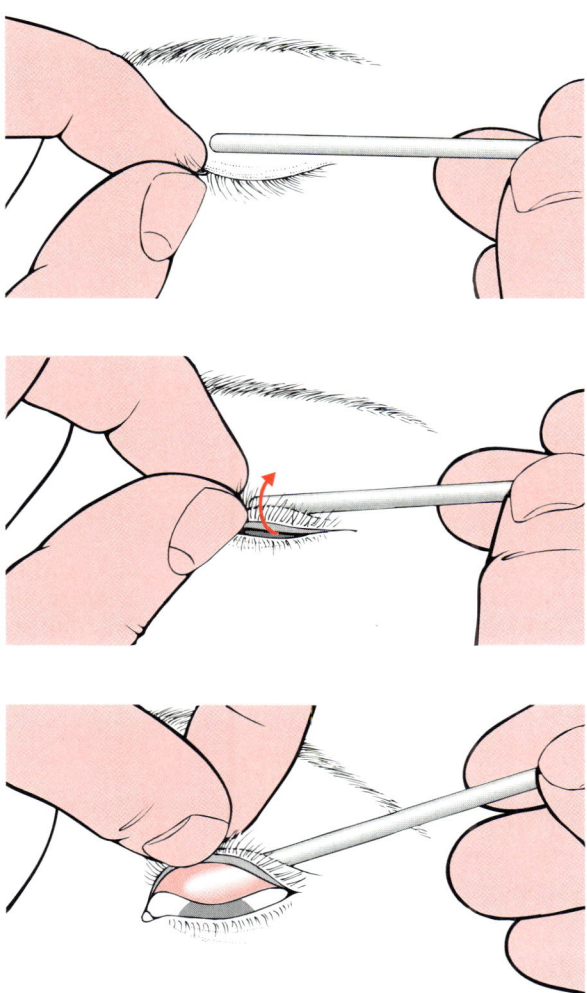

Abb. 7.6 Ektropionieren des Oberlides. Es gelingt nur, wenn der Patient währenddem konsequent auf seine Schuhspitzen blickt!

Diagnose der Konjunktivitis.
- Exsudative Entzündung der Bindehäute ohne Beteiligung von Hornhaut und Iris
- Differentialdiagnostische Abgrenzung:
  Schmerzen und Sehstörungen weisen auf eine andere Augenerkrankung hin.

Eine andere Form der Injektion, der perikorneale Gefäßkranz (sog. ziliare Injektion), weist auf eine ernste Erkrankung tieferliegender Augengewebe (Kornea, Iris) hin.

Man muß die konjunktivale von der ziliaren (perikornealen) Injektion abgrenzen (Abb. 7.7):
- *Konjunktivale Injektion.* Ziegelrote Gefäßfüllung, vom äußeren Umfang des Bulbus ausgehende Einzelgefäße, sich verzweigend und bis an die Hornhaut heranreichend; mit der Bindehaut gut verschieblich.
- *Ziliare (perikorneale) Injektion.* Tieferliegende, bläulich-livide, nicht verschiebliche Rötung, ohne sichtbare Einzelgefäße, besonders um den Limbus corneae lokalisiert; die randständige Konjunktiva (äußere Zirkumferenz des Bulbus) ist frei.

Gemischte (konjunktivale und ziliare) Injektion.
Bei Keratitis (Hornhauttrübung, verzerrter Reflex), Iritis (schmutzig-verwaschene Irisstruktur) sowie beim akuten Glaukomanfall (starke, einseitige Schmerzen, steinhartes Auge).

Konjunktivale Blutung (Hyposphagma). Infolge Ruptur eines Bindehautgefäßes kommt es zur Einblutung. Auslöser sind Husten, Pressen oder körperliche Anstrengung. Mitunter auch ohne ersichtlichen Grund; dann ist an Hypertonie, Gefäßsklerose oder Diabetes mellitus zu denken.

Fremdkörper im Bindehautsack. Befindet er sich im unteren Abschnitt, dann ist er durch Abziehen des Unterlides mühelos erkennbar.

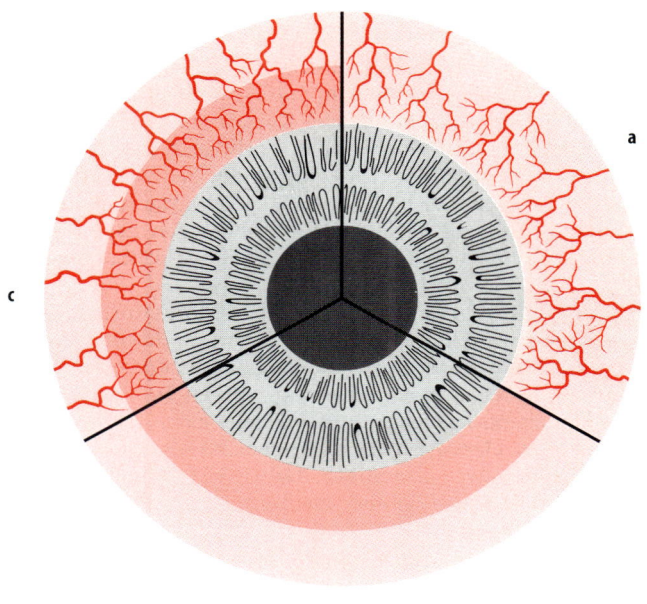

Abb. 7.7 Verschiedene Formen der Injektion: **a** Konjunktivale, **b** ziliare (perikorneale), **c** gemischte Injektion (Nach Anschütz 1992)

Findet sich dort nichts, dann muß das Oberlid ektropioniert werden. Der Fremdkörper sitzt dann häufig an der Innenseite des Oberlides, dicht hinter der Wimpernreihe im Sulcus subtarsalis. Die Entfernung erfolgt durch Abtupfen mit einem feuchten, spitz zugedrehten Wattebausch.

7.3 Hornhaut (Kornea) und Lederhaut (Sklera)

Hornhaut und Lederhaut bilden gemeinsam eine feste und formende bindegewebige Hülle für den Augapfel; die Hornhaut ist der transparente vordere Teil, mißt etwa 12 mm im Durchmesser und ist normalerweise glatt, glänzend und spiegelnd.

Untersuchungsgang

Erfolgt orientierend bei Tageslicht. Unregelmäßigkeiten der Wölbung erkennt man bei Betrachtung in Profilansicht. Beim Blick des Patienten auf das Fenster entsteht auf der Kornea ein verkleinertes, aufrechtes Spiegelbild, dessen Überprüfung wichtige Aufschlüsse ergibt. Man läßt das Bild durch Blickbewegungen des Patienten über die gesamte Kornea wandern. Das Bild ist normalerweise klar und über allen Hornhautabschnitten unverzerrt. Bei Verzerrungen des Spiegelbildes besteht der Verdacht auf epithelfreie Stellen (Hornhautulzeration).

Prüfung auf oberflächliche Epithelschäden (Hornhauterosion oder -ulzeration) durch Anfärben mit Fluoreszeinlösung. Die glänzende Oberfläche der Kornea geht durch Traumen oder durch Entzündung verloren. Einen Tropfen einer 0,5 – 1 %igen Na-Fluoreszeinlösung in den Bindehautsack geben, kurz blinzeln lassen und mit NaCl-Lösung wieder ausspülen. Bezirke, über denen das Epithel defekt ist (Hornhauterosion oder -ulzeration), färben sich grünlich an und lassen sich dadurch besser sichtbar machen.

Prüfung der Hornhautsensibilität (Kornealreflex). Lederhaut, Bindehaut und Hornhaut werden vom 1. Trigeminusast (V. Hirnnerv) versorgt. Mit einem fein ausgezogenen Wattefaden berührt man, von seitlich kommend, kurz die Hornhaut. Ist die Sensibilität intakt, kommt es bei Berührung sofort zum reflektorischen Lidschluß; wichtig ist die Prüfung im Seitenvergleich. Die Sensibilität ist herabgesetzt bei Herpes corneae, bei degenerativen neurologischen Erkrankungen und bei Affektionen des N. trigeminus (Abb. 7.8).

Betrachtung der Vorderkammer. Der Lichtstrahl der Untersuchungslampe wird tangential zur Hornhaut von temporal seitlich zum nasalen Lidwinkel gerichtet. Bei normaler Tiefe wird die gesamte Vorderkammer einschließlich der gesamten Iris ausgeleuchtet. Ist die Vorderkammer flach, so wird nur die seitliche (temporale) Irishälfte beleuchtet, im nasalen Anteil der Iris erscheint ein Schatten und der Kammerwinkel ist eng (Abb. 7.9).

Auffällige Befunde

Arcus senilis (lipoides). Schmale, grauweiße halbkreis- oder ringförmige Trübung der Hornhaut nahe dem peripheren Hornhautrand. Bei älteren Menschen ohne Krankheitswert; bei jüngeren auf Fettstoffwechselstörung hinweisen.

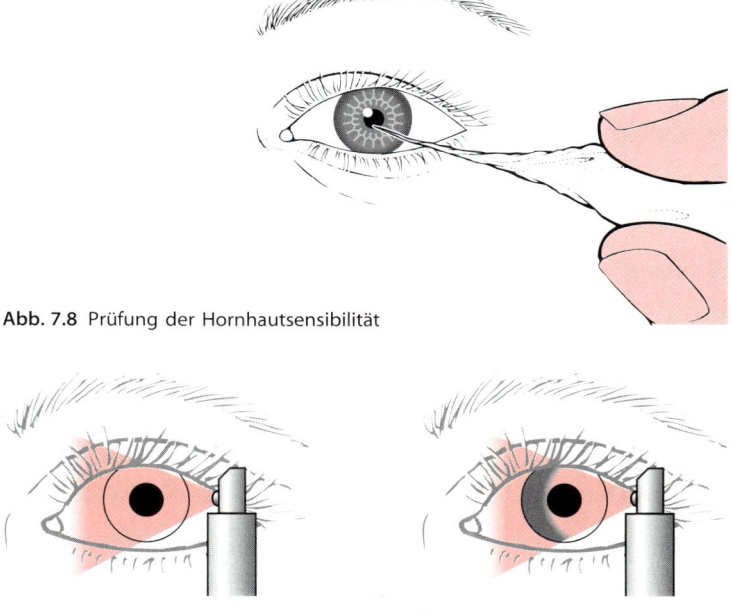

Abb. 7.8 Prüfung der Hornhautsensibilität

a

b

Kammerwinkel beleuchtet

Kammerwinkel im Schatten

Abb. 7.9 Betrachtung der Vorderkammer: Man leuchtet mit der Lampe von temporal zum nasalen Lidwinkel. **a** Bei tiefer Vorderkammer ist die gesamte nasale Irishälfte beleuchtet. **b** Bei flacher Vorderkammer ist nur der pupillennahe Teil der Iris beleuchtet, der periphere nasale Anteil liegt im Schatten. (Nach Grehn/Leydhecker 1995)

Hornhautnarben. Stellen sich als grauweiße Trübungen mit glatter und glänzender Oberfläche dar; das Reflexbild wird unregelmäßig und ist unscharf begrenzt.

Hornhautentzündung. Entzündungszeichen sind Rötung des Auges, Lichtscheu und vermehrter Tränenfluß. Das Reflexbild wird matt, dazu ist es unscharf begrenzt und verzerrt. Eine grau-gelbliche Verfärbung ist nur mit der Spaltlampe sichtbar zu machen.

Hornhauterosion bzw. -ulzeration. Epithelfreie Stellen sind erkennbar am verzerrten Spiegelbild; die o. g. entzündlichen Reizsymptome sind bei tiefem Hornhautulkus noch stärker ausgeprägt; die Läsionen lassen sich mittels Fluoreszeinlösung (s. o.) besser darstellen. Bei Mitbeteiligung der Vorderkammer (s. u.) kommen u. U. Hypopyon oder Hyphäma hinzu.

Läsion der Vorderkammer. In den unteren Abschnitten kann sich bei Verletzungen Blut (Hyphäma) oder bei Infektion Eiter (Hypopyon) ansammeln; es bildet sich ein horizontaler Spiegel aus.

Flache Vorderkammer. Beinhaltet die Möglichkeit eines Kammerwinkelverschlusses bei Pupillenerweiterung mit Auslösung eines akuten Glaukomanfalls.

Blaue Skleren. Beim Säugling und Kleinkind normal; die Sklera ist transparent wie die Kornea, so daß das Pigment der Uvea hindurchscheint. Im Erwachsenenalter als Folge einer chronischen Lederhautentzündung oder bei Erkrankungen des Bindegewebes (Osteogenesis imperfecta; kombiniert mit Knochenbrüchigkeit und Taubheit).

Entzündungen der Sklera werden unterteilt in:
- Befall der oberflächlichen Schicht (Episkleritis); zwar rezidivfreudig, aber harmlos, oft kombiniert mit rheumatischen Erkrankungen
- Befall der tiefen Schicht (Skleritis); komplikationsträchtig, kombiniert mit Schmerzen und Sehstörungen.

Episkleritis. Erkennbar an der umschriebenen, entzündlichen Rötung auf der an sich weißen Sklera, verbunden mit knötchenförmiger, verschieblicher Schwellung. Charakteristisch sind:
- Gewöhnlich einseitiges Auftreten
- Lokalisierte, sektorenförmige Rötung
- Geringe Schmerzsymptomatik, oft nur als Fremdkörpergefühl.

Von der *Skleritis* abgrenzbar durch die insgesamt nur geringfügigen Beschwerden und die geringe Druckschmerzhaftigkeit.

Von der *Konjunktivitis* abgrenzbar durch die umschriebene, nur sektorenförmig begrenzte Reizung des Auges und den blauvioletten Farbton.

Die *Ätiologie der Episkleritis* ist unklar; häufig verbunden mit Erkrankungen aus dem rheumatischen Formenkreis, wie chronisch-rheumatische Polyarthritis, Gicht, Erythema nodosum, Kollagenosen (Erythematodes, Dermatomyositis, Sklerodermie); ob die Augenveränderungen allerdings als Indikator eines Krankheitsschubes angesehen werden können, ist nicht schlüssig bewiesen.

Skleritis. Erkennbar an der intensiven Entzündungsreaktion mit Skleraödem, ausgeprägter Schmerzhaftigkeit und Sehstörungen. Charakteristisch sind:
- Häufige beidseitige Augenbeteiligung
- Tiefrote bis violette Entzündungsreaktion (durch Erweiterung der tiefen skleralen Gefäße)
- Intensiver bohrender Schmerz, nachts zunehmend, mit Ausstrahlung in die Umgebung (Stirn- und Kieferbereich) und Tränenfluß.

Von der *Episkleritis* abgrenzbar durch den chronischen Krankheitsverlauf mit schleichendem Beginn, schwieriger Diagnose und langwieriger Therapie.

Iritis (Regenbogenhaut-Entzündung). Oft mit Entzündung des Strahlenkörpers (Iridozyklitis) verbunden und vergesellschaftet mit rheumatischen Erkrankungen. Erkennbar an der perikornealen (ziliaren) Injektion, der schmutzig verwaschenen Irisstruktur, einer Verziehung der ansonsten runden Pupillen und der Druckschmerzhaftigkeit der Bulbi; verbunden mit Sehverschlechterung. Neben der Suche nach der rheumatischen Krankheitsursache ist die sofortige augenärztliche Konsultation erforderlich!

7.4 Pupillenreaktionen

Die Pupille funktioniert wie eine automatische Blende; ändern sich die Beleuchtungsverhältnisse, so wird die einfallende Lichtmenge geregelt. Die mittlere Pupillenweite ist vom Lebensalter abhängig: Neugeborenenpupillen sind eng, im Jugendalter werden sie weiter und mit zunehmendem Lebensalter verengen sie sich wieder. Bei Ermüdung und im Schlaf sind die Pupillen ebenfalls eng; psychische Erregung (Angst, Zorn) und Schmerz führen zur Erweiterung. Wird dieselbe Netzhautstelle in kurzen Abständen mehrfach hintereinander belichtet, so wird die Pupillenreaktion infolge der Adaptation der Netzhaut allmählich schwächer (Abb. 7.10).

Untersuchungsgang

Zunächst Inspektion bei mittlerem Tageslicht; dabei stellt man fest, ob die Pupillen gleichweit und kreisrund sind; ferner, ob sie mittelweit (Durchmesser etwa 3 mm), weit (> 4 mm) oder eng (< 2 mm) sind; im Zweifelsfall Messung mit einem durchsichtigen Lineal.

Lichtreaktionen. Man benötigt einen überschwelligen Lichtreiz (möglichst große Taschenlampe!) mit senkrechtem Lichteinfall auf die Makula; dort ist die pupillomotorische Erregbarkeit am größten, währenddem sie nach peripher allmählich schwächer wird. Der Patient sitzt mit dem Rücken zum Fenster.

Direkte Lichtreaktion. Das eine Auge wird aus wenigen Zentimetern Entfernung beleuchtet; das andere Auge darf nicht mitbeleuchtet werden; dabei wechselt man sicherheitshalber mehrmals zwischen Hell und Dunkel. Man beurteilt, ob es zur prompten (Reflexlaufzeit etwa 0,2 sec.; Kontraktionsmaximum nach etwa 1 sec.) und ausgiebigen Verengung der Pupille am beleuchteten Auge kommt und ob die Reaktion an beiden Pupillen etwa gleichstark abläuft.

Indirekte (konsensuelle) Lichtreaktion. Auf gleiche Weise wird wieder jedes Auge für sich beleuchtet; man betrachtet dabei jeweils das andere, unbeleuchtete Auge. Die Lichtreaktion muß auch am anderen Auge gleichartig (konsensuell), d. h., mit dem gleichen Kontraktionsausmaß auftreten.

Die Belichtung des einen wie des anderen Auges muß an beiden Pupillen den gleichen Effekt auslösen; allerdings lassen sich mit dieser Methode der überschwelligen Beleuchtung nur erhebliche Störungen im Reflexablauf herausfinden.

Variante mittels Tageslicht. Der Patient sitzt mit Blick zum Fenster, das möglichst groß sein muß. Der Arzt verdeckt mit seinen flachen Händen beide Augen des Patienten und gibt sie einzeln zur Beleuch-

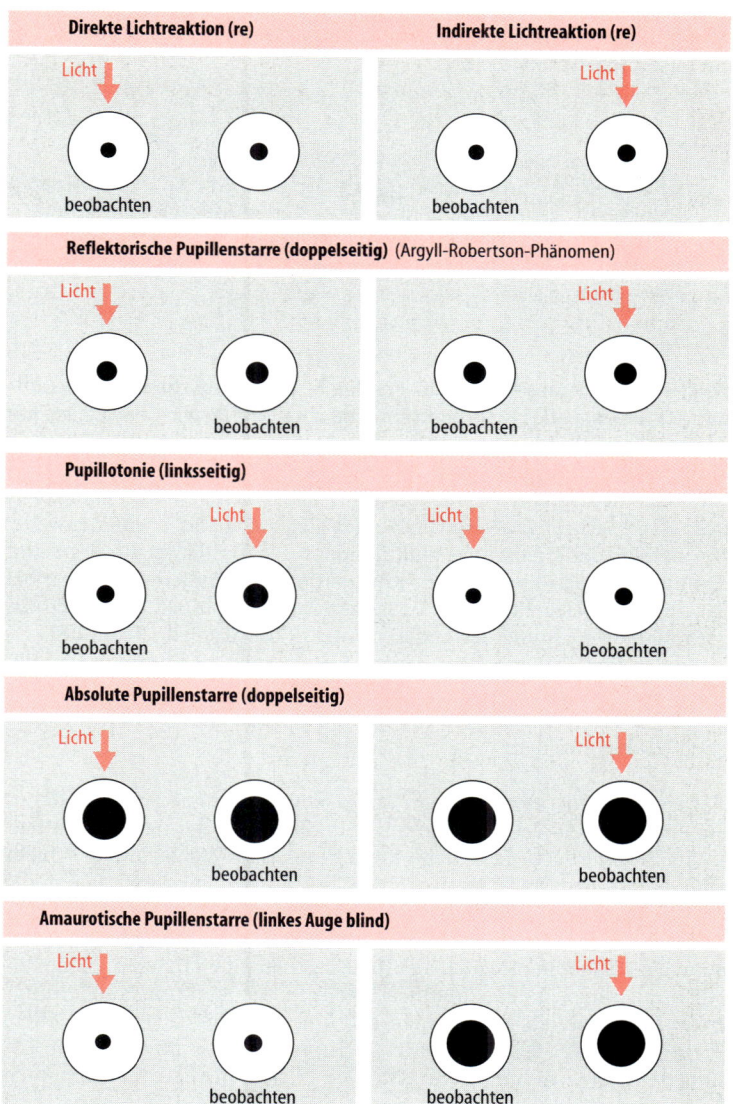

Abb. 7.10 Übersicht Pupillenreaktionen

tung frei; der Vorteil dieser Methode ist die gleichmäßige Ausleuchtung des gesamten Gesichtsfeldes.

> **!**
>
> *Die Lichtreaktion signalisiert Sehvermögen.*
> Reagiert die Pupille prompt und ausgiebig, so kann das Auge das Licht wahrnehmen. Bei Ausfall des Sehnerven reagiert die Pupille nicht mehr, ihre Weite stellt sich entsprechend der Belichtung des anderen Auges ein (die konsensuelle Reaktion ist erhalten).

Wechselbelichtungstest. Man vergleicht damit die direkte und indirekte (konsensuelle) Lichtreaktion. Die eine Pupille wird etwa 2 sec beleuchtet, dann schwenkt man hinüber auf die andere Seite; mehrmals hintereinander ausgeführt.

Ist die afferente Pupillenbahn auf beiden Seiten intakt, so bleibt es trotz des Belichtungswechsels bei einer gleichbleibenden Pupillenweite. Normal sind dabei ganz feine Fluktuationen der Pupillenreaktion; sie sind bedingt durch eine kurze initiale Kontraktion der Pupillenmuskulatur bei der direkten Beleuchtung; sie ist jedoch im Prinzip noch eng durch die vorherige Beleuchtung des anderen Auges (konsensuelle Reaktion).

Ist die Pupillenbahn auf einer Seite gestört, so kommt es bei Beleuchtung der pathologischen Pupille zur Erweiterung beider Pupillen, und beim Hinüberwechseln zur gesunden Seite resultiert eine Verengung beider Pupillen.

Naheinstellungsreaktion. Der Patient ist vom Licht abgewandt (damit die Pupillen weit werden) und blickt in die Ferne; der liegende Patient an die Zimmerdecke (sofern sie hoch genug ist!). Währenddem schiebt man einen Gegenstand in etwa 20 cm Entfernung vor dem Auge in die Blickrichtung; geeignet ist der Zeigefinger des Arztes, der mitgeführte Zeigefinger des Patienten oder eine Bleistiftspitze. Nunmehr fordert man den Patienten plötzlich auf, den Gegenstand zu fixieren; beide Pupillen müssen sich dabei deutlich verengen, die Reaktion ist allerdings etwas langsamer als die Pupillenreaktion. Sie bleibt solange bestehen, wie der Blick auf die Nähe gerichtet ist; man beobachtet auch die Lösung der Naheinstellung beim erneuten Blick in die Ferne. Früher auch Konvergenzreaktion genannt, was nicht ganz richtig ist; denn sie ist zwar an die Akkomodation, nicht aber die Konvergenz gebunden; man kann sie auch bei funktionell Einäugigen prüfen.

Lidschlußreaktion. Es ist eine weitere Verengungsreaktion; man läßt den Patienten die Lider fest zusammenpressen. Im Moment der Öffnung beobachtet man die Erweiterung der Pupillen; die Befunde können allerdings inkonstant ausfallen.

Erweiterungsreaktion. Es ist eine Schmerzreaktion der Pupille, und man zieht dazu an einem kleinen Büschel Nackenhaare. Wichtig bei benommenen oder bewußtlosen Patienten.

Auffällige Befunde (Tabelle 7.2)

Amaurotische Pupillenstarre. Auch am völlig erblindeten Auge ist die Pupille normal weit. Beleuchtung des sehenden Auges führt zur direkten Pupillenverengung sowie konsensuell zur Pupillenreaktion am erblindeten Auge. Umgekehrt lassen sich vom blinden Auge aus keinerlei Reaktionen auslösen, weder direkt noch konsensuell am gesunden Auge. Simulanten lassen sich damit leicht überführen. Ist eine Leitungsunterbrechung im N. opticus nicht vollständig, so lassen sich auch vom partiell erblindeten Auge aus Lichtreaktionen auslösen, sie sind allerdings je nach Ausprägungsgrad der sensorischen Störung vermindert.

Reflektorische Pupillenstarre (Argyll Robertson-Phänomen). Pupillen eng (Reizmiosis) und entrundet; direkte und konsensuelle Lichtreaktion fehlt, die Naheinstellungsreaktion ist erhalten und auffallend prompt und überschießend. Der Befund gilt als typisch für Tabes dorsalis (Neurolues); allerdings kommt die reflektorische Pupillenstarre ohne Reizmiosis und ohne verstärkte Naheinstellungsreaktion auch bei anderen Erkrankungen des ZNS vor.

Pupillotonie. Fehlende oder nur sehr schwache und stark verlangsamte Lichtreaktion. Die Naheinstellungsreaktion ist zwar ausgiebig, aber ebenfalls sehr verspätet (nach 15 – 20 sec.) mit ebenso langsamer Lösung der Pupillenverengung. Mitunter auch nur einseitig. Ursache unbekannt, harmlose Innervationsstörung; jedenfalls kein Hinweis für Nervenleiden!

Adie-Syndrom. Pupillotonie ist häufig kombiniert mit einer Reflexverlangsamung an den Beinen; Patellar- und Achillessehnenreflex fehlen völlig (Areflexie) oder sind nur schwach auslösbar. Ebenso harmlos; nicht mit einer reflektorischen Pupillenstarre verwechseln!

Direkte Lichtreaktion zeigt an Störung der *efferenten* Pupillenbahn	Indirekte (konsensuelle) Lichtreaktion zeigt an Störung der *afferenten* Pupillenbahn
Bei Raumbeleuchtung	**Bei Beleuchtung der Pupille**
Pupille gleichweit (Isokorie): / Pupille ungleich weit (Anisokorie), betroffene Seite ist weit:	Verengung beider Pupillen: / Erweiterung beider Pupillen:
Intakte Bahn / Einseitige Störung der Bahn	Intakte Bahn / Einseitig gestörte Bahn
Bei Beleuchtung der Pupille	**Bei Wechselbeleuchtung der Pupillen**
Intakte Lichtreaktion: / Keine oder geringe Lichtreaktion:	Pupillenbahn auf beiden Seiten intakt: / Pupillenbahn einseitig gestört:
Gesunde Pupille / Pathologische Pupille	Gleichbleibende Pupillenweite (d.h. Verengung) bds. / Beleuchtung der pathologischen Pupille → Erweiterung beider Pupillen, Beleuchtung der gesunden Pupille → Verengung beider Pupillen (d.h. wechselnde Pupillenweite bds.)
Geringe Lichtreaktion auf beiden Seiten Beide Bahnen sind gestört	**Keine Lichtreaktion von beiden Seiten aus** Beide Bahnen sind gestört.
Störungen der Efferenz bei: <ul><li>Pupillotonie bzw. Adie-Syndrom</li><li>Absolute (totale) Pupillenstarre: Läsion im Verlauf des N. oculomotorius (III) durch Tumor, Hämatom, Schädelbruch; kombiniert mit Schielen und Ptosis</li><li>Reflektorische Pupillenstarre (bei Lues III, Diabetes mellitus, multipler Sklerose, Lyme-Borreliose)</li><li>Horner-Symptomkomplex (Ptosis, Miosis, fragl. Enophthalmus)</li></ul>	**Störungen der Afferenz** bei: <ul><li>Amaurotischer Pupillenstarre (Netzhautschäden, Makuladegeneration) Zentralarterien- oder Zentralvenenverschluß</li><li>Leitungsunterbrechung im Tractus/ Nervus opticus (Schädelbasisfraktur, Hypophysentumor, Keilbeinflügelmeningiom)</li><li>Retrobulbärneuritis.</li></ul>

Tabelle 7.2 Beeinträchtigung der Lichtreaktion bei Störungen der Pupillenbahnen

Absolute Pupillenstarre. Pupille ist meist erweitert, und weder durch Licht (sowohl direkt als auch konsensuell) noch durch Naheinstellung ist eine Pupillenverengung auszulösen. Ursachen dieser Starre können sein: Anwendung eines pupillenerweiternden Medikaments bzw. Atropin innerlich, Schädigung der Irismuskulatur (durch Augapfelprellung oder im Glaukomanfall), Läsion im Mittelhirn oder an der Schädelbasis mit Schädigung im Okulomotorius-Kerngebiet (dann meist doppelseitig) oder mit Schädigung des peripheren Nerven (dann meist einseitig und mit Lähmung der vom N. oculomotorius mitversorgten Augenmuskeln; dadurch resultiert eine Abduktionsstellung).

Bewußtlosigkeit mit weiten lichtstarren Pupillen. Beidseitig im Schock; ein- oder beidseitig bei intrakraniellen Blutungen nach Schädel-Hirn-Trauma. Der Zustand entwickelt sich aus engen Pupillen mit intakter Reaktion im Verlauf einiger Stunden; je tiefer die Bewußtlosigkeit, desto weiter sind die Pupillen dilatiert und desto geringer wird ihre Lichtreaktion (Hutchinson-Pupille). Wiederholte Kontrollen sind erforderlich; der Zustand ist ernst!

Sympathische Innervationsstörung. Leichte Ptosis, geringgradige Miosis, Enophthalmus (kann durch die Lidspaltenverengung vorgetäuscht sein); zugleich Anhidrose des Gesichtes. Ist entweder angeboren (kombiniert mit einer helleren Iris = Heterochromie) oder erworben durch Sympathikusläsion (Horner-Symptomkomplex).

Sympathikusreizung (Claude Bernard-Syndrom). Pupillenerweiterung und Lidspaltenerweiterung, ein- oder beidseitig. Ursachen sind Trauma, Entzündung oder Tumor mit Irritation der Halsganglien oder des Grenzstranges des Sympathikus (Abb. 7.11).

7.5 Bulbus und Linse

Untersuchungsgang

Einfache Motilitätsprüfung. Normalerweise stehen beide Augenachsen parallel und die Bulbi sind in alle Richtungen frei beweglich; bei Abweichungen ist eine augenfachärztliche Untersuchung erforderlich. Beim Lähmungsschielen mit störenden Doppelbildern (Strabismus) ist eine orientierende Prüfung möglich; dabei sind der Schielwinkel (Abweichung von der normalen Blickachse) am größten und die Doppel-

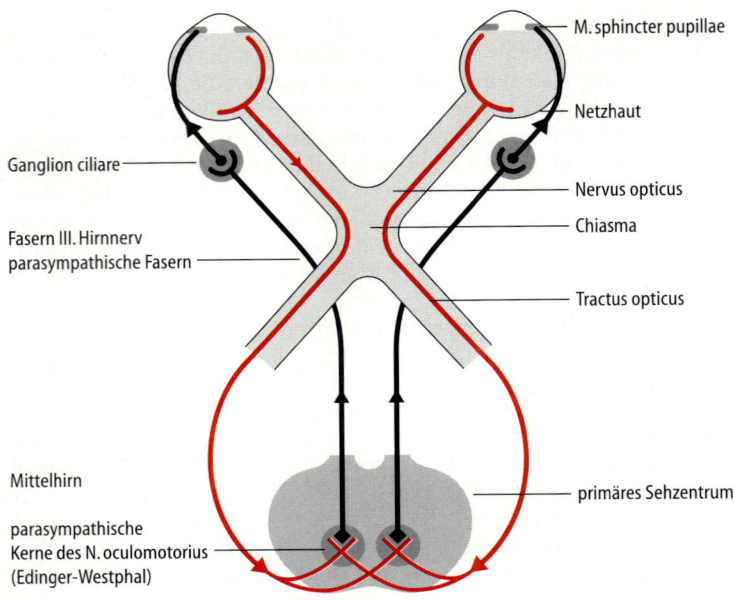

Ganglion ciliare

M. sphincter pupillae

Netzhaut

Fasern III. Hirnnerv
parasympathische Fasern

Nervus opticus

Chiasma

Tractus opticus

Mittelhirn

parasympathische
Kerne des N. oculomotorius
(Edinger-Westphal)

primäres Sehzentrum

Abb. 7.11 Afferente und efferente Pupillenbahnen

bilder am ausgeprägtesten beim Blick in die Richtung, in die der gelähmte Muskel ziehen müßte.

Es gibt dazu *6 diagnostische Blickrichtungen,* die den 6 äußeren Augen-
muskeln entsprechen (Abb. 7.12):
- M. rectus externus (N. abducens, VI. Hirnnerv)
- M. obliquus superior (N. trochlearis, IV. Hirnnerv).
  Alle übrigen werden vom N. oculomotorius (III. Hirnnerv) versorgt:
- M. rectus superior
- M. rectus inferior
- M. rectus internus
- M. obliquus inferior.

Bei Okulomotoriusparese wird also der Augapfel nach außen unten abweichen, denn es funktionieren nur noch der M. rectus externus
(N. abducens) und der M. obliquus superior (N. trochlearis).

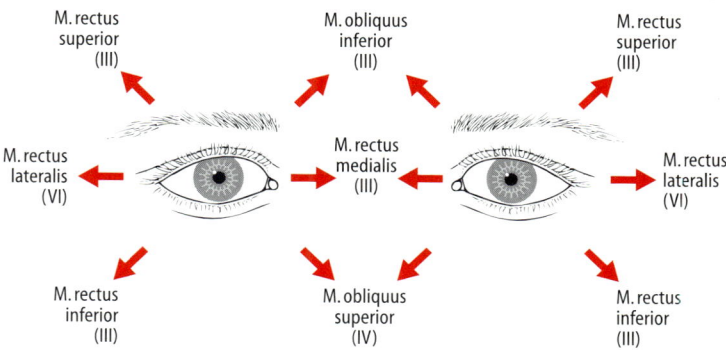

Abb. 7.12 Prüfung der Augenbeweglichkeit in den 6 diagnostischen Hauptblickrichtungen

Der Kopf des Patienten wird ruhig gehalten, notfalls mit einer Hand des Untersuchers am Scheitel fixiert; man läßt den Blick dem vorgehaltenen Finger des Untersuchers folgen. Es wird beobachtet, ob eines oder beide Augen in einer bestimmten Blickrichtung zurückbleiben; dabei sind auch die Doppelbilder am ausgeprägtesten, und der Patient gibt an, den Finger doppelt zu sehen. Zurückbleiben in eine Richtung kann bedeuten: Lähmung des zuständigen Muskels oder Überwiegen des Antagonisten.

Beurteilung von Augenmuskelparesen:
- Bei Augenmuskellähmung bleibt der Bulbus bei Bewegungen zur gelähmten Seite, d. h., in die Zugrichtung des betreffenden Muskels zurück.
- Die Doppelbilder erscheinen nur beim Blick in die Richtung, in die der gelähmte Muskel ziehen müßte.
- Je stärker die Blickwendung in die gelähmte Richtung, umso mehr nimmt der Abstand der beiden Bilder zu, umso ausgeprägter also die Doppelbilder.

Orientierende Sehschärfenprüfung. Jedes Auge wird einzeln geprüft, das andere verdeckt; entweder mit einer Karteikarte oder mit einer gewölbten Handfläche (dabei nicht zwischen den Fingern hindurchsehen lassen!).

Sehprobentafel aus 5 m Entfernung lesen lassen; für Kinder gibt es Figurentafeln, und bei Leseunkundigen (für lateinische Buchstaben oder arabische Zahlen) werden Landoldt-Ringe oder E-Haken benutzt. (Abb. 7.13).

Auf der Sehtafel ist für jede Zeile die Entfernung angegeben, aus welcher der Normalsichtige sie lesen kann; beispielsweise die oberste Zeile aus 50 m, die vorletzte aus 5 m.

Die Sehschärfe wird durch eine Bruchzahl definiert, bei dem der Leseabstand im Zähler steht, und im Nenner die eben noch gelesene kleinste Zahl, d. h., die auf der Tafel dazu angegebene Sollentfernung. Liest der Patient aus 5 m Entfernung die zweitunterste Zeile, so beträgt seine Sehschärfe 5/5 (normal); vermag er aber nur die oberste Zeile zu lesen, so beträgt seine Sehschärfe nur 5/50 (hochgradig vermindert).

Die genaue Sehschärfenprüfung (wie auch die Brillenanpassung!) erfolgt durch den Augenarzt; er benutzt dazu einen Brillenkasten.

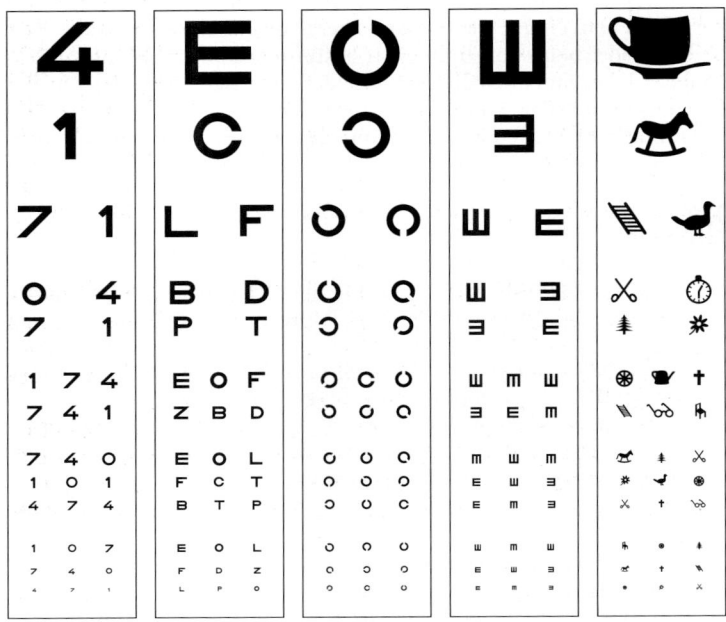

Abb. 7.13 Sehprobentafeln

Bei stark herabgesetzter Sehschärfe läßt man den Patienten die Sehprobentafel aus 1 m Abstand lesen; erkennt er bei dieser Entfernung nur die oberste Zeile, so beträgt seine Sehschärfe 1/50. Brillenträger werden mit ihrer Fernbrille geprüft; ein Auge wird abgedeckt (Karteikarte hinter das Brillenglas schieben); man notiert das, was der Patient mit seiner Brille liest, d. h., die kleinste, eben noch richtig gelesene Zahl, und bildet den Bruch aus Leseentfernung und Sollentfernung.

Sieht der Patient schlechter als 1/50, so probiert man, ob er aus 30 cm Entfernung die Zahl der gespreizten Finger des Untersuchers richtig erkennt; die Angabe lautet dann: Fingerzählen aus 30 cm Abstand.

Bei noch schlechterem Sehvermögen führt man Handbewegungen unmittelbar vor dem Patientenauge aus oder läßt die Richtung, aus der das Licht kommt, bestimmen.

Orientierende Gesichtsfeldprüfung (Kontrollgesichtsfeld). Der Arzt sitzt dem Patienten auf Armeslänge Auge in Auge gegenüber und läßt den Patienten ein Auge mit der Hohlhand zuhalten; der Arzt schließt dann ebenfalls sein Auge, und zwar das gegenüberliegende (gegenseitige); Arzt und Patient fixieren sich mit ihrem offenen Auge. Jetzt führt der Untersucher seinen Zeigefinger von seitlich in das Gesichtsfeld ein, und normalerweise sehen beide den Finger etwa gleichzeitig auftauchen. Geprüft wird in den 4 Quadranten (temporal oben und unten sowie nasal oben und unten); d. h., der Finger bewegt sich in den 4 Diagonalen. Es lassen sich damit nur grobe Quadranten- oder Halbseitenausfälle erkennen; die exakte Gesichtsfeldprüfung erfolgt apparativ.

Prüfung des Bulbusdrucks. Man läßt den Patienten nach unten blikken und palpiert mit dem Zeigefinger durch das Oberlid. Würde man das Auge vollständig schließen lassen, so käme durch das Bell-Phänomen (die Augen rollen nach oben) die empfindliche Hornhaut unter das Oberlid zu liegen; auf ihr darf nicht palpiert werden.

Der Bulbusdruck ist erhöht beim akuten Glaukomanfall (Tasteindruck: steinhart; wichtig ist der Vergleich zum anderen Auge oder zur Normalperson); erniedrigt bei perforierender Verletzung (einseitig) oder beim Patienten mit diabetischem Koma (matschige Bulbi; doppelseitig).

Auffällige Befunde

Nystagmus (Augenzittern). Unwillkürliche ruckartige Augenbewegungen meist in der Horizontalen; man unterscheidet:
- Pendelnystagmus: Hin- und Herbewegung der Augen mit gleichbleibender Geschwindigkeit
- Rucknystagmus: auf eine langsame primäre folgt eine schnellere ruckartige sekundäre Phase.

Je nach Auslösemechanismus unterscheidet man folgende Nystagmusformen:
- Spontannystagmus: Beim Blick in die Ferne mit Fixation eines Punktes
- Blickrichtungsnystagmus: Nur in der Hauptblickrichtung
- Lagerungsnystagmus: Provokation durch rasches Hinlegen und Wiederaufstehen, Rechts- oder Linksseitlage oder Kopfschütteln
- Optokinetischer Nystagmus: Auslösbar durch rasch vorbeiziehende Objekte (man führt ein Lineal waagerecht vor den Augen vorbei).

Als Ursachen kommen Augenleiden (Sehschwäche), Erkrankungen des Zentralnervensystems (Kleinhirnbrückenwinkeltumoren) oder Vestibularisreizung in Betracht.

Hemianopsie. Wegen der teilweisen Kreuzung der Sehbahnen im Chiasma opticum entstehen verschiedene Möglichkeiten der Gesichtsfeldeinschränkung (Abb. 7.14):
- Bei Schädigung des N. opticus (vor dem Chiasma) totaler Ausfall des betreffenden Auges (1)
- Bei Schädigung des Chiasma (Druck durch Hypophysentumoren) Ausfall der seitlichen Gesichtshälfte beider Augen (bitemporale heteronyme Hemianopsie; 2)
- Bei Schädigung des Tractus opticus (nach dem Chiasma) Ausfall der gegenseitigen, aber gleichnamigen Gesichtsfeldhälften (kontralaterale homonyme Hemianopsie; 3).

Bei jedem Verdacht auf Störungen der Augenbeweglichkeit, Einschränkungen des Gesichtsfeldes oder anderen Augensymptomen muß eine augenfachärztliche Untersuchung eingeleitet werden.

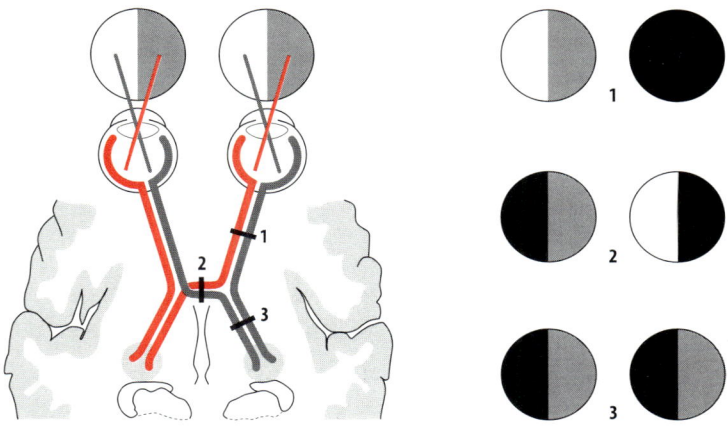

Abb. 7.14 Möglichkeiten der Hemianopsie

7.6 Augenhintergrundspiegelung (Ophthalmoskopie)

Die Pupille erscheint schwarz, weil sie beschattet ist. Durch den Augenspiegel nach Helmholtz (1850) läßt sich Licht ins Augeninnere reflektieren, und gleichzeitig kann man durch das zentrale Loch hindurchblicken. Moderne Augenspiegel haben die Lichtquelle integriert und gleichzeitig lassen sich Refraktionsfehler (des Untersuchers oder des Patienten) durch dazwischen geschaltete Linsen rasch ausgleichen.

Untersuchungsgang

Die Spiegelung des Augenhintergrundes erfolgt zuerst im umgekehrten, dann im aufrechten Bild. Warum sind beide Untersuchungsgänge nötig?

Untersuchung im umgekehrten Bild. Vergrößerung 4–5fach, guter Überblick; zur Orientierung und zur Betrachtung der äußeren Netzhautperipherie (Abb. 7.15a).

Untersuchung im aufrechten Bild. Vergrößerung 16fach, kleiner Bezirk; zur Erfassung von Einzelheiten an Sehnerv, Makulagebiet und Gefäßen der mittleren Peripherie (Abb. 7.15b).

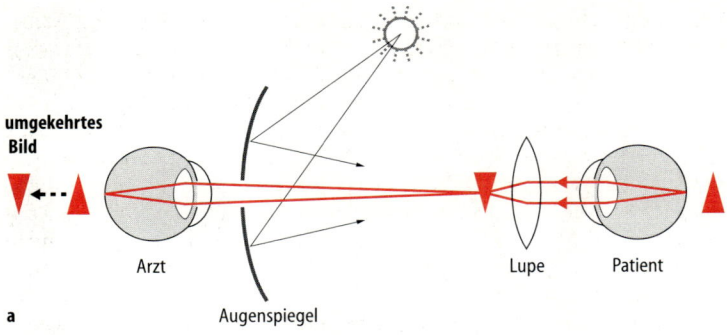

umgekehrtes
Bild

Arzt   Lupe   Patient

a

Augenspiegel

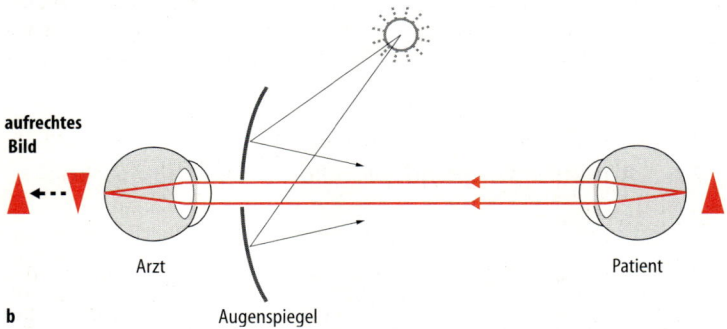

aufrechtes
Bild

Arzt   Patient

b   Augenspiegel

Abb. 7.15 Augenspiegelung (Ophthalmoskopie) im umgekehrten **a** und aufrechten **b** Bild. (Nach Grehn/Leydhecker 1995)

Untersuchung im umgekehrten Bild (indirekte Ophthalmoskopie).

Die Spiegelung erfolgt in althergebrachter Weise mit durchbohrtem Hohlspiegel, einer Lupe, die man vor das untersuchte Auge hält und einer Lichtquelle, die sich neben dem Ohr des Patienten befindet. Die Untersuchung ist schwierig zu erlernen und erfolgt am besten im verdunkelten Raum mit weitgestellter Pupille.

Vorsicht: Da Mydriatika einen akuten Glaukomanfall auszulösen vermögen, sind gewisse Sicherheitsvorkehrungen einzuhalten: Wiederholt Druckmessungen, Diamox-Schutz, Erweiterung mit rasch abklingenden Schnellmydriatika. Allerdings läuft beim älteren Patienten die Erweiterung nicht so rasch und vollständig ab wie beim jüngeren. Heutzutage stehen lichtstarke, binokulare Ophthalmoskope zur Verfügung.

Der Untersucher sitzt, mit dem Augenspiegel ausgerüstet, dem Patienten gegenüber, etwa 50–60 cm (entspricht Armeslänge) vom Patientenauge entfernt. Die Lichtquelle befindet sich etwa in Augenhöhe, auf einer Seite neben dem Ohr des Patienten. Der Arzt blickt mit seinem rechten Auge durch die zentrale Bohrung des Hohlspiegels und spiegelt das Licht in das zu untersuchende Patientenauge. Wenige Zentimeter (7–8 cm) davor wird eine Lupe (mit + 20 bis 30 Dioptrien) in den Strahlengang gebracht, gehalten zwischen Daumen und Zeigefinger der linken Hand des Untersuchers, wobei er sich an der Stirn des Patienten abstützt (und gleichzeitig – falls erforderlich – das Lid etwas anhebt). Die Lupe darf nicht verkantet werden und muß sich möglichst parallel zur Gesichtsebene des Patienten befinden. Störende Reflexe lassen sich durch geringe Veränderungen der Lupenstellung meist eliminieren. Die Sammellinse entwirft in ihrem Brennpunkt (etwa 8 cm vor der Linse) ein umgekehrtes virtuelles Bild des Augenhintergrundes.

Umgekehrt heißt: Das, was man oben sieht, liegt in Wirklichkeit unten, und das, was man temporal sieht, liegt in Wirklichkeit nasal.
Virtuell heißt: Das Bild ist nicht auf einem Schirm darstellbar und auch nicht fotografierbar.

Wesentlich ist jetzt, daß der Untersucher richtig auf das vor der Linse entstehende Bild akkomodiert und nicht etwa versucht, in die Pupille hineinzuschauen; bei eigener Weitsichtigkeit muß der Arzt ein Glas tragen.

Untersuchung im aufrechten Bild (direkte Ophthalmoskopie). Arzt und Patient sitzen sich wiederum gegenüber, und ihre Köpfe befinden sich auf gleicher Höhe. Bei der Spiegelung des rechten Patientenauges wird er angehalten, mit dem freien linken Auge am rechten Ohrläppchen des Arztes vorbeizublicken und einen Punkt an der gegenüberliegenden Wand zu fixieren (Blick in die Ferne). Die linke Hand liegt auf dem Scheitel des Patienten und der linke Daumen hebt erforderlichenfalls das Lid, falls es die Pupille teilweise verdeckt, etwas an. Der Untersucher blickt mit dem rechten (gleichnamigen) Auge durch den Augenspiegel und nähert sich langsam dem Auge des Patienten bis er fast den Daumen mit der eigenen Stirn berührt. Ziel ist, möglichst nahe an das Patientenauge heranzugehen, damit man wie durch ein Schlüsselloch in die Pupille blicken kann; ebenfalls vereinfacht durch erweiterte Pupille und abgedunkelten Raum. Moderne Ophthalmoskope verfügen über eine eingebaute Lichtquelle und Linsen, die sich rasch vorschalten lassen. Man akkomodiert nicht, sondern blickt in die Ferne, und gleicht die eigene Fehlsichtigkeit wie auch die des Patienten durch das Zwischenschalten von Gläsern aus. Sind beide normalsichtig, dann treten die Strahlen aus dem Patientenauge parallel aus, ins Untersucherauge wiederum parallel ein und werden auf der Netzhaut vereinigt; eine Akkomodation ist nicht erforderlich.

Hat der Arzt zwei gleich leistungsstarke Augen, so soll er das rechte Auge des Patienten mit seinem rechten Auge spiegeln (analog links mit links), damit die Nasen nicht kollidieren; außerdem kann der Patient mit dem jeweils freien Auge besser den Punkt in der Ferne fixieren.

Systematik bei der Betrachtung des Fundus:
- Im umgekehrten Bild wird zunächst der hintere Augenpol (Papille, Makula, umgebende Gefäße) betrachtet und anschließend wird die mittlere und äußere Peripherie abgesucht.
- Im aufrechten Bild wird ebenfalls systematisch abgesucht: Zunächst die Papille (Farbe, Begrenzung und Niveau im Vergleich zur umgebenden Retina); dann etwas nach temporal die Macula lutea und die Fovea centralis; danach werden die großen Gefäßstämme von der Papille aus entsprechend ihrer Aufzweigungen nach peripher verfolgt. Zuletzt wird nochmals die Netzhautperipherie entlang dem Uhrzeiger in allen Quadranten abgesucht.

Was muß der Student am Fundus erkennen?

Im umgekehrten Bild muß er die Papille finden und beurteilen können, ob die Grenzen scharf oder unscharf sind, ob eine Abblassung oder eine Exkavation besteht; ob eine Stauungspapille, eine unscharfe Papille oder eine Atrophie besteht. Er soll eine Degeneration der Makula, eine Blutung am Augenhintergrund, eine Netzhautablösung oder ein Melanoblastom der Aderhaut erkennen lernen.

Im aufrechten Bild soll er beurteilen, ob Anomalien der Blutgefäße am hinteren Pol (diabetische Fundusveränderungen, Zeichen der Hypertonie) bestehen.

Ingesamt ist zu beurteilen:
- Umgebung des Auges: Lider, Tränenorgane, Größe und Lage des Augapfels
- Am Auge selbst: Bindehäute, Hornhaut, Sklera, Iris, Vorderkammer, Linse
- Pupillenreaktionen
- Augenhintergrundspiegelung
- Funktionsprüfungen: Augenmotilität, Nystagmus, Blickfeld, Sehschärfe, Farbsehen.

8 Untersuchung des Halses

Eine besorgte Mutter stellt ihren kranken Sohn – etwa 16 Jahre alt – in der Sprechstunde vor. Er klagt über Hals- und Nackenschmerzen sowie über hohes Fieber. Es bestand eine Angina follicularis mit dicken Belägen auf beiden Tonsillen, und beim systematischen Durchtasten des Halses fanden sich zahlreiche gut bohnengroße nuchale Lymphknoten. Ihre Diagnose? Die beiden klinischen Verdachtsmomente Angina und Halslymphknotenschwellung werden bestätigt durch ein Differentialblutbild; die dabei gefundenen atypischen Lymphoidzellen beweisen das Pfeiffersche Drüsenfieber.

8.1 Beweglichkeit

Untersuchungsgang

Nach der Inspektion auf *Zwangshaltungen wird die aktive Beweglichkeit* des Kopfes in den verschiedenen Ebenen überprüft: Flexion, Extension, Rotation nach beiden Seiten sowie Seitwärtsneigen. Anschließend wird die *passive Beweglichkeit* in denselben Ebenen beurteilt.

Normale Beweglichkeit der Halswirbelsäule:
- Das Kinn kann mühelos auf die Brust gebracht werden
- Von der Mittellinie aus kann der Kopf bis knapp 90° seitwärts gedreht werden
- Seitneigung des Kopfes bis etwa 45°.

Auffällige Befunde

Schiefhals (Torticollis). Meist als *schmerzbedingte Schonhaltung* durch muskuläre Verspannung, ausgelöst durch einen zervikalen Bandscheibenvorfall (sehr selten) oder häufiger durch Blockierung der kleinen Wirbelgelenke, die sich nach wenigen Tagen meist wieder löst. Der angeborene Schiefhals beruht auf einer einseitigen Verkürzung des M. sternocleidomastoideus und muß operativ korrigiert werden.

Meningismus. Bei Meningitis oder anderen meningealen Reizzuständen (Subarachnoidalblutung, Hirnmassenblutung) kommt es zur *Nackensteifigkeit*. Die Patienten liegen mit überstreckter Halswirbelsäule im Bett, und das Hinterhaupt wird in die Kissen gepreßt (Opisthotonus). Man legt eine Hand auf das obere Brustbein, die andere unter den Kopf des Patienten und bewegt den Schädel ruckartig nach vorn.

- Nackensteifigkeit: Passives Beugen des Kopfes löst Schmerzen aus, das Kinn kann nicht zur Brust bewegt werden.
- Brudzinski-Zeichen: Im positiven Fall führt die passive Kopfbeugung zum reflektorischen Anziehen der Beine (Abb. 8.1).

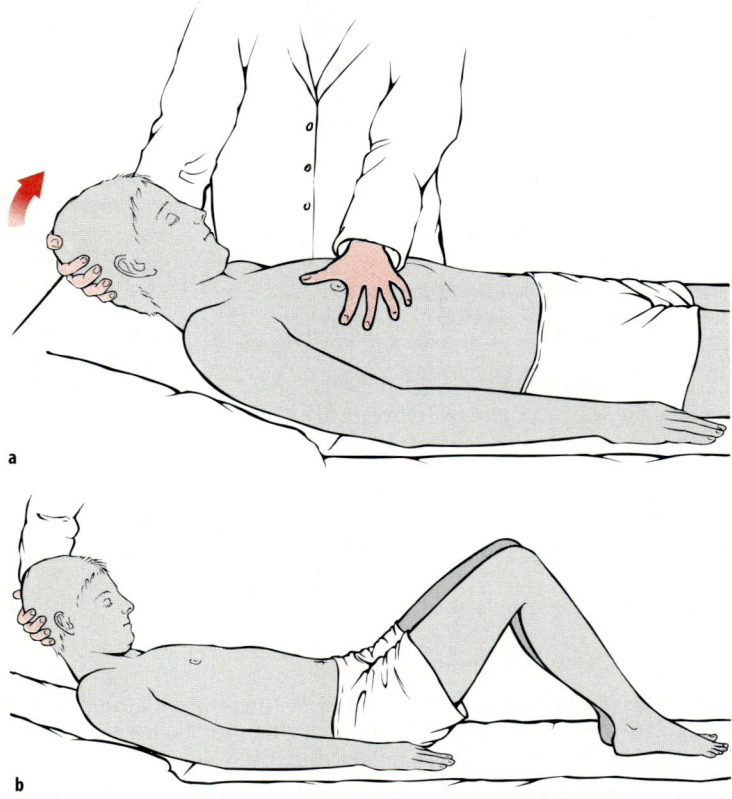

Abb. 8.1 a Prüfung auf Meningismus **b** Kräftiges Anheben des Kopfes führt zum Anziehen der Beine (Brudzinski-Zeichen)

- Kernig-Zeichen: Die im Kniegelenk gestreckten Beine werden im Hüftgelenk passiv gebeugt, was im positiven Fall Schmerz und Widerstand auslöst. Die Beugung im Hüftgelenk wird aber möglich bei gleichzeitiger passiver Beugung in den Kniegelenken (infolge Zugentlastung der durch die Hüftbeugung gedehnten Hirnhäute) (Abb. 8.2).

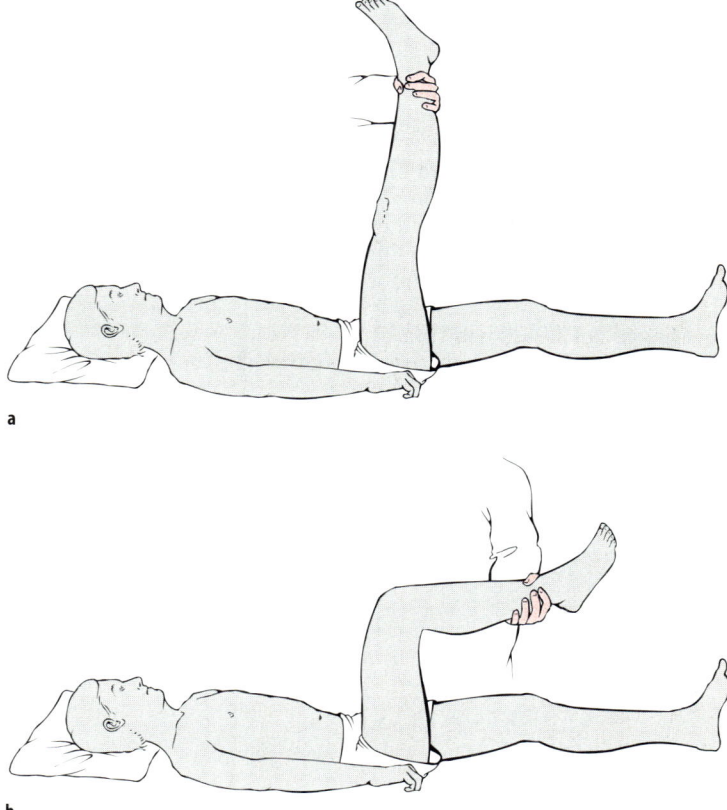

Abb. 8.2 Kernig-Zeichen. **a** Passive Beugung des Hüftgelenkes bei gestrecktem Knie löst Schmerzen aus. **b** Passive Beugung des Hüftgelenkes wird möglich bei gebeugtem Knie

Andere sichtbare Befunde. Feinschlägiger Tremor des Kopfes bei Morbus Parkinson. Pulssynchrones Kopfnicken bei Aorteninsuffizienz (Musset-Zeichen). Halswirbelsäulenbeweglichkeit eingeschränkt in ausgeprägten Fällen von Morbus Bechterew (s. Wirbelsäule). Halsumfang vergrößert durch Einflußstauung mit Ödem, Zyanose, sichtbaren Venenerweiterungen; beobachtet bei raumfordernden Prozessen im Mediastinum mit Kompression der V. cava superior (Stokes-Kragen); mitunter können Gesicht und Arme mitbetroffen sein.

8.2 Lymphknoten

Untersuchungsgang

Mit dem 2. und 3. Finger wird bimanuell mit **_kreisenden Bewegungen_** systematisch nach Lymphknoten gesucht. Man tastet von okzipital bis nach vorn, und zwar sowohl im oberen wie auch im unteren Halsbereich (Abb. 8.3). Lymphknoten finden sich an bestimmten Stellen, wo nach ihnen gesucht werden muß (Abb. 8.4).

Bevorzugte Lokalisationen sind:
- Subokzipital bzw. nuchal, am Hinterhaupt (*1*)
- Präaurikulär, vor dem Ohr (*2*)
- Retroaurikulär, auf dem Mastoid (*3*)
- Submandibulär, am Kieferwinkel bzw. entlang dem Unterkiefer (*4*)

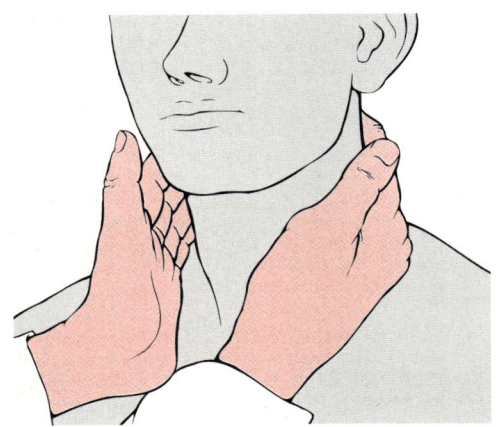

Abb. 8.3 Systematisches Suchen nach zervikalen Lymphknoten

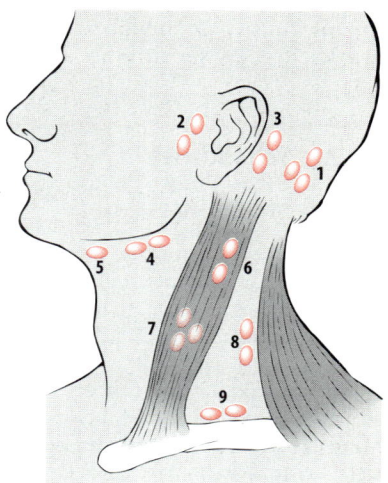

Abb. 8.4 Lage der Halslymphknoten

- Submental, unter dem Kinn (5)
- Zervikal superfizial, auf dem M. sternocleidomastoideus (6)
- Zervikal tiefliegend, unter dem M. sternocleidomastoideus (7)
- Zervikal posterior, entlang dem aufsteigenden Trapeziusrand (8)
- Supraklavikulär im Winkel zwischen Klavikula und M. sternoclei-domastoideus (9)

Die Halsmuskulatur des Patienten muß entspannt sein. Tastbare Lymphknoten werden beurteilt nach Lokalisation, Größe, Beweglichkeit, Schmerzempfindlichkeit und Konsistenz.

Auffällige Befunde

Erkrankungen des lymphatischen Systems. Man findet teilweise erheblich vergrößerte, anfangs auf der Unterlage gut verschiebliche, später verbackene, derbe, indolente Lymphknoten, mitunter generalisiert (Achselhöhle und Leistengegend überprüfen!), vergesellschaftet mit einer Leber- und Milzvergrößerung.

Differentialdiagnose der Halslymphknotenvergrößerung. Metastatische Vergrößerungen bei bösartigen Tumoren im Einzugsbereich (Kopf und Hals). Druckschmerzhafte Lymphknotenschwellungen bei Entzündungen im HNO-ärztlichen oder stomatologischen Bereich,

bei infektiöser Mononukleose (s. Tonsillen), bei akuten Infektionskrankheiten, häufig auch bei der Toxoplasmose.

8.3   Schilddrüse

Untersuchungsgang

Durch Inspektion werden das *Halsrelief* sowie die Symmetrie/Asym-
metrie des Halses beurteilt. Eine leichte diffuse Vergrößerung der
Schilddrüse ist besser sichtbar als fühlbar. Ferner achtet man auf
die Hautfarbe über der Schilddrüse, auf Halsvenenstauung und darauf,
ob die Fossa jugularis sichtbar oder ausgefüllt ist. Die *Schluckverschieblichkeit* wird mit etwas Wasser überprüft, das der Patient
so lange im Mund behält, bis man ihn auffordert zu schlucken. Während des Schluckaktes gleitet die Schilddrüse nach oben. Damit läßt
sich herausfinden, ob eine Geschwulst im Halsbereich überhaupt
zur Schilddrüse gehört. Allerdings kann bei großen Knotenkröpfen,
die mit der Umgebung verwachsen sind, die Schluckverschieblichkeit
aufgehoben sein.

Die *Palpation* kann auf zweierlei Weise ausgeführt werden:
- Bimanuell am sitzenden Patienten von hinten, indem sich die
  Daumen im Nacken abstützen und beide Hände den Hals umgreifen
  (Abb. 8.5)

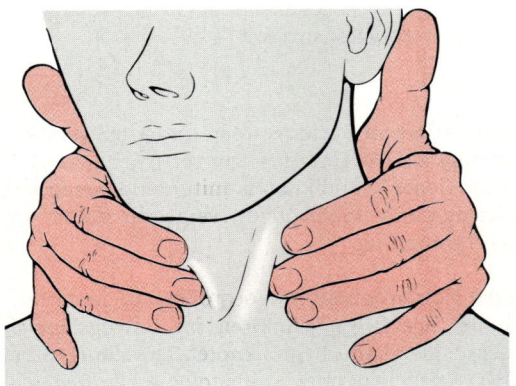

Abb. 8.5 Bimanuelle
Palpation der Schild-
drüse von hinten

- Mit einer Hand am liegenden Patienten von vorn, indem die Schilddrüse zwischen Daumen und Zeigefinger liegt (Abb. 8.6).

Man palpiert mit kreisenden Bewegungen den Isthmus und die Seitenlappen; während des Schluckens hält man die Finger still.

Der Patient soll während der Untersuchung das Kinn leicht anheben, jedoch den M. sternocleidomastoideus entspannen. Man beurteilt Symmetrie, Größe, Konsistenz, Oberflächenbeschaffenheit, Schmerz, Verschieblichkeit gegenüber der Umgebung, Schluckverschieblichkeit, Pulsationen oder fühlbares Schwirren. Bei Schilddrüsenvergrößerung muß stets auch auskultiert werden.

Man hört ein systolisch-diastolisches Rauschen infolge vermehrter Vaskularisation, was für eine Hyperthyreose spricht.

Die *Umfangsmessung* des Halses gestattet die Verlaufsbeobachtung einer Struma, was bei der strumigenen Wirkung einer thyreostatischen Behandlung von Bedeutung sein kann.

Auffällige Befunde

Diffus vergrößerte Struma. Beide Seitenlappen vergrößert, weich, glatte Oberfläche, keine Knoten, schluckverschieblich; bei Hyperthyreose zusätzlich Schwirren tastbar.

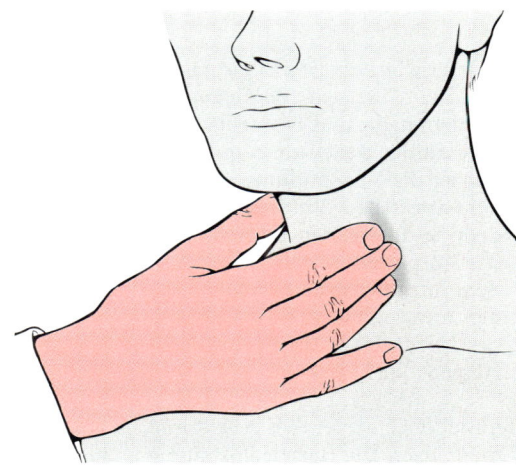

Abb. 8.6 Palpation der Schilddrüse von vorn mit einer Hand

Knotenstruma. Knoten unterschiedlicher Größe und Konsistenz tastbar, u. U. nur Teile der Schilddrüse betroffen; Schluckverschieblichkeit kann aufgehoben sein. In der Regel Euthyreose, gelegentlich sog. Riesenkropf.

Große, harte Struma. Es kann vorliegen:
- Strumitis: diffuse Vergrößerung, druckschmerzhaft, beweglich, entzündliche Hautrötung; bei chronischem Verlauf mit Verschwielung: sog. eisenharte Struma Riedl
- Schilddrüsenkarzinom: knotige Vergrößerung, nicht schluckverschieblich, u. U. schmerzhaft.

Retrosternale Struma. Schilddrüsenvergrößerung nach kaudal nicht abgrenzbar, taucht ins Mediastinum hinab; röntgenologisch zu diagnostizieren.

Stridor. Einengung der Luftröhre durch eine häufig retrosternale Struma führt zu einem *pfeifenden* Geräusch bei Einatmung, das bei diskretem Vorhandensein erst nach körperlichen Belastungen (z. B. Treppensteigen) deutlicher in Erscheinung tritt.

8.4 Jugularvenen

Venenpuls

Der arterielle Puls ist ein gut tastbarer *Druckpuls,* der Venenpuls im Gegensatz dazu ein *Volumenpuls;* d. h., er beruht auf Volumenverschiebungen und ist nicht tastbar, sondern lediglich sichtbar. Die relativ dünne Venenwand unterliegt zahlreichen äußeren Einflüssen, daher ist die Venenfüllung abhängig von
- dem arteriellen Blutdruck
- dem zirkulierenden Blutvolumen
- der Körperhaltung
- dem intrathorakalen Druck
- den mitgeteilten Pulsationen benachbarter arterieller Gefäße
- der Herztätigkeit, insbesondere von der Fähigkeit des rechten Herzens, das einströmende Blut weiterzupumpen.

Verändert sich einer dieser Faktoren, so kommt es zu Änderungen des Venenpulses. Die Halsvenenstauung ist vor allem ein klinisch bedeutsames Zeichen der Rechtsherzinsuffizienz. Normalerweise sind die Halsvenen beim sitzenden oder schräg liegenden Patienten entleert und nicht sichtbar. Ebenso kollabieren die Handrücken- und Armvenen beim Erheben des Armes über das Herzniveau. Der Druck im Venensystem verhält sich unter dem Einfluß der Schwerkraft wie Wasser in kommunizierenden Röhren. Der Druck, der auf dem rechten Vorhof lastet, kann mit 5–10 cm Wassersäule (0,49–0,98 kPa) angenommen werden. Sämtliche Venen, die sich oberhalb dieses Niveaus befinden, müssen sich zwangsläufig entleeren.

Untersuchungsgang

Patientenlagerung. Die Patientenlagerung soll dergestalt erfolgen, daß sich der obere Flüssigkeitsspiegel (der Kollapspunkt) in der Jugularvene etwa in der Mitte zwischen Klavikula und Unterkieferwinkel befindet; dort werden dann die Venenpulsationen sichtbar. Ist der Venendruck erhöht und reicht der Füllungsstand höher hinauf, so muß der Oberkörper des Patienten steiler gelagert werden oder er muß aufrecht im Bett sitzen.

Die Halsmuskulatur soll entspannt und der Kopf leicht zur Gegenseite gedreht sein. Die V. jugularis externa liegt auf dem M. sternocleidomastoideus und ist an seinem lateralen Rand ohne weiteres zu sehen. Obwohl gut sichtbar, liefert sie weniger genaue Ergebnisse als die V. jugularis interna, die unter dem Muskel liegt, nicht direkt sichtbar ist und deren Pulsationen entweder am medialen Muskelrand oder in der Fossa supraclavicularis minor (zwischen klavikulärem und sternalem Ansatz des M. sternocleidomastoideus) gesucht werden müssen, und zwar auf beiden Seiten des Halses. Die V. jugularis interna stellt die kürzeste Verbindung zum rechten Vorhof dar.

Sichtbarmachung mit Taschenlampe. Läßt man den Lichtstrahl einer Taschenlampe von der Gegenseite her tangential auf den M. sternocleidomastoideus fallen, so entsteht durch das scharfe Seitenlicht am Vorderrand des Muskels ein Schlagschatten, der die fortgeleiteten Pulsationen der darunterliegenden V. jugularis interna gut erkennen läßt (Abb. 8.7). Beim Aufrichten des Oberkörpers läßt sich das Verschwinden der Pulsationen gut verfolgen. Der Venenpuls tritt alternierend zum Arterienpuls auf und wird negativer Puls genannt. Wenn gegen Ende der Kammerdiastole die Vorhofkontraktion auftritt, staut sich das Blut vor dem rechten Vorhof, und die Halsvenen schwellen an. Während der Ventrikelsystole strömt dann das Blut in den Vorhof ab und die Venen entleeren sich.

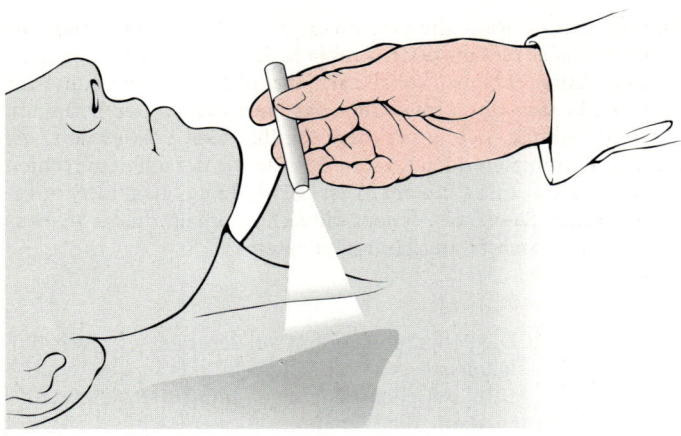

Abb. 8.7 Beim flachliegenden Patienten und tangentialer Beleuchtung von der Gegenseite kann man die Pulsationen der tiefen Jugularvenen an den Bewegungen des Schlagschattens am Vorderrand des M. sternocleidomastoideus sehen

Unterscheidung vom Karotispuls. Um den sichtbaren Jugularvenenpuls vom tastbaren Karotispuls zu unterscheiden, wird entweder oberhalb der Puls der A. carotis communis palpiert oder es wird mit dem Stethoskop der 1. Herzton bestimmt. Der Karotispuls läßt sich palpatorisch nicht unterdrücken und wird durch eine veränderte Körperlage nicht beeinflußt (der Jugularvenenpuls wird durch Höherstellen des Kopfendes zum Verschwinden gebracht). Der 1. Herzton ist praktisch synchron mit dem Karotispuls.

Orientierende Messung des zentralen Venendrucks

Meßprinzip. Der rechte Arm wird so weit angehoben, bis eine vorher gut sichtbare Handrückenvene kollabiert. In diesem Moment entspricht der Luftdruck genau dem hydrostatischen Druck in der Vene. *Nullpunkt* ist der rechte Vorhof. Die Höhendifferenz zwischen diesem Kollapspunkt und dem Niveau des rechten Vorhofs kommt dem zentralen Venendruck annähernd gleich. Momentane Füllungsschwankungen der V. jugularis interna spiegeln die Druckschwankungen im rechten Vorhof wider.

Ein einfacher *Orientierungspunkt* an der Thoraxoberfläche ist der Angulus sterni, der sich ziemlich genau 5 cm oberhalb des rechten

Vorhofes befindet (Drehung des Thorax gegen die Frontalebene ausgeschlossen). Ein *erhöhter Venendruck* läßt sich messen, wenn man am Angulus sterni ein Lineal senkrecht aufsetzt und den Füllungsstand der Vene von seitlich anvisiert. Der zentrale Venendruck entspricht dann dem Abstand zwischen diesem oberen Flüssigkeitsspiegel und dem Angulus sterni plus 5 cm.

Findet man die Pulsationen der V. jugularis interna nicht, so sucht man ersatzweise den Kollapspunkt der V. jugularis externa. Festzuhalten ist in jedem Falle der Abstand zwischen Angulus sterni und dem oberen Flüssigkeitsspiegel.

Blutige Venendruckmessung. Sie beruht auf demselben Prinzip. An eine Venenpunktionskanüle wird ein Steigrohr angeschlossen. Der *Nullpunkt*, der rechte Vorhof, befindet sich nach der sog. Drittelmethode an der Grenze vom ventralen zum mittleren Drittel des Thoraxdurchmessers. Bei normalem zentralem Venendruck steht der obere Flüssigkeitsspiegel im Steigrohr etwa 5–20 cm oberhalb der Herzebene.

Ferner läßt sich eine *Einflußstauung des Herzens* wahrscheinlich machen, indem man mit den Fingerspitzen einen leichten Druck auf die Jugularvenen ausübt und den Abfluß behindert. Nach Loslassen der Kompression beobachtet man, ob sich die Venen rasch oder verzögert nach herzwärts entleeren.

Auffällige Befunde

Pralle Füllung der Halsvenen. Entleeren sich die gefüllten Halsvenen am sitzenden Patienten nicht, so besteht eine Rechtsherzinsuffizienz. Jede Füllung der Halsvenen bei einer Neigung des Kopfes um 45° zeigt einen krankhaft erhöhten Venendruck an, desgleichen Venenpulsationen oberhalb dieses Niveaus. Die venöse Stauung ist in gleicher Weise auch am Handrücken und Arm sichtbar, und zwar immer doppelseitig.

Messung des zentralen Venendrucks. Ein Füllungsstand in den Halsvenen von mehr als 8–10 cm (d. h. 3–5 cm oberhalb des Angulus sterni) ist ein bedeutsames klinisches Zeichen der Rechtsherzinsuffizienz, seltener auch bei konstriktiver Perikarditis.

Positiver Venenpuls. Pulsationen der Halsvenen synchron mit dem Arterienpuls haben stets krankhafte Bedeutung und kommen bei Trikuspidalinsuffizienz zustande, indem sich die Kontraktionswellen des rechten Ventrikels infolge der Klappeninsuffizienz den herznahen Venen mitteilen (s. Kap. 12.5). Man kann den positiven vom negativen Puls unterscheiden, wenn man die Jugularvenen in Höhe des Unterkiefers mit dem Finger leicht komprimiert. Beim negativen Venenpuls kollabieren die herzwärts gelegenen Venenabschnitte, nicht jedoch beim positiven Venenpuls.

Respiratorisch bedingte Füllungsschwankungen. Sie entstehen normalerweise durch den erhöhten intrathorakalen Druck bei der Ausatmung oder beim Husten, und durch den Sog bei der Einatmung entleeren sich die Venen wieder. Bei chronisch-obstruktiven bronchopulmonalen Erkrankungen kann es zum exspiratorischen Druckanstieg bis in den pathologischen Bereich kommen; dies ist noch kein Zeichen der Rechtsherzinsuffizienz, denn inspiratorisch kommt es zum Absinken des Drucks bzw. zum Kollaps der Halsvenen.

Blutverlust. Kollabierte Halsvenen beim flachliegenden Patienten sprechen für Volumenmangel.

Nonnensausen (Jugularvenensausen, Rumor venosus; mit Nonne wird ein Kreisel bezeichnet). Es handelt sich um ein leises, sausendes oder summendes Geräusch, kontinuierlich systolisch-diastolisch ohne Intervall, das auf einen gesteigerten Blutdurchfluß hinweist. Die Auskultationsstelle ist oberhalb der medialen Klavikula, rechts häufiger als links. Druck mit dem Stethoskop oder dem Finger auf die Jugularvenen kann es zum Verschwinden bringen. Vorkommend bei Kindern und Jugendlichen, dann ohne pathologische Bedeutung; ferner bei Hyperthyreose infolge vermehrter Vaskularisation der Schilddrüse.

Ein ähnliches Geräusch, periumbilikal abhörbar, spricht für einen gesteigerten Kollateralkreislauf zwischen Pfortadersystem und unterer Hohlvene bei Leberzirrhose.

Zum Untersuchungsgang gehören:
- Sichtbare Befunde am Hals
- Beweglichkeitsprüfung (Meningismus, Brudzinski, Kernig)
- Systematisches Suchen nach zervikalen Lymphknoten
- Beurteilung der Schilddrüse
- Überprüfung der Halsvenen.

Ein etwa 65jähriger Patient, Raucher und Hypertoniker, der schon in den vergangenen Jahren gelegentlich über Herzprobleme geklagt hat, wird unter Pneumonieverdacht ins Krankenhaus eingewiesen. Er klagt über Luftnot schon bei der geringsten Anstrengung; es besteht eine geringe Lippenzyanose, er schöpft nach Luft und hat in den letzten Tagen Halsschmerzen bemerkt. Fieber besteht nicht. Über der Lunge hört man ein unauffälliges Atemgeräusch, über den basalen Lungenabschnitten beiderseits sind außerdem zahlreiche fein- bis mittelblasige Rasselgeräusche zu hören; der Hörbefund ist eindeutig.
Wie lautet Ihre Diagnose? Handelt es sich um die vermutete Pneumonie? Beantworten Sie die Frage nach der Lektüre des Kapitels über die Lungenuntersuchung und legen Sie fest, welche Auskultationsphänomene noch zur näheren Charakterisierung des Befundes herangezogen werden müssen!

9.1 Thoraxdeformitäten

Untersuchungsgang

Die Inspektion läßt Abweichungen von der *normalen Thoraxsymmetrie* und den *physiologischen Krümmungen* der Wirbelsäule (Halslordose, Brustkyphose, Lendenlordose) erkennen. Geringfügige Asymmetrien kommen durch die Händigkeit zustande; bei Rechtshändern kann die Schultergürtelmuskulatur rechts stärker entwickelt sein als links. Ein leichtes Nachschleppen einer Thoraxseite bei den Atembewegungen ist leichter fühl- als sichtbar. Ausgeprägte *Thoraxdeformierungen* führen zu schwer verwertbaren Ergebnissen bei der Lungen- und Herzuntersuchung.

Auffällige Befunde (Abb. 9.1)

Kyphoskoliose. Verbiegung der Wirbelsäule in frontaler (Kyphose) und seitlicher Richtung (Skoliose), u. U. schwere Deformierung mit Verlagerung der Brust- und Baucheingeweide; bei Wirbelsäulenerkrankungen, Osteoporose.

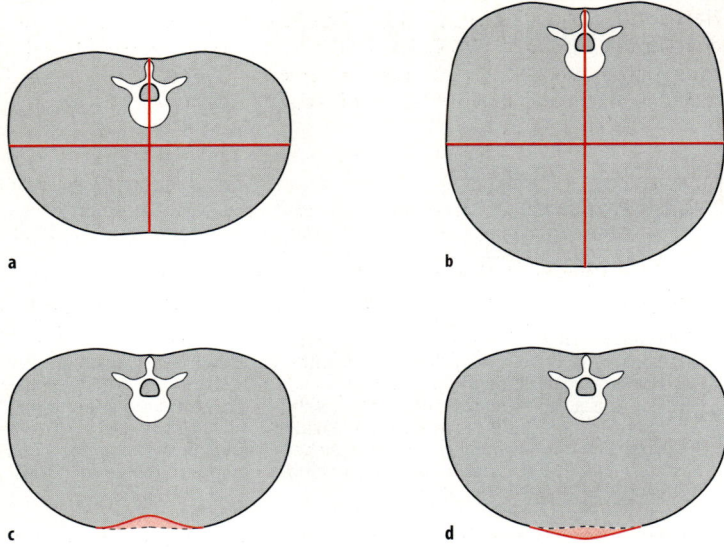

Abb. 9.1 Thoraxdeformitäten. **a** Normale Thoraxform (Frontaldurchmesser größer als Sagittaldurchmesser); **b** Faßthorax bei Emphysem (Frontaldurchmesser gleich Sagittaldurchmesser); **c** Trichterbrust, Schusterbrust (Pectus excavatum); **d** Hühnerbrust, Kielbrust (Pectus carinatum)

Emphysem. Faßförmiger Thorax mit vergrößertem Sagittaldurchmesser, horizontalem Rippenverlauf, eingeschränkten Atemexkursionen (sog. inspiratorische Thoraxstarre) und inspiratorischen Einziehungen der Interkostalräume. Fossa jugularis ausgefüllt. Häufig werden die Arme aufgestützt und die Atemhilfsmuskulatur eingesetzt (sog. thorakale Hochatmung anstelle der inspiratorischen Erweiterung der unteren Thoraxpartie).

Trichterbrust (Pectus excavatum). Umschriebene Eindellung des unteren Sternums, angeboren oder erworben (als sog. Schusterbrust), gelegentlich mit einem lauten systolischen Herzgeräusch einhergehend.

Hühnerbrust (Pectus carinatum). Kielförmiger Knick im Sternum als Folge einer durchgemachten Rachitis.

Harrison-Furche. Glockenförmige Deformierung durch Einziehung des Thorax entlang dem Zwerchfellansatz und gleichzeitiger Erweiterung der unteren Thoraxapertur; ebenfalls Zeichen einer durchgemachten Rachitis oder bei Osteomalazie.

9.2 Atmung

Untersuchungsgang

In Ruhe 15 – 25 Atemzüge pro min, d. h. auf 4 Herzschläge erfolgt ein Atemzug. Wegen ihrer großen psychischen Beeinflußbarkeit muß die Atmung in einem *unbeobachteten Augenblick* beurteilt werden. Der Atemrhythmus ist normalerweise gleichmäßig. Mit dem Maßband wird die Atembreite, das ist der Brustumfang bei tiefer In- und Exspiration, gemessen.

Auffällige Befunde

Atembeschleunigung (Hyperventilation). Bei körperlichen Anstrengungen, bei Herz- und Lungenerkrankungen, bei seelischer Erregung, im Fieber.

Atemrhythmus. Gestört bei Schädigung des Atemzentrums. Man unterscheidet charakteristische pathologische Atemtypen (Abb. 9.2):
- *Biot-Atmung.* Gleichbleibende oder unterschiedliche Atemtiefe; nach einer Periode von 4 – 5 Atemzügen kommt es zum Atemstillstand mit unterschiedlich langen Pausen. Unregelmäßige respiratorische Perioden. Beobachtet bei Meningoenzephalitis infolge des erhöhten Hirndrucks mit Atemdepression. Gekennzeichnet durch völlige Irregularität.
- *Cheyne-Stokes-Atmung.* Periodisches An- und Abschwellen der Atemtiefe, unterbrochen von langen apnoischen Pausen; auftretend bei Apoplexie, Hirndrucksteigerung, Vergiftungen (Morphium, Barbiturate), schwerer Herzdekompensation und anderen Formen der zerebralen Hypoxie. Kinder und alte Menschen zeigen dieses Atemmuster in leichter Form während des Schlafes.
- *Kussmaul-Atmung.* Regelmäßiger Atemrhythmus mit vertieften Atemzügen, vorkommend beim diabetischen Koma und anderen Azidosen. Vertiefte Atemzüge mit gesteigerter Atemfrequenz (sog. große Atmung) auch unabhängig von metabolischen Azidosen bei Anämie oder Pneumonie.

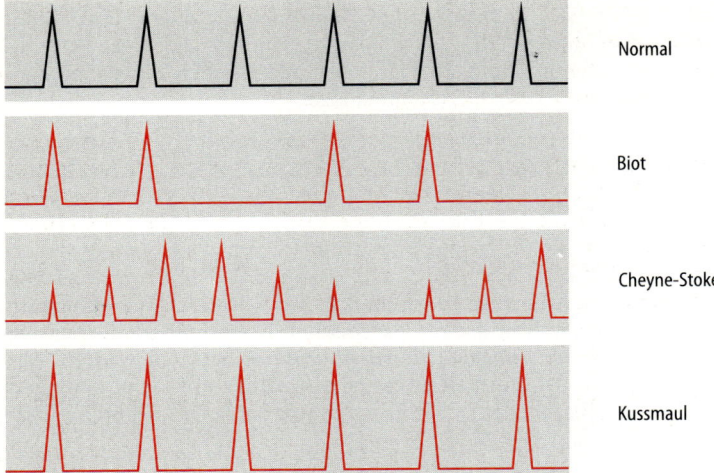

Abb. 9.2 Veränderungen des Atemrhythmus (pathologische Atemtypen)

Weitere Besonderheiten. *Eupnoe:* normale Atmung. *Bradypnoe:* verlangsamte Atmung. *Apnoe:* Fehlen jeder Atmung. *Tachypnoe:* beschleunigte Atmung. *Dyspnoe:* Atemnot (bei Herz- und Lungenerkrankungen). *Inspiratorische Dyspnoe:* Stenose des Kehlkopfes oder der Trachea (Stridor). *Exspiratorische Dyspnoe:* Atembehinderung durch Spasmus in den kleinen Bronchien bei Asthma bronchiale. *Belastungsdyspnoe:* Atemnot nach körperlicher Belastung. *Ruhedyspnoe:* Atemnot in körperlicher Ruhe. *Orthopnoe:* Luftnot auch beim Aufrichten des Oberkörpers.

Die Unterscheidung zwischen inspiratorischer und exspiratorischer Dyspnoe ist bei der Differentialdiagnose der Lungenerkrankungen von Bedeutung. Die zunehmende Atemnot beim Herzkranken entwickelt sich in der Reihenfolge: Belastungsdyspnoe – Ruhedyspnoe – Orthopnoe.

9.3 Axilläre Lymphknoten

Untersuchungsgang

Bei locker herabhängenden Armen tastet man mit den Fingerspitzen an der Thoraxwand hinauf bis an die *Kuppel der Achselhöhle;* bei schwitzenden Patienten kann man einige Lagen Zellstoff zwischen Haut und untersuchende Hand legen. Die rechte Axilla wird mit der linken Hand, die linke Axilla mit der rechten Hand palpiert. Auch unter dem M. pectoralis ist zu suchen. Tastbare Lymphknoten beurteilt man nach Größe, Konsistenz, Druckdolenz und Verschieblichkeit.

Auffällige Befunde

Die Differentialdiagnose vergrößerter Lymphknoten kann schwierig sein. Besonders bei einseitigem Vorhandensein regionärer Lymphknoten ist an der entsprechenden Extremität nach kleinsten Verletzungen zu fahnden, die bei Infektion zur Lymphadenitis führen können. Im übrigen s. Halslymphknoten (s. Kap. 8.2).

Tastbare, d. h. vergrößerte Lymphknoten bedürfen stets einer genauen Diagnose.

9.4 Brustdrüse

Untersuchungsgang

Die Patientin sitzt zunächst mit entkleidetem Oberkörper dem Untersucher gegenüber und stützt beide Hände in die Hüften. Durch *Inspektion* werden Größe, Form, Symmetrie und Oberflächenunregelmäßigkeiten beurteilt. Asymmetrien oder Einziehungen der Haut werden deutlicher, wenn die Patientin die Hände im Nacken verschränkt. Mamillen und Warzenhöfe werden auf Einziehungen, Sekret, Ulzerationen oder tumoröse Veränderungen beurteilt.

Bei der *Palpation* sitzt die Patientin oder liegt auf dem Rücken. Bimanuell werden nacheinander alle Quadranten der Mamma von außen nach innen vorsichtig durchgetastet. Der Drüsenkörper läßt sich durch seine härtere Konsistenz und den gelappten Aufbau deutlich vom umliegenden Fettgewebe abgrenzen. In der prämenstruellen Phase sowie nach Ovulationshemmern können schmerzhafte Verhärtungen auftreten, die nach der Regelblutung wieder verschwinden. Gesucht wird nach harten, unverschieblichen Knoten (Abb. 9.3).

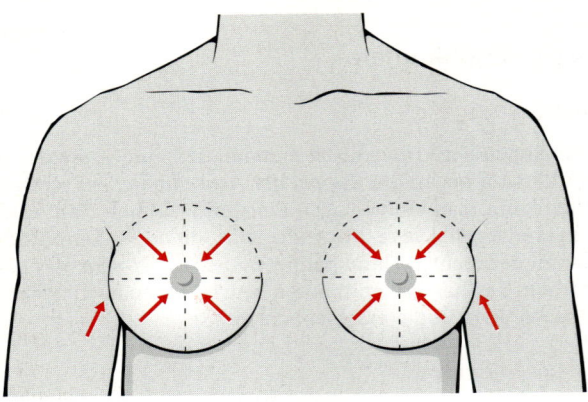

Abb. 9.3 Palpation der weiblichen Brust

Auffällige Befunde

Mammakarzinom. Einseitiger, derber, nicht druckempfindlicher Knoten, häufig im oberen äußeren Quadranten, mitunter mit der Unterlage verbacken, Haut darüber eingezogen, Mamille abgeflacht oder verzogen, mit serös-blutigem Sekret; Haut derb und grobporig (Orangenschalenphänomen), evtl. tastbare regionäre Lymphknoten.

Differentialdiagnostisch kommt bei einem umschriebenen Knoten ohne sonstige Befunde am ehesten das gutartige *Fibroadenom* in Betracht.

Mastopathia chronica cystica. Zahlreiche, derbe Knoten, gut abgrenzbar, frei beweglich, nicht druckschmerzhaft, meist beidseitig.

Mastitis. Lokale Entzündungszeichen (Schwellung, Rötung, Temperaturerhöhung, Schmerz) mit Fieber, oft bei stillenden Frauen, u. U. mit Abszedierung.

Gynäkomastie. Beim Mann auftretende, häufig *schmerzhafte Anschwellung* der Brustdrüse; beidseits bei endokrinen Erkrankungen, chronischen Lebererkrankungen, nach Gabe weiblicher Geschlechtshormone oder in der Pubertät. Bei einseitigem Auftreten Verdacht auf tumoröse Veränderungen der Brustdrüse.

9.5 Untersuchung der Lungen

9.5.1 Inspektion und Palpation

Während der Einatmung kommt es zum Weiterwerden der unteren Thoraxapertur und zum Tiefertreten des Zwerchfells. Paradoxe Einziehungen der unteren Interkostalräume während der Inspiration, am besten in der Flankengegend sichtbar, werden als Zwerchfell-Thoraxwand-Antagonismus bezeichnet und sprechen für eine schwere Obstruktion.

Ein sichtbares Nachschleppen einer Thoraxhälfte bei der Einatmung macht einen Lungen- oder Pleuraprozeß auf der betreffenden Seite wahrscheinlich. Diese seitendifferente Verzögerung der Atemexkursion ist besser fühlbar als sichtbar: Man legt beide Handflächen mit abgespreizten Daumen flach (von hinten oder von seitlich) auf die unteren Rippenpartien (Abb. 9.4). Bei der Einatmung fühlt man bereits geringe seitenbetonte Differenzen in den normalerweise völlig symmetrischen Thoraxbewegungen. Diese einfache Untersuchungsmethode ist ein sehr feiner Indikator für das Vorhandensein und die Seitenlokalisation eines Krankheitsprozesses, nach dem weiter gefahndet werden muß.

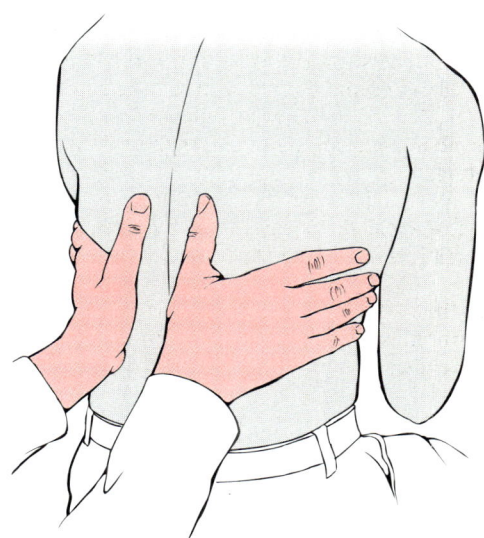

Abb. 9.4 Palpatorische Beurteilung der Atemexkursionen

9.5.2 Perkussion

Bei der Perkussion wird durch das Beklopfen ein Schall erzeugt, aus dessen Beschaffenheit man auf den Luftgehalt des perkutierten Körperteils schließen kann. Es läßt sich damit feststellen, ob die untersuchten Strukturen luftgefüllt (Lunge) oder solide (Herz) sind. Auenbrugger, der Erfinder der Methode, fand bereits im 18. Jh. heraus, daß alles das den Klopfschall der Lunge verändern kann, was den Luftgehalt der Lunge vermindert oder aufhebt.

Es gelingt ferner, lufthaltige Gewebe (Lunge) von nicht lufthaltigen (Herz, Leber) abzugrenzen. Klopft man, so wie Auenbrugger, mit den zusammengelegten Fingern (2.–5. Finger einer Hand) unmittelbar an die Brustwand, so erhält man einen relativ leisen Schall (Abb. 9.5). Schaltet man einen Körper dazwischen – dienlich ist ein Plessimeter (Abb. 9.6) oder der Mittelfinger der anderen Hand – so bekommt man einen lauteren Schall. Dies ist die heute gängige Methode, sie wird als mittelbare (unter Zwischenschaltung eines Hilfsmittels) Perkussion bezeichnet.

Die Thoraxwand und die darunterliegenden Strukturen werden durch die Perkussion in Schwingungen versetzt, und der Schallein-

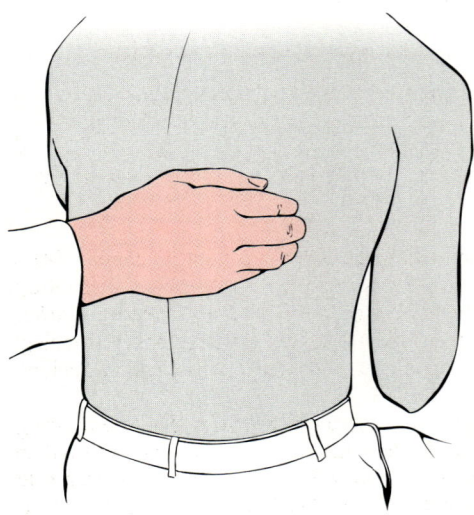

Abb. 9.5 Unmittelbare Perkussion nach Auenbrugger mit den zusammengelegten Fingern einer Hand

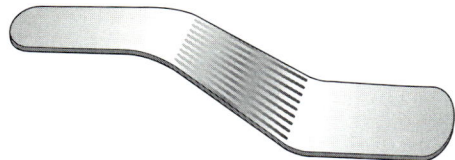

Abb. 9.6 Plessimeter zur mittelbaren Perkussion

druck, der dadurch hörbar ist, entsteht infolge der Luftvibrationen, die von der Oberfläche des Erschütterungsbezirkes ausgehen.

Befinden sich in dem perkutierten physikalischen System vorwiegend schwingungs- und klangfähige Körper, so hört man deren Eigenton hervortreten, vorausgesetzt, daß sie noch merkbar miterschüttert werden und nicht durch umgebende Gewebe (Baucheingeweide) zu stark in ihrer Bewegung behindert werden.

Ein Teil der Stoßenergie geht durch Absorption verloren, und zwar um so mehr, je dicker die Brustwand ist. Es ergibt sich mit der mittelbaren oder indirekten Perkussion mittels Plessimeter daher ein lauterer Schall; denn durch den Auflagedruck des Plessimeterfingers wird die Brustwand etwas komprimiert, und die Energieverluste lassen sich verringern. Eine Abschwächung der Schallerscheinungen kommt darüber hinaus durch umliegende feste Gewebe – beispielsweise Pleuraergüsse oder Pleuraschwarten – zustande; sie dämpfen die Schwingungen ab, zu denen die Lunge angeregt wird.

Zwei Arten der mittelbaren indirekten Perkussion

Man unterscheidet je nach dem verfolgten diagnostischen Ziel
* die vergleichende Perkussion korrespondierender Stellen des Brustkorbes,
* die abgrenzende Perkussion unterschiedlicher Organe (Abb. 9.7 und 9.8).

Vergleichende Perkussion. In ihrem Fall wird man versuchen (Abb. 9.8 a), *größere Bezirke* zum Schwingen zu bringen. Man benötigt dazu eine *große Stoßfläche* und *lange Stoßzeit,* d. h., es werden Mittel- und Endglied des Plessimeterfingers der Thoraxwand locker aufgelegt, und der Perkussionsschlag erfolgt „gebunden" aus dem Handgelenk.

Abgrenzende Perkussion. Hier wird man versuchen (Abb. 9.8 b), möglichst *kleine Bezirke* zum Schwingen zu bringen. Erforderlich sind dazu eine *kleine Stoßfläche* und *kurze Stoßzeit.* Durch den geringeren oder stärkeren *Druck* des Plessimeters bzw. Plessimeterfingers auf die Tho-

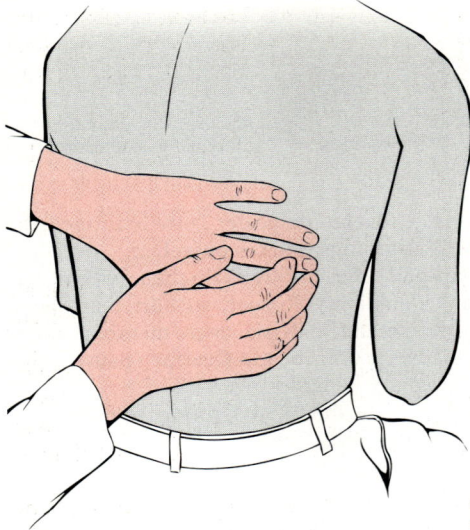

raxwand läßt sich deren *Elastizität* verändern. Stärkerer Druck erhöht die Spannung der Thoraxelastizität und verringert damit die Stoßzeit. Die Stoßfläche läßt sich klein halten, indem man lediglich das Fingerendglied auflegt. Auf diese Weise ist es möglich, die Stoßwirkung *ört-*

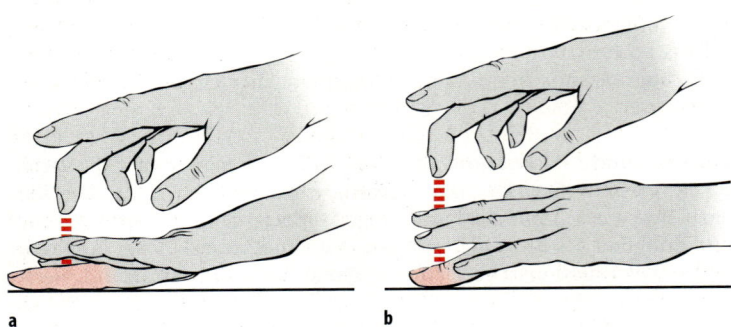

a   b

Abb. 9.8 Fingerhaltung bei vergleichender Perkussion. **a** Plessimeterfinger liegt flächig der Brustwand an; **b** bei abgrenzender Perkussion. Nur das Endglied des Plessimeterfingers liegt an der Brustwand.

lich zu beschränken, so daß weniger Energie durch die Erschütterung der benachbarten Gebiete verlorengeht: Der Schall wird also lauter. Dies ist der zweite Grund für die *Überlegenheit* der mittelbaren Perkussion gegenüber der unmittelbaren.

Außerdem ist eine örtliche Beschränkung und ein gewisses Dirigieren der Stoßwellen in eine bestimmte Richtung gegeben, so daß sich die Möglichkeit zur Bestimmung von *Organgrenzen* ergibt.

Technik der Perkussion

Haltung des Untersuchers. Von ausschlaggebender Bedeutung für ein gutes Untersuchungsergebnis ist die zwanglose und bequeme *Haltung des Untersuchers.*

Für *schwerkranke Patienten* ist ein unnötig langes Aufsitzen im Bett oft eine unzumutbare Belastung. Man sollte sich daher kurz fassen – jedoch nicht im Sinne einer oberflächlichen Untersuchung –, oder man läßt den Kranken durch eine zweite Person an den Schultern oder den Armen halten.

Für die Untersuchung soll der Patient grundsätzlich entkleidet sein, damit die untersuchten Körperabschnitte auch betrachtet werden können. Schon geringe *Thoraxasymmetrien* können zu Klopfschalldifferenzen führen, daher sind Wirbelsäulenverbiegungen oder eine betont einseitig ausgebildete Muskulatur zu berücksichtigen. Der Untersuchte soll entspannt sein; die Schulterblätter kann man aus dem Wege bringen, indem man die Arme locker nach vorn nehmen läßt.

Vergleichende Perkussion. Hier muß sorgfältig auf die *Gleichheit der Bedingungen* geachtet werden: gleiche Stärke des Perkussionsschlages, gleicher Druck und gleiche Lage des Plessimeterfingers entweder im Zwischenrippenraum oder auf der Rippe. Mittel- und Endglied des Plessimeterfingers sollen der Brustwand aufliegen, um den Perkussionsstoß in breiter Ausdehnung auf den Thorax zu übertragen. Die übrigen Finger bleiben abgehoben, denn sie würden die erzeugten Schallschwingungen sonst nur unnötig dämpfen (Abb. 9.8 a). Der Perkussionsschlag soll aus dem *Handgelenk* erfolgen und nicht zu kurz sein. Wie stark man klopft, wird einmal von der Dicke der Weichteile abhängen, zum anderen von der beabsichtigten *Tiefenwirkung.* Kleine oder oberflächliche Herde werden bei schwacher Perkussion vielleicht noch einen Schallunterschied liefern, während sie bei starkem Perkussionsschlag dem Nachweis entgehen. Bei allen zweifelhaften Befunden wird man nacheinander eine schwache und starke Perkussion anwenden. Glaubt man einen *Schallunterschied* gehört zu haben, so empfiehlt sich anschließend stets die *Gegenprobe;* auf diese Weise klären sich häufig scheinbare Schalldifferenzen zwischen rechts und links.

Bei kräftiger Perkussion lassen sich Gewebe bis in 5 – 6 cm Tiefe in Schwingungen versetzen.

Abgrenzende Perkussion. Hier gilt der Grundsatz: *kleine Stoßfläche – kurze Stoßzeit.* Der Perkussionsschlag soll daher leicht, kurz und federnd sein. Vom Plessimeterfinger liegt nur das Endglied oder seine Spitze der Brustwand auf (Abb. 9.8 b). Arbeitet man mit einem Plessimeter, so soll es verkantet aufgesetzt werden.

Bei der abgrenzenden Perkussion ist beabsichtigt, lufthaltige von luftleeren Bezirken zu trennen. Im allgemeinen perkutiert man vom lufthaltigen zum luftleeren Bezirk und zurück, dies – falls notwendig – mehrmals hintereinander, bis man sich durch dieses *konzentrische Vorgehen* über die tatsächliche Grenze schlüssig geworden ist; dadurch wird die Treffsicherheit erhöht.

Man perkutiert
- senkrecht zu der zu erwartenden Grenze
- vom lufthaltigen Bezirk in die Dämpfung hinein
- abgrenzend mit leisen Schlägen.

Sonderformen der Perkussion

Schwellenwertperkussion (Ewald, Goldscheider). Der Perkussionsschlag bei abgrenzender Perkussion ist zwangsläufig leise. Man hat das damit begründet, es sei leichter, das Wenig vom Nichts zu unterscheiden als das Mehr vom Minder. Deshalb soll so *leise perkutiert* werden, daß man über luftleeren Gebieten vom Perkussionsschall gar nichts mehr hört. Wir können der Methode keine besondere Überlegenheit zubilligen.

Tastperkussion (Ebstein). Bei der Finger-Finger-Perkussion gewinnt man neben dem Gehörs- auch einen Gefühlseindruck. Es ergibt sich unter dem Plessimeterfinger ein unterschiedliches *Widerstandsgefühl,* je nachdem, ob man sich über lufthaltigem oder luftleerem Gewebe befindet. Wie hoch die Rolle des unterschiedlichen Widerstandsgefühls eingeschätzt werden soll, muß unentschieden bleiben; wahrscheinlich wenden wir, mehr oder weniger *unbewußt,* die Tastperkussion bei der Festlegung von Organgrenzen mit an.

Gleichzeitige Perkussion und Auskultation (Laennec). Als besondere Methode hat das Verfahren heute keine praktische Bedeutung mehr. Das Stethoskop wird dem abzugrenzenden Organ aufgesetzt, und seitlich davon wird perkutiert. Es ergibt sich ein unterschiedlicher Gehöreindruck, je nachdem, ob man sich über luftleeren oder lufthaltigem Gewebe befindet.

Gute Dienste leistet die Methode allerdings zur Bestimmung der unteren *Lebergrenze* (festes Gewebe im Gegensatz zum lufthaltigen Darm), wenn sich bei adipösen Personen Schwierigkeiten mit der Palpation ergeben (s. Kap. 14.7).

Klopfschallqualitäten

Lungenschall ist laut, lang und tief.
Schenkelschall ist leise, kurz und hoch.

Man kann sich leicht davon überzeugen, daß diese Beschreibung der verschiedenen Schallqualitäten ziemlich zutreffend ist, indem man nacheinander den eigenen Brustkorb und den Oberschenkel perkutiert.

Skoda, der im vorigen Jahrhundert die unscharfen Bezeichnungen Auenbruggers klarer herausarbeitete, unterschied u. a. den vollen vom leeren und den hellen vom dumpfen Schall. „Voll" und „leer" sind am ehesten auf Klänge anwendbar und beziehen sich vorwiegend auf Resonanzverhältnisse. Man liest allerdings auch heute in manchen Krankenblättern die Beschreibung „voller Lungenschall", und es soll damit gezeigt werden, wie schwierig es ist, die bei der Perkussion hervorgerufenen Schallphänomene mit einer exakten Bezeichnung zu belegen. Man sollte sich daher im Interesse einer klaren Begriffsbestimmung an die eingangs erwähnte Beschreibung halten.

Klangähnlichkeit oder Tympanie

···⟩ *Welcher Unterschied besteht zwischen tympanitischem und nichttympanitischem Klopfschall?*

Unter einem **Klang** versteht man ein Tongemisch mit einem schallbeherrschenden Grundton, dessen Teiltöne ihre Höhe und Stärke nicht wesentlich ändern und deren Frequenz im einfachen Verhältnis zum Grundton steht.

Ein **Geräusch** ist ein Tongemisch, bei dem Zahl, Stärke, Höhe und Dauer der einzelnen Töne in rascher und unregelmäßiger Weise wechseln. Der Klang hat eine regelmäßige, das Geräusch eine unregelmäßige Schwingungskurve (s. Abb. 9.9).

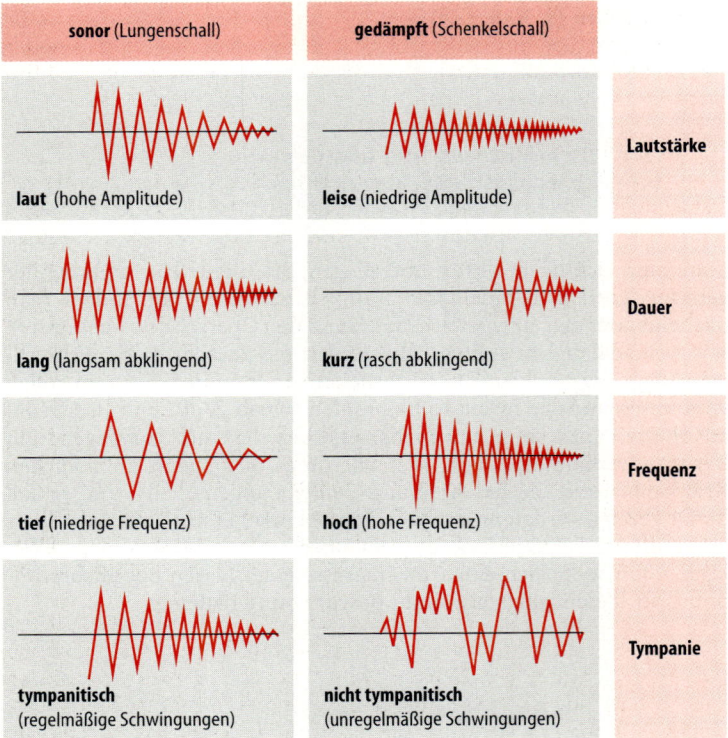

Abb. 9.9 Klopfschallqualitäten

Edens benutzt den Vergleich der Pauke (griech. tympanon), die einen Klang erzeugt, mit der Trommel, die lediglich ein Geräusch – eine nichttympanitische und nicht klangartige Schallerscheinung – abgeben kann.

Praktisch erhält man tympanitischen Klopfschall bei der Perkussion größerer *Hohlräume* mit einem Durchmesser von mindestens 5 cm, die unter einer gewissen *Wandspannung* stehen. Es bilden sich dann stehende Wellen mit Obertönen, und der schallgebende Körper als Ganzes erzeugt die kontinuierlichen Schwingungen des tympanitischen Klopfschalles.

Um ein *Beispiel* zu geben: Bläst man die Backen etwas auf und perkutiert von außen, so erhält man tympanitischen Klopfschall. Bei stärkerem Aufblasen mit einem höheren Grad der Wandspannung erhält man nichttympanitischen Klopfschall durch das Hervortreten der Obertöne und die Tendenz zu diskontinuierlichen Schwingungen. Bei stark gespannten Hohlräumen, wie z. B. beim Spannungspneumothorax, sind die Obertöne besonders deutlich und erinnern an das Klimpern von Geldstücken – man spricht dann vom Metallklang.

Dämpfung

Physikalisch gesehen versteht man unter Dämpfung ein rasches *Abschwingen,* d. h. Kleinerwerden der Amplitude. Der klinische Begriff der Dämpfung (Herzdämpfung, Leberdämpfung) beinhaltet sinngemäß einen *Bezirk kürzeren und leiseren Schalles,* der über luftleerem Gewebe zu finden ist. Außerdem bezeichnen die Mediziner unkorrekterweise auch den hohen Schall als gedämpft. Weiterhin geht bei der Handhabung am Krankenbett aus dem Begriff Dämpfung nicht hervor, ob der Schall nur kürzer, nur leiser oder nur höher wird.

Verändert sich das relative Verhältnis von Luftgehalt zu Parenchym zugunsten fester Strukturen (Infiltration, Dystelektase), so resultiert eine Schallverkürzung. Man versteht darunter eine deutlich wahrnehmbare Änderung im Perkussionsschall (er wird leiser, kürzer und höher), wenn sich der Luftgehalt der Lunge vermindert hat. Ist der Luftgehalt völlig aufgehoben (ausgedehnte Infiltrationen, große Pleuraergüsse), so geht die relative Dämpfung in eine absolute über (Schenkelschall).

Verändert sich demgegenüber die normale Zusammensetzung der Lunge zugunsten eines vermehrten Luftgehaltes (Pneumothorax oder parenchymatöser Substanzverlust bei chronisch-substantiellem Lungenemphysem), so wird aus dem sonoren Lungenschall ein hypersonorer Klopfschall (er wird lauter, länger und tiefer); man spricht vom sog. Schachtelton.

Metallklang

Er entsteht in *glatten Hohlräumen* mit *straff gespannter* Wand (z. B. Lungenkavernen, Pneumothorax oder stark geblähte Darmschlingen), und zwar durch das Hervortreten hoher Obertöne bei der Bildung stehender Wellen in dem unter Spannung stehenden Hohlraum. Das Verhältnis zum tympanitischen Klopfschall, der ebenfalls eine gewisse Wandspannung zur Voraussetzung hat, kommt in folgender Stufenleiter zum Ausdruck:

- Kontinuierliche Schwingungen – tympanitischer Schall
- Diskontinuierliche Schwingungen – atympanitischer Schall
- Höherer Grad der Diskontinuität – Metallklang (infolge höherer Wandspannung).

9.6 Regionen des Brustkorbes

9.6.1 Vertikale Gliederung

Sie erfolgt anhand der nachstehenden Orientierungslinien (Abb. 9.10):

- Vordere Medianlinie (durch die Mitte des Sternums verlaufend)
- Sternallinie (am lateralen Sternalrand verlaufend)
- Medioklavikularlinie (durch die Mitte der Klavikula verlaufend)
- Parasternallinie (in der Mitte zwischen Sternal- und Medioklavikularlinie verlaufend)

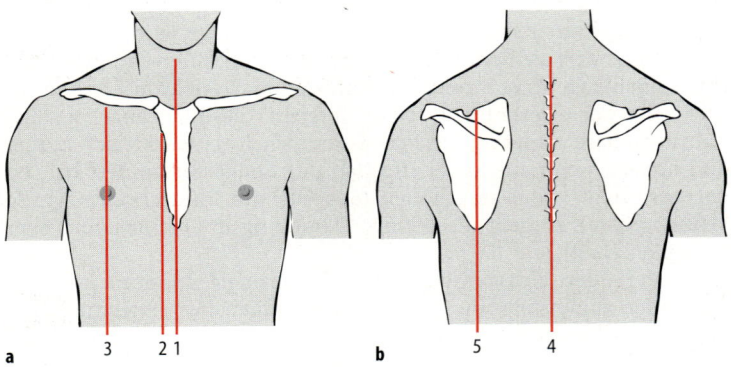

a   3   2 1   **b**   5   4

Abb. 9.10 Orientierungslinien am Thorax; **a** vorn: *1* vordere Medianlinie; *2* Sternallinie; *3* Medioklavikularlinie; **b** hinten: *4* hintere Medianlinie; *5* Skapularlinie

- Hintere Medianlinie (entspricht der Verbindungslinie der Dornfortsätze)
- Skapularlinie (durch den Angulus scapulae verlaufend)
- Interskapularlinie (in der Mitte zwischen hinterer Medianlinie und medialem Schulterblattrand verlaufend)
- Hintere Axillarlinie (senkrecht von der hinteren Achselfalte ausgehend)
- Vordere Axillarlinie (senkrecht von der vorderen Achselfalte ausgehend)
- Mittlere Axillarlinie (in der Mitte zwischen beiden verlaufend).

Entbehrlich sind Parasternal- und Interskapularlinie; ungenau ist die Mamillarlinie, die zwar durch die Mamille verläuft und beim Mann mit der Medioklavikularlinie zusammenfallen kann, bei der Frau infolge der Verschieblichkeit der Mammae jedoch ungenügend reproduzierbar ist.

9.6.2 Horizontale Gliederung

Sie erfolgt entlang der Rippen. Ausgangspunkt vorn ist der *Angulus Ludovici sive sterni;* er markiert die Grenze zwischen Manubrium und Corpus sterni und entspricht dem Ansatz der zweiten Rippe. Ausgangspunkt hinten ist die *Vertebra prominens,* dem 7. Halswirbeldornfortsatz entsprechend. Springen 2 Dornfortsätze vor, so ist der untere, springen 3 vor, so ist der mittlere der gesuchte 7. Dornfortsatz.

Zur Befundbeschreibung sind außerdem geeignet die Fossa supra- et infraclavicularis sowie die Fossa supra- et infraspinata.

9.7 Bestimmung der Lungengrenzen

9.7.1 Topographie der Lungenlappen

Es ist notwendig, sich die Grenzen der Lungenlappen zu vergegenwärtigen, um erhobene Befunde anatomisch richtig einzuordnen (Abb. 9.11 – 13).

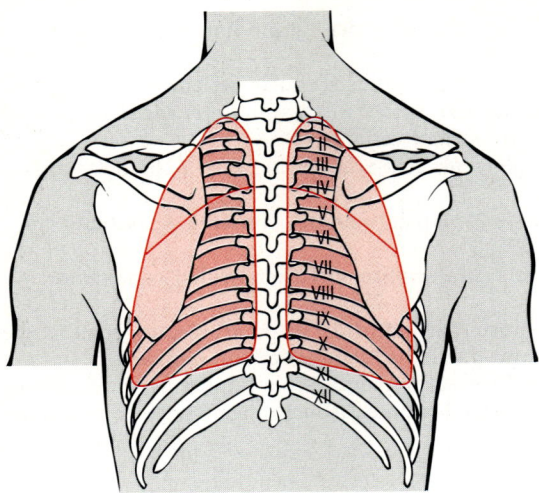

Abb. 9.11 Projektion der Lungenlappengrenzen auf die Thoraxwand von hinten

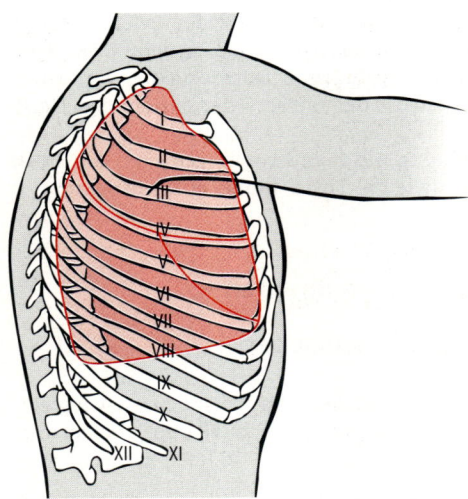

Abb. 9.12 Projektion der Lungenlappengrenzen auf die Thoraxwand von seitlich

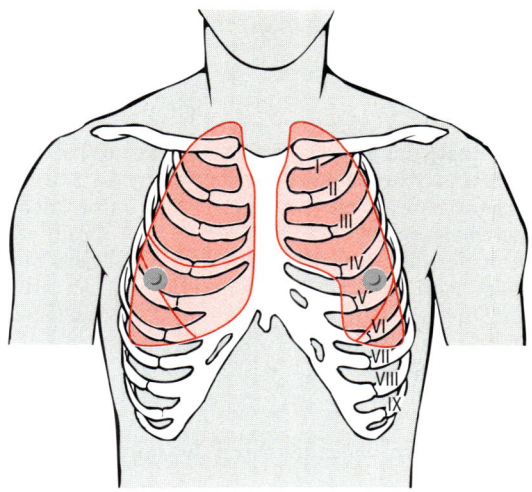

Abb. 9.13 Projektion der Lungenlappengrenzen auf die Thoraxwand von vorn

Ober-Unterlappen-Spalt

Er beginnt rechts dorsal am 3. Brustwirbeldornfortsatz und verläuft etwa mit der 4. Rippe deckungsgleich nach ventral. Hinten liegt oberhalb der Oberlappen, unterhalb davon der Unterlappen. Vorn liegt unterhalb davon der Mittellappen, vom Unterlappen abgegrenzt durch einen Spalt, der etwa in der mittleren Axillarlinie abzweigt, steiler nach unten verläuft und etwas medial der Medioklavikularlinie auf die 6. Rippe stößt.

Links hinten beginnt der Ober-Unterlappen-Spalt ebenso am 3. Brustwirbeldornfortsatz, verläuft zunächst wiederum entlang der 4. Rippe nach ventral, von der mittleren Axillarlinie ab etwas steiler nach unten und endet ventral wieder etwas einwärts der Medioklavikularlinie am Oberrand der 6. Rippe.

9.7.2 Bestimmung der unteren Lungengrenzen

Sie beginnt stets mit der Bestimmung der *Lungen-Leber-Grenze.* Man perkutiert in der Medioklavikularlinie rechts etwa von der 3. bis 4. Rippe abwärts bis zur relativen Dämpfung, dann leiser weiter bis zur absoluten Dämpfung.

Warum leiser weiter perkutieren?

Unterhalb der 4.–5. Rippe befindet sich unter dem Lungengewebe des Recessus costodiaphragmaticus bereits die Leber. Die Lunge liegt hier in Form eines spitzen, nach unten sich immer mehr verjüngenden Keils zwischen vorderer Thoraxwand und darunterliegender Leber. Je schmaler das Lungengewebe ist, um so leiser muß man perkutieren, sonst wird die Lunge durchschlagen, man erhält eine Dämpfung, und die untere Lungengrenze wird zu hoch bestimmt (Abb. 9.14). Dies ist ein allzu häufiger *Anfängerfehler,* der sich aber vermeiden läßt.

In gleicher Weise bestimmt man die unteren Lungengrenzen in beiden mittleren Axillar- wie auch in den Skapularlinien.

Es ergibt sich folgender Stand der unteren Lungengrenze:

- Medioklavikularlinie 6.–7. Rippe
- Mittlere Axillarlinie 8. Rippe
- Skapularlinie 9. Rippe
- Wirbelsäule 11. Brustwirbeldornfortsatz.

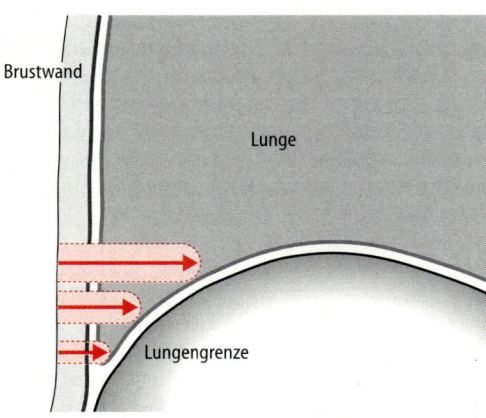

Brustwand

Lunge

Lungengrenze

Abb. 9.14 Abgrenzende Perkussion der unteren Lungengrenzen mit leisen Schlägen

Links vorn läßt sich die untere Lungengrenze wegen der Herzdämpfung und der *Magentympanie* nicht bestimmen. Man übernimmt einfach die Lungen-Leber-Grenze nach links. Gewöhnlich stehen die Lungengrenzen auf der rechten Seite wegen der Leber 1–2 cm höher als links. Außerdem finden sich geringe, im allgemeinen zu vernachlässigende Unterschiede zwischen Liegen und Stehen.

9.7.3 Respiratorische Verschieblichkeit der unteren Lungengrenzen

Sie wird bestimmt, nachdem man bei ruhiger Atmung des Patienten die mittlere Grenze aufgezeichnet hat. Dann läßt man *tief einatmen* und auf der Höhe der Einatmung den Atem anhalten. Währenddessen perkutiert man rasch abwärts, bis wiederum die absolute Dämpfung der Baucheingeweide erreicht ist, und markiert die erhaltene Lungengrenze. Danach läßt man den Patienten *völlig ausatmen,* wiederum den Atem anhalten und perkutiert aufwärts bis in den Lungenschall hinein und legt durch konzentrisches Vorgehen abschließend den exspiratorischen Stand fest. Auf diese Weise läßt sich die *Atemverschieblichkeit* der unteren Lungengrenzen – sie entspricht der Zwerchfellbeweglichkeit – exakt in Zentimetern angeben.

Die Verschieblichkeit der Lungengrenzen beträgt in der
- mittleren Axillarlinie 10 cm
- Skapularlinie 5–6 cm.

Die Atemverschieblichkeit ist eingeschränkt bei:
- Tiefstehenden Lungengrenzen (Lungenemphysem, Asthma bronchiale)
- Störungen der Atemmechanik (eingeschränkte Zwerchfellbeweglichkeit bei schmerzhaften Abdominalprozessen, Pleuritis, Phrenikuslähmung, Schwangerschaft im letzten Trimenon).

Die Atemverschieblichkeit ist aufgehoben bei:
- Pleuraprozessen (Schwarten, große Ergüsse)
- ausgedehnten Infiltrationen bzw. Atelektasen des Unterlappens.

Die Lungenperkussion gibt Auskunft
- über den Stand der Lungengrenzen,
- ob der Klopfschall einer Seite gedämpft ist.

Allzu feine Unterschiede sind dabei allerdings nicht verwertbar. Beidseitige Veränderungen des Klopfschalles sind nur erkennbar durch den Vergleich mit dem normalen Lungenschall aus dem Gedächtnis.

9.7.4 Obere Lungengrenzen oder Krönig-Spitzenfelder

Sie haben dann diagnostische Bedeutung, wenn ausnahmsweise keine Röntgendiagnostik verfügbar ist (Abb. 9.15). Man perkutiert hinten auf dem Trapeziusrand und vorn oberhalb der Klavikula eine Zone von Lungenschall, die breiten Hosenträgern ähnlich ist. Diese Streifen sind normalerweise *gleichbreit,* und eine einseitige starke Verschmälerung macht einen Spitzenprozeß wahrscheinlich. Die diagnostische Aussage ist wenig ergiebig. Über den Schulterblättern wird nicht perkutiert, da ein verwertbares Ergebnis nicht zu erwarten ist.

Einseitige Dämpfung kann bedeuten:
- Infiltration
- Atelektase
- Pleuraprozeß.

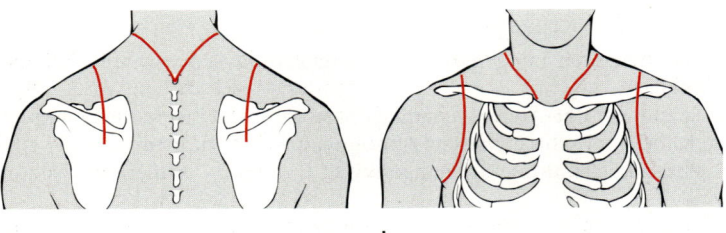

a   b

Abb. 9.15 Krönig – Spitzenfelder; **a** von hinten, **b** von vorn

9.8 Entstehung des normalen Atemgeräusches

Inspirationsgeräusch

Bei der *Einatmung* kommt es durch die Kontraktion der Inspirationsmuskulatur zu einem raschen und gleichmäßigen Ansaugen von Luft in die Lungen. In den großen Luftwegen (Trachea, Haupt-, Lobär- und Segmentbronchien) ist der Luftstrom turbulent und geräuschvoll. Dieser *turbulente Flow* erzeugt Frequenzen zwischen 200 und 2000 Hz (sog. weißes Rauschen). Hypothetisch ist, ob das Atemgeräusch möglicherweise von der Glottis mitbedingt wird; sie ist bei Inspiration weitgestellt und versetzt den Luftstrom in Schwingungen. Außerdem wäre denkbar, daß auch die Carinae der Bronchialbifurkationen den Luftstrom in Schwingungen versetzen; die Tonhöhe ist von der Geschwindigkeit des Anblasens sowie von der Abmessung der Bronchien abhängig.

In den peripheren Luftwegen ist die Strömung wegen des größeren Gesamtquerschnitts nicht mehr turbulent, sondern laminar; dieser träge Flow in den terminalen Bronchien und Alveolen ist nahezu geräuschlos.

Im Bereich der mittleren und kleineren Bronchien (etwa im Gebiet zwischen den Segmentbronchien und den Bronchien der 15. Generation) ist die Luftströmung nicht mehr turbulent und noch nicht rein laminar, sondern wird zeitweilig durch instabile Wirbel unterbrochen, die ebenfalls ein Strömungsgeräusch (sog. nichtturbulenter Mechanismus) ergeben.

Anfangs, in den relativ größeren Bronchien, findet sich noch ein weites Frequenzspektrum (analog dem sog. weißen Rauschen in den zentralen Luftwegen); mit der Strömungsverlangsamung nach peripher läßt diese gelegentliche Wirbelbildung nach, die Frequenz nimmt ab, und das Geräusch wird leiser.

Exspirationsgeräusch

Bei der *Ausatmung,* die zeitlich etwa ein Drittel bis die Hälfte länger dauert als die Inspirationsphase, kommt es zum passiven Austreiben der Luft aus dem Brustkorb; die Strömungsgeschwindigkeit ist anfangs hoch, nimmt dann jedoch rasch ab. Die Glottis ist enger gestellt und erhöht den intrathorakalen Atemwegswiderstand. Das dabei entstehende Geräusch hat seinen Ursprung wiederum in den größeren Luftwegen, wo die Luftströme konvergieren; aber etwas weiter zentral, da sich die Turbulenzzone nach zentral verschiebt. Außerdem entstehen weniger Turbulenzen als bei der Einatmung.

Für das praktische Verständnis folgt, daß das Inspirationsgeräusch aus 2 *nicht identischen Komponenten* besteht, einem lauten Turbulenzgeräusch von den zentralen Luftwegen mit breitem Frequenzspektrum und einem niederfrequenten leiseren peripheren Anteil infolge Wirbelbildung in den mittleren und kleinen Bronchien.

Das Exspirationsgeräusch entsteht ebenfalls durch Turbulenzen; diese sind jedoch geringer ausgeprägt und werden mehr zentral erzeugt. Das Geräusch ist nur zu Beginn der Ausatmung zu hören, weil die Strömungsgeschwindigkeit dann rasch abnimmt und es über der Lunge unter die Hörschwelle fällt. Außerdem wird es leiser, weil sich die Turbulenzzone mehr nach zentral verschiebt und die entstehenden Geräusche mit dem Luftstrom von der Brustwand weggeführt werden.

Da strenggenommen alle Atemgeräusche bronchialer Genese sind, ist der alte Gegensatz Vesikuläratmen – Bronchialatmen irreführend; beide Begriffe sind aber unentbehrlich und noch im Gebrauch.

Orale Geräusche

Das Atemgeräusch, das am *Mund hörbar* ist, kommt aus den größeren Luftwegen; Ort der Entstehung ist die turbulente Zone des Respirationstraktes – vom Mund bis zu den Segmentbronchien. Die erzeugten Frequenzen breiten sich gut in Luft aus und erreichen den Mund unfiltriert. Demzufolge macht das am Mund registrierte Frequenzspektrum von 200 – 2000 Hz wahrscheinlich, daß dieses Geräusch durch den turbulenten Luftstrom in den zentralen Bronchien erzeugt wird.

Pulmonale Geräusche

Die Lunge wirkt wie ein *Tiefpaßfilter,* d. h., die hochfrequenten Anteile des Atemgeräusches werden durch die Übertragung herausgefiltert; nur die hohen Frequenzen werden beim Abhören über der Brustwand leiser, nicht jedoch die niederfrequenten Anteile. Die in den kleinen Luftwegen entstehenden niederfrequenten Wirbelgeräusche (nichtturbulenter Mechanismus) lassen sich über der Brustwand ebenfalls gut abhören. Außerdem hängt die von außen feststellbare Geräuschintensität ab von der Distanz zwischen Entstehungsort und Brustwand; aus diesem Grunde werden die zentral erzeugten Geräusche leiser sein, sowohl die hochfrequenten Turbulenzgeräusche überhaupt als auch der mehr zentral hervorgerufene exspiratorische Anteil des normalen Atemgeräusches.

Für das praktische Verständnis folgt, daß man beim Abhören über der Brustwand normalerweise nur den niederfrequenten Anteil des Turbulenzgeräusches aus den zentralen Luftwegen wahrnimmt; sein ursprünglicher Klangcharakter ist verlorengegangen. Außerdem hört man den ohnehin niederfrequenten peripheren Anteil besser. Orales Geräusch und pulmonales Geräusch sind nicht identisch und haben einen unterschiedlichen Entstehungsmechanismus. Das läßt sich folgendermaßen nachweisen: Patienten mit schwerer Obstruktion (Asthma bronchiale, obstruktive Bronchitis) haben ein lautes orales Geräusch; über der Brustwand hört man wegen der eingeschränkten Ventilation aber nur ein sehr leises peripheres Geräusch. Wenn sich nach Applikation eines Bronchialdilatators die Obstruktion bessert, wird das orale Geräusch wegen der verringerten Atemwegswiderstände leiser, das Geräusch über der Brustwand infolge verbesserter Ventilation jedoch lauter; dies beweist den differenten Entstehungsmodus.

Begriffsbestimmung: Vesikuläratmen und Bronchialatmen

Das normale Atemgeräusch über den peripheren Lungenabschnitten wird als vesikulär bezeichnet. Vesikuläratmen ist ein alter, aus heutiger Sicht irreführender Begriff. Früher nahm man an, daß die Geräuschphänomene während der Einatmung durch Schwingungen der Alveolarwände hervorgerufen würden. Heute weiß man, daß der laminare Flow in den terminalen Bronchien und Alveolen nahezu geräuschlos ist.

Man könnte es zentrales Atemgeräusch nennen, was aber gleichfalls nicht ganz zutreffend ist, denn es ist von den weiter peripher entstehenden Wirbelgeräuschen mitbedingt. Rein zentral ausgelöst ist das Bronchialatmen (s. Kap. 9.8.2), das eine andere klinische Bedeutung hat und begrifflich abgegrenzt bleiben muß.

Die Bezeichnung Inspirationsgeräusch ist ebenfalls nicht ganz korrekt, weil die zentralen Turbulenzen auch zu Beginn der Exspiration ausgelöst werden.

Der überkommene Begriff Vesikuläratmen ist daher durchaus noch üblich; vielleicht deshalb, weil neuere Versuche die zugrundeliegenden Vorgänge auch nicht besser zu beschreiben vermögen.

Das über den peripheren Lungenabschnitten wahrnehmbare normale Atemgeräusch hängt ab vom Entstehungsort und den Fortleitungsbedingungen.
Es besteht aus Strömungsgeräuschen infolge der
- Turbulenzen in den großen Luftwegen (Trachea, große Bronchien); Entstehungsort zentral; durch das Lungengewebe werden die hohen Frequenzen herausgefiltert und die Lautstärke verringert; den Rest des Turbulenzgeräusches kann man über dem Brustkorb wahrnehmen
- Wirbelbildung in den mittleren und kleinen Bronchien; Entstehungsort weiter peripher; ohnehin niederfrequenter und leiser.

Die Lungenperipherie (terminale Bronchien, Alveolen) ist stumm.

9.8.1 Charakteristik des Vesikuläratmens

Es klingt leise, niederfrequent und ist in der Inspiration sowie zu Beginn der Exspiration zu hören. Das Frequenzspektrum liegt etwa zwischen 200 und 500–600 Hz, an der oberen Grenze befindet sich der Übergang in das bronchovesikuläre Atemgeräusch (s. Kap. 9.9.2). Das Vesikuläratmen entsteht – wie erwähnt – nicht in den Alveolen, den Vesikulae, sondern einesteils als Wirbelgeräusch in den kleineren Luftwegen. Man hört es über der gesamten Lunge, aber nicht überall gleich, weil es andererseits durch die Turbulenzgeräusche der größeren Bronchien mitbedingt ist, die der Brustwand stellenweise näher, stellenweise ferner liegen. Eine absolute Norm ist daher nicht zu erwarten. Das *reinste Vesikuläratmen* hört man über den Lungenunterlappen, wo die Bronchien am weitesten vom Auskultationspunkt entfernt sind. Hier ist es *weich, tief, seitengleich,* und man hört fast nur das Einatmungsgeräusch.

Weiter kranial, zwischen den Schulterblättern, wird das Exspirium lauter, länger und höher – man hört daneben aber noch Vesikuläratmen –, insgesamt handelt es sich um das sog. gemischte Atmen.

Zur Lungenspitze zu tritt der bronchiale Anteil des Atemgeräusches wieder etwas zurück, allerdings *seitendifferent:* Der rechte

Stammbronchus liegt der dorsalen Thoraxwand näher als der linke, daher muß auf der rechten Seite das Exspirium etwas lauter und länger sein als links.

Auf der Ventralseite bekommt man in der Nähe der Trachea einen bronchialen Beiklang, aber tiefer als hinten.

Ob diese feinen Unterschiede von wesentlicher Aussagekraft sind, sei dahingestellt; wichtig ist aber, daß man bei der Auskultation stets nur korrespondierende Stellen des Brustkorbes miteinander vergleichen kann!

So betrachtet, verdient auch die Formulierung *„abgeschwächtes Vesikuläratmen über den Unterlappen"*, die gelegentlich in Krankenblättern zu finden ist, eindeutig unsere Kritik; denn sie läßt annehmen, daß der Untersucher das reine, weiche Atemgeräusch über den Unterlappen für abgeschwächtes und das lautere und schärfere Atemgeräusch weiter kranial für das normale Vesikuläratmen gehalten hat.

9.8.2 Charakteristik des Bronchialatmens

Es enthält ein breites Frequenzspektrum mit deutlich hervortretenden hohen Tönen und klingt lauter und schärfer als das Vesikuläratmen, und man hört es sowohl während der Einatmung als auch während der Ausatmung. Die Wellenlänge der Schwingungen ist von der Weite des Röhrensystems abhängig, und die Unterschiede lassen sich veranschaulichen, indem man einmal das Röhrenatmen über dem Jugulum und andererseits über dem Rücken im Interskapularraum, wo die großen Bronchien der Brustwand näher liegen, abhört. Über der Trachea, die einen größeren Durchmesser aufweist, hat es einen tieferen Klang; man spricht wegen des besonderen Klangcharakters von *Trachealatmen.* Über den großen Bronchien ist es in der Frequenz deutlich höher.

Reines Bronchialatmen hört man normalerweise über der Brustwand nicht, da die hohen Frequenzen infolge der Ausbreitung durch lufthaltiges Lungengewebe herausgefiltert werden. Die Fortleitungsbedingungen sind besser, wenn große Bronchien der Thoraxwand näher liegen (Fibrosen, Bronchiektasen) oder wenn das Lungengewebe zwischen den zentralen Bronchien und der Brustwand luftleer ist (Infiltration, Atelektase). Die hohen Frequenzen werden jetzt gut und ungefiltert zur Brustwand geleitet, und das Geräusch ähnelt dem, das man über der Trachea abhören kann, es ist nur höher.

9.9 Weitere Atemgeräuschtypen

9.9.1 Verschärftes Atmen

Es ist eine wenig klare Bezeichnung, denn die Verschärfung kann bedeuten: lauteres Vesikuläratmen oder das Durchklingen hoher bronchialer Töne. Man bekommt es bei *vertiefter Atmung* nach körperlicher Anstrengung, bei seelischer Erregung oder häufiger bei mageren jugendlichen Individuen mit dünner Thoraxwand; man spricht dann vom *puerilen Atmen.* Außerdem findet sich eine Verschärfung des Atemgeräusches in den gesunden Lungenabschnitten in der Umgebung ausgedehnter krankhafter Prozesse, am ehesten denkbar als Ausdruck des akut vikariierenden Emphysems der Lunge, aber auch hervorgerufen infolge bronchialer Beimischungen bei benachbarten Infiltrationen.

9.9.2 Gemischtes oder unbestimmtes Atmen

Wie erwähnt, findet sich das niederfrequente Vesikuläratmen nur über ausgedehnten Lungenparenchymabschnitten des Unterlappens während der Einatmung, dagegen reines Bronchialatmen nur über den Bronchien ohne Bedeckung durch Parenchym. Durch die Fortleitungsbedingungen hat das ursprüngliche Turbulenzgeräusch seine *Eigentümlichkeit verloren,* es ist unbestimmt geworden.

Gemischtes Atmen ist *intermediär* im Charakter; der Begriff ist subjektiv, und es ist nicht ganz klar, wo vesikuläres Atmen in vesikobronchiales oder bronchovesikuläres übergeht; der Begriff ist klinisch aber nützlich um zu charakterisieren, wann das Vesikuläratmen eine bronchiale Komponente bekommt. Diese Beimischung höherer Frequenzen macht sich als erstes bemerkbar in einem Ansteigen der Lautstärke des exspiratorischen Geräuschanteiles. Wenn die Ausatmung lauter ist als erwartet, dann sollte an eine beginnende Infiltration gedacht werden.

Wenn der bronchiale Charakter des Atemgeräusches im Rahmen einer Pneumonie stärker hervortritt, spricht man sehr schnell von reinem Bronchialatmen, obwohl dieses nur bei ausgedehnten und vollständigen Infiltrationen (kruppöse oder lappenfüllende Pneumonie) erwartet werden kann. Es handelt sich häufig vielmehr um ein gemischtes Atmen. Unter diesen Begriff kann demnach subsumiert werden:

> ⋯⟩ *Vorwiegendes Vesikuläratmen mit stärkerem bronchialem*
> *Beiklang = vesikobronchiales Atmen,*
> ⋯⟩ *Vorwiegendes Bronchialatmen mit stärkerem vesikulärem*
> *Beiklang = bronchovesikuläres Atmen.*

Die Zuordnung sollte entsprechend den vorherrschenden Frequenzen
versucht werden.

9.9.3 Abgeschwächtes Atmen

Es findet sich bei Verminderung des Luftzutritts (Stenosen der Luftwege, Dystelektasen infolge von Schleim, Tumoren u. ä.), bei Herab-
setzung der Fortleitung des Atemgeräusches (Pleuraerguß, Schwarte,
Fettleibigkeit), bei Hemmung der Atemmechanik (Muskelatrophien,
Paresen, schmerzhafte Affektionen, wie z. B. Pleuritis, Neuralgien, Verletzungen) sowie beim chronisch-substantiellen Lungenemphysem.
Die extreme Abschwächung des Atemgeräusches über der emphysema-
tösen Lunge hängt wahrscheinlich zusammen mit dem Substanzverlust
und der verminderten Ventilation.

9.9.4 Amphorisches Atmen

Es kommt zustande – ähnlich wie der tympanitische Beiklang bei der
Perkussion – bei Auskultation *glattwandiger Höhlen* mit einer gewissen *Wandspannung.* Es werden regelmäßige Schwingungen und stehende Wellen erzeugt, die dem Atemgeräusch einen musikalischen Beiklang geben. Der Hohlraum ist im allgemeinen größer als der Durchmesser großer Bronchien, es ist daher tiefer als das Bronchialatmen,
ferner klangvoller und weniger scharf. Bei höherer Wandspannung
kann es auch zu metallischen Obertönen kommen. Das amphorische
Atmen ist im allgemeinen ein Kavernensymptom, es findet sich aber
auch oberhalb von Pleuraexsudaten oder -empyemen.

9.10 Technik der Auskultation

Wichtig ist eine *feste schalleitende Verbindung* zwischen Brustwand und unserem Ohr.

Direkte Auskultation. Ist zufällig kein Stethoskop verfügbar, so kann man bei unbedenklichen hygienischen Verhältnissen das Ohr direkt der Brustwand des Patienten auflegen. Allerdings werden damit Schallerscheinungen aus einem relativ großen Lungenbezirk gehört.

Holzstethoskope. Es liegt Schalleitung durch feste Körper vor; sie eignen sich daher hervorragend zum Abhören hoher Frequenzen, wie sie beim Bronchialatmen vorkommen. Sie sind allerdings etwas unbequem in der Handhabung und kaum noch üblich.

Schlauchstethoskope. Sie sind allgemein verbreitet und recht bequem in der Anwendung. Da bei ihnen überwiegend Luftleitung vorliegt, werden vorwiegend tiefe Frequenzen übertragen und hohe Töne gewissermaßen herausgefiltert. Diesen Nachteil muß man sich bei der Deutung der Schallerscheinungen vor Augen halten.

Die Größe des Schalltrichters ist ausschlaggebend für den Umfang des abgehörten Schallfeldes; er darf bei Erwachsenen daher nicht zu klein sein. Membranen besitzen eine gewisse Verstärkereigenschaft; es werden allerdings auch störende Nebengeräusche mitverstärkt. Geeignet sind ferner flache Trichter mit seitlichem Schlauchansatz.

Spezialstethoskope. Stethoskope mit elektrischem Verstärker dienen speziellen Anforderungen. Sie sind teuer und für die herkömmliche Untersuchung entbehrlich.

Der Fuß des Stethoskopes muß der Brustwand allseitig fest aufsitzen. Ist der Fuß groß und die Zwischenrippenräume bei mageren Patienten eingesunken, entstehen mitunter Schwierigkeiten. Auch durch die Atembewegungen des Thorax darf die Verbindung nicht gestört werden; entweder man hört nichts mehr, oder man bekommt störende Nebengeräusche.

Wichtig bei der Auskultation ist das *Eliminieren von Nebengeräuschen* durch starke Behaarung oder entfernt sitzende Kleidungsstücke. Haare geben störende knisternde Geräusche, die man ausschalten kann, indem man die Haare anfeuchtet oder rasiert.

Zur Auskultation ist ein Atemvolumen von mehr als 1 l pro Sekunde erforderlich; bei adipösen Patienten reicht das nicht (1,5 – 2 l/s).

Der Patient soll ziemlich tief und rasch durch den Mund ein- und ausatmen, am besten macht man es vor. Ungeschickte Personen kann man husten lassen; auf einen Hustenstoß erfolgt stets ein tiefer Atemzug.

9.11 Palpation und Auskultation der Stimme

Weitere diagnostische Verfahren, die bei der Beurteilung des Schalleitungsvermögens des Brustkorbes helfen, sind der *Stimmfremitus* (oder Pektoralfremitus), die *Bronchophonie* und die *Ägophonie*.

Stimmfremitus

Er entsteht, indem tiefes Sprechen beim Gesunden zu einem fühlbaren Erzittern der Brustwand führt (Abb. 9.16). Man läßt den Untersuchten mit möglichst tiefer und lauter Stimme die Zahl „99" sagen. Entspricht die im Kehlkopf erzeugte Tonhöhe dem Eigenton des Thorax, so

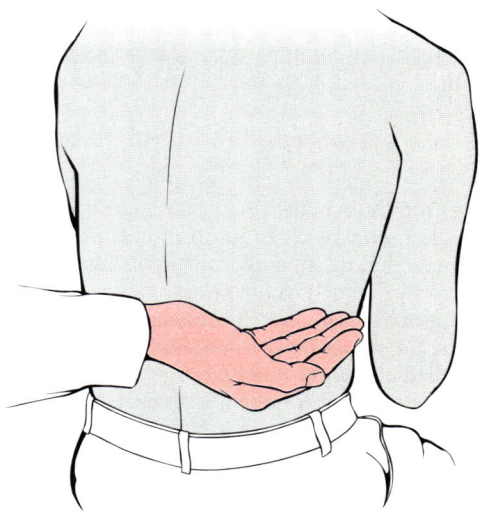

Abb. 9.16 Zur Prüfung des Stimmfremitus wird die ulnare Handkante leicht an die Thoraxwand gelegt. Man spürt bei tiefen Frequenzen sehr gut das Erzittern der Brustwand

kommt es zu *Resonanzerscheinungen,* und die Brustwand schwingt mit. Läßt man den Patienten eine Tonleiter singen, so hört von einer bestimmten Tonhöhe ab der Fremitus auf. Aus diesem Grunde gelingt es bei Frauen und Kindern oft nicht, ein fühlbares Stimmzittern hervorzurufen. Diese Erscheinung findet man an der gesunden Lunge; eine einseitige Abschwächung des Stimmfremitus spricht für eine eingeschränkte Schwingungsfähigkeit der Brustwand und wird beobachtet bei Pleuraergüssen oder -schwarte.

Bronchophonie

Sie hat dieselbe Entstehung und diagnostische Bedeutung wie das Bronchialatmen. Sind durch Infiltration des Lungengewebes die *Leitungsbedingungen* für *hohe Frequenzen verbessert,* so lassen sich hohe Töne, die im Kehlkopf erzeugt werden, über den Lungen abhören. Man läßt den Patienten mit tonloser, flüsternder Stimme die Zahl „66" sagen (enthält hohe Frequenzen) und kann über verdichtetem Lungengewebe mühelos das Gesprochene abhören. Über der gesunden, lufthaltigen Lunge gelingt das nicht.

Die Bronchophonie kann zur Pneumoniediagnose herangezogen werden, wenn bei umschriebenen bronchopneumonischen Herden die Bronchophonie bereits vorhanden ist, obwohl der Übergang ins Bronchialatmen nicht oder später (beim Konfluieren der Herde) auftritt.

Ägophonie

Wie die Atemgeräusche, so wird auch die Stimme bei Pleuraerguß oder Pneumothorax absorbiert bzw. reflektiert. Andere Bedingungen herrschen, wenn zu einer Infiltration (luftleere Lunge) ein gewisser Pleuramantelerguß hinzukommt. Die Stimme wird zwar durch die infiltrierte Lunge gut fortgeleitet, teilweise aber durch den Pleuraerguß absorbiert. Die Abschwächung betrifft selektiv Frequenzen unter 1000 Hz, so daß nur noch die hochfrequenten Stimmanteile erhalten sind; die Stimme bleibt hörbar, wegen des Fehlens der tiefen und der Betonung der hohen Frequenzen entsteht jedoch die nasale „mekkernde" Qualität der Ägophonie (sog. Ziegenmeckern).

9.12 Nebengeräusche der Lunge

Hat man sich bei der Untersuchung über den Atemgeräuschtyp Klarheit verschafft, so wird anschließend auf eventuelle Nebengeräusche geachtet (Tabelle 9.1). Man unterscheidet:
- Feuchte und trockene Nebengeräusche nach der Entstehungsweise
- Klingende und nichtklingende Nebengeräusche nach den Fortleitungsbedingungen
- Grobblasige und feinblasige Nebengeräusche nach dem Entstehungsort
- Zahlreiche und spärliche Nebengeräusche nach der Ausdehnung der Veränderungen.

9.12.1 Kontinuierliche, musikalische Nebengeräusche

Definition

Auch als **trockene Nebengeräusche** bezeichnet; Synonyme: Rhonchi sonori et sibilantes; brummende, schnarchende, giemende, pfeifende Nebengeräusche.

Charakteristisch ist ihr musikalischer Gehöreindruck, d. h., es sind überlagerte sinusförmige Schwingungen (Grundton mit harmonischen Obertönen). Sie sind nieder- oder hochfrequent, laut oder leise, exspiratorisch oder inspiratorisch, zahlreich oder vereinzelt, monophon oder polyphon. Ihre Frequenz schwankt zwischen 60 Hz und 2000 Hz. **Stridor** hat einen ähnlichen Entstehungsmodus, aber Unterschiede in der Klangfarbe; er ist extrathorakaler Genese.

Entstehungsweise

Durch die rasche Bewegung der ein- oder ausgeatmeten Luft geraten an einer **Verengung der Bronchien** deren Wände in Schwingungen, ähnlich wie beim Rohrblattinstrument (Oboe, Klarinette), wo ebenfalls Luft durch eine enge Stelle hindurchgezwängt wird. Erhöht sich die Strömungsgeschwindigkeit des bronchialen Luftstromes an der Engstelle, so sinkt der seitliche Gasdruck in Richtung auf die Wand (Venturi-Effekt), dadurch kommt es zur weiteren Annäherung der gegenüberliegenden Wände, sie berühren sich kurz, der Luftstrom wird unterbrochen, die Strömungsgeschwindigkeit wird verringert, der Gasdruck auf die seitliche Wand steigt wieder an, das Lumen öffnet

a) Trockene Nebengeräusche

Bezeichnung	Trockene (musikalische, kontinuierliche) NG, überwiegend exspiratorisch auftretend
Synonyme	Rhonchi sonori (tieffrequent)	Rhonchi sibilantes (hochfrequent)
Lokalisation	Große Bronchien (zentrale Luftwege)	Kleine Bronchien und Bronchiolen (periphere Luftwege)
Tonhöhe	Schnarchende und brummende NG	Giemende und pfeifende NG
Ursachen	Obstruktion der Luftwege infolge Bronchospasmus, Schleimhautschwellung, Sekret oder Kompression der Bronchien von außen (sog. „air trapping")
Entstehungs-mechanismus	Schwingungen der Bronchialwand (eines oder mehrerer Bronchialwandsegmente) im Bereich einer abnormen Verengung (Obstruktion), auch von Schleimfäden oder Sekret
Besonderheiten	Flüchtiges Vorhandensein; d. h. Verschwinden nach Abhusten (Bronchialtoilette)	Konstant vorhanden, von langer Dauer, nicht abhustbar. Können das Atemgeräusch vollständig überdecken
Wahrnehmbarkeit	Laute Geräusche; sowohl über der Lunge als auch oral abhörbar	Leise Geräusche; nur über der Brustwand abhörbar und nicht zum Mund fortgeleitet
Zeitliches Auftreten	Als vereinzelte NG exspiratorisch auftretend; als gehäufte NG exspiratorisch – inspiratorisch kombiniert; nie inspiratorisch allein!	Bei isoliertem spätinspiratorischem Auftreten charakteristisch für restriktive Lungenerkrankungen
Klinisches Vorkommen	Chronisch obstruktive Bronchitis bei Emphysem und/oder Asthma bronchiale, auch Raucherbronchitis; akute banale Tracheobronchitis (bei Erkältung)	Asthma bronchiale; die Intensität ist dabei umgekehrt proportional dem Schweregrad der Obstruktion. Cave: stille Lunge!

Tabelle 9.1 Charakteristik der pulmonalen Nebengeräusche (NG)

b) Feuchte Nebengeräusche

Bezeichnung	Feuchte (nichtmusikalische, diskontinuierliche) NG, überwiegend inspiratorisch auftretend
Synonyme	Rasselgeräusche, Rhonchi humidi
Lokalisation	Große Bronchien (zentrale Luftwege)
	Kleine Bronchien (periphere Luftwege)
Größe/Tonhöhe	Vorwiegend grobblasig (bzw. mittel- bis grobblasig); tieffrequent (grobes Brodeln)
	Vorwiegend feinblasig (bzw. mittel- bis feinblasig); hochfrequent (feines Knacken)
Ursachen	Abnormitäten im Bereich der Luftwege: Überschwemmung der großen Brochien mit Flüssigkeit, Sekret oder Schleim bei Lungenödem, Hämoptysen, Aspiration (Trachealrasseln)
	Veränderungen im Bereich des Lungenparenchyms: interstitielle Flüssigkeitsansammlung, entzündliches Schleimhautödem und Instabilität der kleinen Bronchien führen zu ihrem Kollaps während der Exspiration
Entstehungs- mechanismus	Der hindurchperlende Luftstrom erzeugt blasenartige Vibrationen; es werden abwechselnd Flüssigkeitsmembranen gebildet und wieder gesprengt
	Durch die plötzliche inspiratorische Öffnung vorher verschlossener Luftwege kommt es zum explosionsartigen Druckausgleich (Miniexplosionen); dadurch werden Schwingungen erzeugt
Besonderheiten	Änderung nach Hustenstößen; d.h. Verschwinden nach Bronchialtoilette
	Ändern sich nach Husten nicht oder wenig; d.h. nicht abhustbar
Wahrnehmbarkeit	Laute Geräusche, sowohl über der Brustwand als auch per Distanz oral abhörbar
	Leise Geräusche, nur über der Brustwand abhörbar, nicht zum Mund fortgeleitet
Zeitliches Auftreten	Vorwiegend frühinspiratorisch, selten auch inspiratorisch – exspiratorisch kombiniert
	Ausschließlich spätinspiratorisch (für die Entfaltung vorher verschlossener Strukturen ist ein bestimmter Öffnungsdruck erforderlich)
Klinisches Vorkommen	Chronisch-obstruktive Bronchitis bei Emphysem und/oder Asthma bronchiale, Bronchiektasen, akute Bronchitis
	Restriktive Lungenerkrankungen (Lungenfibrosen, fibrosierende Alveolitis, Sklerodermie), kardiale Lungenstauung, Pneumonie

Tabelle 9.1 Fortsetzung

sich, und der Luftstrom kommt wieder in Gang. Dieser Zyklus wiederholt sich rasch und kontinuierlich so lange, bis der Luftstrom nachläßt oder die Bronchialwände nicht länger kritisch angenähert sind; entweder verschlossen (exspiratorische Geräusche) oder geöffnet (inspiratorische Geräusche). Diese Geräusche werden vorwiegend in den großen Luftwegen erzeugt. In kleinen Bronchien können sie nicht entstehen, weil die Strömungsgeschwindigkeit des Gases zu gering ist. Mit jeder Teilung der Bronchien erhöht sich der Gesamtquerschnitt des Bronchialbaumes – zudem peripher unverhältnismäßig mehr als weiter zentral –, so daß sich die Strömungsgeschwindigkeit des Gases von zentral nach peripher verringert.

Weil die Weite der Bronchien während der Exspiration abnimmt – besonders bei forcierter Exspiration mit erhöhtem intrathorakalem Druck –, ist die kritische Näherung der Luftwege in dieser Atemphase häufiger und länger anhaltend als während der Inspiration. Charakteristik, Intensität und Frequenz der Nebengeräusche hängen vom Entstehungsort ab, d. h. von der Eigenfrequenz der Bronchialwand, das sind ihre Masse und Schwingungsfähigkeit; außerdem von der Geschwindigkeit des Luftstromes. Die stärkeren Wände der größeren Bronchien oszillieren mit einer tieferen Eigenfrequenz (unter 500 Hz), die dünneren Wände der peripheren Bronchien mit höherer Frequenz (über 500 Hz). Einfluß haben auch eine Schleimhautschwellung oder Schleimauskleidung, die die Bronchialwände eher zu einer kritischen Näherung bringen. Die Frequenz steigt außerdem an bei erhöhter Strömungsgeschwindigkeit.

Je größer die Struktur ist, die durch den Luftstrom in Schwingungen versetzt wird, desto lauter ist der Ton und desto weiter wird er übertragen. Laute Geräusche hört man – auch ohne Hilfsmittel – durch den Mund des Patienten sowie mit dem Stethoskop über weiten Gebieten des Thorax; leise Geräusche nur über einem bestimmten Punkt der Brustwand.

Jedes exspiratorische Geräusch bezeichnet einen Bronchus an der Grenze des Verschlusses und jedes inspiratorische einen Bronchus mit verzögerter Öffnung, d. h., man erkennt an der Häufigkeit die Zahl der beteiligten Bronchien bzw. die Ausdehnung des Prozesses.

Klinische Bedeutung

Konstante monophasische Geräusche. Ein Einzelton konstanter Frequenz ist charakteristisch für inkompletten Verschluß eines Haupt- oder Lappenbronchus durch fixierte, strukturelle Stenosen infolge Tumor, Fremdkörper, Narbenstenose oder Gefäßkompression. Das

Geräusch ist inspiratorisch, exspiratorisch oder in beiden Phasen hörbar; es kann bei Lagewechsel (Drehen von einer Seite auf die andere) verschwinden.

Stridor. Er entsteht extrathorakal (obere Trachea, Glottis), jedoch auf ähnliche Weise; meistens laut und häufiger bei der Inspiration, da hierbei ein Druckgradient von außen nach innen besteht (außerhalb der Luftwege hoher atmosphärischer Druck, innerhalb und hinter der Stenose ein niedriger Druck), der den Verschluß begünstigt. Bei der Exspiration tritt der umgekehrte Fall ein: Der Druck innerhalb der Luftwege steigt an, der Druckgradient ist positiv von innen nach außen, und die Luftwege erweitern sich; exspiratorischer Stridor ist daher seltener.

Vereinzelte in- oder exspiratorische Geräusche. Beim Asthma bronchiale entsteht die Obstruktion infolge Bronchialspasmus oder Schleimhautschwellung, mehrere Bronchien sind betroffen, die musikalischen Geräusche sind inspiratorisch, exspiratorisch oder beides. Hauptmerkmal ist das asynchrone Einsetzen: vereinzelt, unterschiedlich lang, sich gegenseitig überlappend, monophon. Wenn sie in den größeren Bronchien lokalisiert sind, dann sind sie laut, sowohl durch den Mund wahrnehmbar als auch über der Brustwand abzuhören. Kleinere Bronchien produzieren leisere Geräusche, die inspiratorisch mit dem Luftstrom fortgeleitet werden und nur an umschriebener Stelle abzuhören sind.

Die dünnen Wände der kleinsten Bronchien besitzen zu wenig Masse, um noch schwingungsfähig zu sein und hörbare Geräusche hervorzurufen; außerdem ist der Luftstrom zu gering. Sie erzeugen kein Pfeifen mehr, sondern sind stumm.

Gehäufte inspiratorische Geräusche. Man hört über der Lungenbasis eine Serie kurzer musikalischer Töne, in der Regel monophon, mit kurzen Unterbrechungen dazwischen, selten einander überlappend, relativ spät inspiratorisch einsetzend, nie exspiratorisch. Sie entstehen durch den raschen Lufteinstrom in kleine Luftwege, die vorher verschlossen waren und durch die Ausdehnung der Lunge eröffnet werden, wobei sie in Schwingungen geraten. End-inspiratorische musikalische Geräusche sind charakteristisch für restriktive Lungenerkrankungen, wie Asbestose, fibrosierende Alveolitis, zystische Fibrose und andere interstitielle Lungenfibrosen. Gehäufte inspiratorische Geräusche finden sich auch bei obstruktiver chronischer Bronchitis, dann jedoch nicht isoliert, sondern kombiniert mit einzelnen exspiratorischen Geräuschen. Warum hierbei inspiratorische Geräusche häufiger sind als exspiratorische, ist nicht geklärt; sie entstehen entweder weiter peripher im Bronchialbaum oder sie werden mit dem Luftstrom besser nach peripher übertragen.

Gehäufte exspiratorische Geräusche. Sie sind häufig polyphon, d. h., es besteht eine Kombination mehrerer musikalischer Töne, vergleichbar einem Akkord. Charakteristisch ist, daß alle Teiltöne zur selben Zeit beginnen, bis zum Ende der Exspiration andauern und mit einem Juchzen aufhören. Sie sind laut über dem gesamten Thorax zu hören und entstehen an verschiedenen Stellen des Bronchialbaumes (je nach der mechanischen Festigkeit der Bronchialwand) durch das sog. „air trapping" (Kompression der Bronchien von außen infolge des erhöhten intrathorakalen Drucks bei forcierter Exspiration). Polyphone exspiratorische Nebengeräusche – auch in Kombination mit inspiratorischen Geräuschen – finden sich bei ausgedehnter Obstruktion, beispielsweise beim Asthma bronchiale; dann lauter über der Trachea (bzw. ohne Stethoskop durch den Mund des Patienten) abzuhören als durch die Brustwand; durch die Lunge können die hohen Frequenzen herausgefiltert sein.

Paradoxes Fehlen von Nebengeräuschen (sog. stille Lunge). Bei Patienten mit ausgedehnter Obstruktion (chronische Bronchitis, Emphysem) und Atemdepression mit Hypoxie können jegliche Atemgeräusche und Nebengeräusche fehlen; die Lunge ist still. Visköser Schleim hat die kleinen Bronchien weitgehend verschlossen. Atemvolumen und alveoläre Belüftung sind so gering, daß Geräusche nicht mehr entstehen. Der hypoxische Patient ist somnolent, die Atmung scheint unauffällig, eine Dyspnoe fehlt, was aber nicht darüber hinwegtäuschen darf, daß ein kritischer Zustand erreicht ist, besonders dann, wenn früher vorhandene giemende Nebengeräusche immer leiser werden.

9.12.2 Diskontinuierliche, feuchte Nebengeräusche

Definition

Auch als nichtmusikalische Geräusche oder Rasselgeräusche bezeichnet; Synonyma: Rhonchi humidi; knisternde, knackende, brodelnde Nebengeräusche; Krepitieren. Charakteristisch ist ihr kurzdauernder explosionsartiger Gehöreindruck („Miniexplosionen"). Sie sind nieder-

oder hochfrequent, laut oder leise, exspiratorisch oder inspiratorisch, zahlreich oder spärlich, fein-, mittel- oder grobblasig. Diese Unterschiede helfen bei der Differentialdiagnose der Lungenkrankheiten.

Entstehungsweise

Es existieren 2 Möglichkeiten:
- Wenn sich in großen Bronchien oder in der Trachea Sekret befindet, durch das die Luft hindurchperlen muß, entstehen an der Grenze von Luft zu Flüssigkeit grobblasige Rasselgeräusche durch zerspringende Luftblasen.
- In kleinen Bronchien ist ein anderer Mechanismus anzunehmen. Bei schwach belüfteten dystelektatischen Lungenbezirken sind die kleinen Luftwege und Alveolen verschlossen; werden sie bei tiefer Einatmung durch den Lufteinstrom eröffnet, so kommt es zum plötzlichen Druckausgleich, wodurch ein feinblasiges explosionsartiges Knacken hervorgerufen wird.

Gegen die Genese, daß auch in den kleinen Bronchien Luft durch dort befindliches Sekret hindurchperlen muß, sprechen ihr Auftreten nur während der Inspiration, ihre Konstanz auch nach Husten sowie das Vorhandensein bei restriktiven Lungenkrankheiten, die ganz ohne Sekret einhergehen.

Charakteristik

Große Bronchien. Flüssigkeit in den großen Luftwegen findet sich als Bronchialsekret beim Lungenödem, nach Hämoptysen oder Aspiration bei schwerkranken oder komatösen Patienten, die nicht abhusten können. Es resultiert ein brodelndes, knatterndes Geräusch; tieffrequent, grobblasig und laut, so daß es durch den geöffneten Mund des Patienten sowie über weiten Thoraxpartien mit dem Stethoskop abzuhören ist, und zwar in beiden Atemphasen. Nach Abhusten, Absaugen oder einer Atropininjektion kommt es zum Wechsel bzw. zum Verschwinden.

Kleine Bronchien. Wenn keine Änderung nach Husten eintritt und wenn die Rasselgeräusche nur in der Inspiration oder in Fällen ohne Sputum nachweisbar sind, muß die andere Genese angenommen werden. Die verschlossenen kleinen Luftwege werden bei Inspiration durch den Gasdruck und durch den Zug der sich ausdehnenden Lunge eröffnet. Das geschieht in einem späten Stadium der Inspiration, denn zuerst strömt die Luft in die schon offenen Lungenabschnitte. Die verschlossenen Luftwege öffnen sich ungleichmäßig und nacheinander, jede Eröffnung (und jeder explosionsartige Druckausgleich) ist von einem einzelnen knackenden Geräusch begleitet, bis die ganze Lunge belüftet ist. Dadurch entsteht der repetitive Charakter dieser Geräusche, gleichartig in aufeinanderfolgenden Atemphasen, unverändert auch nach Husten. Diese reversible Dystelektase entsteht besonders in den abschüssigen Lungenabschnitten; das hängt mit der Schwerkraft zusammen, weil dadurch die kleinen Luftwege eher zum Kollaps neigen, unterstützt durch einen höheren Stauungsdruck durch Blutfülle und interstitielle Flüssigkeit. Das Rasseln ist dadurch nur über den basalen Lungenabschnitten vorhanden.

Basale Rasselgeräusche sind besonders in aufrechter Position zu hören; Vornüberbeugen des stehenden Patienten können sie zum Verschwinden bringen. Beim liegenden Patienten werden sie beim Drehen von einer Seite auf die andere geringer in den höhergelegenen und ausgeprägter in den abhängigen Lungenpartien. Dieser Schwerkrafteffekt dient als klinischer Test: Wenn das basale Rasseln trotz Änderung der Körperlage bestehen bleibt, dann ist die zugrundeliegende Dystelektase stärker ausgeprägt, als wenn es bei Lagewechsel verschwindet oder geringer wird.

Klinische Bedeutung

Rasselgeräusche sind häufiger in der Inspiration zu hören.

Frühinspiratorische Rasselgeräusche. Sie entstehen zu Beginn der Einatmung bei Eröffnung der größeren Luftwege, sie sind tieffrequent, spärlich, relativ konstant (d. h., sie wiederholen sich von Atemzug zu Atemzug); sie sind ziemlich laut, deshalb sowohl durch den Mund hörbar wie auch mit dem Stethoskop über beiden Lungen; keine Änderung nach Lagewechsel. Auftretend bei obstruktiver Bronchitis (sog. feuchte Bronchitis). Sie entstehen in den Lappen- oder Segmentbronchien, die durch Sekret oder durch das „air trapping" bei der vorangegangenen Exspiration verschlossen worden sind.

„Air trapping" (sog. Luftfalle) ist die Kompression der Bronchien von außen durch den erhöhten intrathorakalen Druck bei forcierter Ausatmung. Wenn Husten nicht zum Verschwinden führt, ist Schleim unwahrscheinlich.

Mittelinspiratorische Rasselgeräusche. Sie entstehen wahrscheinlich auf dieselbe Weise und sind charakteristisch für Bronchiektasen; sie haben einen klingelnden oder quietschenden Klangcharakter.

Endinspiratorische Rasselgeräusche. Diese treten ausschließlich bei restriktiven Lungenerkrankungen auf; bei diffuser interstitieller Lungenfibrose, fibrosierender Alveolitis, Asbestose, bei Pneumonie und bei Linksherzversagen. Sie sind feinblasig, hochfrequent, zahlreich, konstant nachweisbar, lageabhängig (jedoch keine Änderung durch Husten), meist nur endinspiratorisch, manchmal auch paninspiratorisch mit endinspiratorischer Betonung. Ursache ist die mangelnde Belüftung der basalen Lungenabschnitte mit explosionsartigem Öffnen vorher verschlossener Luftwege.

Bei Linksherzversagen und Mitralstenose ist das Rasseln zunächst durch das interstitielle Ödem ausgelöst; in der ödematösen und gestauten Lunge kann es jedoch auch zum Flüssigkeitsaustritt in die Alveolen kommen, so daß auch der andere Entstehungsmodus mit dem Hindurchperlen von Luft in Betracht kommt. Wegweisend bei der Differenzierung ist, ob die Rasselgeräusche in beiden Atemphasen auftreten, ferner findet sich das endinspiratorische Rasseln ohne Flüssigkeitsaustritt mehr zu Beginn der Linksherzinsuffizienz, es ist dann flüchtiger und mehr lageabhängig.

Exspiratorische Rasselgeräusche. Sie sind generell selten und außerdem selten für sich allein: wenn sie auftreten, dann frühexspiratorisch bei schwerer Obstruktion und gemeinsam mit frühinspiratorischen Rasselgeräuschen. Dadurch entsteht beim Abhören ein rhythmischer Eindruck. Die Entstehung ist nicht ganz geklärt, denn Öffnung verschlossener Luftwege bei Exspiration ist schwer vorstellbar. Vielleicht entsteht das exspiratorische Rasseln beim „air trapping"; es kommt zum frühzeitigen Verschluß größerer Bronchien bei Exspiration, in den abgeteilten Territorien zur Redistribution bzw. zum paradoxen Luftstrom zurück in die peripheren Atemwege, die Alveolen werden durch dieses Pendeln der Luft innerhalb der Luftfalle wieder geöffnet. Die Geräusche sind repetitiv und nicht lageabhängig.

Die Differenzierung basaler inspiratorischer Rasselgeräusche hilft bei der Differentialdiagnose zwischen chronischer Bronchitis und Lungenstauung bei Linksherzversagen. Die charakteristischen Unterschiede sind in der nachfolgenden Tabelle 9.2 dargestellt.

| Basale inspiratorische Rasselgeräusche sind bei: | |
Chronischer Bronchitis	Linksherzversagen
frühinspiratorisch	endinspiratorisch
vereinzelt	zahlreich
niederfrequent	hochfrequent
grobblasig	feinblasig
laut (hörbar durch den Mund)	leise (nur über der Lunge hörbar)
lageunabhängig	verschwinden bei Lagewechsel

Tabelle 9.2 Differenzierung zwischen Bronchitis und Lungenstauung

9.12.3 Pneumoniediagnose

Man hört bei der Pneumonie charakteristische **Rasselgeräusche:** feucht, feinblasig, hochfrequent und klingend (Synonym: ohrnahe); es ergeben sich zusätzlich jedoch noch einige Besonderheiten.

Entfaltungsknistern

Ist relativ häufig zu hören und darf nicht mit der Pneumonie verwechselt werden! Es entsteht – ähnlich wie die übrigen Rasselgeräusche – beim Auseinanderreißen von verklebten oder aneinanderliegenden Alveolarwänden und kleinen Luftwegen während der Einatmung. Einen vergleichbaren Gehöreindruck kann man sich leicht verschaffen, wenn man Haare vor dem Ohr aneinanderreibt oder am frisch gefüllten Bierglas horcht. Dieses Entfaltungsknistern findet sich bei bettlägerigen Patienten, deren basale Lungenpartien schlecht durchlüftet gewesen sind und die bei den ersten Atemzügen das Knistern hören lassen. Auch bei ganz gesunden Personen findet es sich gelegentlich über den rechten vorderen unteren Lungenabschnitten. Beides verschwindet nach einigen tiefen Atemzügen oder Hustenstößen. Bleibt es bestehen, so liegt eine Crepitatio indux sive redux vor.

Krepitation (Knisterrasseln)

Die Begriffe sind synonym mit den klingenden Rasselgeräuschen. Auch die Entstehungsweise ist identisch, wenn im Verlaufe einer Pneumonie die durch das Exsudat verklebten kleinen Luftwege und Alveolen gerade noch oder eben wieder durch den Luftstrom gesprengt und belüftet werden. Die Crepitatio indux ist u. U. nur wenige Stunden hörbar, so lange, bis das eiweißreiche Exsudat in den Alveolen gerinnt und zur Hepatisation des Lungengewebes führt. Bei Lösung der Pneumonie verflüssigt sich der Alveolarinhalt wieder, und das Knisterrasseln wird wieder hörbar, oft Tage bis Wochen anhaltend bis zur völligen Resorption des Exsudates. Man spricht von Crepitatio redux, die „aus der Pneumonie herausführt".

Klingende Rasselgeräusche

Das Knisterrasseln (oder Krepitieren) im Zusammenhang mit einer Pneumonie ist immer klingend. Die Geräusche sind dem Bronchialatmen oder der Bronchophonie verwandt, von denen man ebenfalls den Eindruck hat, daß sie direkt unter dem Stethoskop, also relativ ohrnahe, entstehen. „Dem Ohr naheklingend" ist die beste Umschreibung des Gehöreindrucks.

Wie erwähnt, ist die Leitfähigkeit des infiltrierten Lungengewebes für hohe Frequenzen besser, und damit entsteht der Eindruck „ohrnahe". Bevor das Bronchialatmen zur Thoraxwand geleitet wird, müssen größere Lungenbezirke infiltriert sein. Kleinere oberflächliche Infiltrationen reichen viel eher hin, um den Rasselgeräuschen einen klingenden Charakter zu geben, bevor Bronchialatmen hörbar wird. Darin liegt die große praktische Bedeutung, klingende von nichtklingenden Rasselgeräuschen zu unterscheiden.

Bei einer Lungeninfiltration (Pneumonie) sind nachweisbar:
- Klingende Rasselgeräusche; inspiratorisch, feinblasig, feucht
- Bronchophonie; d. h., hohe Frequenzen werden besser zur Thoraxwand fortgeleitet
- Bronchialatmen; bei ausgedehnter Infiltration ohne Rasselgeräusche, weil die Lunge dann nicht mehr belüftet wird.

9.13 Pleurareiben

Beim Gesunden erfolgt die Verschiebung der Pleurablätter gegeneinander geräuschlos. Sobald die spiegelnd glatte Oberfläche rauh wird, tritt Reiben auf. Das anatomische Substrat sind *Fibrinausschwitzungen* auf der Pleura, die von der feinsten Mattigkeit bis zu groben Zotten reichen können. Je nach dem Grad der Rauhigkeit sowie nach Umfang

Rasselgeräusche (feuchte Nebengeräusche)

Bezeichnung	Einatmung	Ausatmung	Charakteristik	Auftreten
Endinspiratorisches Rasseln			Feinblasig, hoch, zahlreich	Restriktive Lungenerkrankungen, interstitielle Lungenfibrosen, Asbestose, Linksherzversagen
Frühinspiratorisches (selten auch frühexspiratorisches) Rasseln			Tief, laut, spärlich, mittel- bis grobblasig	Feuchte Bronchitis
Konstantes monophasisches Giemen			Konstanter Einzelton, laut	Fixierte Stenose (Tumor, Fremdkörper), Stridor (extrathorakal)
Vereinzeltes monophasisches Giemen			Vereinzelt, unterschiedlich lang, asynchron, sich überlappend, laut oder leise, tief oder hoch	Obstruktive Lungenerkrankungen: chronische Bronchitis (vorwiegend inspiratorisch), Asthma bronchiale (vorwiegend exspiratorisch)

Bezeichnung	Einatmung	Ausatmung	Charakteristik	Auftreten
Musikalische Geräusche (trockene Nebengeräusche)				
Endinspiratorisches Giemen	(Symbol)		Gehäuft, kurzdauernd, asynchron, meist hoch	Restriktive Lungenerkrankungen (interstitielle oder zystische Fibrosen, Asbestose)
Exspiratorisches polyphones Giemen		(Symbol)	Nur exspiratorisch, laut, synchron, aus mehreren Einzeltönen unterschiedlicher Tonhöhen bestehend (klangartig)	Ausgedehnte Obstruktion (Asthma bronchiale)

Tabelle 9.3 Kurze Synopsis der pulmonalen Nebengeräusche. Die Darstellung erfolgt anhand einer vereinfachten Notenschrift (modifiziert nach Forgacs). Als Symbole dienen: Rasselgeräusche ••••, Giemen ▬ . Die Lautstärke wird durch die graphische Ausführung der Symbole dargestellt: **dick ausgezogene** Punkte bzw. Linien bedeuten laute Geräusche, **dünn ausgezogene** dagegen leise. Die Tonhöhe wird durch die vertikale Lage der Symbole dargestellt: **Einordnung unten** bedeutet tieffrequente Geräusche, **Einordnung oben** dagegen hochfrequente. Die zeitliche Abfolge wird durch die horizontale Lage der Symbole dargestellt: **Einordnung links** bedeutet frühinspiratorisch bzw. frühexspiratorisch, **Einordnung rechts** dagegen spätinspiratorisch bzw. spätexspiratorisch. Die senkrechte Linie trennt die Einatmungsphase von der Ausatmung

und Geschwindigkeit der Verschiebung entsteht feines oder grobes Reiben. Feines Reiben kann so fein sein, daß es von ohrnahen feinblasigen Rasselgeräuschen kaum zu unterscheiden ist, und das grobe Knarren kann mitunter mit ähnlich klingenden trockenen Nebengeräuschen verwechselt werden.

⋯⋗ *Wie lassen sich pulmonale Nebengeräusche und Pleurareiben voneinander unterscheiden?*

Pleurareiben
- ist fühlbar, feinblasige Rasselgeräusche sind es nicht
- wird vom Husten nicht beeinflußt, Rasselgeräussche werden durch Husten im allgemeinen deutlicher
- hört man bei Ein- und Ausatmung, Rasselgeräusche bevorzugt im Inspirium
- wird bei Druck mit dem Stethoskop lauter.

Pleurales Reiben tritt bei primären *Pleuraerkrankungen* auf, wie spezifische Pleuritis, oder im Gefolge einer sekundären Pleuritis bei Lungenentzündungen, Tumoren, Tuberkulose, Lungeninfarkt und anderen fortgeleiteten Entzündungen. Das Reiben wird zu Beginn der Pleuritis hörbar und hält so lange an, bis die aufgerauhten Flächen durch einen *Erguß* voneinander getrennt werden. Wird der Erguß resorbiert oder punktiert, so wird das Reiben wieder hörbar, häufig als ein Zeichen der Besserung.

9.14 Succussio Hippocratis

„Von Empyemkranken haben die, bei denen ein lautes Geräusch entsteht, wenn man sie an den Schultern schüttelt, weniger Eiter als die, bei denen ein geringeres Geräusch besteht." Sowohl Hippokrates als auch die Ärzte des Mittelalters wußten nicht, daß zum Zustandekommen der Sukkussion sowohl das Vorhandensein von *Luft* als auch von *Flüssigkeit* im Pleuraraum Voraussetzung waren. Das Geräusch selbst entspricht dem *Plätschern,* das beim Schütteln einer halbgefüllten Flasche entsteht. Es ist nachweisbar beim Fluidopneumothorax, in Kavernen oder Abszeßhöhlen, aber auch im Magen. Metallischer Beiklang kommt durch erhöhte Wandspannung zustande.

Reihenfolge bei der Lungenuntersuchung

1. Beurteilung der Thoraxform und der Atembeweglichkeit. Palpatorisch Seitengleichheit der Atemexkursionen sorgfältig überprüfen. Nachhängen einer Thoraxpartie ist ein empfindlicher Hinweis auf weitere Veränderungen.
2. Vergleichende Perkussion in derselben Höhe und in derselben Weise (einseitige Dämpfung, Ausdehnung nach kranial).
3. Ermittlung des Standes der unteren Lungengrenzen und der Atemverschieblichkeit.
4. Auskultation mit systematischem Absuchen sämtlicher Lungenabschnitte im Seitenvergleich (Atemgeräuschtyp, Nebengeräusche).
5. Zuhilfenahme weiterer diagnostischer Kniffe (aufgehobener Stimmfremitus bei pleuralen Veränderungen, positive Bronchophonie bei Infiltrationen).
6. Reproduzierbarkeit der erhobenen Befunde im Rechts-Links-Vergleich überprüfen.
7. Bewußtes Analysieren der Hörbefunde. Zuordnung zum Krankheitsbild. Eventuell Wiederholung des Untersuchungsganges.

10 Befunde bei Lungen- und Pleuraerkrankungen

In der Regel wird durch die direkte Krankenuntersuchung noch keine komplette Diagnose möglich sein. Für die Diagnostik von Lungenerkrankungen bedeutet dies, daß nach Möglichkeit stets Röntgenaufnahme, Sputumuntersuchung, Temperaturmessung, Laboruntersuchungen u. a. zur Komplettierung der Befunde herangezogen werden müssen. Andererseits lassen sich mit Hilfe der Inspektion, Palpation, Perkussion und Auskultation *allein* im Einzelfall schon exakte Aussagen machen, die wertvolle Hinweise auf weitere Untersuchungen oder die einzuschlagende Therapie geben.

10.1 Katarrhalische Erscheinungen (obstruktive chronische Bronchitis, Bronchialasthma, Bronchiektasen)

Durch die Exsudation von Sekret hört man in beiden Atemphasen sowohl trockene (zäher Schleim) als auch feuchte (flüssiges Sekret) Nebengeräusche (trockene bzw. feuchte Bronchitis; Abb. 10.1). Sie sind nicht klingend und können sehr zahlreich werden, so daß das normale Atemgeräusch verdeckt wird. Beim Bronchialasthma kommt wegen der Schleimhautschwellung der kleinen Bronchien ein erschwertes und verlängertes Exspirium hinzu. Bei Bronchiektasen sind die Rasselgeräusche entweder mittelblasig und ohrnah, oder man findet den sog. stehenden Katarrh, d. h., über Tage oder Wochen konstant nachweisbare basale Rasselgeräusche.

Leitbefunde

Inspektion, Palpation, Perkussion. Keine Besonderheiten.

Auskultation. Vesikuläratmen, bei vorherrschender Obstruktion außerdem ein lautes orales Inspirationsgeräusch, d. h. durch den ganzen Raum hörbar (differentialdiagnostische Abgrenzung zum Emphysem: hier oft unhörbares Atemgeräusch trotz tiefer Inspiration). Die inspiratorische Lautstärke hängt ab von der Ventilationsgröße.

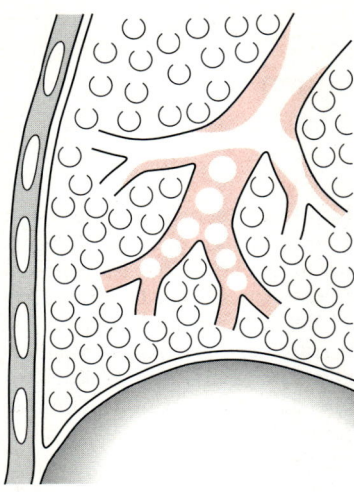

Abb. 10.1 Trockene bzw. feuchte Bronchitis

Trockene Nebengeräusche. Tieffrequentes Knacken und Brummen bei unkomplizierter Bronchitis, hochfrequentes Giemen und Pfeifen bei Obstruktion; dabei ist die Lautstärke umgekehrt proportional zur Schwere der Erkrankung, d. h., Leiserwerden des Giemens zeigt die Zunahme der Obstruktion an (Tabelle 9.2). Bei chronischer Bronchitis relativ grobblasige, frühinspiratorische, nichtklingende, diffus verteilte Rasselgeräusche, auch oral hörbar.

10.2 Emphysem

Im Alter sowie im Verlauf einer chronisch-obstruktiven Bronchitis oder eines Asthma bronchiale kommt es zu Strukturveränderungen des Lungenparenchyms mit *Elastizitäts- und Substanzverlust* (Abb. 10.2). Die Ventilation ist eingeschränkt, die Exspiration verlängert und die Atemmittellage in Richtung Inspiration verschoben. Totalkapazität und Residualvolumen sind vergrößert. Bei der Differentialdiagnose zwischen Lungenemphysem und chronisch-obstruktiver Bronchitis hilft Tabelle 10.1.

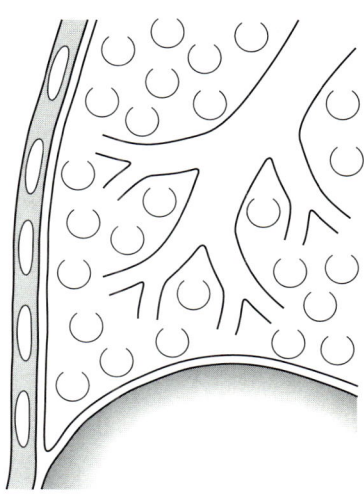

Abb. 10.2 Lungenemphysem

	Emphysematischer Typ (A)	Bronchitischer Typ (B)
Alter	Ältere Patienten (> 60 Jahre)	Jüngere Patienten (< 50 Jahre)
Habitus	Astheniker	Pykniker
Husten	Geringer Husten	Starker Husten
Auswurf	Spärlicher Auswurf	Reichlich Auswurf, auch eitrig
Dyspnoe	Ruhedyspnoe, geringe Belastbarkeit	Belastungsdyspnoe, relativ gute Belastbarkeit
Geräusche	Extrem leises Atemgeräusch; trockene Nebengeräusche (Giemen)	Normales Atemgeräusch, u. U. lautes orales Inspirationsgeräusch; zahlreiche giemende, knackende und rasselnde Nebengeräusche
Rechtsherzbelastung	Gering, selten Insuffizienzzeichen	Rechtsherzinsuffizienz mit Venenstauung, Leberschwellung, Ödemen

Tabelle 10.1 Die beiden klinischen Typen der chronisch-obstruktiven Ventilationsstörung

Leitbefunde

Inspektion. Faßform des Thorax (Sagittaldurchmesser gleich Transversaldurchmesser), horizontaler Rippenverlauf (Inspirationsstellung), verlängertes Exspirium, geringe oder keine Differenz zwischen inspiratorischem und exspiratorischem Brustumfang. Inspiratorische Einziehungen der Interkostalräume, bes. basal.

Palpation. Eingeschränkte Atemexkursionen. Stimmfremitus abgeschwächt.

Perkussion. Lungengrenzen tiefstehend, kaum atemverschieblich. Hypersonorer Klopfschall (Schachtelton). Absolute Herzdämpfung verkleinert.

Auskultation. Leises Vesikuläratmen, Exspirium verlängert. Trockene Nebengeräusche. Sehr leise Herztöne.

10.3 Infiltration (kruppöse Pneumonie, Bronchopneumonie)

Infolge der Verdichtung des Lungengewebes kommt es zur Dämpfung und zum bronchialen Atemtyp (Abb. 10.3). Voraussetzung ist allerdings die *Infiltration großer Lungenabschnitte* (sog. Lobärpneumonie); bei der häufigeren Bronchopneumonie hängt das Vorhandensein entsprechender Befunde davon ab, ob nur vereinzelte und umschriebene bronchopneumonische Herde in das im übrigen normale Lungengewebe eingestreut sind, oder ob es zum Konfluieren der Herde mit lappenfüllenden Infiltrationen gekommen ist. Von einer *zentralen Pneumonie,* die von einem breiten Mantel normalen Lungengewebes umgeben wird, hört man gar nichts. Die Bronchophonie tritt parallel zum Bronchialatmen auf. Rasselgeräusche sind klingend (u. U. Crepitatio indux et redux). Der Stimmfremitus, der an der normalen Lunge nur bei tiefen Frequenzen nachweisbar ist, verstärkt sich insofern, als das verdichtete Lungengewebe einen höheren Eigenton hat und er über Infiltrationen auch bei höheren Frequenzen (Frauen, Kinder) nachweisbar wird.

Leitbefunde

Inspektion. Beschleunigte Atmung (Nasenflügelatmen), Zyanose, einseitig verminderte Atemexkursionen.

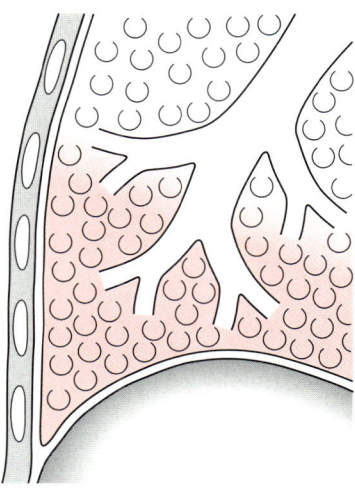

Abb. 10.3 Lungeninfiltration

Palpation. Nachschleppen der befallenen Seite, besser fühlbar als sichtbar. Stimmfremitus auch bei höheren Frequenzen.

Perkussion. Dämpfung (umschriebene Infiltrationen entgegen dem Nachweis).

Auskultation. Atemgeräusch in Richtung Bronchialatmen verschoben (bei kleinen Infiltraten unverändert). Bronchophonie vorhanden. Klingende, fein- bis mittelblasige Rasselgeräusche. Crepitatio indux et redux.

10.4 Dystelektase/Atelektase

Bei Bronchusverschluß (Bronchialkarzinom, aspirierter Fremdkörper, Schleimpfropf, Kompression von außen durch Lymphknoten) wird die in den zugehörigen Alveolen enthaltene Luft teilweise bzw. vollständig *resorbiert,* der entsprechende Lungenabschnitt schrumpft und wird dichter als lufthaltiges Parenchym (Abb. 10.4). Die Dys- bzw. Atelektase (teilweise bzw. vollständige Resorption der enthaltenen Luft) wird erst dann nachweisbar, wenn sie eine beträchtliche Größe erreicht hat. Kompressions- und Okklusionsdystelektasen mit Hilfe der direkten Untersuchung unterscheiden zu wollen, ist schwierig oder unmöglich.

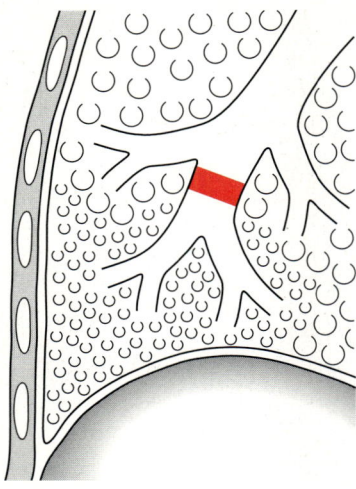

Abb. 10.4 Atelektase

Inspektion. Nachschleppen der erkrankten Seite mit inspiratorischer Einziehung der Interkostalräume.

Palpation. Asymmetrie der Atmung fühlbar, Stimmfremitus abgeschwächt.

Perkussion. Schallverkürzung bis Dämpfung.

Auskultation. Atemgeräusch aufgehoben. Keine Nebengeräusche.

10.5 Höhlenbildung (Kaverne, Abszeß)

Vorkommen als tuberkulöse Kaverne (selten geworden!), bei abszedierender Pneumonie oder einschmelzenden Tumoren (Abb. 10.5). Nur große, *oberflächlich* gelegene Hohlräume werden erfaßt. In der Praxis haben die direkten Methoden einen geringen Wert, da die Röntgenuntersuchung ergiebiger ist.

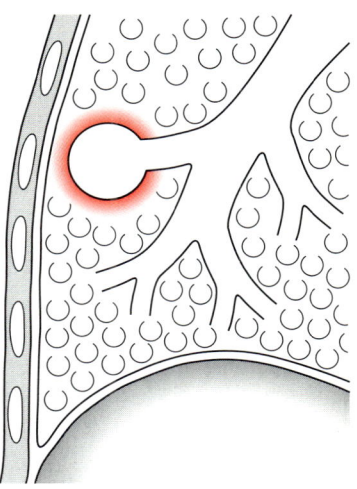

Abb. 10.5 Höhlenbildung in der Lunge

Inspektion und Palpation. Ohne Besonderheiten.

Perkussion. Schallverkürzung bis Dämpfung, evtl. tympanitischer oder metallischer Beiklang. Geräusch des gesprungenen Topfes. Schallwechsel.

Auskultation. Amphorisches oder bronchiales Atmen (bei umgebender Infiltration), metallischer Beiklang zum Atemgeräusch oder den Nebengeräuschen, Kavernenjuchzen (bei Lufteinstrom durch Drainagebronchus), Kavernenknarren (bei starren Kavernenwänden).

10.6 Trockene Pleuritis (Pleuritis sicca)

Fibrinausschwitzungen auf der Pleura (als Begleiterscheinung über entzündlich veränderten Lungenabschnitten) führen zur *Schmerzhaftigkeit* beim Reiben der Pleurablätter aneinander. Es kommt daher reflektorisch zur Einschränkung der Atemexkursionen auf der erkrankten Seite.

Inspektion. Eingeschränkte Atemexkursion. Reflektorisch konkave Verkrümmung der Wirbelsäule mit Verschmälerung der Interkostalräume.

Palpation. Nachschleppen der kranken Seite. Pleurareiben evtl. fühlbar.

Perkussion. Geringe Verschieblichkeit der unteren Lungengrenzen.

Auskultation. Abgeschwächtes Atemgeräusch. Pathognomonisch ist Pleurareiben („Lederknarren"), meist im In- und Exspirium hörbar, kann sehr leise sein (Verwechslung mit feinblasigen ohrnahen Rasselgeräuschen!).

10.7 Pleuraerguß (Pleuritis exsudativa)

Die Schmerzen der trockenen Pleuritis verschwinden schlagartig beim Auftreten eines Ergusses (Abb. 10.6). Als Ursache muß in der Jugend eine *Tuberkulose,* im Alter ein *Tumor* angenommen werden. Die Unterscheidung, ob eiweißarmes Transsudat, eiweißreiches Exsudat, Blut oder Eiter vorliegen, kann nur nach der Punktion getroffen werden. Ist keine zusätzliche Luft im Pleuraraum vorhanden, so breitet sich der Erguß vorwiegend nach dem Ort des geringsten Widerstandes – der Lungenwurzel gegenüber – aus. Perkutorisch steht der Erguß in der Axilla daher höher als in der Thoraxmitte. Das *Ansteigen der Dämpfung* nach lateral wird als Ellis-Damoiseau-Linie bezeichnet. Bei großen Ergüssen findet sich auf der gesunden Seite basal und paravertebral ebenfalls ein kleiner dreieckförmiger Dämpfungsbezirk (Grocco-Rauchfuß-Dreieck), der sowohl durch die Verdrängung der Mediastinalorgane nach der gesunden Seite wie auch infolge der geminderten Schwingungsfähigkeit dieses Bezirkes erklärt wird (Abb. 10.7). Oberhalb des Ergusses kann der Klopfschall und das Atemgeräusch tympanitischen Beiklang haben, weil es hier zur Kompression und Verdichtung des Lungengewebes gekommen ist.

Leitbefunde

Inspektion. Nachschleppen der erkrankten Seite. Verstrichene oder vorgewölbte Interkostalräume.

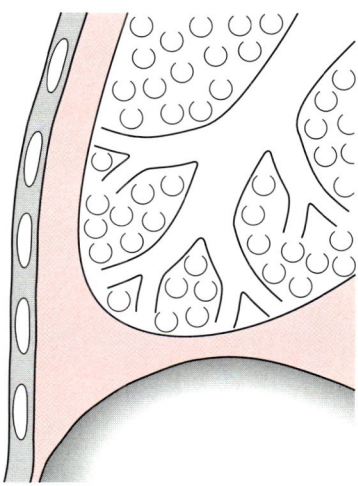

Abb. 10.6 Pleuraerguß

Palpation. Nachschleppen. Stimmfremitus herabgesetzt bis aufgehoben.

Perkussion. Starke Dämpfung, nach kranial bogenförmig begrenzt (Ellis-Damoiseau-Linie), auf der gesunden Seite Grocco-Rauchfuß-Dreieck. Tympanitischer Beiklang oberhalb des Ergusses.

Auskultation. Atemgeräusch abgeschwächt bis aufgehoben. Oberhalb des Ergusses „Kompressionsatmen" (bronchialer oder tympanitischer Einschlag).

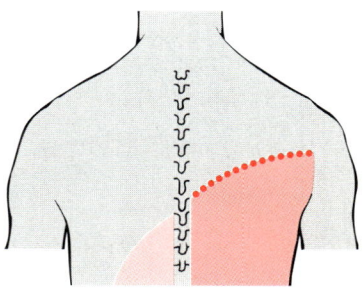

Abb. 10.7 Ellis-Damoiseau-Linie •••: Kraniale Begrenzung des Dämpfungsbezirkes steigt nach lateral an. Grocco-Rauchfuß-Dreieck: Kleiner basaler Dämpfungsbezirk auf der Gegenseite

10.8 Pleuraschwarte

Charakteristisch ist die *Schrumpfungstendenz* mit Behinderung der Atemexkursionen (Abb. 10.8). Oftmals ist zwischen Erguß und Schwarte nicht sicher zu differenzieren, dann hilft die Sonographie weiter.

Leitbefunde

Inspektion. Eingeschränkte Atembewegung mit konkaver Skoliose der Wirbelsäule und verschmälerten bzw. eingezogenen Interkostalräumen.

Palpation. Thoraxasymmetrie. Stimmfremitus abgeschwächt (weniger stark als bei Erguß).

Perkussion. Dämpfung, obere Begrenzungslinie uncharakteristisch. Eingeschränkte Verschieblichkeit der unteren Lungengrenzen.

Auskultation. Abgeschwächtes Atemgeräusch. Kein Kompressionsatmen oberhalb der Dämpfung.

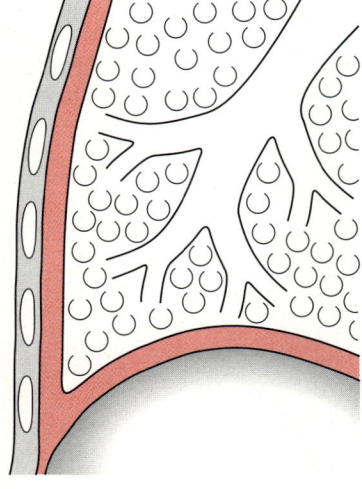

Abb. 10.8 Pleuraschwarte

10.9 Pneumothorax

Je nach der eingedrungenen Luftmenge (Platzen einer Emphysemblase oder traumatisch entstanden) kommt es zum teilweisen oder vollständigen Kollabieren der Lunge (partieller oder totaler Pneumothorax; Abb. 10.9). Beim **Spannungspneumothorax** (sog. Ventilpneumothorax) ist die Perforationsöffnung so beschaffen, daß bei der Inspiration laufend Luft in den Pleuraraum eintreten, aber nicht wieder entweichen kann. Infolge der ständigen Druckzunahme kann durch die Verdrängung der Mediastinalorgane nach der gesunden Seite ein lebensgefährlicher Zustand eintreten, der die sofortige Punktion erforderlich macht. Zum **Fluidopneumothorax** kommt es beim Hinzutreten eines Reizergusses, oder wenn bei unsachgemäßer Punktion eines Pleuraergusses Luft angesogen wird. Der Flüssigkeitsspiegel stellt sich dabei horizontal ein, und es findet sich die beschriebene Succussio Hippocratis.

Leitbefunde

Inspektion. Verstrichensein oder Vorwölbung der Interkostalräume, Tachypnoe.

Palpation. Stimmfremitis abgeschwächt.

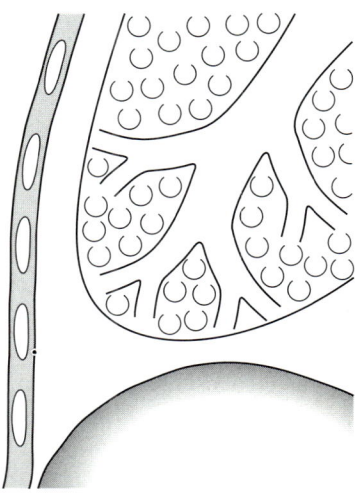

Abb. 10.9 Pneumothorax

Perkussion. Hypersonorer bis tympanitischer Klopfschall. Dämpfung mit horizontaler Begrenzung bei Fluidopneumothorax.

Auskultation. Aufgehobenes Atemgeräusch (schon bei normalem Klopfschall beweisend für Pneumothorax). Succussio Hippocratis bei Fluidopneumothorax.

Synopsis der Leitbefunde bei Lungen- und Pleuraerkrankungen s. Tabelle 10.2.

Unter-suchungs-methode	Infiltration	Atelektase	Pleuraerguß	Pleura-schwarte	Pneumothorax	Lungenfibrose	Lungen-stauung
Inspektion und Palpation	Beschleunigte Atmung ICR gleichweit	Nachschleppen der erkrankten Seite, ICR eingezogen	Nachschleppen der erkrankten Seite, ICR verbreitert	Nachschleppen der erkrankten Seite, ICR verschmälert	ICR vorgewölbt	Beschleunigte Atmung, Thorax symmetrisch	Beschleunigte Atmung, Thorax symmetrisch
Perkussion	Geringe bis deutliche Dämpfung	Geringe Dämpfung	Absolute Dämpfung (Ellis-Damoiseau-Linie)	Geringe Dämpfung	Hypersonorer bis tympanitischer Klopfschall	Klopfschall normal	Klopfschall normal
Auskultation	Bronchialatmen, klingende Rasselgeräusche	Atemgeräuch aufgehoben, keine Nebengeräusche	Atemgeräusch aufgehoben	Atemgeräusch abgeschwächt	Atemgeräusch aufgehoben	Atemgeräusch normal, endinspiratorische, nichtklingende Rasselgeräusche	Atemgeräusch normal, endinspiratorische, nichtklingende Rasselgeräusche
Bronchophonie	vorhanden	fehlt	fehlt	fehlt	fehlt	fehlt	fehlt
Stimmfremitus	auch bei hohen Frequenzen	abgeschwächt	aufgehoben	abgeschwächt	abgeschwächt	vorhanden	vorhanden

Tabelle 10.2 Synopsis der Leitbefunde bei Lungen- und Pleuraerkrankungen

Ein bisher immer gesund gewesener junger Mann, Nichtraucher, Mitte zwanzig, kommt in die Krankenhausaufnahme mit plötzlich aufgetretenen unangenehmen beklemmenden Schmerzen hinter dem Brustbein. Die Einweisungsdiagnose lautet: Unklarer Herzklappenfehler, Verdacht auf Papillarmuskelabriß.

Der Aufnahmearzt hört ein relativ lautes, schabendes Geräusch über dem Herzen, und zwar ubiquitär, so daß es einer bestimmten Herzklappe nicht zugeordnet werden kann; außerdem will die Klassifizierung, ob systolisch oder diastolisch, nicht sicher gelingen. Es werden Thorax-Röntgenaufnahme, Phonokardiogramm und Kardiosonographie veranlaßt.

Tags darauf wird der Patient zur Chefvisite vorgestellt. Er wirkt nach wie vor schwer krank, nur das auffallende Herzgeräusch vom Vortag läßt sich nicht mehr nachweisen. Der Professor blickt fragend über seine Brille den Erstuntersucher an. Dieser beteuert zwar den Hörbefund, beginnt aber insgeheim schon an seinen Fähigkeiten zu zweifeln.

Glücklicherweise verfügt die ältere Ärztegeneration noch sicher über die Methode der Herzperkussion, und es ergibt sich perkutorisch eine beiderseits verbreiterte Herzsilhouette – das Thorax-Röntgenbild ist momentan nicht verfügbar.

Aus dem flüchtigen Herzgeräusch und der Herzverbreiterung ergibt sich der zwingende Verdacht auf eine Perikarditis; das Geräusch ist deswegen verschwunden, weil über Nacht ein Herzbeutelerguß hinzugekommen ist. Die Diagnose ist damit klar und der Assistenzarzt rehabilitiert.

11.1 Anatomische Vorbemerkungen

Die *Vorderfläche des Herzens* wird im wesentlichen gebildet aus rechtem Vorhof, rechter Kammer und linker Kammer. Dabei sind rechts randbildend der rechte Vorhof und oberhalb die V. cava superior. Links sind randbildend die linke Kammer, oberhalb der linke Vorhof, die A. pulmonalis sowie die Aorta. Der rechte Ventrikel liegt der vorderen Brustwand breit an (Abb. 11.1).

Zugleich muß man sich vergegenwärtigen, daß die Vorderfläche des Herzens z. T. von den vorderen Lungenrändern überlappt ist. Dadurch berührt nur ein kleiner Teil der Herzvorderfläche direkt die Thoraxwand.

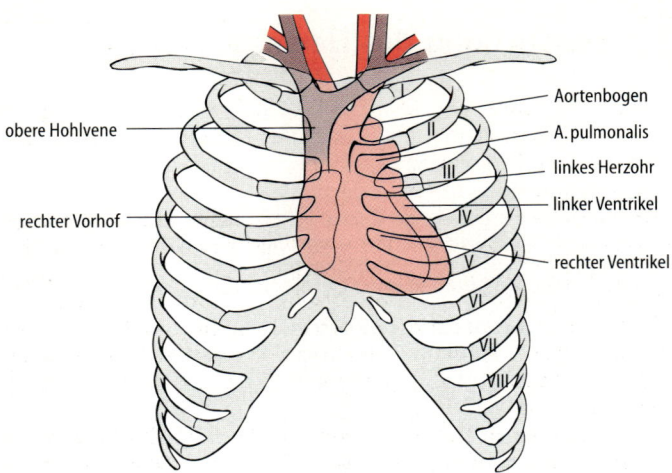

obere Hohlvene

rechter Vorhof

Aortenbogen
A. pulmonalis
linkes Herzohr
linker Ventrikel
rechter Ventrikel

II

III

IV

V

VI

VII

VIII

Abb. 11.1 Vorderfläche und randbildende Teile des Herzens

11.2 Inspektion und Palpation der Herzgegend

Eine umschriebene Vorwölbung im 5. Interkostalraum links etwas einwärts der Medioklavikularlinie entspricht dem *Herzspitzenstoß,* der nicht bei allen Patienten fühlbar und nur bei mageren Jugendlichen sichtbar ist.

Eine Vorwölbung der gesamten Herzgegend heißt *Herzbuckel* oder *Voussure* und läßt erkennen, daß ein Herzfehler entweder angeboren oder in früher Jugend erworben worden ist, als der Thorax noch verformbar war und sich durch die Herzaktionen die Vorbuckelung ausbilden konnte.

Bewegungen in der Magengrube nennt man *epigastrische Pulsationen,* sie rühren entweder von hebenden Aktionen der rechten Kammer her, oder sie entsprechen – wenn es sich um magere Individuen handelt – Aortenpulsationen. Die seltene *systolische Einziehung des Herzens wird bei Herzbeutelverwachsungen beobachtet.*

11.2.1 Zustandekommen des Herzspitzenstoßes

Unter Herzspitzenstoß versteht man eine fühlbare Erschütterung der Thoraxwand in einem etwa markstückgroßen Bezirk in der Gegend der Herzspitze während der Kammersystole.

Er wird folgendermaßen erklärt:

Durch Zeitlupenaufnahmen der Herzkontraktion kann gezeigt werden, daß sich während der Anspannungsphase des Herzens Ein- und Ausflußbahn zeitlich nacheinander kontrahieren. Zuerst kontrahiert sich die Einflußbahn, und die Ausflußbahn wird entfaltet.

Dadurch kommt es zur Blutverschiebung innerhalb des linken Ventrikels. Die dabei eintretende Füllung des apikalen Abschnitts der Ausflußbahn verursacht eine Erweiterung, die als Herzspitzenstoß wahrgenommen werden kann.

Die darauffolgende Kontraktion der Ausflußbahn beginnt an der Herzspitze und schreitet zur Aorta hin fort. Dabei kommt es zur Vorbuckelung entsprechend der Bewegung des Auswurfvolumens.

Es ist eine alte klinische Erfahrung, daß der Herzspitzenstoß etwa 1 – 2 cm einwärts der Herzdämpfung liegt. Die Erklärung ist darin zu suchen, daß nicht die eigentliche Herzspitze den Herzspitzenstoß hervorruft, sondern die Ausflußbahn des linken Ventrikels.

11.2.2 Beurteilung des Herzspitzenstoßes

Man geht so vor, daß zunächst die ganze Handfläche in der Herzgegend aufgelegt wird. Dadurch läßt sich rasch die ungefähre Lokalisation des Herzspitzenstoßes feststellen (Abb. 11.2), und an dieser Stelle fühlt man dann mit 2 Fingerspitzen genauer nach. Man beurteilt am Herzspitzenstoß:
- Lage
- Größe oder Ausdehnung
- Stärke oder hebender Charakter.

Lage. Normalerweise findet er sich im 5. Interkostalraum, etwas einwärts der Medioklavikularlinie. Er ist bei Jugendlichen gut fühlbar, bei kräftigen Erwachsenen etwa nur in der Hälfte der Fälle, und er tritt im höheren Lebensalter wegen des Weichteilschwundes wieder deutlicher in Erscheinung. Gelegentlich fühlt man ihn auch nicht im Zwischenrippenraum, sondern man spürt eine feine Erschütterung durch sein Anschlagen an die Innenseite einer Rippe.

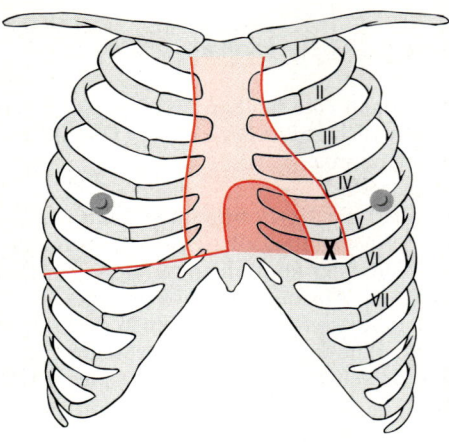

Abb. 11.2 Absolute und relative Herzgrenze. Bei *X* fühlt man normalerweise den Herzspitzenstoß

Bei Leptosomen tritt er tiefer und findet sich im 6. Interkostalraum, bei Sthenikern mit gedrungenem Brustkorb gelegentlich im 4. Interkostalraum und weiter auswärts. Außerdem unterliegt er Einflüssen durch den Zwerchfellstand während der Atmung und durch andere Prozesse, die den Zwerchfellstand verändern. Wirbelsäulenverkrümmungen und Schwartenzug beeinflussen ebenfalls seine Lage.

Größe oder Ausdehnung. Normalerweise läßt er sich durch 2 Fingerkuppen zur Deckung bringen. Eine Verbreiterung findet sich dann, wenn die linke Kammer in größerer Ausdehnung der vorderen Brustwand anliegt, wie es bei Dilatation des Ventrikels beobachtet wird. Allerdings können auch Schwarten dazu führen, daß das Herz mit größerer Fläche der Thoraxwand anliegt.

Stärke oder hebender Charakter. Die verstärkte Kontraktion der linken Kammer bei Hypertrophie bringt es mit sich, daß das Rippengewölbe mit emporgehoben wird. Diesen hebenden, hyperdynamen Charakter kann man sich sehr schön vor Augen führen, indem man einen Bleistift o. ä. an der Stelle des Herzspitzenstoßes aufsetzt. Dieser Gegenstand wird dann – ebenso wie der palpierende Finger – mit emporgehoben. Derselbe Mechanismus erzeugt bei angeborenen Herzfehlern den sogenannten Herzbuckel.

Fühlbares Schwirren, in der Herzgegend, auch Katzenschnurren genannt, entspricht einem tastbaren Geräusch. Es ist dann nachweisbar, wenn besonders laute und grobe Geräusche hörbar sind.

Epigastrische Pulsationen. Sie entsprechen Aortenpulsationen oder einer Hypertrophie der rechten Kammer.

Beurteilung des Herzspitzenstoßes:
- Linksverlagerung bedeutet Dilatation der linken Kammer
- Verbreiterung bedeutet ebenfalls Dilatation der linken Kammer
- Hebender Charakter spricht für Hypertrophie der linken Kammer.

11.3 Bestimmung der Herzgröße

Die Herzperkussion hat heutzutage keine Bedeutung mehr, da praktisch bei jedem Patienten eine Thoraxröntgenaufnahme angefertigt wird. Ohne auf die Technik der Herzperkussion einzugehen, ist jedoch eine kurze Darstellung der topographischen Verhältnisse nützlich für das Verständnis der damit verbundenen klinischen Beobachtungen. Zudem stellt das Röntgenbild einen der Herzperkussion vergleichbaren Schattenriß des Herzens dar, den man sich auf die vordere Brustwand projiziert denken kann. Die absolute Herzdämpfung ist der Teil des Herzens, welcher der vorderen Brustwand direkt anliegt; anders ausgedrückt, es handelt sich hierbei um die vordere Lungengrenze (Abb. 11.3). Eine klinische Bedeutung hat diese Grenze nicht. Die relative Herzdämpfung legt sich um die absolute wie eine Schale um den Kern, entspricht der wahren Herzsilhouette und hat dadurch einen größeren diagnostischen Aussagewert. Atmung und Zwerchfellstand beeinflussen naturgemäß die Herzkonfiguration (Abb. 11.4), allerdings führt die gewöhnliche oberflächliche Atmung zu keiner faßbaren Veränderung der Herzgröße bzw. -silhouette. Ferner ist an die seltene Dextrokardie beim Situs inversus zu denken.

Verlagerungen des Herzens. Brustkorbdeformitäten bei Kyphoskoliose sowie Pleuraergüssen und -schwarten verursachen mitunter erhebliche Verlagerungen, so daß die Herzsilhouette in unkontrollierter Weise verändert sein kann.

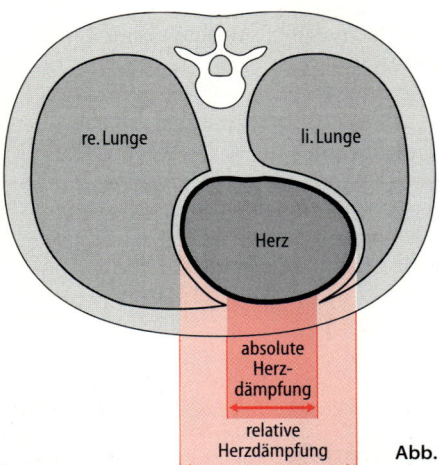

Abb. 11.3 Absolute und relative Herzdämpfung im Thoraxquerschnitt

Vergrößerungen des Herzens. Sie kommen vor bei:

- *Perikarditis.* Der Erguß breitet sich in der Richtung des geringsten Widerstandes – seitlich und nach kranial – aus und kann monströse Herzvergrößerungen vortäuschen.
- *Vergrößerung des Herzens* selbst. Die Hypertrophie verursacht keine perkutorisch nachweisbare Veränderung, sondern erst die Dilatation. Klinisch bedeutungsvoll ist die isolierte Verbreiterung des linken Vorhofs (*Mitralform* des Herzens: Herztaille verstrichen) oder des linken Ventrikels (*Aortenform:* Herztaille betont; Abb. 11.5).

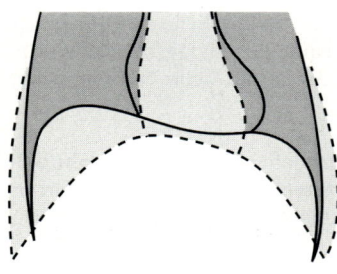

Abb. 11.4 Zwerchfellstand und Herzkonfiguration bei Einatmung *(gestrichelte Linie)* und Ausatmung *(ausgezogene Linie)*

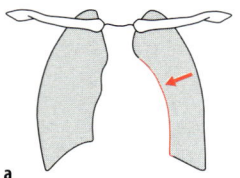 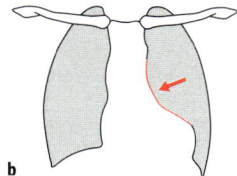

a   **b**

Abb. 11.5 Fehlerkonfiguration des Herzens; **a** Mitralform, **b** Aortenform

11.4 Auskultation des Herzens

Die normale Herztätigkeit geht mit Schallerscheinungen in Form der Herztöne einher. Der 1. Ton markiert den Beginn der Systole, klingt dumpfer und entsteht im wesentlichen durch die Schwingungen der Ventrikelwand und der Atrioventrikularklappen. Der 2. Ton kennzeichnet den Beginn der Diastole, klingt höher und entsteht beim Schluß der Semilunarklappen. Aus Veränderungen der Töne lassen sich Schlüsse auf das Spiel der entsprechenden Klappe ziehen.

Es ist beim Gesunden mühelos möglich, zwischen dem 1. und 2. Ton zu differenzieren; bei erheblicher Pulsbeschleunigung kann es allerdings schwierig sein.

Um die beiden Töne voneinander zu unterscheiden, gibt es folgende Kriterien:

- Die Pause zwischen dem 1 . und 2. Ton ist kürzer als die zwischen 2. und 1. Ton (Abb. 11.6)
- Der 1. Ton ist im allgemeinen über der Spitze, der 2. über der Basis lauter

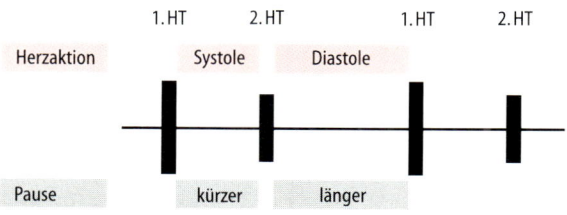

Abb. 11.6 Pausenlänge zwischen dem 1. und 2. Herzton sowie zwischen 2. Herzton und darauffolgendem 1. Herzton

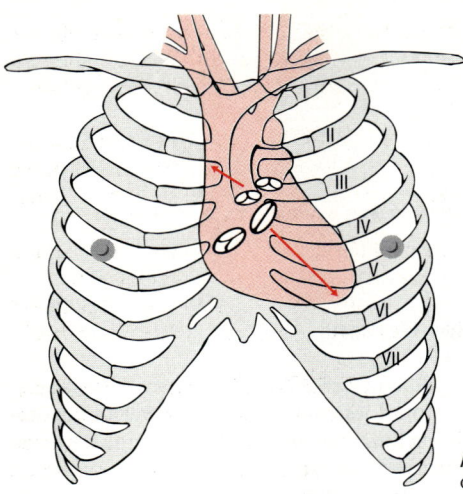

Abb. 11.7 Auskulationsstellen der Herzklappen

- Der 1. Ton ist praktisch synchron mit dem Karotispuls (Verzögerung gegenüber dem 1. Herzton 0,04 s).

Es gibt 4 Standardauskultationsstellen:
- Aortenklappe: 2. Interkostalraum rechts parasternal
- Pulmonalklappe: 2. Interkostalraum links parasternal
- Mitralklappe: Herzspitze
- Trikuspidalklappe: Ansatz der 5. Rippe rechts parasternal.

Der 5. Kardinalpunkt ist der Erb-Punkt im 3. Interkostalraum links parasternal. Er ist eine zusätzliche Aortenauskultationsstelle (Abb. 11.7). Zugleich hört man hier Geräusche funktioneller Genese sowie bei angeborenen Herzfehlern.

11.4.1 Entstehungsmechanismus des 1. Tones

Ein mit hoher Papiergeschwindigkeit geschriebenes Phonokardiogramm läßt erkennen, daß der 1. Ton aus einem niederfrequenten Vorsegment, aus einem hochfrequenten Hauptsegment mit hoher Amplitude und aus einem niederfrequenten Nachsegment besteht (Holldack 1991). Abbildung 11.8 illustriert die geschilderten Verhältnisse. Die zentrale Pulswellenlaufzeit ist der Übersichtlichkeit halber weggelassen worden.

Die *Umformungszeit (1)* entspricht den ersten Bewegungen der Kammerwand, die sich fest um das inkompressible Auswurfvolumen legt. Durch diese plötzliche Anspannung der Wand entsteht das niederfrequente Vorsegment.

Während der *Druckanstiegszeit (2)* kommt es zur Kontraktion der Kammer, wodurch die Druckerhöhung im linken Ventrikel zustande kommt. Die vermehrte Anspannung der Kammerwand sowie der Mitral- und Trikuspidalklappe verursacht das relativ laute und hochfrequente Hauptsegment des 1. Tones.

Die *Austreibungszeit (3)* beginnt mit dem Steilanstieg der Karotispulskurve und reicht bis zur Inzisur. Der Auswurf des Schlagvolumens führt zur Druckerhöhung in den großen Gefäßen, wodurch es zu Schwingungen der Gefäßwurzeln kommt, die als sog. Dehnungstöne dem niederfrequenten Nachsegment entsprechen.

Die Inzisur der Karotispulskurve fällt mit dem 2. Herzton zusammen und markiert das Schließen der Semilunarklappen (Aorten- und Pulmonalisklappe).

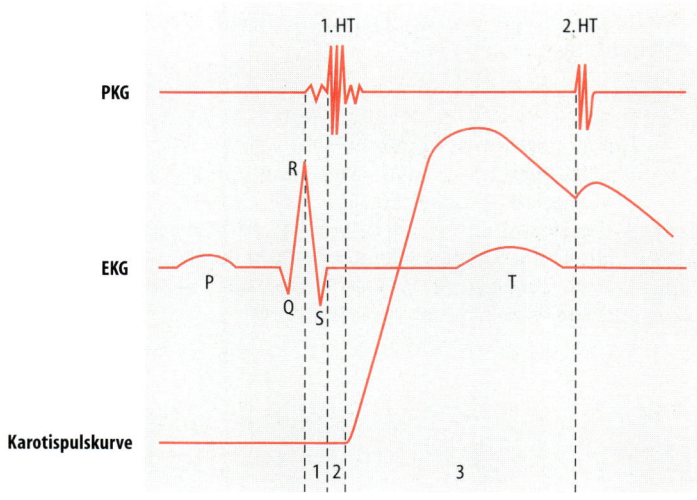

Abb. 11.8 Zustandekommen des 1. Herztones (s. Text)

Der 1. Herzton markiert die Systole; er entsteht durch die Schwingungen der gesamten Kammerwand, also der Muskulatur, der Atrioventrikularklappen sowie der Gefäßwurzeln.

Durch die plötzliche Anspannung während der Systole werden diese Strukturen in Schwingungen versetzt, was man als 1. Herzton wahrnehmen kann. Es ist also nicht das Zuschlagen der Mitral- bzw. Trikuspidalklappe, das den Ton verursacht. Zu Beginn der Kammerkontraktion sind die Klappen durch Wirbel schon „gestellt", d. h. lautlos aneinandergelegt. Würden die Klappen erst durch das rückströmende Blut geschlossen, so wäre der Verlust relativ groß und das Ventil unökonomisch.

Ist die Schwingungsfähigkeit der Mitralklappe durch narbige Veränderungen *(Mitralinsuffizienz)* beeinträchtigt, dann findet man den 1. Ton abgeschwächt. Auch die Kraft der systolischen Kontraktion ist von Bedeutung für die Stärke des 1. Tones. Adrenalin mit seiner positiv-inotropen Wirkung verstärkt den 1. Ton. *Kardiale Dekompensation* mit Nachlassen der Herzkraft bedingt eine Abschwächung. Daß beim Herzinfarkt die Töne oft leise gefunden werden, ist eine alte klinische Erfahrung.

Ferner werden die Herztöne abgeschwächt durch *verschlechterte Fortleitungsbedingungen* zur Thoraxoberfläche (bei Adipositas, Perikarderguß oder Emphysem).

Der 1. Herzton ist abgeschwächt bei:
- Mitralinsuffizienz (narbige Veränderungen infolge Mitralklappenendokarditis)
- Herzdekompensation bzw. Herzinfarkt (negativ-inotroper Effekt durch geschwächte Pumpfunktion)
- Beeinträchtigung der Fortleitung zur Thoraxoberfläche (Perikarderguß, Lungenemphysem).

11.4.2 Entstehungsmechanismus des 2. Tones

Der 2. Herzton markiert das Ende der Austreibungszeit. Er entsteht, wenn beim plötzlichen Nachlassen des Ventrikeldrucks das Blut in den großen Gefäßen (Aorta und A. pulmonalis) für kurze Zeit rückwärts strömt und die Semilunarklappen zuschlagen. Er ist demnach aus einem *Aorten- und einem Pulmonalton* zusammengesetzt. Dabei hängt die Intensität der 2. Töne von der Höhe des Blutdrucks im entsprechenden Gefäßabschnitt ab. Wegen des höheren Drucks im großen Kreislauf muß der Aortenton lauter und der Pulmonalton leiser sein.

Das läßt sich phonokardiographisch aufzeichnen. Während der Einatmung nimmt infolge des zunehmenden Unterdrucks in den großen Hohlvenen die diastolische Füllung der rechten Kammer zu. Das resultierende vergrößerte Schlagvolumen benötigt eine etwas längere Austreibungszeit. Daher folgt der Schluß der Pulmonalklappen etwa 0,05 – 0,07 s später als der der Aortenklappe. Es kommt zur Spaltung des 2. Herztons während der Einatmung. Derselbe Mechanismus liegt beim Rechtsschenkelblock vor. Infolge der verspäteten elektrischen Erregung des rechten Ventrikels setzt dessen Kontraktion später ein, und die Austreibung ist später beendet. Dabei verändert sich der Abstand der beiden Töne mit der Atmung nicht. Umgekehrt kann bei Linksschenkelblock der Pulmonalton vor dem verspäteten Aortenton erscheinen. Nur wird der Abstand der beiden Töne voneinander bei Einatmung kürzer und bei Ausatmung größer sein.

Man muß ferner davon ausgehen, daß bei der Auskultation der Schließungstöne über der Herzbasis in jedem Fall vorwiegend der Aortenton zu hören sein wird. Bei der *Aortenstenose* (Kap. 12.3) beispielsweise wird der Aortenschließungston leiser. Man hört in diesem Falle stets auch ein Leiserwerden des Pulmonaltones. Umgekehrt findet sich bei der *Pulmonalstenose* kein Leiserwerden des Pulmonalschließungstones. Demnach muß der lautere Aortenton auch zum Pulmonalauskultationspunkt fortgeleitet sein.

> **!**
>
> Der 2. Herzton markiert den Beginn der Diastole; er entsteht durch das Zuschlagen der Semilunarklappen. Hinsichtlich der Lautstärke gilt normalerweise: $A_2 = P_2$.

Man vergleicht bei der Auskultation *Aorten- und Pulmonalschließungston* hinsichtlich ihrer Lautstärke. Aus der Akzentuierung eines Schließungstones darf nur bei einem deutlichen Unterschied auf eine Druckerhöhung im entsprechenden Gefäßabschnitt geschlossen werden. Man hört links vom Sternum keineswegs nur den Pulmonal-, sondern auch den Aortenton.

Zum akzentuierten Pulmonalschließungston kann es bei der Lungenembolie kommen sowie bei Rotation der Herzachse entgegen dem Uhrzeigersinn – von oben gesehen – infolge eines Emphysems mit Linksdrehung des Herzens.

Die Schließungstöne sind abgeschwächt bei Klappenstenosen sowie bei Klappenverkalkungen mit eingeschränkter Beweglichkeit der Segel.

11.4.3 Klingende Herztöne

Ein *musikalischer Klangcharakter* kann durch Resonanzerscheinungen zustande kommen, beim 1. Herzton von seiten der Magenblase. Ein klingender 2. Herzton spricht für Sklerosierung der Klappen bzw. für Erweiterung der großen Gefäße hinter der Klappe (Aortenaneurysma, Pulmonalarteriendilatation).

11.4.4 Extratöne

Der normale Zweierrhythmus wird in einen Dreier- oder sogar Viererrhythmus verwandelt (Abb. 11.9). Am Krankenbett wird man Extratöne zwar feststellen können; eine sichere zeitliche Zuordnung ist aber nur durch die Phonokardiographie möglich.

Gespaltener 1. Ton. Er entsteht durch ungleichmäßige Aktion des rechten und linken Ventrikels, besonders beim Schenkelblock und bei ventrikulären Extrasystolen. Normalerweise darf der gespaltene 1. Ton nicht länger als 0,10 s dauern.

Zeitlich identisch und differentialdiagnostisch abzugrenzen sind frühsystolische Austreibungstöne (frühsystolischer Klick oder sog. „ejection click"): Sie entstehen durch Dehnung bzw. Anspannung der großen Gefäße bei vermehrtem Blutauswurf; über der Aorta bei Hypertonie, Aortendilatation bzw. -aneurysma, Aortenklappenstenose

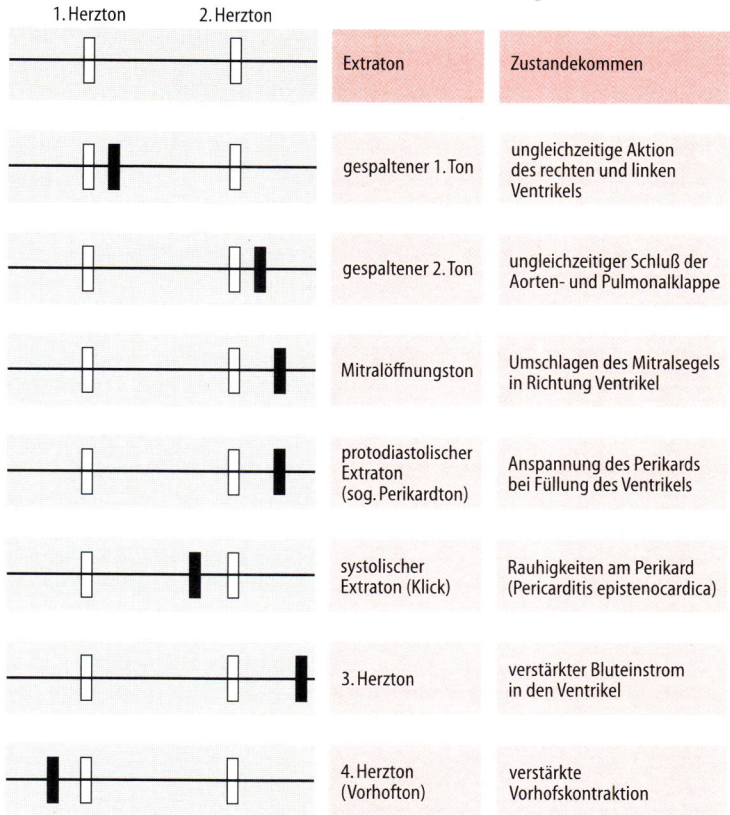

	Extraton	Zustandekommen
	gespaltener 1. Ton	ungleichzeitige Aktion des rechten und linken Ventrikels
	gespaltener 2. Ton	ungleichzeitiger Schluß der Aorten- und Pulmonalklappe
	Mitralöffnungston	Umschlagen des Mitralsegels in Richtung Ventrikel
	protodiastolischer Extraton (sog. Perikardton)	Anspannung des Perikards bei Füllung des Ventrikels
	systolischer Extraton (Klick)	Rauhigkeiten am Perikard (Pericarditis epistenocardica)
	3. Herzton	verstärkter Bluteinstrom in den Ventrikel
	4. Herzton (Vorhofton)	verstärkte Vorhofskontraktion

1. Herzton   2. Herzton

Abb. 11.9 Extratöne

oder -insuffizienz; über der A. pulmonalis bei pulmonaler Hypertonie, Pulmonalisdilatation, Pulmonalklappenstenose. Die Abgrenzung vom gespaltenen 1. Herzton erfolgt anhand der übrigen klinischen Symptomatik.

Gespaltener 2. Ton. Entsteht ebenfalls durch ungleichmäßigen Schluß der Aorten- bzw. Pulmonalklappe. Physiologischerweise während der Inspiration auftretend, da durch den negativen Druck im Thoraxraum das Schlagvolumen des rechten Herzens größer wird und die Systole länger dauert.

Ein verspäteter Pulmonalklappenschluß tritt außerdem auf beim Schenkelblock, bei Schrittmacherpatienten, Vorhofseptumdefekt und Pulmonalstenose. Differentialdiagnostisch ist er anhand der übrigen Befunde abzugrenzen.

Mitralöffnungston. Er ist praktisch am bedeutsamsten, da er bei der Mitralstenose häufiger als das diastolische Geräusch zu hören ist.

Zustandekommen: Wenn bei Mitralstenose die beiden Segel zwar an ihrem Schließungsgrad verklebt, ansonsten aber zart und beweglich sind, bilden sie einen Trichter, der mit dem Blutstrom vor- und zurückschlägt. Nach der Kammersystole (b) wird durch das vom Vorhof einströmende Blut der Klappentrichter kuppelförmig in Richtung Ventrikel umgeschlagen (Abb. 11.10). Die plötzliche Spannung der Mitralsegel verursacht einen knallenden Ton, wie das Anspannen des Segels beim Wenden des Bootes. Der umgekehrte Vorgang bei der Kammersystole (a) verursacht den *akzentuierten 1. Ton* (Holldack, 1991). Sind die Mitralsegel vernarbt und geschrumpft, so kommt kein Mitralöffnungston zustande. Sein Vorhandensein ist demnach ein Hinweis auf die Operationsfähigkeit des Mitralfehlers.

Seine Charakteristika sind: zeitlicher Abstand vom 2. Ton 0,07 – 0,12 s, Lautstärke unabhängig von der Atemphase, Punctum maximum am Ansatz der 5. Rippe links parasternal.

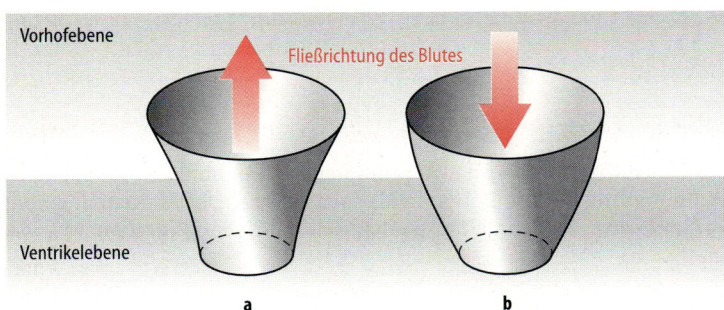

Abb. 11.10 Systolenstellung **a** und Diastolenstellung **b** der Mitralklappe bei Mitralstenose

Protodiastolischer Extraton (sog. Perikardton). Dem Mitralöffnungston zeitlich identisch, vorkommend bei konstriktiver Perikarditis, bei Perikardverkalkungen und Perikardergüssen (röntgenologisch bzw. klinisch nachweisbar), außerdem sehr selten (während der Mitralöffnungston häufig ist).

Zustandekommen: Die Auffüllung des Herzbeutels mit Flüssigkeit bzw. die Kalkschale bremsen vorzeitig die diastolische Auswärtsbewegung des Herzens. Die Anspannung des Perikards verursacht dabei den Extraton.

Spätsystolischer Extraton (Klick). Ebenfalls mit dem Mitralöffnungston verwechselbar. Der systolische Extraton tritt spätsystolisch auf, so daß er für den 2. Herzton gehalten wird und der 2. Ton für den Mitralöffnungston. Die Unterscheidung gelingt nur phonokardiographisch mit gleichzeitiger Schreibung der Karotispulskurve (der 2. Herzton gehört zur Inzisur).

Zustandekommen: Entsteht durch Rauhigkeiten am Perikard nach abgelaufener Perikarditis; z.B. Pericarditis epistenocardica bei Herzinfarkt, bei Thoraxdeformitäten oder – am häufigsten – bei Mitralklappenprolaps (das vergrößerte hintere Mitralsegel bläht sich ballonartig in Richtung Vorhof vor). Bestätigung durch die Echokardiographie.

3. Herzton. Bei Jugendlichen besonders nach körperlichen Anstrengungen physiologisch, bei älteren Menschen Hinweis auf diastolische Volumenbelastung des linken Ventrikels. Entstehung durch den verstärkten Bluteinstrom in einen unvollständig entleerten Ventrikel; dadurch akustisches Zeichen und erstes Symptom einer Linksherzinsuffizienz (bei Aorten- oder Mitralklappeninsuffizienz oder bei Shuntvolumen).

Charakteristisch sind sein Punctum maximum am linken Herzrand, der dumpfe Klangcharakter und der große zeitliche Abstand vom 2. Ton (0,12 – 0,15 s danach).

4. Herzton (Vorhofton). Eine vermehrte Vorhofkontraktion soll die Füllung des linken Ventrikels erleichtern, daher frühes Zeichen einer Druckbelastung des linken Ventrikels, dann vor der manifesten Dekompensation wahrnehmbar, mitunter vergesellschaftet mit einem zusätzlichen 3. Herzton (sog. Summationsgalopp, entspricht einem Viererrhythmus). Auftretend bei Linksherzhypertrophie (bei Hypertonus

oder koronarer Herzkrankheit) und in der Akutphase des Myokard-
infarkts.

Charakteristisch ist der Galopprhythmus, der dumpfe Klangcharakter
und das zeitliche Auftreten 0,06 – 0,10 s nach Beginn der P-Zacke im
EKG.

11.4.5 Perikardiale Reibegeräusche

Wie an der Pleura, so kann auch am Perikard durch **Fibrinausschwit-
zung** bzw. **Ergußbildung** eine trockene oder feuchte Perikarditis entstehen. Die Ursache können ein Herzinfarkt (Pericarditis epistenocardica), eine anderweitig verursachte Perikarditis oder von der Pleura
fortgeleitete Entzündungserscheinungen sein. Wie bei den eigentlichen
Herzgeräuschen läßt sich beim perikarditischen Reiben ein **Herzrhyth-
mus** nachweisen. Die Trennung von echten Herzgeräuschen ist wichtig,
kann aber mitunter schwierig sein.

Charakteristisch für perikarditisches Reiben ist:
- Übergreifen des Geräusches von einer Herzphase auf die andere,
  d. h., es ist sowohl in der Systole als auch in der Diastole hörbar
- Rauher und ohrnaher Klangcharakter, dadurch wird das Geräusch
  gelegentlich als Vibration fühlbar
- Flüchtiges Vorhandensein, d. h., das Geräusch verschwindet, wenn
  ein Erguß die Perikardblätter auseinanderdrängt.

11.4.6 Herzgeräusche

Allgemein entsteht ein Geräusch in einer Flüssigkeit, wenn aus einer
laminaren Strömung eine **turbulente** wird oder umgekehrt. Beim
Übergang von einem engeren in einen weiteren Querschnitt entwickeln
sich dabei Wirbel.

Physikalisch gesehen hängt die **Lautstärke** des Geräusches ab
von der Strömungsgeschwindigkeit, der Viskosität der Flüssigkeit,
dem Gefäßquerschnitt sowie von der Schwingungsfähigkeit der Wan-
dung. Daraus folgt, daß aus der Lautstärke eines Geräusches nicht ohne
weiteres auf die Schwere des Klappenfehlers geschlossen werden kann.
Die Erfahrung lehrt im Gegenteil, daß auffallend laute Geräusche oft

hämodynamisch unbedeutend sind und daß schwere Klappenveränderungen mit leisen Geräuschen einhergehen können.

Herzgeräusche können sein:
- Organisch (Klappenfehler, Shunt)
- Funktionell (keine organischen Defekte)
- Akzidentell (ohne erkennbare Ursache).

Organische Herzgeräusche

Zu Ventildefekten am Herzen führen:
- *Stenose.* Verengung einer für den Blutdurchfluß bestimmten Öffnung
- *Insuffizienz.* Schlußunfähigkeit der Klappe in rückläufiger Richtung
- *Shunt.* Abnorme Verbindung von Herzabschnitten, die normalerweise voneinander getrennt sind (z. B. Scheidewanddefekte).

Zur Beurteilung von Herzgeräuschen ist bedeutungsvoll:
- Zeitliche Zuordnung
- Klangcharakter
- Punctum maximum und Fortleitung.

Zur zeitlichen Zuordnung von Herzgeräuschen siehe Abb. 11.11 und 11.12 sowie Tabelle 11.1.

Systolische Geräusche. Sie können auf dreierlei Weise entstehen:
- Bei *Insuffizienz der Atrioventrikularklappen* (Mitral- oder Trikuspidalinsuffizienz) strömt das Blut während der Ventrikelkontraktion in den Vorhof zurück. Das geschieht schon während der Anspannungszeit des Herzens, daher beginnt das Geräusch mit dem 1. Ton, d. h., es ist von ihm nicht zu trennen. Da sich während der Kontraktion des Ventrikels die Insuffizienzöffnung laufend verkleinert, bis die Klappe schließlich suffizient ist, wird die Intensität des Geräusches laufend abnehmen. Je länger das Geräusch anhält und je geringer sein Dekreszendocharakter ist, um so hochgradiger muß die Insuffizienz sein.

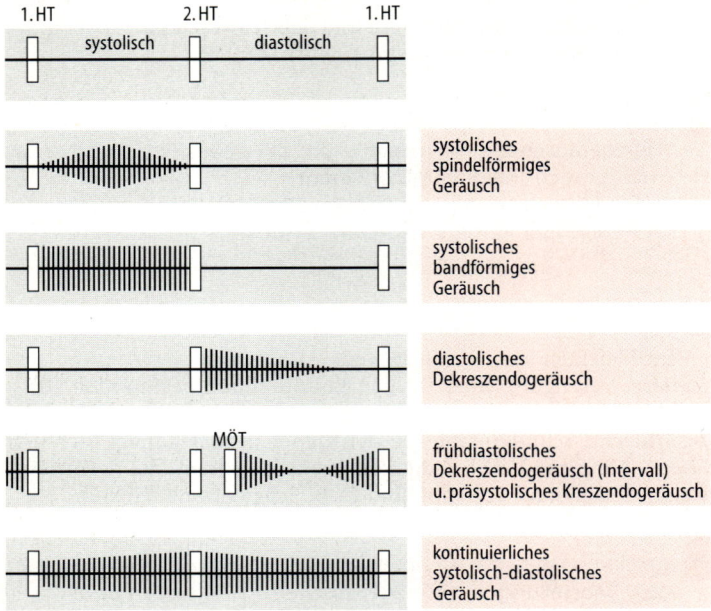

Abb. 11.11 Zeitliche Zuordnung der Herzgeräusche

- Bei **Stenose der großen Schlagadern** (Aorta oder A. pulmonalis) entsteht das Geräusch während der Austreibungszeit der Ventrikel. Das Geräusch ist am lautesten, wenn die Austreibungsgeschwindigkeit ihr Maximum erreicht hat. Zu Beginn und zum Ende der

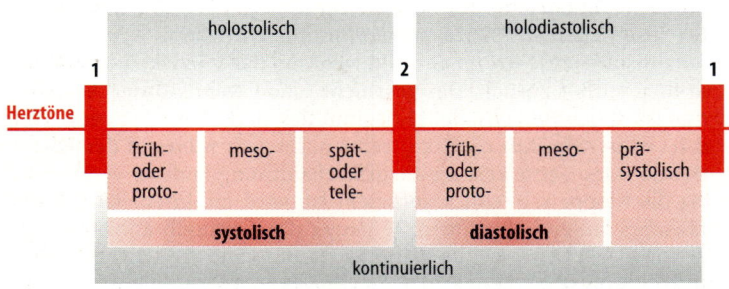

Abb. 11.12 Einfallzeit und Dauer der Herzgeräusche

	Einflußbahn Atrioventrikularklappen	Ausflußbahn Semilunarklappen
Systolische Geräusche	Insuffizienz der Mitral- oder Trikuspidalklappe	Stenose der Aorten- oder Pulmonalklappe
Diastolische Geräusche	Stenose der Mitralklappe	Insuffizienz der Aorten- oder Pulmonalklappe

Tabelle 11.1 Zeitliche Zuordnung von Herzgeräuschen bezogen auf die Ventilebene

Systole ist die Strömungsgeschwindigkeit relativ gering, daher ergibt sich ein spindelförmiger Charakter, und das Geräusch setzt sich vom 1. und 2. Herzton deutlich ab.
- Beim *Septumdefekt* entsteht das Geräusch durch die Turbulenz des vom linken in den rechten Herzabschnitt herübergedrückten Blutes. Das Shuntvolumen hängt ab vom Druckgradienten zwischen linkem und rechtem Herz. Das Geräusch hat bandförmigen Charakter. Je kleiner der Defekt, um so lauter das Geräusch.

Diastolische Geräusche. Sie können auf zweierlei Weise entstehen:
- *Stenose der Atrioventrikularklappen* führt zum Geräusch beim Einstrom des Blutes aus dem Vorhof in den Ventrikel. Voraussetzung dafür ist die Öffnung der Mitralklappe (Zusammenhang mit dem Mitralöffnungston, s. Kap. 11.4.4). Nach einer Phase des raschen Bluteinstromes – wenn das vor dem Herzen aufgestaute Blut eingeflossen ist – wird das Geräusch leiser oder verschwindet ganz. Am Ende der Diastole nimmt durch die Vorhofkontraktion die Bluteinströmungsgeschwindigkeit nochmals zu, und damit wird auch das Geräusch wieder hörbar.
  Es wird daher im Anschluß an den Mitralöffnungston ein diastolisches Dekreszendo- sowie ein präsystolisches Kreszendogeräusch resultieren. Voraussetzung für das Kreszendogeräusch sind allerdings regelmäßige Vorhofkontraktionen; bei Vorhofflimmern bleibt es aus.
- *Insuffizienz der Semilunarklappen* (Aorta oder A. pulmonalis) rufen Geräusche hervor, die sofort nach beendeter Systole einsetzen. Die Druckdifferenz zwischen Gefäß und entleertem Herzen ist in diesem Moment am größten, daher kommt der Rückstrom sofort im Anschluß an den 2 . Herzton in Gang, d. h., er ist von ihm nicht zu

	Jugularvenensausen (Nonnensausen)	Offener Ductus arteriosus Botalli	Perikardreiben
Lokalisation	Oberhalb der medialen Klavikula rechts	2. ICR links, Fortleitung in Richtung linke Klavikula	Variabel über dem Herzschatten
Charakteristik	Leises niederfrequentes Sausen oder Summen	Lautes mittelfrequentes rauhes Maschinengeräusch	Hochfrequentes ohrnahes Reiben bzw. Kratzen; Lautstärke variabel

Tabelle 11.2 Differenzierung kontinuierlicher, systolisch-diastolischer Geräusche

trennen. Da die Druckdifferenz laufend geringer wird, hat das Geräusch Dekreszendocharakter.

Kontinuierliche Geräusche. Sie können nicht am Herzen selbst entstehen, da nirgends während Systole *und* Diastole eine Druckdifferenz von einem zum anderen Ort bestehen kann.

- Offen gebliebener *Ductus arteriosus Botalli.*
  Sowohl in der Systole wie auch in der Diastole strömt Blut aus der Aorta in die A. pulmonalis, da während beider Herzphasen eine Druckdifferenz zwischen linkem und rechtem Herzen besteht. Sie ist am größten nach beendeter Kammersystole, daher hat das Geräusch um den 2. Ton herum sein Intensitätsmaximum.
- *Aortopulmonale* Fistel. Es handelt sich um eine abnorme Verbindung zwischen Gefäßen des großen und kleinen Kreislaufes im Gefolge von Thoraxdurchschüssen (Kriegsverletzungen) oder auch angeboren. Da hämodynamisch bedeutsame Fisteln im Bereich der großen Gefäßstämme, also in unmittelbarer Nachbarschaft des Herzens, lokalisiert sind, ist die Verwechslungsgefahr mit echten Herzklappenfehlern groß. Die arteriovenöse Lungenfistel erkennt man an ihrem traubenförmigen Bild auf der Thoraxröntgenaufnahme.

Klangcharakter von Herzgeräuschen. Außer an der zeitlichen Zuordnung sind Herzgeräusche an ihrem Klangcharakter zu unterscheiden. Ein Geräusch kann weich, d.h. hochfrequent und leise, und es kann rauh, d.h. niederfrequent und laut sein. Innerhalb der *systo-*

lischen Geräusche kann man zwischen dem „fauchenden" Aortenstenosegeräusch, dem „gießenden" Mitralinsuffizienzgeräusch und dem „Preßstrahlgeräusch" bei Kammerseptumdefekt unterscheiden (Tabelle 11.3).

Diastolische Geräusche sind „hauchend" bei Aorteninsuffizienz oder „rollend" bzw. „rumpelnd" bei Mitralstenose. Mitralstenosegeräusche können wegen ihrer Rauhheit fühlbar werden, während ein Aorteninsuffizienzgeräusch niemals ein Schwirren verursacht (fühlt man bei Aortenfehlern über der Basis trotzdem ein Schwirren, so handelt es sich stets um ein Begleitsystolikum).

Musikalische Geräusche entstehen bei sinusförmigen Schwingungen mit harmonischen Obertönen. Sie können sehr laut sein und sind dann meist funktioneller Natur, beispielsweise bei einem aberrierenden Sehnenfaden. Organische musikalische Geräusche entstehen bei Verkalkungen der Mitral- oder Perforation der Aortenklappe („Möwenschrei" bei Aorteninsuffizienz).

Punctum maximum der Herzgeräusche. In der Regel haben die Herzgeräusche ein charakteristisches Punctum maximum, aus dem auf den *Entstehungsort* des Geräusches geschlossen werden kann. Ist das Geräusch bifokal, d.h. bestehen mehrere Puncta maxima, so handelt es sich am ehesten um die Kombination von 2 verschiedenen Geräuschen. Ein sorgfältiges Absuchen der gesamten Herzgegend einschließlich der Halsregion, gelegentlich auch des Rückens, ist *unumgänglich.* Das Punctum maximum des Geräusches deckt sich in der Regel mit dem entsprechenden Klappenauskultationspunkt, allerdings ist der Ort der lautesten Wahrnehmbarkeit von vie-

Grad 1/6	Sehr leises, gerade noch wahrnehmbares Geräusch, Schwellengeräusch (pianissimo)
Grad 2/6	Leises, jedoch sofort wahrnehmbares Geräusch (piano)
Grad 3/6	Mittellautes Geräusch, bei aufgelegter Hand am Handrücken hörbar (mezzoforte)
Grad 4/6	Lautes Geräusch, oberhalb des Handgelenks hörbar (forte)
Grad 5/6	Sehr lautes Geräusch, bis zum Unterarm fortgeleitet (fortissimo)
Grad 6/6	Distanzgeräusch, auch ohne Aufsetzen des Stethoskopes im Abstand von einigen Zentimetern noch hörbar

Tabelle 11.3 Graduierung der Lautstärke systolischer Geräusche in 6 Stufen

len extrakardialen Faktoren abhängig, wie Wirbelsäulenverkrümmung, Zwerchfellhochstand, Änderungen der Herzlage, Emphysem, Pleuraschwarte.

Man untersucht den Patienten in verschiedenen Positionen, manche Geräusche sind dadurch besser wahrnehmbar, beispielsweise:
- In Rückenlage: normale Herztöne, systolische Austreibungsgeräusche
- In Linksseitenlage: Mitralstenose, 3. Herzton
- Im Sitzen mit vornübergebeugtem Oberkörper: Aorteninsuffizienzgeräusche, perikarditisches Reiben, akzidentelle Geräusche
- Am Rücken unter der linken Skapula: Geräusche bei Mitralinsuffizienz und Aortenisthmusstenose.

Andererseits werden die meisten Geräusche in charakteristischer Weise in Richtung des Blutstroms fortgeleitet (Abb. 11.13). An eng umschriebener Stelle über der Herzspitze ist lediglich das Mitralstenosegeräusch zu hören. Ein systolisches Mitralinsuffizienzgeräusch wird von der Herzspitzenregion bis in die linke Achselhöhle fortgeleitet. Das Aortenstenosegeräusch ist bis in die Karotiden und in die Aorta descendens zu verfolgen. Die größte Variationsbreite hat das Aorteninsuffizienzgeräusch; es ist mitunter in einem breiten schärpenförmigen Bezirk von der Aortenklappe bis zur Herzspitze quer über die vordere Brustwand zu finden.

Einfluß der Atmung auf die Herzgeräusche. Während der Einatmung werden praktisch alle Geräusche des Herzens, besonders die des linken Herzens, *abgeschwächt.* Für die Herzuntersuchung ergibt sich daher die Forderung, in Apnoe nach Exspiration zu auskultieren. Eine charakteristische Ausnahme macht dabei das Trikuspidalinsuffizienzgeräusch. Da sich während der Einatmung wegen des negativen Drucks im Thoraxraum eine Sogwirkung auf die großen Hohlvenen bemerkbar macht, wird die diastolische Füllung des rechten Herzens stärker und das Schlagvolumen größer. Das *Trikuspidalinsuffizienzgeräusch* muß also *lauter* sein. Bei der Mitralinsuffizienz ist es umgekehrt; das hilft bei der Differenzierung.

Funktionelle Herzgeräusche

Sie sind nicht durch echte Klappenveränderungen, sondern kreislaufdynamisch bedingt. Es folgt daraus, daß nicht jedes Herzgeräusch auf einen Klappenfehler hinweist.

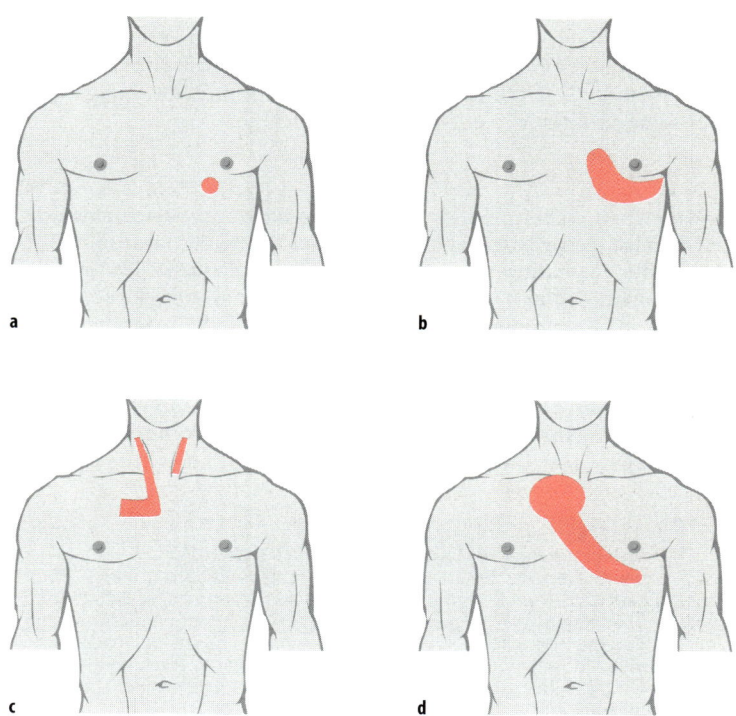

Abb. 11.13 Fortleitung der Herzgeräusche; **a** Mitralstenose, **b** Mitralinsuffizienz, **c** Aortenstenose, **d** Aorteninsuffizienz

Funktionelle Geräusche entstehen an der normalen Herzklappe bei *Erhöhung* der *Strömungsgeschwindigkeit* oder des *Schlagvolumens,* z. B. bei Fieber, körperlicher Belastung oder Hyperthyreose; ferner bei Schwangerschaft oder *Blutviskositätsänderungen* im Rahmen einer Anämie. Letztlich können sie durch *funktionelle Klappenveränderungen* bedingt sein. Eine relative Stenose kann bei isolierter Vergrößerung einer Herzhöhle ohne Erweiterung der Ausflußöffnung entstehen. Umgekehrt ergibt sich eine relative Insuffizienz bei Erweiterung des Klappenansatzringes im Laufe einer kardialen Dilatation, so daß die Tiefe des Klappensegels (vom Klappenansatzring bis zum freien Rand gemessen) für den vergrößerten Umfang zu kurz ist.

Bei jedem Herzgeräusch entscheidet die weitere Diagnostik (Phonokardiographie, Kardiosonographie) sowie die Einordnung in das klinische Gesamtbild (Anamnese, Röntgenuntersuchung, EKG) über seine funktionelle oder organische Genese.

Akzidentelle Herzgeräusche

Sie entstehen wahrscheinlich durch vermehrte Auswurfgeschwindigkeit infolge gesteigerter sympathikotoner Aktivität und sind ohne krankhafte Bedeutung. Charakteristisch für ein akzidentelles Geräusch ist: häufig bei Kindern und Jugendlichen, immer systolisch (es sind systolische Austreibungsgeräusche) und nie diastolisch, in der Regel links vom Sternum lokalisiert (Erb-Punkt) ohne Fortleitung, oft Intensitätswechsel bei Lagewechsel (Verschwinden oder Deutlicherwerden beim Aufsetzen), mitunter musikalischer Charakter, nie besonders laut, stets fehlen andere Hinweise auf eine ernste Herzerkrankung.

Reihenfolge bei der Herzauskultation
- Grundrhythmus: regelmäßig, unregelmäßig. Defizit?
- Beurteilung der Herztöne: Differenzierung zwischen 1. und 2. Ton, Lautstärkenvergleich der Basistöne, Dreierrhythmus bzw. Extratöne?
- Beurteilung evtl. Herzgeräusche: zeitliche Zuordnung (systolisch, diastolisch?), Klangcharakter bzw. Tonhöhe (rumpelnd, hauchend, gießend, schabend, musikalisch?), Besonderheiten (Kreszendo- oder Dekreszendocharakter, Punctum maximum, Fortleitung, Lageabhängigkeit?)
- Zuordnung in das klinische Gesamtbild.

12 Befunde bei Herzfehlern

Die getroffene Auswahl erhebt keinen Anspruch auf Vollständigkeit, sie kann auch das einschlägige Lehrbuch mit ausführlichen Daten nicht ersetzen. Aber sie soll der Verfügbarkeit und praktischen Nutzanwendung des vermittelten Wissens dienen, besonders hinsichtlich der zugrunde liegenden hämodynamischen Veränderungen. Sie zeigt andererseits sehr anschaulich, daß bei einzelnen Klappenfehlern mit den einfachen Mitteln der direkten Krankenuntersuchung eine hinreichende diagnostische Sicherung möglich ist. Eingreifendere Untersuchungen werden die Diagnose dann nur bestätigen können.

12.1 Mitralstenose (Abb. 12.1)

Hämodynamik

Die Füllung des linken Ventrikels ist infolge des verengten Ostiums erschwert. Schlagvolumen daher klein, linker Ventrikel nie vergrößert, eher atrophisch. Vergrößerung des linken Vorhofs infolge Hypertrophie und Dilatation. Der Rückstau des Blutes betrifft weiterhin die Lungenstrombahn, das rechte Herz sowie den venösen Schenkel des großen Kreislaufs. Relativ häufiger Klappenfehler.

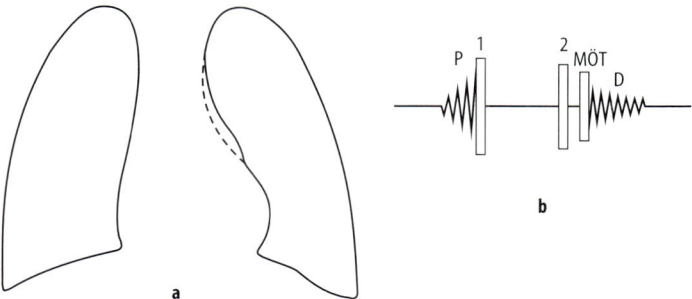

Abb. 12.1 Mitralstenose; **a** Herzkonfiguration und **b** Geräuschbild (*P* präsystolisch, *D* diastolisch, *MÖT* Mitralöffnungston)

Inspektion. Typisch ist eine bläulichrote Verfärbung der Wangen und Akren, wie Nasenspitze, Lippen, Ohren (Facies mitralis) sowie der Hände und Füße.

Palpation. Herzspitzenstoß abgeschwächt oder nicht nachweisbar.

Perkussion. Normale Herzgröße. Herztaille verstrichen.

Auskultation. 1. Ton laut, paukend. Entsteht durch den verminderten Füllungsdruck des linken Ventrikels sowie das Umschlagen des Mitralsegels in Systolenstellung. 2. Ton zunächst unauffällig.

Mitralöffnungston beweist Mitralstenose. Entsteht bei Öffnung der Klappe durch das Zurückschlagen des Mitralsegels in Diastolenstellung, 0,06 – 0,12 s nach dem 2. Herzton (je früher, um so schwerer ist die Mitralstenose).

Diastolisches niederfrequentes Intervallgeräusch (nicht sofort im Anschluß an den 2. Herzton, sondern erst nach Öffnung der Mitralis) mit Dekreszendocharakter sowie bei *geregelter Vorhofkontraktion* präsystolisches Kreszendogeräusch (entsprechend den beiden raschen Füllungsphasen des linken Ventrikels). Das Geräusch hat rauhen, rumpelnden Klangcharakter, und zusammen mit dem Dreierrhythmus der Herztöne (sogenannter Wachtelschlag oder Walzertakt) ergibt sich die charakteristische „Mitralstenosenmelodie". Geräusche und Mitralöffnungston hört man an umschriebener Stelle über der Herzspitze, oft nur in Linksseitenlage oder nach mehrfachem Aufsitzenlassen des Patienten.

Hämodynamische Folgezustände. Diese beobachtet man bei längerem Bestehen einer Mitralstenose:
- *Dilatation des linken Vorhofs:*
  Durch die Überdehnung wird das Reizleitungssystem geschädigt, und es resultiert ein Vorhofflimmern mit absoluter Arrhythmie. Dadurch verschwindet der präsystolische Anteil des beschriebenen Geräusches.
- *Rechtsherzhypertrophie:*
  Palpation: Epigastrische Pulsationen als Ausdruck der hebenden Aktion der rechten Kammer.
  Perkussion: Zusätzlich zur verstrichenen Herztaille kommt es zur Herzverbreiterung nach rechts (Vergrößerung des linken Vorhofes und der rechten Kammer).
  Auskultation: Paukender 2. Herzton über der Pulmonalis. Eine relative Pulmonalinsuffizienz mit Dehnung des Klappenansatzringes

bedingt ein leises diastolisches Rückstromgeräusch über der A. pulmonalis (Graham-Steel-Geräusch).

- *Rechtsherzinsuffizienz:*
  Solange der rechte Ventrikel noch suffizient ist, wird genügend Blut in den Lungenkreislauf gepumpt. Die Aufstauung vor dem linken Vorhof begünstigt – besonders bei körperlichen Belastungen – den Übertritt von Transsudatflüssigkeit in die Alveolen; es resultiert die Lungenstauung mit Dyspnoe. Bei insuffizientem rechten Ventrikel sind die Stauungszeichen auch im großen Kreislauf vorhanden (Leberschwellung, Unterschenkelödeme, Anasarka).

12.2 Mitralinsuffizienz (Abb. 12.2)

Hämodynamik

Durch die Schlußunfähigkeit der Klappe kann während der Systole Blut rückwärts in den Vorhof entweichen. Es muß vom linken Herzen zusätzlich ein Blutvolumen, das nicht kreislaufwirksam wird, bewältigt werden (Pendelvolumen). Durch die Volumenbelastung kommt es zur Dilatation und Hypertrophie des linken Vorhofs und Ventrikels. Da die reflektorische Druckerhöhung im kleinen Kreislauf fehlt, fehlt im Beschwerdebild der Patienten die Dyspnoe und die Lungenstauung. Die Rechtsherzdekompensation kann auch eintreten, aber ohne pulmonale Hypertonie. Relativ häufiger Klappenfehler.

Inspektion. Facies mitralis, allerdings weniger stark ausgeprägt als bei Mitralstenose.

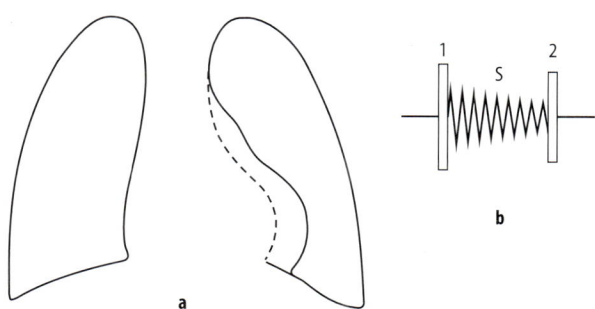

Abb. 12.2 Insuffizienz; **a** Herzkonfiguration und **b** Geräuschbild (*S* systolisch)

Palpation. Herzspitzenstoß nach links unten verlagert, verbreitert und hebend. Hebende Aktionen auch der rechten Kammer.

Perkussion. Linksverbreiterung des Herzens. Herztaille verstrichen.

Auskultation. 1. Ton leise infolge der eingeschränkten Schwingungsfähigkeit der Klappe. Trifft nicht für die relative Mitralinsuffizienz zu (wichtiges Unterscheidungsmerkmal).

2. Ton unauffällig, bei Druckerhöhung im kleinen Kreislauf verstärkt.

3. Ton entsteht infolge des erhöhten Füllungsdrucks im Ventrikel und Vorhof und des damit verbundenen raschen Einströmens des Blutes während der Diastole.

Systolisches Geräusch unmittelbar im Anschluß an den 1. Ton (oft nicht zu trennen), bis zum 2. Ton anhaltend, bandförmiger Charakter. Klangcharakter gießend, hochfrequent. Punctum maximum Herzspitze, fortgeleitet nach lateral bis zur linken Axilla.

Kombinierte Mitralfehler. 60 % der erworbenen Klappenfehler betreffen die Mitralklappe. Die Mitralstenose ist dabei etwas seltener als die Mitralinsuffizienz. In der Regel besteht weder eine reine Stenose noch eine reine Insuffizienz, sondern eine Kombination von beiden. Ob Stenose oder Insuffizienz überwiegt, läßt sich gelegentlich schwer entscheiden. Reine Insuffizienzen sind meist relativer Natur, d. h., sie entstehen durch Ausweitung des Klappenansatzringes bei Linksherzdilatation. Das Verschwinden des Geräusches nach erfolgreicher Digitalisierung beweist dann nachträglich diesen Entstehungsmechanismus.

Differentialdiagnose des systolischen Geräusches der Mitralinsuffizienz (Tabelle 12.1)
- *Ventrikelseptumdefekt.* Das Geräusch findet sich nicht so weit lateral und wird nicht bis in die linke Axilla fortgeleitet. Linker Vorhof und linker Ventrikel vergrößert.
- *Vorhofseptumdefekt.* Geräusch leise und weich, Punctum maximum über der Pulmonalklappe. Es fehlt der hebende und links verlagerte Herzspitzenstoß. Röntgenologisch charakteristisch sind die sog. tanzenden Hili.
- *Aortenstenose.* Punctum maximum des Geräusches über der Aortenklappe sowie am linken Herzrand (Erb-Punkt). 1. Herzton gut abgrenzbar.

	Mitralstenose	Mitralinsuffizienz
Herzspitzenstoß	Abgeschwächt bis fehlend	Linksverlagert, verbreitert und hebend
Herzdämpfung	Normale Größe, Taille verstrichen	Linksverbreiterung, Taille verstrichen
1. Herzton	Paukend	Abgeschwächt
Extratöne	Mitralöffnungston	3. Herzton
Systole	–	Dekreszendogeräusch, u. U. bandförmiges Geräusch
Diastole	Dekreszendo mit Intervall, präsystolisches Kreszendo	–

Tabelle 12.1 Gegenüberstellung der Befunde bei Mitralstenose und -insuffizienz (mod. nach Karobath)

- *Funktionelle oder akzidentelle Herzgeräusche.* Unter Umständen schwierig abzutrennen; klinisches Gesamtbild berücksichtigen.
- *Trichterbrust.* Geräusch wie beim Vorhofseptumdefekt.

12.3 Aortenstenose (Abb. 12.3)

Hämodynamik

Einengung der Ausflußöffnung führt zur Druckerhöhung im linken Ventrikel und zur ausgeprägten Hypertrophie. Es fehlen die Zeichen des erhöhten Schlagvolumens, daher auch keine Dilatation. Minderdurchblutung der Peripherie mit Angina pectoris, Schwindel oder Anfällen von Bewußtlosigkeit. Nicht sehr häufig (20 % aller erworbenen Klappenfehler).

Inspektion. Blasses Aussehen.

Palpation. Verbreiteter und hebender Herzspitzenstoß. Kleiner, schlecht gefüllter Puls (Pulsus parvus, tardus et rarus). Systolisches Schwirren über der Aorta und den oberen Anteilen des Sternums.

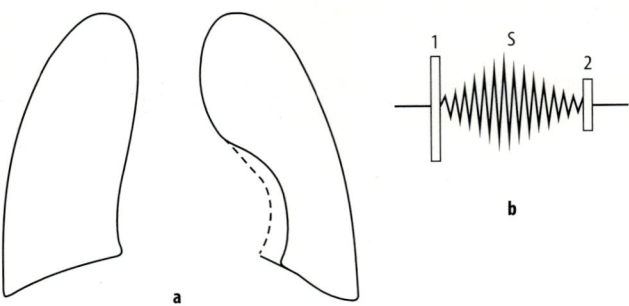

Abb. 12.3 Aortenstenose; **a** Herzkonfiguration und **b** Geräuschbild (*S* systolisch)

Perkussion. Keine nennenswerte Linksverbreiterung. Betonte Herztaille.

Auskultation. 1. Ton in der Regel unauffällig. 2. Ton leise, verspätet oder fehlend (nicht bei Aortensklerose, Septumdefekten oder angeborener subvalvulärer muskulärer Stenose!). Rauhes und lautes systolisches, spindelförmiges Austreibungsgeräusch über der Aortenklappe mit guter Fortleitung in die Karotiden.

2. Punctum maximum über dem Erb-Punkt, bei schwerer Stenose bis zur Herzspitze zu hören.

12.4 Aorteninsuffizienz (Abb. 12.4)

Hämodynamik

Rückfluß des Blutes in den linken Ventrikel während der Diastole. Durch diese große Pendelblutmenge kommt es zur Volumenbelastung des linken Ventrikels mit erheblicher Hypertrophie und Dilatation. Relativ seltener Klappenfehler, dabei oft kombiniert mit Aortenstenose.

Inspektion. Blasses Aussehen, hüpfende Gefäße, „homo pulsans" (schleudernde Eigenbewegungen der Karotiden und Oberarmgefäße infolge der stoßweisen Durchblutung der Peripherie), pulssynchrones Kopfnicken (Musset-Zeichen), Kapillarpuls (ein leichter Druck auf das Nagelende führt zur Weißverfärbung des Nagelbettes, dabei schießt pulssynchron der Kapillarpuls in das Weiße ein).

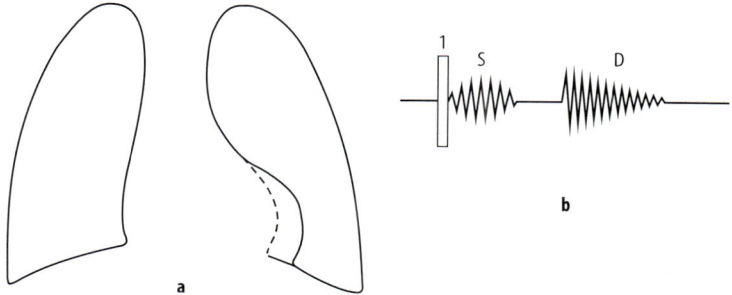

Abb. 12.4 Aorteninsuffizienz; **a** Herztonkonfiguration und **b** Geräuschbild (*S* systolisch, *D* diastolisch)

Palpation. Sog. Wasserhammerpuls infolge der großen Blutdruckamplitude (Pulsus celer et altus). Herzspitzenstoß linksverlagert, verbreitert und hebend.

Perkussion. Linksverbreiterung, betonte Herztaille.

Auskultation. 1. Ton unauffällig, 2. Ton oft abgeschwächt bis fehlend.

Diastolisches hochfrequentes Dekreszendogeräusch in unmittelbarem Anschluß an den 2. Ton (Sofortgeräusch) von hauchendem Klangcharakter über der Aortenklappe und variierend „schärpenförmig" quer über die vordere Brustwand bis zur Herzspitze zu hören.

Ein mittellautes systolisches Begleitgeräusch über dem Aortenauskultationspunkt ist meist relativer Genese und zeigt an, daß die normal weite Aortenausflußbahn für das große Schlagvolumen relativ zu eng ist.

12.5 Trikuspidalinsuffizienz (Abb. 12.5)

Hämodynamik

In der Regel relative Insuffizienz, wobei eine Dilatation der rechten Kammer zur Ausweitung des Klappenansatzringes mit Schlußunfähigkeit der Klappe führt. Zur Rechtsherzdilatation kann es bei Mitralfehlern, Septumdefekten und primär pulmonaler Hypertonie (Cor pulmonale) kommen. Durch die Schlußunfähigkeit der Trikuspidalklappe

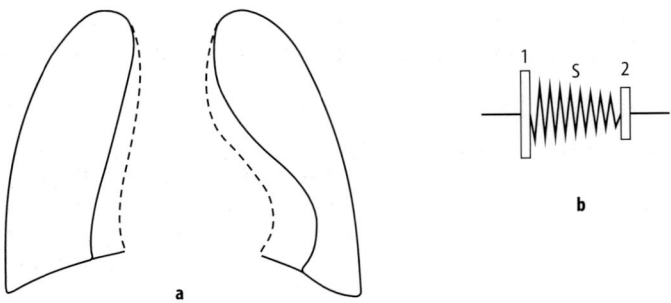

Abb. 12.5 Trikuspidalinsuffizienz; **a** Herzkonfiguration und **b** Geräuschbild (*S* systolisch)

strömt das Blut während der Systole in den rechten Vorhof und – da kein weiterer Klappenmechanismus dies verhindert – in die herznahen großen Venen. Es entsteht ein sichtbarer positiver Venenpuls. Durch die Pendelblutmenge kommt es zur Volumenbelastung des rechten Ventrikels und damit zur Hypertrophie und Dilatation.

Inspektion. Positiver Halsvenenpuls, besonders rechts.

Palpation. Hebende Aktionen des rechten Ventrikels im epigastrischen Winkel. Positiver Lebervenenpuls (die Pulsationen sind expansiv, d. h., man muß den Leberrand mit 2 Fingern umgreifen, dabei spürt man die Volumenänderung des Organs). Leberbewegungen im Pulsrhythmus können auch von der Bauchaorta fortgeleitet sein.

Perkussion. Rechtsverbreiterung. Eine mögliche Linksverbreiterung wird vom Grundleiden mitbestimmt.

Auskultation. 1. Ton unauffällig (nicht abgeschwächt, da er im wesentlichen vom linken Herzen hervorgerufen wird). Holosystolisches, bandförmiges, hochfrequentes Rückstromgeräusch mit dem Punctum maximum in der Mittellinie in Höhe der 6. Rippe oder am rechten Sternalrand. Zunahme der Lautstärke während der Inspiration (im Gegensatz zum Mitralinsuffizienzgeräusch!) wegen des vergrößerten Schlagvolumens des rechten Herzens bei der Einatmung.

12.6 Persistierender Ductus arteriosus Botalli (Abb. 12.6)

Hämodynamik

Wenn der Ductus arteriosus nach der Geburt nicht obliteriert, kommt es wegen des Druckgefälles zwischen Aorta und Pulmonalis zu einem beträchtlichen Links-Rechts-Shunt. Für den linken Ventrikel entsteht eine Volumenbelastung, da ein Teil der ausgeworfenen Blutmenge ständig über die A. pulmonalis in den kleinen Kreislauf abströmt und über den linken Vorhof in den linken Ventrikel rezirkuliert. Dadurch erhält der große Kreislauf weniger Blut als normal. Es finden sich daher eine Hypertrophie vorwiegend des linken Ventrikels sowie Zeichen der relativen Mangeldurchblutung in der Körperperipherie (ähnlich der Aorteninsuffizienz). Einer der häufigsten angeborenen Fehler.

Inspektion. Keine Besonderheiten, bei großem Shuntvolumen hüpfende Karotiden.

Palpation. Herzspitzenstoß nach links verlagert, verbreitert und hebend. Fühlbares Schwirren über der Herzbasis zur linken Schulter hin. Pulsus celer et altus (aber nicht so ausgeprägt wie bei der Aorteninsuffizienz). Vergrößerung der Blutdruckamplitude nach körperlicher Belastung mit Absinken des diastolischen Blutdrucks. Beim Blutdruckmessen werden die diastolischen Töne zwar leiser, verschwinden jedoch nicht ganz, daher wird oft irrtümlicherweise ein diastolischer Blutdruckwert von Null angegeben (sog. Bohn-Zeichen).

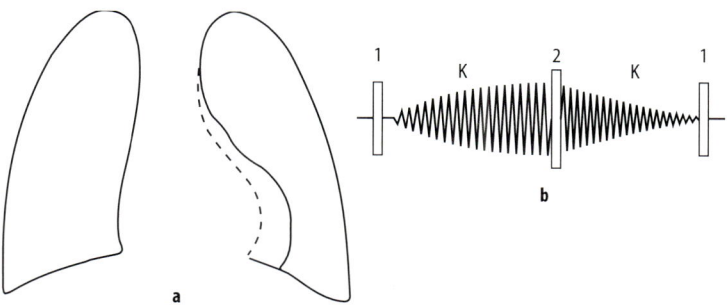

Abb. 12.6 Offener Ductus arteriosus. Botalli; **a** Herzkonfiguration und **b** Geräuschbild (*K* kontinuierlich)

Dies ist jedoch unmöglich, da der enddiastolische Füllungsdruck des Ventrikels etwa 30 mm Hg beträgt.

Perkussion. Herzdämpfung gering nach links verbreitert, Herztaille verstrichen (infolge der Dilatation der A. pulmonalis).

Auskultation. Charakteristisch ist ein kontinuierliches, systolisch-diastolisches Geräusch (sog. Maschinengeräusch) mit Zunahme der Lautstärke in der Systole (erhöhte Strömungsgeschwindigkeit) und Leiserwerden in der Diastole (verringerte Strömungsintensität). Das Lautstärkenmaximum liegt dadurch in typischer Weise um den 2. Ton, der häufig akzentuiert ist, vom Geräusch aber nicht abgetrennt werden kann. Das Punctum maximum liegt im 2. Interkostalraum links mit Fortleitung in Richtung Klavikula, u. U. zur Herzspitze, Axilla, Rücken.

12.7 Aortenisthmusstenose (Abb. 12.7 und 12.8)

Hämodynamik

Es besteht eine Verengung der Aorta im Isthmusbereich (Gegend des Abganges des Ductus arteriosus Botalli) mit Bluthochdruck vor der

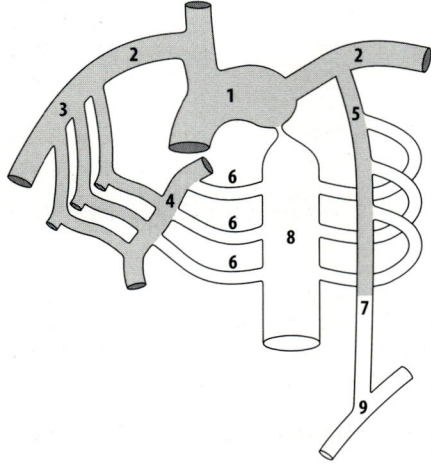

Abb. 12.7 Kollateralkreislauf bei Aortenisthmusstenose (Arcus aortae *1*; A. subclavia *2*; A. axillaris *3*; A. thoracia *4*; A. thoracia interna *5*; Aa. intercostales *6*; A. epigastrica superior et inferior *7*; Aorta descendens *8*; A. iliaca externa *9*)

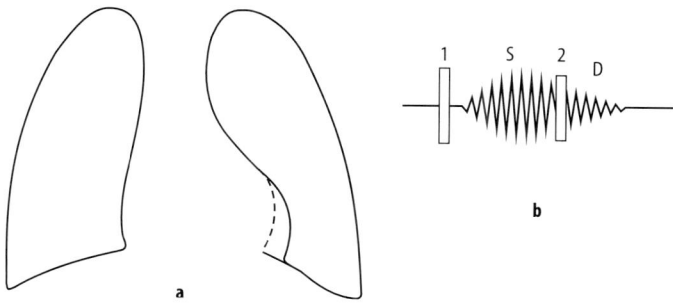

Abb. 12.8 Aortenisthmusstenose; **a** Herzkonfiguration und **b** Geräuschbild (*S* systolisch, *D* diastolisch)

Engstelle und Minderdurchblutung der distal gelegenen Körperabschnitte. Am Herzen resultiert eine Linksherzhypertrophie. Zum Hochdruckgebiet gehören Kopf, Hals und obere Extremitäten. Die Pulse sind kräftig tastbar, und an den Armen ist ein erhöhter Blutdruck zu messen. Die untere Körperhälfte wird vorwiegend über Kollateralgefäße mit Blut versorgt. Normalerweise ist der Blutdruck in den Beinen 10–30 mm Hg höher als in den Armen. Niedrigerer oder gleicher Druck in den Beinen spricht für das Vorliegen einer Aortenisthmusstenose. Die Kollateralversorgung geschieht über die A. thoracica interna und A. epigastrica (Pulsationen über Brust und Bauch sicht- bzw. tastbar) sowie über die Interkostalarterien, deren Pulsationen am Rücken bei dem nach vorn gebeugten Patienten getastet werden können. Die Diagnose der Isthmusstenose ist lediglich ein Problem der Aufmerksamkeit.

Röntgenologisch sind die *Rippenusuren* infolge der erweiterten und pulsierenden Interkostalarterien typisch.

Inspektion. Unauffällig. Gelegentlich sichtbare Gefäßpulsationen über Rücken, Brust und Bauch.

Palpation. Arterienpulsation an den Armen kräftig, an den Beinen abgeschwächt bis fehlend. Blutdruck in den Beinen gleich oder niedriger als in der A. brachialis. Tastbare Pulsationen in den Kollateralgefäßen. Herzspitzenstoß gering linksverlagert, verbreitert und hebend.

Perkussion. Geringe Linksverbreiterung des Herzens, aortale Konfiguration.

Auskultation. Systolisch-diastolisches Geräusch mit systolischer Zunahme und diastolischer Abnahme der Lautstärke. Das Geräusch entsteht am Engpaß, und es ist dem Geräusch bei offenem Ductus arteriosus Botalli vergleichbar, aber deutlich leiser. Punctum maximum im 4. und 5. Interkostalraum links parasternal sowie am Rücken medial des linken Schulterblattes. Außerdem Gefäßgeräusche über den Kollateralgefäßen.

12.8 Ventrikelseptumdefekt

Hämodynamik

Es besteht eine angeborene abnorme Verbindung zwischen linkem und rechtem Ventrikel mit entsprechendem Links-Rechts-Shunt. Es besteht ständig ein Rezirkulationsvolumen, das durch den Defekt in den rechten Ventrikel gelangt und durch den kleinen Kreislauf wieder in den linken Vorhof strömt. Für den linken Ventrikel besteht eine Volumenbelastung, und es kommt zur Hypertrophie und Dilatation. Häufiger Herzfehler.

Man unterscheidet kleine, tiefsitzende, hämodynamisch wenig bedeutsame *Ventrikelseptumdefekte* (Morbus Roger) sowie hochgelegene, dicht unter der Aortenklappe sitzende, große und hämodynamisch bedeutungsvolle Defekte.

Der Ventrikelseptumdefekt kann am Krankenbett zwar vermutet werden, die Diagnose zusätzlicher Herzmißbildungen ist ohne Herzkatheterismus jedoch nicht möglich.

Befunde bei hochsitzendem Ventrikelseptumdefekt
(Abb. 12.9):

Inspektion. Ohne Besonderheiten.

Palpation. Herzspitzenstoß linksverlagert, verbreitert und hebend. Fühlbares Schwirren am linken Sternalrand.

Perkussion. Links- sowie auch Rechtsverbreiterung des Herzens mit verstrichener Herztaille.

Auskultation. Holosystolisches spindelförmiges Geräusch im 3. ICR links. Laute Herztöne (im Gegensatz zur Aortenstenose!), der 2. Herz-

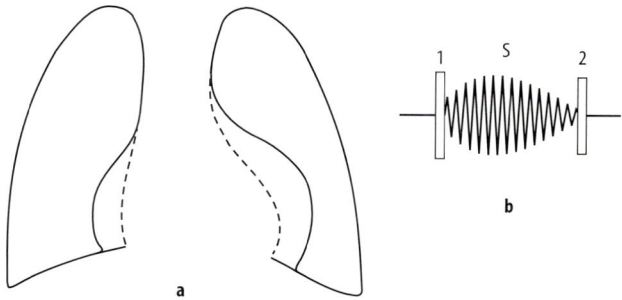

Abb. 12.9 Hochsitzender Ventrikelseptumdefekt; **a** Herzkonfiguration und **b** Geräuschbild (*S* systolisch)

ton oft gespalten (die Austreibungszeit der rechten Kammer dauert länger, daher fällt das pulmonale Segment später ein).

Befund bei tiefsitzendem Ventrikelseptumdefekt (Abb. 12.10):

Bei hämodynamisch unbedeutendem Defekt mit kleinem Shuntvolumen ist der einzige Befund ein holosystolisches, äußerst lautes, bandförmiges Preßstrahlgeräusch mit Punctum maximum im 3. und 4. Interkostalraum links (Distanzgeräusch). Herzgröße und -konfiguration sind unauffällig. Diese Patienten bleiben beschwerdefrei und leistungsfähig.

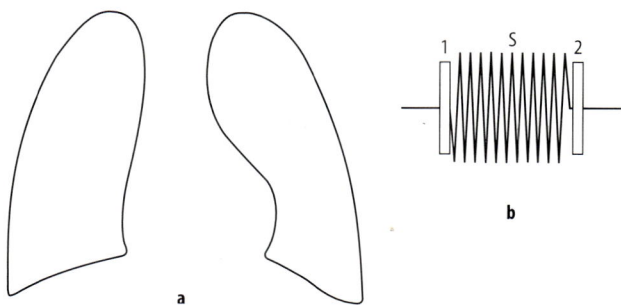

Abb. 12.10 Hämodynamisch unbedeutender tiefsitzender Ventrikelseptumdefekt; **a** Herzkonfiguration und **b** Geräuschbild (*S* systolisch)

12.9 Vorhofseptumdefekt (Abb. 12.11)

Einer der häufigsten angeborenen Herzfehler. Je nach Lokalisation werden 2 Typen unterschieden (Abb. 12.12):

- Ostium-secundum-Defekt in der Gegend des Foramen ovale lokalisiert;
- Ostium-primum-Defekt im unteren Teil des Vorhofseptum gelegen und in die Segel der AV-Klappen hineinreichend; dadurch kommt es außerdem zur Mitralinsuffizienz.

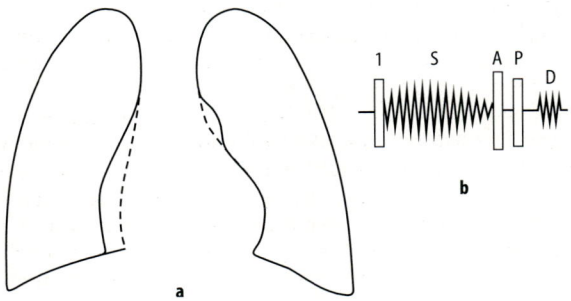

Abb. 12.11 Vorhofseptumdefekt; **a** Herzkonfiguration und **b** Geräuschbild (*S* systolisch, *A* Aorta, *P* Pulmonalis, *D* diastolisch)

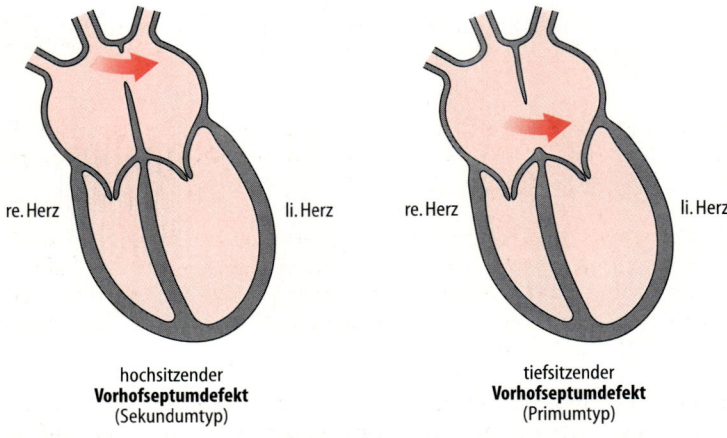

hochsitzender
Vorhofseptumdefekt
(Sekundumtyp)

tiefsitzender
Vorhofseptumdefekt
(Primumtyp)

Abb. 12.12 Hochsitzender und tiefsitzender Vorhofseptumdefekt

Ein offenes Foramen ovale hat eine geringe hämodynamische Bedeutung und ist nicht mit einem Ostium-secundum-Defekt gleichzusetzen.

Die Diagnose des Vorhofseptumdefekts ist ohne röntgenologische Zusatzbefunde nicht zu stellen; insbesondere ist zur Sicherung zusätzlicher Anomalien eine eingreifendere Diagnostik erforderlich.

Hämodynamik. Aus dem linken Vorhof, wo der höhere Druck herrscht, strömt Blut in den rechten Vorhof ab. Diese Shuntblutmenge gelangt zusammen mit dem Blut aus den großen Hohlvenen in den rechten Ventrikel, passiert auf normalem Wege das Pulmonalgefäßsystem und gelangt wieder in den linken Vorhof. Der kleine Kreislauf ist daher vermehrt volumenbelastet, und es kommt zur Dilatation und Hypertrophie der rechten Kammer. Das vergrößerte rechtsventrikuläre Schlagvolumen führt zur Verlängerung der Austreibungszeit und zum verspäteten Schluß der Pulmonalklappe. Der 2. Herzton ist gespalten. Das Intervall zwischen Aortenton und Pulmonalton ändert sich nicht mit der Atmung; es liegt eine fixierte Spaltung vor. Die Pulmonalklappe ist außerdem für das große Durchflußvolumen zu eng; es resultiert eine relative Stenose. Die Pulsationen der großen Lungenarterien sind vermehrt, weshalb es röntgenologisch zu den sogenannten tanzenden Hili und zur Deformierung des Thorax mit Herzbuckel (Voussure) kommt.

Inspektion. Herzbuckel (Voussure). Bei großem Defekt periphere Mangeldurchblutung mit Blässe und Unterentwicklung.

Palpation. Epigastrische Pulsationen (Rechtsherzhypertrophie). Vermehrte Pulsation der A. pulmonalis. Kleiner und schlecht gefüllter peripherer Puls.

Perkussion. Verbreiterung des Herzens vorwiegend nach rechts (infolge der Dilatation des rechten Vorhofs und Ventrikels). Herztaille verstrichen (betontes Pulmonalsegment).

Auskultation. 1. Ton unauffällig. Rauhes spindelförmiges Austreibungsgeräusch über der A. pulmonalis (entspricht der relativen Pulmonalstenose). 2. Ton gespalten. Das pulmonale Segment ist lauter und folgt dem Aortensegment atemunabhängig (Systole des rechten Ventrikels verlängert; fixierte Spaltung).

Zusätzliche Befunde bei Ostium-primum-Defekt. Durch Einbeziehung des septalen Mitralklappensegels in den Defekt kommt es außerdem zur Mitralinsuffizienz mit ihren Folgeerscheinungen. Das Herz ist linksverbreitert infolge Linksherzdilatation. Herzspitzenstoß linksverlagert, verbreitert und hebend (dadurch wird die Unterscheidung vom Ostium-secundum-Defekt möglich). Weiches holosystolisches Geräusch an der Spitze, in die linke Axilla fortgeleitet.

13 Untersuchung der Blutgefäße

Eine übergewichtige, etwa 60jährige Frau mit postthrombotischem Syndrom (Status varicosus mit Hämoriderineinlagerungen) und großem, schmierig belegtem Ulcus cruris varicosum wird in die Klinik aufgenommen, um unter stationären Bedingungen zu versuchen, das große Unterschenkelgeschwür mit Lokalbehandlung und Kompressionsverband zur Abheilung zu bringen.
Woran ist außerdem zu denken?
An eine etwaige arterielle Mitverursachung des Ulkus; daher müssen die Bein- und Fußpulse getastet werden!
Meist ist das Ulcus cruris zwar durch eine venöse Abflußbehinderung bedingt, liegt zusätzlich aber eine periphere arterielle Verschlußkrankheit vor (sog. Ulcus mixtum), so gestaltet sich die Behandlung ungleich schwieriger; denn die aus venöser Sicht erforderliche Kompression schadet womöglich der arteriellen Restzirkulation und kann nur mit größter Zurückhaltung angewendet werden. Die aktive Übungstherapie jedoch ist (unter leichter Kompression) für beide Verschlußtypen geeignet und empfehlenswert!

Definition. Der *Puls* ist eine sichtbare und tastbare Ausdehnung eines blutgefüllten Gefäßes infolge Fortleitung der systolischen Blutdruckwelle. Üblicherweise palpiert man die A. radialis am distalen Unterarm lateral von der Sehne des M. flexor carpi radialis durch das Auflegen von Mittel- und Zeigefinger. Man zählt $1/4$ bzw. $1/2$ min lang (bei Arrhythmie länger!) und multipliziert mit 4 bzw. 2. Als Ausweichmöglichkeit gilt die Palpation der A. carotis.

!

Beim Pulsfühlen kann beurteilt werden:
- die Herztätigkeit
- die Durchgängigkeit der Arterien.

Beurteilung der Herztätigkeit

Der Puls wird auf folgende Qualitäten hin untersucht:

Frequenz. Zahl der Pulsschläge pro min, normalerweise zwischen 60 und 100.

Tachykardie (Pulsus frequens; Anstieg über 100). Physiologischerweise auftretend bei körperlichen Anstrengungen; auch bei Fieber (der Puls erhöht sich etwa um 10 Schläge pro 1 °C Temperatursteigerung), Herzerkrankungen (Dekompensation, anfallsweise bei paroxysmaler Tachykardie), Hyperthyreose, Anämie.

Bradykardie (Pulsus rarus; Abfall unter 60). Physiologisch beim Sportler und Vagotoniker; aber auch bei Herzerkrankungen (totaler AV-Block, Digitalisüberdosierung), Ikterus, Hypothyreose.

Arrhythmien. Sie haben mitunter ein so geringes Schlagvolumen, daß die Pulswelle nicht bis in die Peripherie fortgeleitet wird. Auskultiert man die Herzfrequenz und palpiert gleichzeitig die Pulsfrequenz, so liegt die Herzfrequenz (oder der zentrale Puls) höher als der periphere Puls. Die Differenz zwischen beiden ist das *Pulsdefizit,* das zusätzlich zur Herzfrequenz angegeben werden muß.

Rhythmus. Normalerweise gleichmäßig (Pulsus regularis), d.h. Abstände zwischen zwei Pulsschlägen immer gleichlang. Unregelmäßige Folge (Pulsus irregularis) = Arrhythmie; es handelt sich um einen Sammelbegriff, wobei zu differenzieren ist zwischen:
- respiratorischer Arrhythmie: bei Einatmung Frequenzsteigerung, bei Ausatmung Frequenzabnahme; klinisch bedeutungslos
- absoluter Arrhythmie: völlige Unregelmäßigkeit; u. U. Pulsdefizit nachweisbar bei ungenügender Füllung und sog. frustranen Aktionen der linken Kammer
- Extrasystolen: Extraschläge bei regelmäßigem Grundrhythmus, an verschiedenen Stellen des Reizleitungssystems ausgelöst. Am Krankenbett bedeutungsvoll sind der Bigeminus (Zwillingspuls) oder Trigeminus (Drillingspuls) als *Digitalisüberdosierungszeichen.* Genaue Differenzierung durch das EKG!

Spannung. Sie hängt vom Blutdruck und vom Gefäßwiderstand ab. Harter Puls (Pulsus durus) spricht für hohen Blutdruck oder sklerotische Gefäßwand, weicher Puls (Pulsus mollis) bei Kollaps und nachlassender Herzkraft.

Man beurteilt das Resistenzgefühl der Arterie auf der harten Unterlage des Radius, indem der proximale Finger mit zunehmender Intensität auf das Gefäß drückt, während der distale Finger das Verschwinden des Pulses fühlt.

Größe oder Höhe des Pulses. Ermöglicht Aussagen über Volumenschwankungen im arteriellen Gefäßsystem, d. h. über die Blutdruckamplitude:
- P. altus (hoher Puls) bei Aorteninsuffizienz (mit großem Auswurfvolumen)
- P. parvus (kleiner Puls) bei Aorten- und Mitralstenose sowie beim Kollaps.

Form des Pulses. Gibt Auskunft über die Art des Druckablaufs:
- P. celer (schnellender Puls) bedeutet raschen Druckanstieg, d. h., der Finger wird schnell gehoben und sinkt schnell wieder ab
- P. tardus (langsamer Puls) bedeutet trägen Druckanstieg im Gefäßsystem.
  Bei der *Aorteninsuffizienz* findet sich die Kombination rascher Druckanstieg und großes Auswurfvolumen (P. celer et altus), bei *Aortenstenose* das Gegenteil (P. parvus et tardus).

Äqualität. Sagt aus, ob die Pulswellen gleich hoch (P. aequalis) oder verschieden hoch (P. inaequalis) sind.

Sonderformen des ungleichen Pulses. Wichtig sind:
- *P. paradoxus:* Bei Pericarditis constrictiva nimmt die Pulsamplitude während der Inspiration ab, da während der Einatmung die Kontraktion des Herzens stärker behindert wird als bei der Ausatmung und es dadurch zu einer Abnahme des Schlagvolumens kommt.
- *P. alternans:* Bei jedem 2. Herzschlag wird ein geringeres Schlagvolumen ausgeworfen, es resultiert ein alternierender Wechsel der Pulshöhe. Beobachtet bei Herzinsuffizienz.

Andere Pulsabnormitäten sind:
- *Dikroter Puls:* Doppelgipfligkeit des Pulses, wahrnehmbar als kleiner Nachschlag zur regulären Pulswelle. Kommt zustande, indem eine Resonanzwelle im Gefäßsystem erzeugt wird, und zwar bei verkürzter Systole (Tachykardie) und Abnahme der Wandelastizität (Arteriosklerose). Wird bei Fieber beobachtet, ohne besondere diagnostische Bedeutung.

- *Kleiner, fadenförmiger, frequenter Puls:* Ist charakteristisch für Kreislaufschock. Bei Volumenmangel ist der Puls zentral noch relativ gut, peripher (A. radialis) aber nicht oder kaum noch tastbar. Ursache ist die sog. *Zentralisation des Kreislaufes* (reflektorische Engstellung aller nicht unmittelbar lebenswichtiger peripheren Arterien).

Beurteilung des peripheren arteriellen Gefäßsystems

Der Arterienpuls gibt gleichzeitig Aufschluß über den Zustand des Gefäßsystems.

Bei *Durchblutungsstörungen* werden korrespondierende Stellen des peripheren Arteriensystems beurteilt (Abb. 13.1). Normalerweise ist das Gefäßrohr an diesen Stellen als zarter, weicher Schlauch zu fühlen; man tastet ohne besondere Mühe den peripheren Puls, und bei Aufsetzen des Stethoskops mit geringem Druck hört man keine Geräusche.

Bei *adipösen Patienten* oder aus Gründen der anatomischen Varietät bestehen mitunter Schwierigkeiten bei der Tastbarkeit des Pulses an folgenden Gefäßen: A. axillaris, A. poplitea, A. dorsalis pedis.

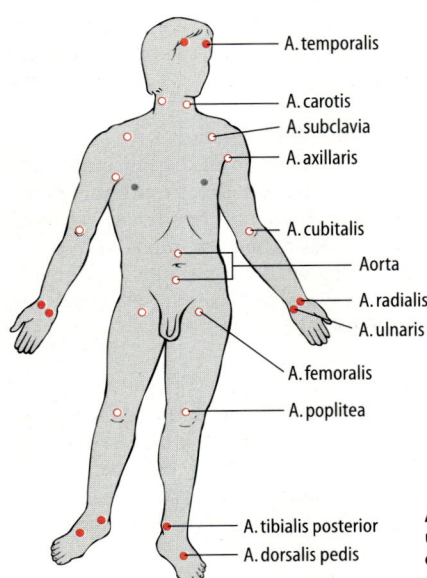

- A. temporalis
- A. carotis
- A. subclavia
- A. axillaris
- A. cubitalis
- Aorta
- A. radialis
- A. ulnaris
- A. femoralis
- A. poplitea
- A. tibialis posterior
- A. dorsalis pedis

Abb. 13.1 Palpationsstellen (●) und Auskultationsstellen (○) des peripheren arteriellen Gefäßsystems

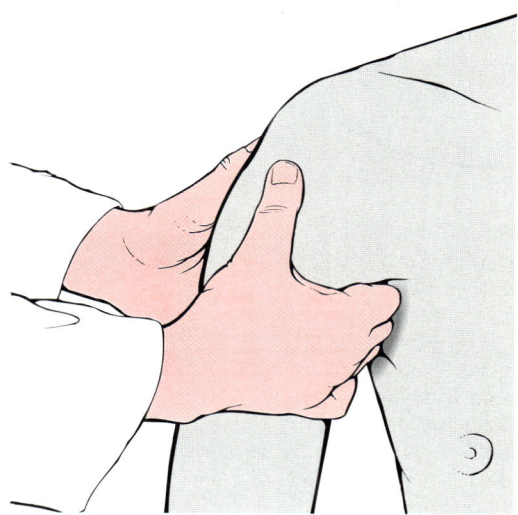

Abb. 13.2 Bimanuelle Palpation der A. axillaris in der lateralen Achselhöhle

Bestehen *Einengungen des Gefäßlumens,* so sind die Arterienpulse an den obligaten Palpationsstellen – besonders im Seitenvergleich – nicht oder nicht gleichmäßig zu tasten. Daneben können bei Auskultation (infolger turbulenter Strömung) *Stenosegeräusche*

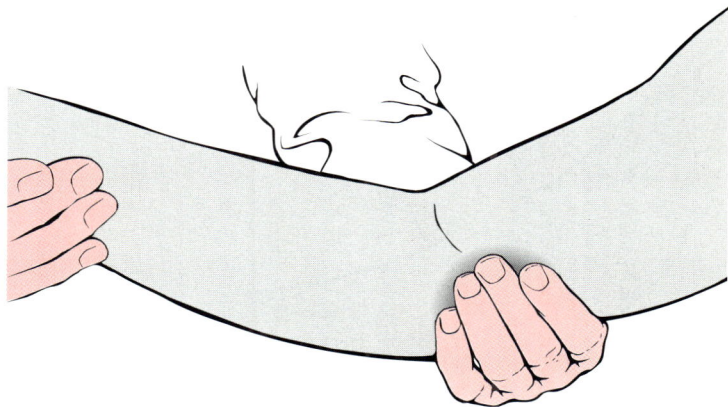

Abb. 13.3 Palpation der A. cubitalis in der Ellenbeuge medial

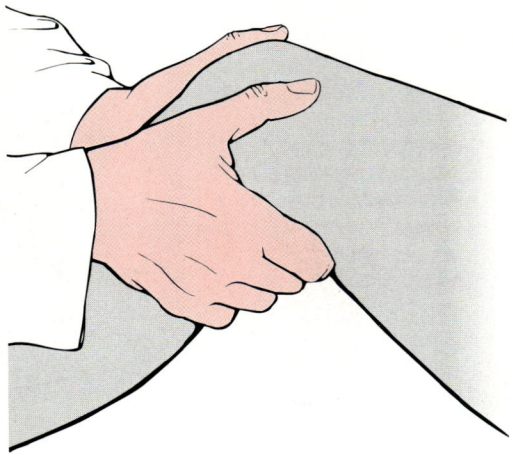

Abb. 13.4 Bimanu-
elle Palpation der
A. poplitea in der
Kniekehle

wahrnehmbar werden. Es ergeben sich dadurch Hinweise auf die Lokalisation der Stenose bzw. des Verschlusses.

Symptomatik der akuten Ischämie

Peripher des *Arterienverschlusses* finden sich:
- Schmerzen
- Blasse, evtl. zyanotische Hautfarbe

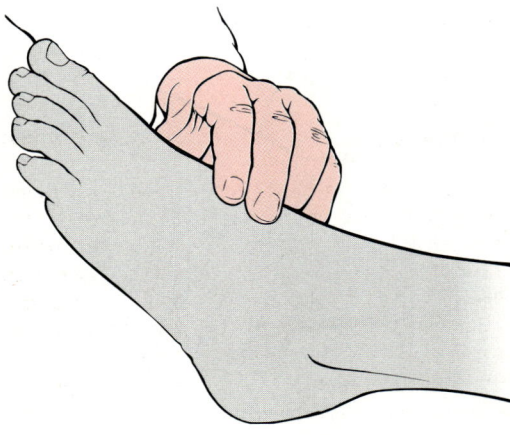

Abb. 13.5 Palpation
der A. dorsalis
pedis in der Mitte
des Fußrückens

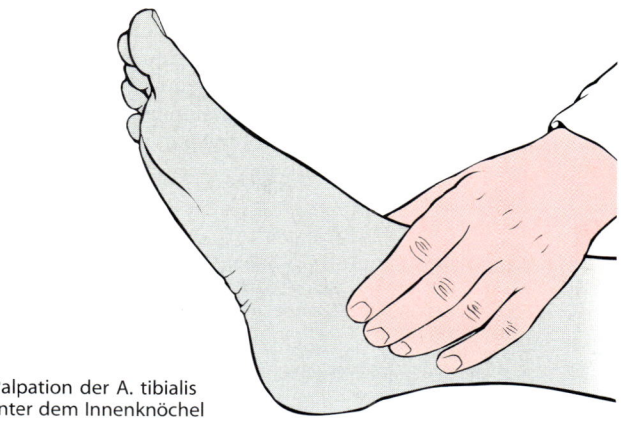

Abb. 13.6 Palpation der A. tibialis posterior hinter dem Innenknöchel

- Verminderte Hauttemperatur
- Nicht tastbarer Arterienpuls
- Kollabierte Venen.

Chronische Durchblutungsstörungen

Diese zeigen weniger dramatische Symptome; im Vordergrund stehen die schlechte Tastbarkeit der peripheren Pulse sowie die subjektiven Beschwerden des Patienten. Klinisch bewährt hat sich die Einteilung in 4 Stadien:
- Keine subjektiven Beschwerden
- Schmerzen bei Belastung (Claudicatio intermittens)
- Ruheschmerz
- Gangrän bzw. Ulzeration.

Einfache *Funktionsprüfungen* zur Feststellung einer eingeschränkten Durchblutung:
- *Lagerungsprobe nach Ratschow.* In Rückenlage werden beide Beine annähernd senkrecht angehoben und mit den Händen abgestützt (evtl. durch den Untersucher), dann führt der Patient 2 min lang im Sekundenrhythmus kreisende Bewegungen in den Sprunggelenken aus. Bei Stenosen kommt es zu Hautblässe, Schmerzen oder zum Abbruch. Nach 2 min setzt sich der Patient auf und läßt die Beine hängen. Innerhalb von 5 s soll Fußrötung und innerhalb 7 s Venenfüllung eintreten. Verzögerungen sprechen für Durchblutungsstörungen.

- *Faustschlußprobe.* Die Arme werden erhoben und die Fäuste 20mal kräftig geballt, dabei umfaßt und komprimiert der Untersucher die Handgelenke des Patienten. Bei Stenosen blaßt die betreffende Seite stärker ab. Nach Öffnen der Kompression und Herunternehmen der Arme tritt schlagartig eine Hautrötung ein, Verzögerungen sprechen für eingeschränkte Durchblutung.

- Beurteilung von Herztätigkeit und zirkulierendem Blutvolumen: Man tastet den Puls der A. radialis oder A. carotis im Hinblick auf Frequenz, Rhythmus, peripheres Defizit und sonstige Beschaffenheit.
- Beurteilung des Gefäßsystems auf Durchgängigkeit und Gefäßwiderstand: Man tastet den Puls an sämtlichen zugänglichen Stellen; bei Auffälligkeiten auch Auskultation auf Strömungsgeräusche.

Eine junge Frau, die bisher immer gesund war, kommt schwerkrank in die Innere Klinik wegen plötzlich aufgetretener heftigster Leibschmerzen. Die Bauchdecken sind bretthart gespannt, sämtliche Darmgeräusche fehlen und sie befindet sich im Präschock. Als Ursache des akuten Abdomens kommt eine Perforation des Magens oder der Gallenblase in Betracht, aber dafür besteht weder anamnestisch noch klinisch ein Anhalt; es fehlt röntgenologisch die Luftsichel.

Woher kommt der pathologische Inhalt in der Bauchhöhle? Soll die schwerkranke Patientin schnellstmöglich in die Chirurgische Klinik zur Laparotomie verlegt werden? Woran ist zu denken?

Ursache war eine geplatzte Tubargravidität; von ihrer Tubenschwangerschaft wußte die junge Frau noch gar nichts; sie hatte ja auch weiterhin ihre Regelblutung gehabt. Es kam zur Verlegung in die Frauenklinik und die massive Blutung konnte gestillt werden. Allerdings ist Gefahr im Verzuge, denn man kann schnell verbluten. Fazit: Ein akutes Abdomen hat meistens eine chirurgische Ursache und gynäkologische Prozesse im kleinen Becken verursachen nie eine allgemeine peritoneale Reizung; mit einer Ausnahme, der Tubargravidität.

Inspektion und Palpation sind wichtiger als Perkussion und Auskultation. Eine sorgfältige Betrachtung ist notwendig, weil der Bauch des Menschen ausdrucksstärker als der Brustkorb ist (Edens).

14.1 Topographie des Abdomens

Einfach und brauchbar zugleich ist die Unterteilung des Abdomens (Abb. 14.1) in 4 Quadranten (rechter/linker oberer Quadrant, rechter/linker unterer Quadrant). Eine andere Möglichkeit ist die Einteilung in 6 Felder (rechter/linker Oberbauch, rechter/linker Mittelbauch, rechter/linker Unterbauch). Außerdem vergegenwärtige man sich die ungefähre Lage der Eingeweide (Abb. 14.2). Die *Leber* ist weitestgehend in der Zwerchfellwölbung verborgen und von der Lunge überlagert; unterhalb legt sie sich der Thorax- bzw. Bauchwand an und ist perkutorisch nachweisbar. Die **untere Grenze der Leber** tritt in der Medioklavikularlinie unter dem Rippenbogen hervor, kreuzt die Mittellinie

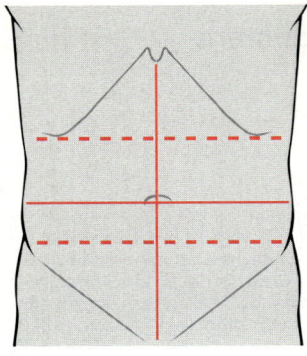

Abb. 14.1 Topographische Unterteilung des Abdomens

in der Mitte zwischen Schwertfortsatz und Nabel und verschwindet unter dem linken Rippenbogen. Unterhalb des linken Leberlappens liegt der Magen der vorderen Bauchwand an. Der ***Traube-Raum*** ist dort, wo der Magen nicht durch Leber, Lunge, Rippenbogen oder Milz überla-

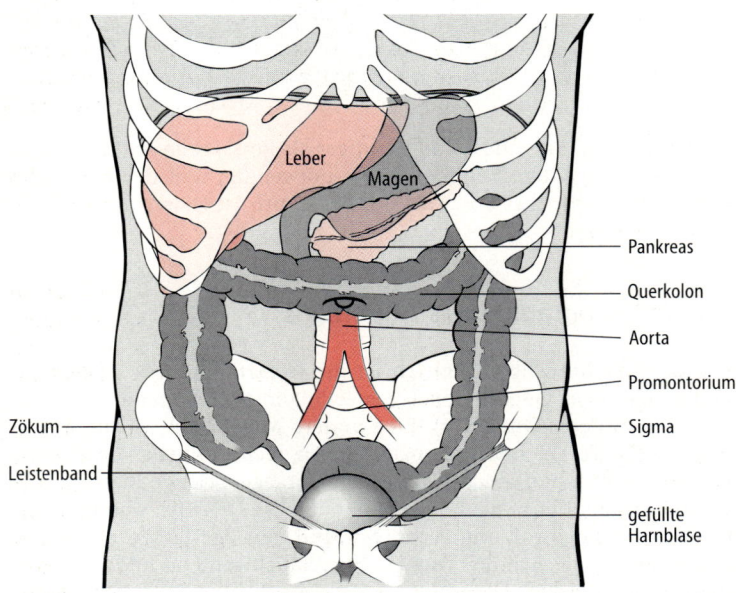

Abb. 14.2 Projektion der Baucheingeweide auf die Bauchwand

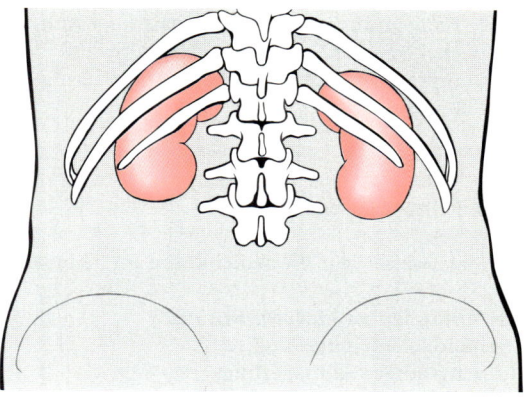

Abb. 14.3 Lage der Nieren; nur das untere Nierendrittel ragt unter der 12. Rippe hervor

gert wird. Dort läßt sich tympanitischer Klopfschall nachweisen. Die Längsachse der *Milz* entspricht etwa dem Verlauf der 11. Rippe, ihr unterer Pol liegt 5 cm oberhalb des Rippenbogens. Zur Lage der Nieren siehe Abbildung 14.3. Der *Dickdarm* bildet den Rahmen für die Dünndarmschlingen, wobei die klinisch wichtigen Flexuren tief unter dem Rippenbogen verborgen liegen.

14.2 Lagerung des Patienten

Flache Rückenlage, beide Arme am Körper, mit leicht angehobenem Kopfteil ist von ausschlaggebender Bedeutung für die Entspannung der Bauchdecken. Eine völlig flache Lagerung ist unbequem, und eine nennenswerte Verlagerung der Baucheingeweide ist bei leicht angehobenem Kopf nicht zu erwarten.

Der Patient soll in einem genügend beheizten Raum ruhig und bequem liegen. Ruhige Atmung durch den Mund. Entspannt sich die Bauchmuskulatur nicht, so kann man die Beine aufstellen lassen. Die angewinkelten Knie werden dann vom Untersucher mit umfaßt. Die Palpation muß mit warmen Händen und behutsam durchgeführt werden. Man beginnt niemals dort, wo die Schmerzen angegeben werden, sondern stets an einer entgegengesetzten Stelle und betrachtet ständig etwaige Schmerzäußerungen des Patienten. Ist auch damit eine genügende Entspannung nicht zu erreichen, so kann nur noch ein warmer Leibwickel versucht werden, allerdings sind reflektorische Abwehrspannungen bei entzündlichen Veränderungen im Abdomen in Kauf zu nehmen.

14.3 Inspektion

Normalerweise liegt die Bauchdecke im Thoraxniveau.

Das Abdomen ist *eingesunken* bei:
- Jugendlichen (physiologisch)
- Hochgradiger Abmagerung
- Flüssigkeitsverlust (Durchfälle)
- Meningitis („Kahnbauch", aktiv eingezogen).

Das Abdomen ist insgesamt *vorgewölbt* bei:
- Fettsucht. Wenn die Bauchdecken gleichmäßig verdickt sind, besteht in der Regel eine allgemeine Fettsucht, gelegentlich eine lokal begrenzte Fettsucht (fetter Unter- und schlanker Oberkörper)
- Meteorismus. Erkennbar am tympanitischen Klopfschall
- Gravidität. Ab VIII. Monat Verstrichensein des Nabels
- Aszites. Frei bewegliche Flüssigkeit verursacht flache Vorwölbung mit Betonung der Flanken. Nachweisbar durch Undulation oder durch das Symptom der wandernden Dämpfung (Kap. 14.4; Abb. 14.4).

Das Abdomen ist *umschrieben vorgewölbt* bei Organvergrößerungen durch Tumoren oder Zysten (Metastasenleber, Ovarialkystom, Pankreaszysten). Der Klopfschall ist gedämpft, wandert aber nicht.

Andere sichtbare *Befunde am Abdomen* sind:
- *Striae distensae.* Anfangs blaurote, später weißlich glänzende Streifen an der seitlichen Bauchwand und den Oberschenkeln, durch Überdehnung der Bauchwand (bei Schwangerschaft, Adipositas oder Morbus Cushing)
- *Abnorme Gefäßzeichnung.* Erweiterte Arterien bei Aortenisthmusstenose (Kollateralkreislauf über die A. thoracica interna und Aa. epigastricae) oder erweiterte Venen in Form des sog. Caput medusae (Erweiterung der Vv. paraumbilicales bei Störungen des Pfortaderkreislaufs).

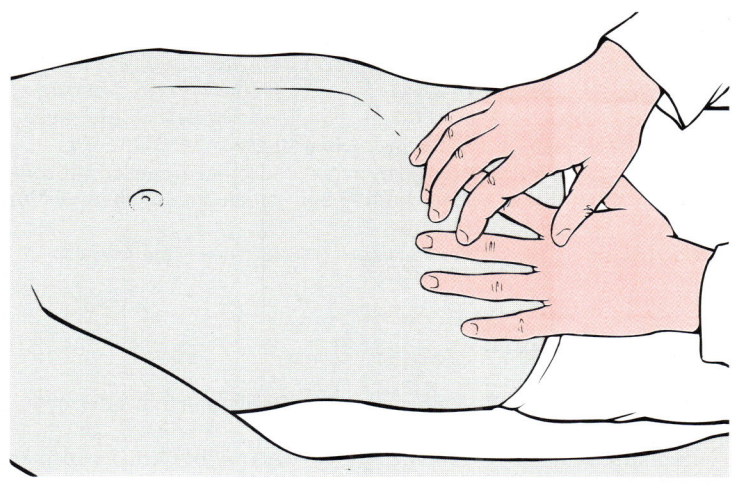

a

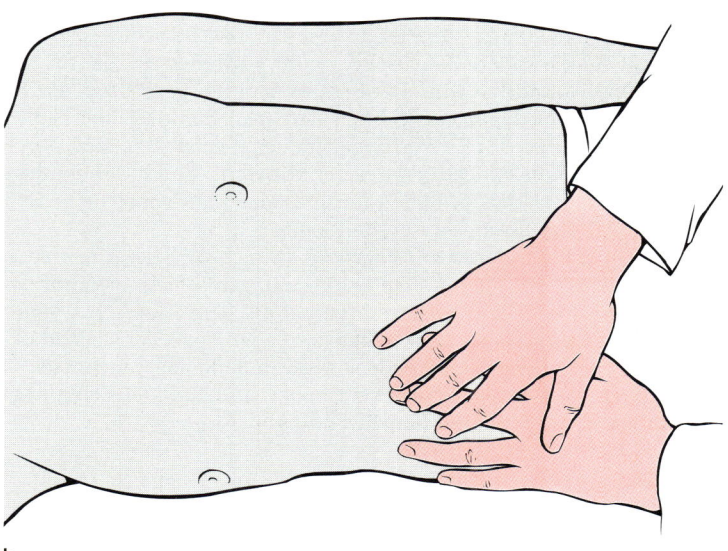

b

Abb. 14.4 Symptom der wandernden Dämpfung bei Aszites. Man bestimmt die Grenze zwischen lufthaltigem Darm und Flüssigkeit **a** zunächst in Rückenlage und **b** anschließend in Seitlage

- **Sichtbare Darmperistaltik** kann bei mageren Individuen normal sein, sichtbare Darmsteifungen sprechen für verstärkte Peristaltik
- **Änderung des Behaarungstyps.** Die männliche Schambehaarung reicht bis zum Nabel, bei Frauen schneidet sie oberhalb der Symphyse horizontal ab. Weiblicher Behaarungstyp bei Männern (Bauchglatze) kommt bei Leberzirrhose oder hormonellen Störungen vor. Männlicher Behaarungstyp bei Frauen spricht ebenfalls für Hormonstörungen (Virilismus)
- **Nabel** wandert **symphysenwärts** bei Leberzirrhose mit Aszites.

14.4 Perkussion

Freie Flüssigkeit in der Bauchhöhle (Aszites) stellt man folgendermaßen fest:

- **Undulation.** Die linke Hand des Untersuchers wird flach der rechten seitlichen Bauchwand des Patienten aufgelegt, und mit den zusammengelegten Fingern der rechten Hand wird kurz und federnd an die gegenüberliegende linke Bauchwand geklopft. Freie Flüssigkeit in der Bauchhöhle überträgt diese Druckwelle sehr rasch und sehr gut auf die andere Bauchseite, wo ihr Eintreffen mit der flachen Hand deutlich spürbar wird. Der Befund ist bei ausgeprägtem Aszites eindeutig. Nicht damit verwechseln darf man fluktuierende Fettmassen bei gutgenährten Personen. Im Zweifelsfall läßt man durch eine Hilfskraft die Bauchdecken in der Mittellinie durch Handauflage leicht fixieren, so daß sich bei Adipositas eine Druckwelle nicht über die vordere Bauchwand ausbreiten kann.
- **Symptom der wandernden Dämpfung.** Brauchbar bei geringerer Aszitesmenge. Die luftgefüllten Darmschlingen schwimmen auf der Flüssigkeit, die Grenze zwischen tympanitischem Klopfschall und Dämpfung läßt sich bei Rückenlage des Patienten in der Gegend der Flanken bestimmen. Anschließend wird in Seitenlage nochmals perkutiert, die Grenze hat sich verschoben und befindet sich nun in der Gegend der vorderen Bauchwand (Abb. 14.4).

14.5 Palpation

Wesentlich ist die Differenzierung, ob der Schmerz in der Tiefe oder in den Bauchdecken lokalisiert ist. Bauchdeckenschmerz (bei epigastrischen Hernien) ist auslösbar, wenn bei angespannter Bauchmuskulatur

(Patienten aufrichten lassen!) oberflächlich auf die Bauchdecke oder den Rippenbogen gedrückt wird.

- *Oberflächliche Palpation.* Zunächst palpiert man mit den zusammengelegten Fingern der flach aufgelegten Hand und horizontal gehaltenem Unterarm orientierend das gesamte Abdomen durch, bewußt vorsichtig und oberflächlich, was zur Entspannung des Patienten beiträgt. Man erkennt umschriebene Druckempfindlichkeiten, oberflächlich gelegene Befunde oder eine etwaige Abwehrspannung, die auch lokal umschrieben sein kann.
- *Tiefe Palpation.* Sie dient der Abgrenzung von Resistenzen im Abdomen. Es muß versucht werden zu differenzieren, ob sie der Leber, Milz, Niere oder dem Darm zugehörig sind. In Frage kommen ferner Lymphknotenpakete, Pankreaszyste, Mesenterialzyste, Aortenaneurysma.

Eine Resistenz im Epigastrium kann sein: Magen, Leber, Pankreas, Lymphknoten. Die Differenzierung kann sehr schwierig sein, die Sonographie hilft weiter.

Stets ist auch vergleichend in verschiedenen Körperpositionen (Rücken- oder Seitlage) zu untersuchen.

Bei adipösen Bauchdecken arbeitet man mit beiden, übereinander gelegten Händen; mit der oberen Hand wird ein verhaltener Druck auf die darunterliegende ausgeübt, und mit der unteren Hand wird palpiert.

Muskuläre Druckpunkte bei Erkrankung innerer Organe

Boas-Druckpunkt. Umschriebener Druckschmerz in der paravertebralen Muskulatur rechts neben dem 11./12. Brustwirbeldornfortsatz bei akuter Cholezystitis oder Ulcus duodeni.

Mac-Burney-Druckpunkt. Umschriebener Druckschmerz an der Grenze vom lateralen zum mittleren Drittel der Verbindungslinie zwischen Spina iliaca anterior superior und Nabel; bei Appendizitis (Abb. 14.5).

Lanz-Druckpunkt. Druckschmerz an der Grenze vom lateralen und mittleren Drittel der Verbindungslinie beider Spinae iliacae anteriores superiores bei Appendizitis oder Perityphlitis.

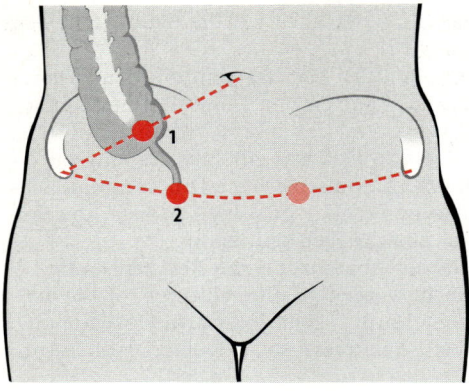

Abb. 14.5 Druckpunkte nach McBurney (*1*) und Lanz (*2*). Bei variabler Lage der Appendix kann auch an anderer Stelle ein Druckpunkt vorhanden sein

14.6 Auskultation

Auskultieren lassen sich der Schluckakt und die Darmperistaltik. Beurteilung des *Schluckaktes* durch Auskultation am Rücken rechts und links neben dem 10. Brustwirbeldornfortsatz. Normalerweise ist ein Spritzgeräusch zu hören, das bei Kardiospasmus oder Tumor der Kardia verschwindet.

Die *Darmperistaltik* geht normalerweise mit kollernden, glukkernden und gurrenden Geräuschen einher, über dem Magen sind außerdem Plätschergeräusche physiologisch. Wichtig sind die Diagnose und Differenzierung des Ileus (Darmverschluß).

Klinische Symptome des Ileus. Kein Abgang von Stuhl und Winden, Schmerz im Leib, Übelkeit, Erbrechen, gespannte Bauchdecken.

Mechanischer Ileus. Bei Okklusion durch Tumoren, Adhäsionen nach Operationen, bei Gallensteinen und inkarzerierten Hernien. Zunehmende Darmstenose führt zu sichtbaren Darmsteifungen oberhalb der Stenose sowie zur pausenlosen Peristaltik mit metallischem Beiklang (infolge vermehrter Wandspannung). Erbrochen wird aus den oberhalb der Stenose gelegenen Darmabschnitten. Galliges Erbrechen bei hochsitzenden, fäkulentes Erbrechen bei tiefsitzenden Stenosen.

Paralytischer Ileus. Bei Peritonitis, nach Laparotomien, bei pathologischem Inhalt in der Bauchhöhle (Perforation), als Endzustand bei mechanischem Ileus. **Totenstille** ist Fehlen der Peristaltik über mindestens 5 min. Spärliche Darmgeräusche (bei zellulosearmer Nahrung mit geringer Peristaltik) lassen sich dadurch verstärken, indem man mit der Hand oder dem Stethoskop mehrmals rasch auf den Leib drückt und die Peristaltik damit anregt.

Man muß sich Klarheit verschaffen über Lage, Größe, Form, Konsistenz, Druckschmerz und Verschieblichkeit eines Organes, ferner über Einschmelzungen und Pulsationen.

14.7 Untersuchung der Leber

Zunächst palpiert man den vorderen Leberrand in der Medioklavikularlinie. Der Untersucher sitzt rechts vom Patienten und drückt mit den flach aufgelegten Fingern einer Hand (oder auch beider Hände) sanft in die Tiefe und zugleich etwas kranialwärts. Unterarm, Handgelenk und Finger sind gestreckt und befinden sich tangential zur Bauchwand. Dann läßt man den Patienten tief einatmen, wodurch sich die Leber auf die palpierende Hand zubewegt. Begonnen wird in Nabelhöhe oder tiefer in der Fossa iliaca, und man tastet sich schrittweise aufwärts. Sofern die untere Lebergrenze erreicht ist, gleiten während der inspiratorischen Abwärtsbewegung der Leber die Finger über den vorderen Rand hinweg. Man erhält ein charakteristisches Stufengefühl (s. Abb. 14.6). Man tastet und versucht währenddessen, sich ein Bild von der Leber zu machen und die folgenden Fragen zu beantworten: Wie sind die Lage, Größe, Form, Beweglichkeit, Rand, Konsistenz und Druckempfindlichkeit? Besteht keine Klarheit, so muß erneut palpiert werden.

Keine Schwierigkeiten ergeben sich bei einer großen, festen Leber. Aber nicht jede Resistenz im rechten Oberbauch entspricht der Leber.

Falls man bei fettleibigen Personen Schwierigkeiten bei der Leberpalpation hat, so können helfen:

Leberperkussion. Man perkutiert in der Medioklavikularlinie die relative und absolute Lungengrenze. Der relativen Lungengrenze entspricht die Zwerchfellkuppel und die Ausdehnung der Leber nach

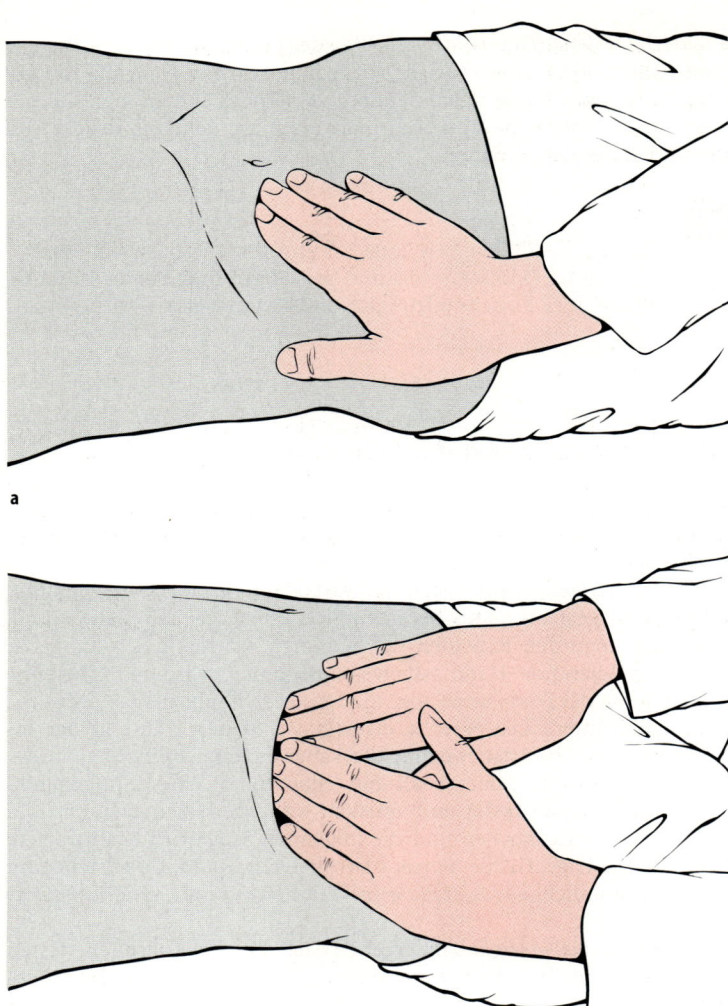

Abb. 14.6 Leberpalpation **a** mit einer Hand oder **b** bimanuell. Man drückt sanft in die Tiefe sowie nach kranial und läßt sich die Leber „entgegenatmen"

kranial. Anschließend wird in der Medioklavikularlinie sowie in der Medianlinie etwa von Nabelhöhe aufwärts perkutiert, bis man die Dämpfung des unteren Leberrandes gefunden hat (Abb. 14.7).

Kratzauskultation der Leber. Das Stethoskop wird im epigastrischen Winkel im mutmaßlichen Leberbereich aufgesetzt, dann streicht man in der Nähe mit einem spitzen Gegenstand (Fingernagel, Bleistift) senkrecht über das fragliche Grenzgebiet (Abb. 14.8). An der Grenze von der Leber zum Darm entsteht ein ganz charakteristischer Schallunterschied. Die Methode ist allerdings ungenau.

An der Leber werden beurteilt:
Größe. Die untere Lebergrenze verläuft normalerweise vom rechten Rippenbogen in der Medioklavikularlinie geradlinig nach links und schneidet dabei die Medianlinie in der Mitte zwischen Schwertfortsatz und Nabel. Da sich die Leber wegen ihrer straffen Kapsel nur um maximal 50 % des Ausgangsvolumens vergrößern kann, muß bei stärkeren Verbreiterungen als 5 – 6 cm in der Medioklavikularlinie auch eine *Verlagerung* des Organs angenommen werden. Sicherheit bringt die Bestimmung der oberen Lebergrenze.

Vergrößerung der Leber bei Verschlußikterus, Stauungsleber, Polyzythämie, Zysten, Speicherkrankheiten (Fettleber, Amyloidose,

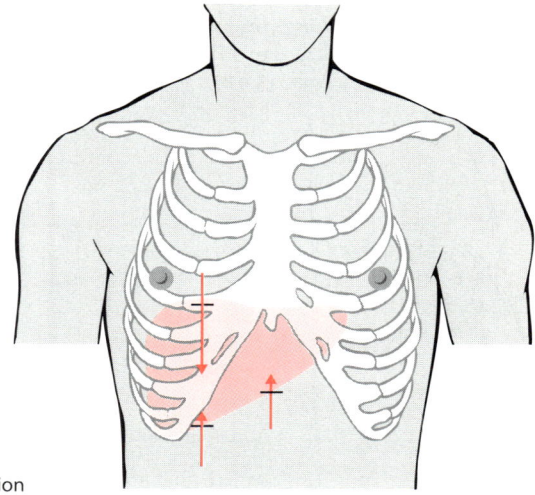

Abb. 14.7 Vorgehen bei der Leberperkussion

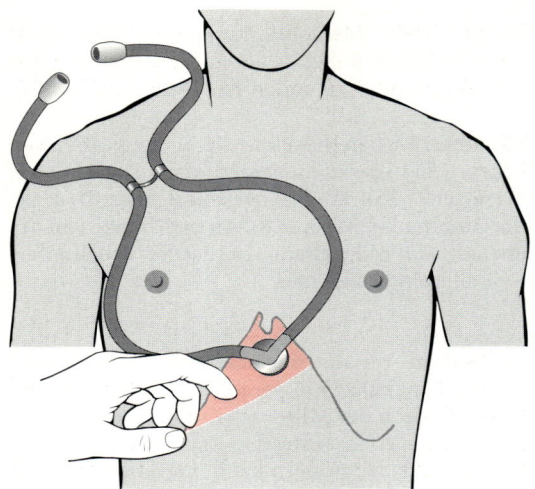

Abb. 14.8 Kratzaus-
kultation der Leber

Glykogenspeicherung), Hepatitis, Cholangitis, Leukose, Lymphogranulomatose, Lymphosarkom; monströse Größenzunahme (Leber reicht
bis ins kleine Becken) bei Tumoren oder Metastasen möglich.

Verkleinerung der Leber wird vorgetäuscht bei Schwartenzug
mit Zwerchfellhochstand, intraabdominellen Tumoren, Meteorismus
und sog. *Kantenstellung* (im Liegen gleitet der vordere Rand der Leber
nach kranial, da sich der hintere, schwere Teil entsprechend der
Schwerkraft senkt; Abb. 14.9).

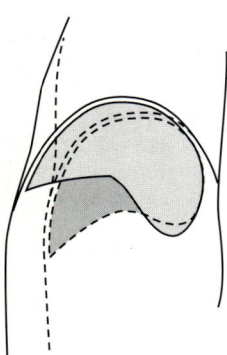

Abb. 14.9 Kantenstellung der Leber. Im Stehen
(gestrichelte Linie) tritt der vordere Leberrand tiefer,
im Liegen *(ausgezogene Linie)* höher

Druckempfindlichkeit. Normalerweise nicht druckempfindlich, positiv bei entzündlichen Veränderungen und Volumenzunahme mit Kapselspannung. Wird medial und lateral von der Gallenblase überprüft.

Konsistenz. Normalerweise ziemlich weich; fühlbare Härte bedeutet Konsistenzerhöhung.

Die Konsistenz ist weich bei akuter Hepatitis, fest bei chronischer Hepatitis und Stauungsleber, teigig bei Fettleber und hart bei Zirrhose.

Rand. Die Form des Leberrandes wird beurteilt, wenn man bei Inspiration die Leber über die palpierenden Finger gleiten läßt. Der Rand ist scharf und derb bei Leberzirrhose; er ist stumpf bei Leberstauung, Verschlußikterus, Fettleber oder Amyloidose; er kann höckerig sein bei Lebermetastasen oder grobknotiger Leberzirrhose.

Oberfläche. Normalerweise glatt. Glatte Oberfläche findet sich ebenso bei Stauungsleber, Fettleber, Blutkrankheiten, Amyloidose. Höckerige Oberfläche bei Metastasen (u. U. sog. Krebsnabel), einzelne Vorwölbungen bei Gumma oder Echinokokkuszyste.

Pulsation. Von der Aorta fortgeleitete Pulsationen sind bedeutungslos. Expansive Pulsationen verursachen eine pulssynchrone Volumenzunahme und sprechen für die sehr seltene Trikuspidalinsuffizienz. Zum sicheren Nachweis muß der vordere Leberrand mit Daumen und Zeigefinger umfaßt werden; bei positivem Lebervenenpuls werden die palpierenden Finger auseinandergedrängt.

Riedel-Lappen

Angeborene Anomalie; die Leber reicht in der rechten Flanke lateral bis dicht an den Beckenkamm herunter, der linke Leberlappen ist dabei oft atrophisch (Abb. 14.10).

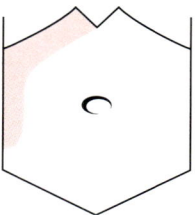

Abb. 14.10 Riedel-Lappen

14.8 Untersuchung der Gallenblase

Normalerweise nicht tastbar. Eine palpable Gallenblase ist immer vergrößert, und zwar bei *Hydrops* oder *Empyem* als birnenförmige, prallelastische, erheblich druckschmerzhafte Resistenz, die atemverschieblich und wegdrückbar ist, und die man zwischen Daumen und Zeigefinger ballotieren lassen kann.

Befunde bei Cholezysto-Cholangiopathien

Leberschwellung mit Ikterus bei Passagehindernis im Ductus hepaticus oder Ductus choledochus.

Palpable Gallenblase spricht für Zystikusverschluß, bei gleichzeitigem Ikterus für Choledochusverschluß.

Fieber oder Schüttelfrost zeigen eine entzündliche Mitbeteiligung an. Bei Druckempfindung der Gallenblasengegend, am lateralen Rand des M. rectus abdominis, werden geprüft:

- *Murphy-Zeichen.* Beide Hände des Untersuchers liegen rechts und links auf der unteren Thoraxapertur, die abgespreizten Daumen drücken unterhalb des Rippenbogens auf den epigastrischen Winkel.

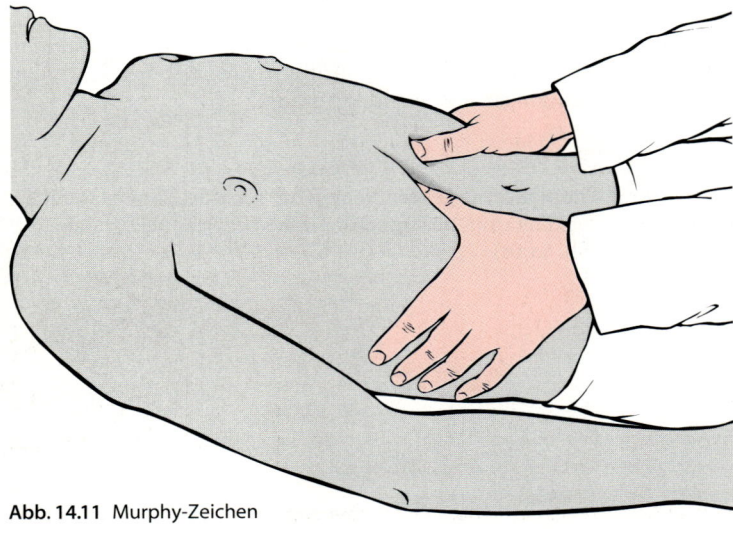

Abb. 14.11 Murphy-Zeichen

Der Patient soll rasch und tief einatmen. Im positiven Fall wird die Einatmung brüsk unterbrochen, und der Patient äußert Schmerzen. Wichtig für die Beurteilung: Bei der Palpation muß derselbe Schmerz ausgelöst werden wie beim Spontanschmerz (Abb. 14.11).

- *Handgriff nach Chiray.* Bei fettleibigen Personen wird in Linksseitenlage untersucht. Der Arzt steht hinter dem Patienten und greift von oben her mit den gebeugten Fingern der rechten Hand unter den Rippenbogen in die Tiefe. Dann wird versucht, denselben Inspirationsschmerz auszulösen (Abb. 14.12).
- *Courvoisier-Zeichen.* Man versteht darunter eine schmerzlose Vergrößerung der Gallenblase mit Verschlußikterus ohne Steinanamnese.

Warum spricht eine prallelastische birnenförmig vergrößerte schmerzlose Gallenblase für Tumor und gegen Steine?

Eine akute Cholezystitis ist immer schmerzhaft. Bei langjähriger Steinanamnese ist die Gallenblasenwand entzündlich geschrumpft und vernarbt, so daß sich ein Hydrops nicht mehr ausbilden kann.
    Ursache des Ikterus ist eine Gallenabflußbehinderung durch Tumor (Pankreaskopf, Ductus choledochus). Bei chronischen Gallenblasenleiden hat diese Regel allerdings keine Gültigkeit, da sich hierbei die Symptome oft überlagern.

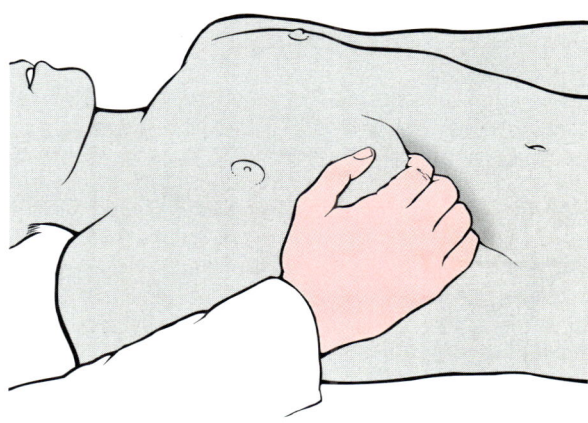

Abb. 14.12 Handgriff nach Chiray (sog. Kammgriff)

14.9 Untersuchung der Milz

Die Palpation der Milz geschieht in Rücken-, Seit- oder Diagonallage. In *Rückenlage* des Patienten umfaßt die linke Hand des Untersuchers die untere Rippenpartie von hinten und drückt nach vorn. Die rechte Hand tastet dabei die Gegend des linken vorderen Rippenbogens ab und versucht, etwas unter die Rippen in Richtung Milz zu tasten. Der Patient atmet ständig tief ein und aus.

Bei *Diagonallage* liegt der Patient in Mittelstellung zwischen Rücken- und rechter Seitlage, er hebt dabei den linken Arm über den Kopf und winkelt die Knie etwas an. Man sucht die Gegend am linken Rippenbogen in der geschilderten Weise ab (Abb. 14.13).

Die normalgroße Milz ist auch bei tiefer Inspiration nicht zu tasten, obwohl Thoraxform, Zwerchfellstand und Blähungszustand des Darmes großen Einfluß auf die Lage der Milz haben. Eine vergrößerte Milz kommt bei tiefer Einatmung unter dem Rippenbogen hervor. Wenn man zu stark drückt, kann eine weiche Milz übersehen werden. Umgekehrt darf ein angespannter M. obliquus externus nicht für die Milz gehalten werden. Wesentlich ist eine gute Zwerchfellbeweglichkeit, d. h., man muß den Patienten tief durchatmen lassen.

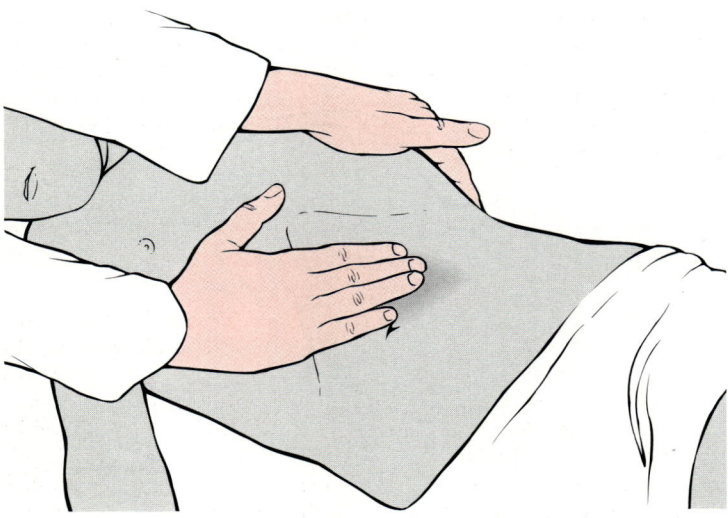

Abb. 14.13 Bimanuelle Untersuchung der Milz in Diagonallage

Die Perkussion der Milz geschieht in Diagonallage. In der mittleren Axillarlinie ist unterhalb der Lunge die Milz zu finden; sie muß nach kaudal gegen den tympanitischen Klopfschall des Darmes abgegrenzt werden.

Stößt bei tiefer Inspiration am palpierenden Finger etwas an, so daß man glaubt, die Milz gefühlt zu haben, soll am Rippenbogen, etwa in der Gegend der 10. Rippe, perkutiert werden. Wenn dabei eine Dämpfung gefunden wird, die mit der Atmung kommt und geht, spricht das sehr für die Milz. Eine große Milz, die bis in die linke Flanke reicht, muß gegen einen Nierentumor abgegrenzt werden.

Bei einem palpablen Tumor im linken Oberbauch sprechen für die Milz:
- Atemverschieblichkeit
- Eingekerbter Rand
- Zungenförmige Gestalt (Margo crenatus).

Vergrößerte harte Milz. Sie wird gefunden bei chronischer Myelose bzw. Lymphadenose, Morbus Hodgkin, perniziöser und hämolytischer Anämie, Polyzythämie, Leberzirrhose.

Vergrößerte weiche Milz. Sie wird beobachtet bei Infektionskrankheiten, Typhus, Sepsis, Miliartuberkulose.

Die Feststellung eines Milztumors hat erhebliches diagnostisches Gewicht. Glücklicherweise hilft bei unklarem Milztumor die Sonographie weiter, denn die Milzpalpation ist schwierig. Eine Milzvergrößerung ist im allgemeinen indolent; jedoch können eine monströse Milzvergrößerung (bei Leukämie) oder ein Milzinfarkt (bei Endokarditis) schmerzhaft sein.

14.10 Magen und Pankreas

Die Bedeutung der direkten Untersuchungsmethoden ist nur gering. Vom Magen sind in Rückenlage nur das Antrum und die unteren Abschnitte der großen Kurvatur zugänglich (alles andere ist verdeckt). Bei hochsitzenden Resistenzen kann die Untersuchung im Stehen versucht werden (Absinken der Baucheingeweide). Klinisch bedeutungsvoll ist die *Palpation eines Tumors,* da die überwiegende Mehrzahl der Magentumoren maligne ist. Das Duodenum befindet sich rechts vom Nabel. Bei Ulcus duodeni läßt sich in der Tiefe u. U. ein Schmerz auslösen (Duodenalpunkt).

Am Pankreas sind große Pankreaszysten, die die Bauchwand vorwölben können, bedeutungsvoll. Mitunter sind auch Pankreaskopf-karzinome als harte Tumoren in der Magengegend tastbar.

14.11 Dünn- und Dickdarm

Entzündlich *verdickte Darmabschnitte* lassen sich gut palpieren, bei-spielsweise bei Iliozökaltuberkulose, Konglomerattumor nach ver-schleppter Appendizitis, Ileitis regionalis. Bei *walzenförmigen Resisten-zen* liegen am häufigsten kotgefüllte Darmschlingen vor, bei der Diffe-renzierung gegenüber echten Veränderungen hilft die Untersuchung an verschiedenen Tagen sowie nach gründlicher Darmentleerung.

Neoplasmen des Dickdarmes sind nicht palpabel, wenn sie in den verborgenen Flexuren lokalisiert sind. Sigmatumoren lassen sich häufig tasten.

Reflektorische Bauchdeckenspannung beweist Peritonitis; mit-unter ist die Abwehrspannung nur umschrieben.

14.12 Nieren und Harnwege

14.12.1 Nieren

Inspektion. Ergibt beim paranephritischen Abszeß Vorwölbung, Rö-tung, Temperaturdifferenz.

Tapotement (Klopfschmerzhaftigkeit). Mit der ulnaren Handkante werden am sitzenden Patienten sanfte Schläge in der Nierengegend ausgeführt; man beginnt mit ganz leichten Schlägen und steigert all-mählich die Intensität. Schlägt man beim unvorbereiteten Patienten zu heftig, so kann die Schreckreaktion mit einer Schmerzreaktion ver-wechselt werden.

Die Prüfung der Klopfschmerzempfindlichkeit läßt sich folgen-dermaßen variieren: Man legt die linke Hand flächig in der Nieren-gegend auf und schlägt mit der Ulnarseite der anderen, zur Faust ge-ballten Hand auf die eigene, flach aufliegende Hand (anstatt direkt auf den Patienten; Abb. 14.14). Heftiger Schmerz in der Tiefe spricht für Pyelonephritis, Paranephritis oder subphrenischen Abszeß.

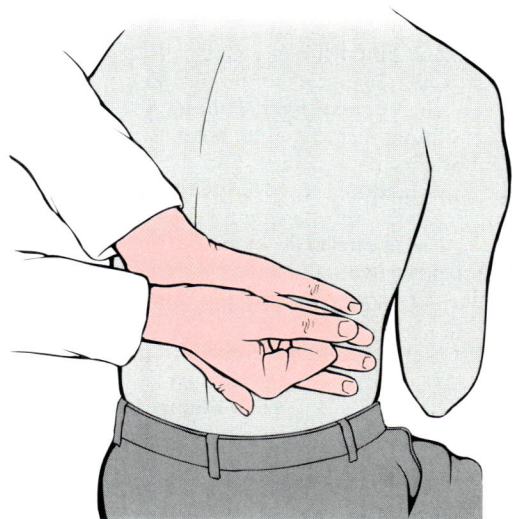

Abb. 14.14 Prüfung des Nierenlagers auf Klopfschmerzhaftigkeit

Palpation. Sie wird bimanuell in Rückenlage ausgeführt. Bei mageren Personen, die gut entspannen und tief einatmen, läßt sich der untere Nierenpol tasten. Die vordere Hand drückt dabei die Niere der hinteren Hand, die sich in der Lendengegend befindet, entgegen. Senknieren und Kippnieren werden bei vergleichender Palpation im Stehen diagnostiziert.

Vergrößerte Niere kann bedeuten:
- Zystennieren (doppelseitig, höckerige Oberfläche)
- Hydronephrose (unterliegt Größenwechsel)
- Nierentumor.

Führende Symptome bei Nephrolithiasis:
- Koliken
- Hämaturie.

Anurie ist das Sistieren der Urinproduktion (weniger als 100 ml Urin in 24 h). Die Ursachen dafür können sein:
- Prärenal (bei Exsikkose, im Schock)
- Renal (bei Niereninsuffizienz)
- Postrenal (reflektorisch bei Abflußbehinderung durch Stein oder Tumor).

14.12.2 Harnblase

Sie reicht bei *extremer Füllung* bis in Nabelhöhe, wird dann als Vorwölbung sichtbar und kann wie ein vergrößerter Uterus in der Schwangerschaft palpiert und perkutiert werden. Klinisch wichtig ist die Entscheidung: Harnverhaltung oder Anurie. Häufig bei Männern mit Prostatavergrößerung („Uterus masculinus").

Im Zweifelsfalle katheterisieren: Bei Anurie ist die Harnblase leer. Bei Harnverhaltung läßt sich die Blase entleeren, der Unterbauchtumor verschwindet, und der Patient ist für die Entlastung dankbar.

Differentialdiagnose abdomineller Befunde (Abb. 14.15 a–g)

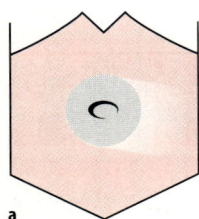

Vorwölbung des Bauches

Aszites. Flankendämpfung, zentrale Tympanie, Nabel verstrichen, Undulation (Abb. 14.15 a)

a

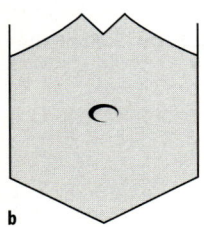

Meteorismus. Tympanitischer Schall über dem gesamten Abdomen (Abb. 14.15 b)

b

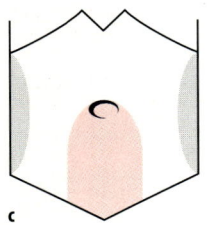

Ovarialzyste, Schwangerschaft, große Harnblase (gleiche Symptomatik). Resistenz steigt vom Becken auf, nach unten nicht abgrenzbar, nicht atemverschieblich, Tympanie über den Flanken (Abb. 14.15 c)

c

Atemverschiebliche Resistenzen

Leber. Ausdehnung vom rechten zum linken Rippenrand, nach kranial palpatorisch nicht abgrenzbar (nur perkutorisch), bei Vergrößerung u. U. bis in die Fossa ilica herabreichend, charakteristischer Leberrand (Abb. 14.15 d)

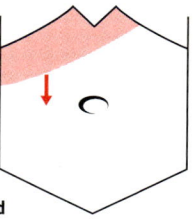

d

Milz. Tritt unter dem Rippenbogen hervor, nach oben nicht abgrenzbar, große Atemexkursionen notwendig, eingekerbter Rand, bei Perkussion atemsynchrone Dämpfung (Abb. 14.15 e)

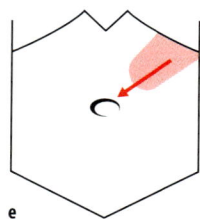

e

Vergrößerte Gallenblase. Unter dem Rippenbogen tastbar, gut beweglich (ballotierbar), charakteristische ovale Form (Abb. 14.15 f)

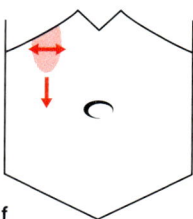

f

Zentrale Resistenzen

Pankreaszyste, Lymphknotenvergrößerungen, Lendenwirbelsäule mit darüberliegender Aorta (Pulsationen), Kotballen (Verschwinden nach Einlauf und Darmentleerung) (Abb. 14.15 g)

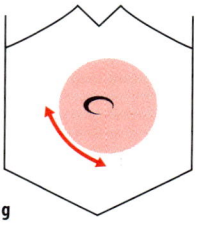

g

Abb. 14.15 Differentialdiagnose abdomineller Befunde (a–g)

Reihenfolge des Untersuchungsganges
- Orientierende Untersuchung des Abdomens im Ganzen:
  Inspektion auf sichtbare Befunde
  Palpation auf Resistenzen
  Perkussion auf Meteorismus oder Aszites
  Auskultation der Darmperistaltik
- Detaillierte Beurteilung der einzelnen Organe (wiederum in der Reihenfolge inspektorisch – palpatorisch – perkutorisch – auskultatorisch):
  Leber und Gallenblase, Milz, Magen und Pankreas, Dünn- und Dickdarm, Niere und ableitende Harnwege.

15   Rektale Untersuchung

Der Patient kommt zu einer Nachuntersuchung und ist des Lobes voll für seinen Doktor: „Ihre Behandlung hat sehr gut angeschlagen; ich bin Ihnen ja so dankbar, daß ich diese unangenehmen Beschwerden los bin!" Der Doktor rutscht unruhig auf seinem Stuhl hin und her, antwortet „so, so" und „hm, hm" und versucht sich krampfhaft zu erinnern, aber es fällt ihm beim besten Willen nicht ein, worum es sich gehandelt hat. Da der Patient aber fortfährt, die Heilkunst seines Doktors in den höchsten Tönen zu loben, versucht dieser, die Situation zu retten und erwidert: „Na, dann wollen wir uns die Sache nochmal kurz ansehen!"
Der Patient dreht sich herum, läßt die Hosen herunter und beugt sich nach vorne. Der Doktor sieht das Hinterteil seines Patienten und ruft begeistert aus: „Aber natürlich, Herr Meier, jetzt erkenne ich Sie wieder!"
Fazit: Der Name des Patienten kann schon einmal entschwinden, Hauptsache, der Befund hat sich fest eingeprägt.

Die rektale Untersuchung ist indiziert bei Patienten über 40 Jahren, bei Schleim- oder Blutabgang aus dem Rektum, bei Störungen des Stuhlgangs sowie bei Verdacht auf Appendizitis.

Für die Untersuchung bieten sich verschiedene Stellungen an, wobei jede ihre Besonderheiten aufweist:
- Die Knie-Ellenbogen-Lage ist günstig zur Untersuchung der Prostata beim Mann
- Die Links-Seitlage mit angezogenen Beinen ist geeignet zur Untersuchung bei Frauen
- Die Rückenlage ist angezeigt bei schwerkranken Patienten, denen eine Lageänderung nicht zugemutet werden kann. Sie ist außerdem wichtig zur Untersuchung des Douglas-Raumes (Abb. 15.1 u. 15.2)
- Der stehende Patient beugt sich mit dem Oberkörper quer über die Untersuchungsliege.

Man benötigt Einmalhandschuhe, Fingerlinge, Gleitmittel und Zellstoff.

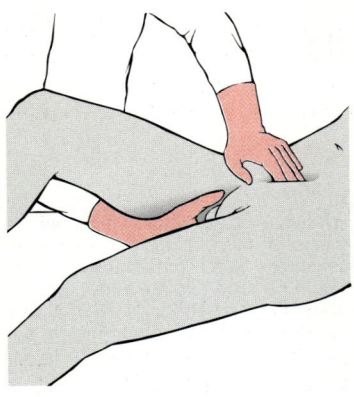

Abb. 15.1 Rektale Untersuchung in Rückenlage. (Nach Savic 1978)

Untersuchungsgang

Nach dem Spreizen der Gesäßbacken wird der Anus und seine Umgebung inspiziert. Man achtet auf äußere Hämorrhoiden, Ekzem, Fistelöffnungen oder Fissuren. Anschließend läßt man den Patienten kurz pressen, dabei können innere Hämorrhoiden prolabieren. Zur Einordnung erhobener Befunde dient der Vergleich mit dem Zifferblatt (beim Blick von hinten).

Jetzt wird dem Patienten erklärt, was man vorhat. Er soll mit geöffnetem Mund ruhig ein- und ausatmen. Nunmehr wird der mit einem Fingerling überzogene und mit Gleitmittel bestrichene Zeigefinger der behandschuhten Hand in das Rektum eingeführt. Man bohrt

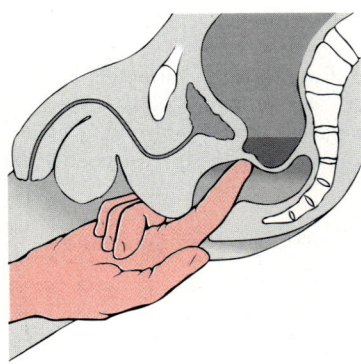

Abb. 15.2 Palpation des Douglas-Raumes bei Peritonitis. (Nach Savic 1978)

nicht mit der Fingerspitze, sondern legt die Fingerbeere flach auf den Anus, läßt den Patienten kurz pressen und führt den Zeigefinger mit einer leicht drehenden Bewegung in den Analkanal ein. Wird ein geringer, aber gleichmäßiger Druck ausgeübt, so gibt der Sphinkter ohne weiteres nach (Abb. 15.3).

Rektum. Folgende Gebilde können im Rektum erfaßt werden:
- *Sphinktermuskulatur und Sphinktertonus.* Die schlingenförmige Anordnung der Levatormuskulatur läßt sich im hinteren und seitlichen Analkanal mühelos tasten.
- *Valvula analis inferior.* Weiche, querliegende Schleimhautfalte, gegen die der eindringende Finger gelegentlich stößt.
- *Promontorium und Spina ischiadica.* Dringt man mit dem Finger möglichst tief ein, so kann man diese Gebilde weit dorsal bzw. seitlich tasten; sie tragen zur anatomischen Orientierung bei.
- *Prostata oder Uterus.* An der ventralen Rektumwand tastbar.

Beurteilung der Prostata. Mit dem Zeigefinger umfährt man zunächst die Vorsteherdrüse, dabei soll sie auch nach kranial sicher abgegrenzt werden; normalerweise kastaniengroß.

Es folgt die Festlegung der Konsistenz, normalerweise mittelfest (Vergleich: Muskulatur des Daumenballens); auch das gutartige Adenom hat diese Konsistenz (Abb. 15.4).

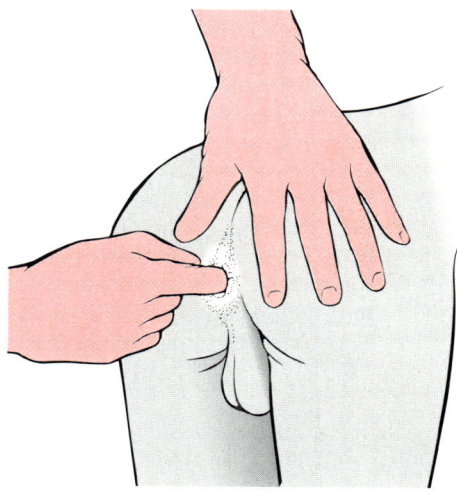

Abb. 15.3 Rektale Untersuchung. Der Finger wird leicht drehend eingeführt. (Nach Savic 1978)

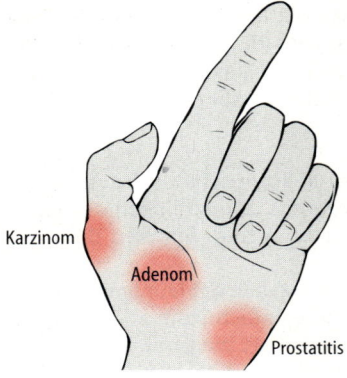

Karzinom

Adenom

Prostatitis

Abb. 15.4 Konsistenzvergleich bei verschiedenen Prostataerkrankungen. (Nach Savic 1978)

Typische *Tastbefunde* sind:
- *Umschriebener harter Knoten,* deutlich konsistenzvermehrt (Vergleich: Knochenkante des Daumengrundgelenks), bedeutet Karzinomverdacht und bedarf der Biopsie.
- *Teigig-weiche Vergrößerung* (Vergleich: Kleinfingerballen) bei der relativ harmlosen Prostatitis bzw. Kongestion.
- *Harte Infiltration* mit umschriebener Anschwellung und lokaler Hitze bei eitriger Prostatitis; dazu extrem schmerzhaft, u. U. zentrale Einschmelzung zum Abszeß mit Fluktuation.
- *Andere Befunde:* Prostatasteine, Narben (nach Biopsie), umschriebene Entzündung (Prostatitis granularis).

Kriterien bei der Beurteilung der Prostata:
- Größe
- Konsistenz
- Oberflächenbeschaffenheit
- Abgrenzbarkeit bzw. Verbackensein mit dem umliegenden Gewebe
- Druckschmerz
- Schleimhautverschieblichkeit.

Danach dringt man mit dem Finger möglichst tief ein und sucht nach weiteren Auffälligkeiten. Dabei soll die Prostata nach kranial abgegrenzt und das Rektum ringsum abgetastet werden. Skybala lassen sich frei verschieben und haften der Wand nicht an. Zuletzt zieht man den Finger vorsichtig wieder heraus und betrachtet ihn auf anhaftende Blut- oder Schleimspuren.

Auffällige Befunde

Prostata. Vergrößerung, glatte Oberfläche, weiche Konsistenz, gut verschiebliche Schleimhaut bei Prostataadenomyomatose. Konsistenzvermehrung, höckerige Oberfläche und eingeschränkte Schleimhautverschieblichkeit bei Prostatakarzinom. Druckschmerz und pralle Konsistenz bei Prostatitis.

Rektumkarzinom. Derbe Schleimhautveränderungen mit wallartigem Rand, meistens nicht schmerzhaft, leicht blutend.

Polypen. Weicher, verschieblicher Tumor, der Schleimhaut anhaftend. Bei jeder Resistenz, gleichgültig ob weich oder derb, ist eine Rektoskopie erforderlich.

Zum Untersuchungsgang gehören:
- Inspektion äußere Abschnitte
- Palpatorische Beurteilung Analkanal
- Beurteilung der Prostata einschließlich Anhangsgebilde (beim Mann) bzw. des Douglasschen Raumes (bei der Frau)
- Austasten der gesamten Rektumampulle
- Nachweis etwaiger Blutspuren am palpierenden Finger.

Ein etwa 50jähriger Patient klagt in letzter Zeit über Kniebeschwerden; ohne vorausgegangenes Trauma, nicht belastungsabhängig, kein akuter Reizzustand. Bei der Untersuchung des Kniegelenkes sind alle klinischen Tests negativ, es findet sich kein krankhafter Befund und kein Hinweis auf die Schmerzursache.

Es wird eine Röntgenuntersuchung des Kniegelenkes angeschlossen, aber auch röntgenologisch ist alles o. B.

Der Patient klagt aber weiterhin über Beschwerden im Kniegelenk und neuerdings im Unterschenkel; daher wird noch eine Aufnahme des Unterschenkels angefordert. Es findet sich tatsächlich eine metastatische Destruktion im Tibiakopfbereich, dicht außerhalb der Gelenkregion (die Diaphysen sind auf den üblichen Gelenkeinstellungen nicht mit abgebildet). Ursache war ein metastasierendes Hypernephrom der Niere, das bis dahin noch nicht diagnostiziert worden war.

Resümee: Die Röntgenaufnahme ist indiziert, wenn die klinische Untersuchungstechnik im Stich läßt; man sollte klinisch wie röntgenologisch aber nicht nur an die Gelenkstrukturen, sondern auch an die Diaphysen denken!

16.1 Wirbelsäule

Untersuchungsgang

Inspektion. Am stehenden, entkleideten (ein kleiner Short ist erlaubt) Patienten beurteilt man die Wirbelsäule von hinten (Frontalebene) und von seitlich (Sagittalebene).

Von *hinten* achtet man auf Beckenschiefstand (Beinverkürzung), symmetrisches Taillendreieck, seitliche Abweichungen im Verlauf der Wirbelsäule, hervortretende Dornfortsätze, Rippenbuckel, asymmetrischen Lendenwulst, Schulterstand.

Der Verlauf der Wirbelsäule läßt sich besser beurteilen durch:
- Markierung der Dornfortsätze, indem man mit zusammengelegtem Daumen und Zeigefinger mehrmals kräftig über die Dornfortsätze fährt; durch die anschließende Rötung tritt der Wirbelsäulenverlauf deutlicher hervor.

- Beim Vornüberneigen des Patienten bildet sich ein Rippenbuckel bzw. Lendenwulst an der Konvexseite der Skoliose aus (Abb. 16.1).

Von der Seite achtet man auf die Sagittalschweifungen der Wirbelsäule (Kyphose der BWS, Lordose der LWS), auf die Rückenform (hohlrunder Rücken, totaler Rundrücken, Flachrücken) sowie auf das Abdomen (schlaffe Bauchdecken mit Vorwölbung).

Palpation. Palpation und Perkussion der Dornfortsätze auf Druckschmerzhaftigkeit. Prüfung der Iliosakralgelenke auf Druck- und Klopfschmerz. *Stauchschmerz der HWS* wird ausgelöst, indem der Patient auf einer harten Unterlage sitzt, der Untersucher die übereinandergelegten Hände auf die Scheitelgegend legt und einen kurzen, kräftigen Druck nach kaudal ausübt.

Stauchschmerz der BWS löst man aus, indem beide Hände auf die Schultern des Patienten gelegt werden und wiederum ein ruckartiger Druck in der Senkrechten ausgeübt wird. Der *Fersenfallschmerz* wird ausgelöst, indem sich der Patient aus dem Zehenstand auf die Fersen fallen läßt, wodurch eine Affektion der HWS, BWS oder LWS wahrscheinlich gemacht werden kann.

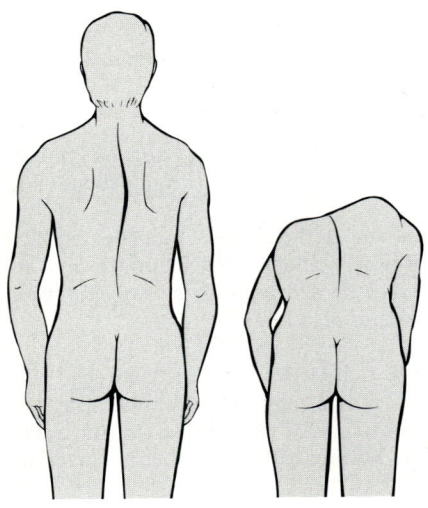

Abb. 16.1 Rechtskonvexe thorakale Skoliose. Beim Vornüberbeugen bildet sich rechts ein Rippenbuckel aus

Beweglichkeit. Der genaue Bewegungsumfang wird mit der Neutral-Null-Methode gemessen und ist Bestandteil der orthopädischen Untersuchung. Als orientierende Methoden dienen:

- Beurteilung der HWS. Kopfbeugung (Kinn auf die Brust), u. U. mit Messung des Kinn-Sternum-Abstandes. Reklination des Kopfes mit Blick über Kopf nach hinten (der sitzende Patient blickt auf den hinter ihm stehenden Untersucher). Seitwärtsdrehung des Kopfes mit Blick über die Schulter (Drehung von knapp 90° nach jeder Seite).
- Beurteilung der BWS und LWS. Vorneigen des Patienten mit Messung des *Finger-Boden-Abstandes* in Zentimetern oder der Angabe,

Frontalebene (von hinten gesehen)	Sagittalebene (von seitlich gesehen)
Skoliose (Seitverbiegung der WS)	Kyphose/Lordose (vermehrte Sagittalschweifungen der WS)
Inspektion: Seitenvergleich von Schulterhöhe und Schulterblättern Taillendreieck Höhe der Beckenkämme	Inspektion: Achten auf vermehrte (oder abgeflachte) Rundungen Beckenkippung nach vorn (Bauchinhalt wird „ausgekippt") Vorwölbung des Bauches und schlaffe Bauchdecken
Funktionsprüfung: Vorneige des stehenden Patienten Auf der konkaven Seite findet sich: • Rippenbuckel (Vorwölbung der Rippen) • Lendenwulst (Vorwölbung der Lendenmuskulatur)	Funktionsprüfung: Vorneige des stehenden Patienten Normalerweise bildet sich ein gleichmäßiger Bogen aus Beim Wiederaufrichten: Bei fixierter Kyphose bleibt eine Restkrümmung bestehen
Funktionsprüfung bei nichtfixierter Skoliose durch Beckenschiefstand: Bei Ausgleich des Schiefstandes (Brettchen unter das verkürzte Bein) oder im Sitzen ist die Skoliose nicht mehr nachweisbar, WS verläuft senkrecht	Funktionsprüfung auf Haltung: Normale Haltung: Aufrechter Stand, Arme in waagerechter Vorhalte kann über 30 sec. beibehalten werden Haltungsschwäche: Vermehrte Lendenlordose, Vorstrecken des Bauches, Absinken der Arme

Tabelle 16.1 Untersuchung der Wirbelsäule

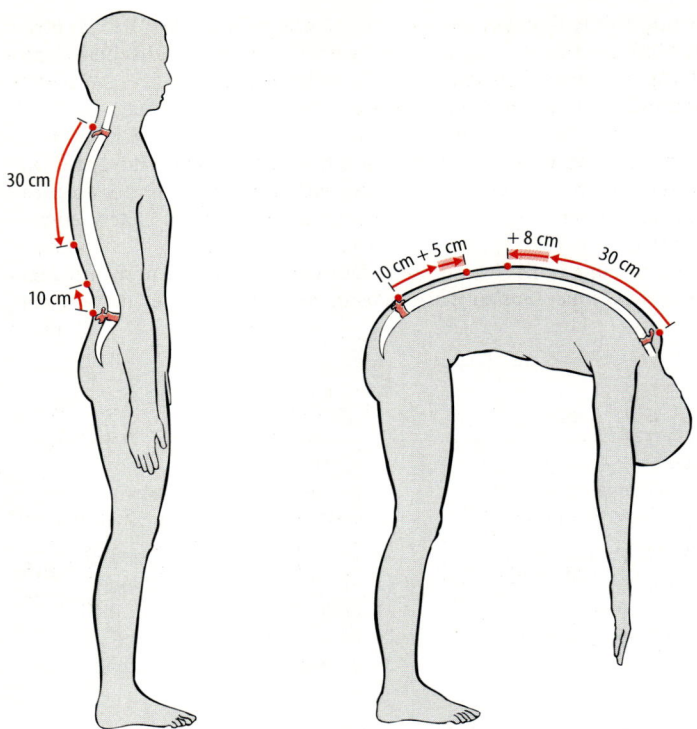

Abb. 16.2 Schober-Zeichen zur getrennten Beweglichkeitsprüfung von LWS und BWS. Zur Beurteilung der LWS erfolgt die Markierung bei S1; für die BWS erfolgt die Markierung bei C7. (Nach Savic 1978)

wie weit die Finger reichen (Knie, Tibiamitte, Fußgelenk). Beurteilt werden dabei die Gesamtbeweglichkeit der Wirbelsäule wie auch die Beugung der Hüftgelenke.

Schober-Zeichen. Über dem Dornfortsatz von S 1 wird mit dem Stift eine Hautmarke angebracht, 10 cm oberhalb davon eine zweite. Beim Vorneigen des Patienten entfernen sich die beiden Markierungen bei normaler Beweglichkeit der LWS bis auf einen Abstand von 15 cm. Bei weniger als 14 cm Abstand liegt eine Lendenstecksteife vor (Abb. 16.2).

Haltung. Der Patient wird aufgefordert, sich groß zu machen und beide Arme in waagerechte Vorhalte zu bringen. Dadurch wird die Wirbelsäulenmuskulatur *belastet.* Normalerweise kann die aufgerichtete Haltung über 30 s eingenommen werden.

Lasègue-Zeichen. Bei Kreuzschmerzen, Ischias und Verdacht auf Bandscheibenvorfall werden am liegenden Patienten nacheinander die im Kniegelenk gestreckten Beine passiv angehoben. Es kommt zu plötzlich einschießenden Schmerzen im Verlauf des N. ischiadicus. Das weitere Anheben des Beines ist schmerzbedingt gehemmt. Ein positives Lasègue-Zeichen bei einem Winkel von etwa 30° ist eindeutig pathologisch. Dieser Dehnungsschmerz verringert sich bei Abduktion und Außenrotation des Beines (Abb. 16.3).

Modifikation nach Bragard. Passive Dorsalextension des Fußes bei angehobenem Bein und angedeutetem Lasègue-Zeichen verstärkt den Dehnschmerz (Abb. 16.4).

Pseudolasègue-Zeichen. Das Anheben des Beines ist fast bis zur Senkrechten möglich, es kommt dabei zum Dehnschmerz in der ischiokruralen Muskelgruppe; es tritt bei Verkürzung dieser Muskeln häufig auf und darf nicht mit einem positiven Lasègue-Zeichen verwechselt werden.

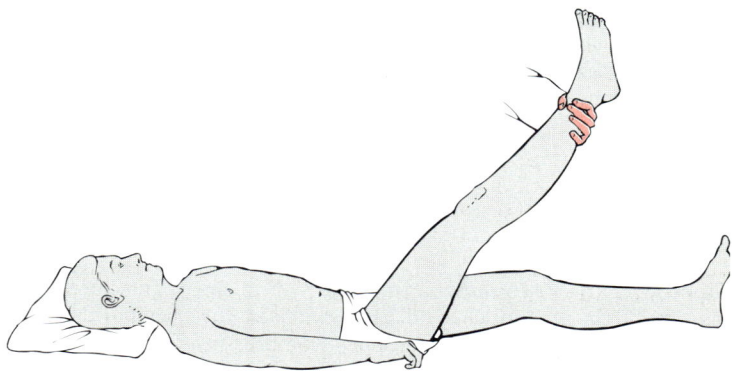

Abb. 16.3 Lasègue-Zeichen

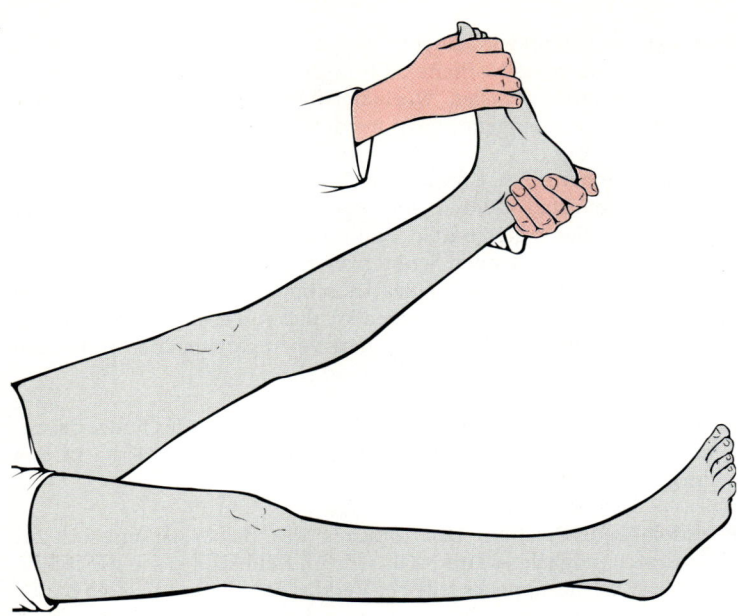

Abb. 16.4 Modifikation nach Bragard

Auffällige Befunde

Vermehrte Kyphose der BWS. Vermehrte Krümmung in der betroffenen Region, angrenzende Wirbelsäulenabschnitte sind gestreckt. Bei aktiver Rückenstreckung in Vorbeuge, Arme im Nacken verschränkt, und Anhebung des Oberkörpers bleibt eine *Restkrümmung* bestehen. Die Schultern hängen nach vorn. Der M. pectoralis major ist verkürzt (Abb. 16.5).

Ursachen: Folge eines Morbus Scheuermann (Adoleszentenkyphose). Rachitis, Altersskyphose infolge Osteoporose.

Gibbus. Scharfe *Ventralabknickung* der BWS in einem umschriebenen Bereich durch entzündlichen oder tuberkulösen Zusammenbruch eines Brustwirbelkörpers oder bei ventraler Kompressionsfraktur.

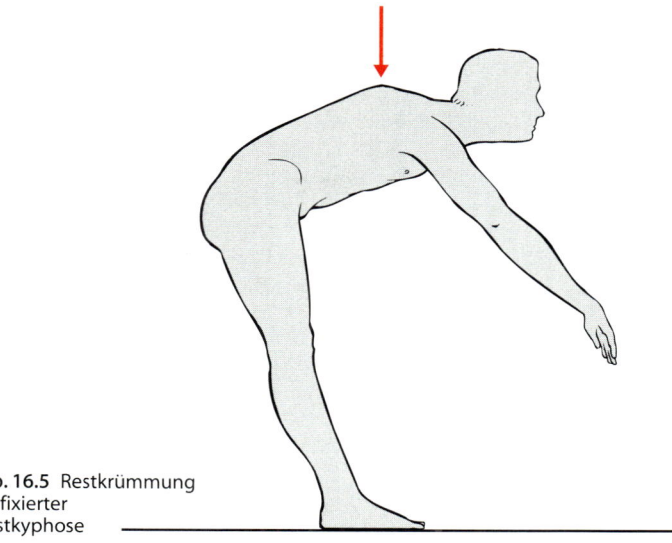

Abb. 16.5 Restkrümmung bei fixierter Brustkyphose

Vermehrte Lordose der LWS. Ventralabgleiten eines Lendenwirbelkörpers durch Lockerung im Bandapparat oder Defekt eines Wirbelbogens (Spondylolisthesis).

Haltungsformen sind Normvarianten mit Prädisposition zu Rückenbeschwerden.
Man unterscheidet vier Varianten (Abb. 16.6):
- Normaler Rücken (normale Halslordose, Brustkyphose, Lendenlordose)
- Hohlrunder Rücken (verstärkte Brustkyphose, vermehrte Lendenlordose)
- Totaler Rundrücken (verstärkte und langgestreckte Brustkyphose ohne Lendenlordose)
- Flachrücken (abgeflachte Sagittalkrümmungen).

Umschriebener entzündlicher oder neoplastischer Prozeß. Palpation und Perkussion des Dornfortsatzes schmerzhaft, Stauchungsschmerz, Fersenfallschmerz.

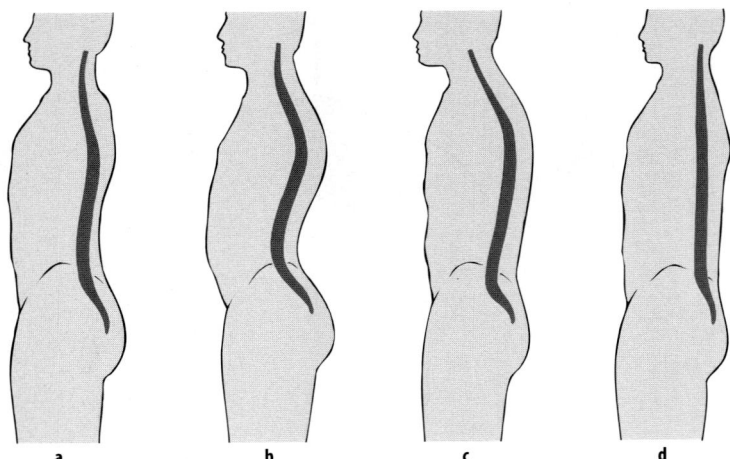

Abb. 16.6 Haltungsvarianten: **a** normaler Rücken, **b** hohlrunder Rücken, **c** totaler Rundrücken, **d** Flachrücken

Allgemeine Osteoporose. Diffuser Klopfschmerz über größeren Abschnitten der Wirbelsäule. Beweglichkeit intakt, keine neurologischen Ausfälle.

Skoliose. *Funktionelle Skoliosen* bei Beckenschiefstand (Abb. 16.7) infolge Hüftgelenkschäden oder bei ungleicher Beinlänge sowie bei reflektorischem Hartspann der paravertebralen Muskulatur (Ischiasschmerz); reversibel, wenn die Ursache wegfällt. Gleicht sich im Sitzen aus.

Unterscheidung zwischen funktioneller und struktureller Skoliose. Bei haltungsbedingter (funktioneller) Skoliose infolge Beinverkürzung und Beckenschiefstand gleicht man die Skoliose im Stand durch Unterlegen von Brettchen unter das kurze Bein aus. Bei korrektem Ausgleich stehen danach die Beckenkämme gleichhoch und die Wirbelsäule verläuft senkrecht.

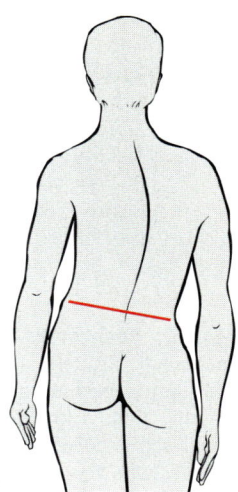

Abb. 16.7 Beckenschiefstand mit funktioneller Skoliose

Auch im Sitzen verläuft die Wirbelsäule senkrecht; vorausgesetzt, die Skoliose ist funktionell und noch nicht fixiert.

Strukturelle Skoliosen sind fixiert und nicht mehr reversibel, weder im Stehen noch im Sitzen.

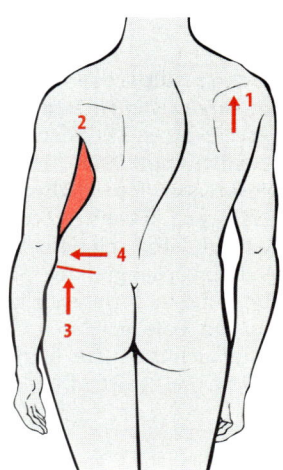

Abb. 16.8 Erkennungsmerkmale der Skoliose. *1* Schulterblatt steht höher, *2* Taillendreieck größer, *3* Beckenkamm steht höher, *4* Lendenwulst

Kennzeichen der Skoliose (Abb. 16.8):
- Schulterhöhe und Schulterblatt stehen auf der konvexen Seite höher, auf der konkaven Seite tiefer
- Taillendreieck auf der konkaven Seite größer
- Beckenkamm steht auf der konkaven Seite höher
- Rippenbuckel (bei thorakaler Skoliose) bzw. Lendenwulst (bei lumbaler Skoliose) auf der konvexen Seite.

Morbus Bechterew (Spondylitis ankylopoetica). Entzündlich-rheumatischer Prozeß, an den *Iliosakralfugen* beginnend und auf die LWS und oberhalb gelegene Wirbelsäulenabschnitte übergreifend. Es finden sich: lumbale Beugeversteifung (Schober-Zeichen positiv), Druckschmerz bei Palpation der Iliosakralfugen sowie bei Kompression des Beckens von beiden Seiten und in sagittaler Richtung; ferner eingeschränkte Atemexkursionen des Thorax.

Haltungsstörungen (infolge muskulärer Schwäche). Bei *Haltungsschwäche* kann die aufgerichtete Haltung weniger als 30 s eingehalten werden; es kommt zur vermehrten Lendenlordose mit Vorstrecken des Bauches, und das Lot vom Scheitel der Brustkyphose fällt hinter das Kreuzbein (Abb. 16.9). Bei *Haltungsverfall* kann die aufgerichtete Haltung mit vorgehaltenen Armen überhaupt nicht eingenommen werden.

Nucleus-pulposus-Prolaps. Sequestriertes Bandscheibengewebe führt zur *mechanischen Irritation* der sensiblen oder motorischen Spinalnervenwurzel. Es finden sich: Druck- bzw. Klopfschmerz über den Nervenaustrittspunkten, Hartspann der segmentalen paravertebralen Muskulatur, Streckhaltung der Wirbelsäule mit eingeschränkter Beugefähigkeit (Schober-Zeichen positiv, Lasègue-Zeichen positiv), Husten- und Niesschmerz, Druckschmerz im Verlauf des N. ischiadicus (Valleix-Druckpunkte; Abb. 16.10), sensorische Hyperästhesie bzw. Hypästhesie im zugehörigen Dermatom, motorische Ausfälle mit Fehlen von Patellarsehnen- bzw. Achillessehnenreflex (s. neurologische Untersuchung). Am häufigsten sind die Zwischenwirbelscheiben L5/S1 bzw. L4/L5 betroffen.

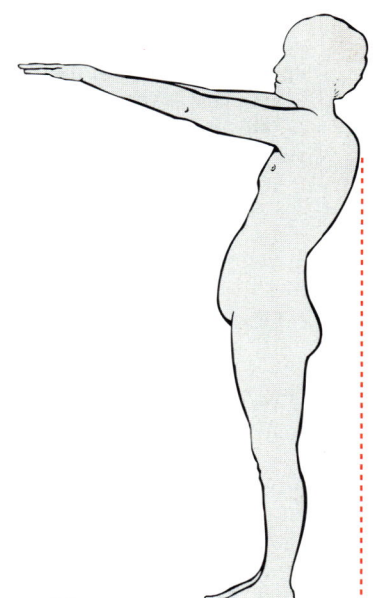

Abb. 16.9 Haltungsstörung bzw. Haltungsverfall

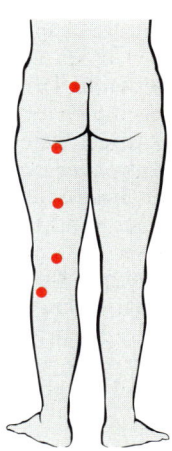

Abb. 16.10 Valleix-Druckpunkte

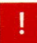

Reihenfolge bei der Untersuchung des Bewegungsapparates:
- Zunächst Inspektion von allen Seiten
- Palpation der verschiedenen Strukturen
- Funktionsprüfung
- Vergleich mit der gesunden Gegenseite.

16.2 Obere Extremität

Allgemeine Inspektion des Armes. Erstreckt sich auf Gelenkkonturen, Muskelrelief, Hautfarbe, Durchblutung, Pigmentierungen.

Positionsversuch. Zur Orientierung über die Beweglichkeit fordert man den sitzenden Patienten auf, beide Arme nach vorn auszustrekken (liegende Patienten schräg nach oben), zu pronieren und zu supinieren und anschließend die Arme mit gespreizten Fingern und geschlossenen Augen einige Zeit in dieser Stellung zu halten. *Zittern oder Absinken* eines Armes spricht für Muskelschwäche.

Schultergelenk

Inspektion. Man achtet auf Schulterkontur, Relief der Halsmuskulatur und des Trapezius, Kontur der Klavikula.

Palpation. Der Patient sitzt auf einem Hocker, der Untersucher umfaßt von hinten beide Schultern, der Daumen liegt unterhalb der Spina scapulae. Man tastet nacheinander Akromion, Processus coracoideus (Ansatz der kurzen Bizepssehne), vorderen Gelenkspalt, Sulcus der langen Bizepssehne an der Vorderseite des Humerus und das Tuberculum majus (Ansatz der Supraspinatussehne).

Beweglichkeit. Der Arm hat einen Bewegungsspielraum, der größer als eine Halbkugel ist. Aktive und passive Beweglichkeit werden in mehreren Ebenen (Vorwärts- und Seitwärtsheben, Horizontalbewegung nach vorn und hinten, Rotation nach innen und außen) exakt mit dem Winkelmesser bestimmt.

Folgende **Kombinationsbewegungen** dienen der raschen Orientierung:

- Schürzengriff: Innenrotation des Armes, Rückheben der Hand vom Gesäß bis unter die Schulterblätter
- Griff in den Nacken: Außenrotation des Armes, Senken der Hand bis zu den Schulterblättern
- Hochheben der Hand über den Kopf bis zur Berührung des gegenüberliegenden Ohres oder Berühren der gegenseitigen Schulter
- Abduktion (Seitwärtsheben) und Elevation (Vorwärtsheben) bis zur Senkrechten.

Bogenzeichen. Der herabhängende Arm wird vom Patienten aktiv abduziert (u. U. passiv unterstützt) und seitlich im Bogen bis zur Senkrechten emporgehoben. Im Falle des schmerzhaften Bogens ist der Beginn der Bewegung noch schmerzfrei möglich; in der Waagerechten (bei einem Abduktionswinkel ab etwa 60° bis etwa 120°) tritt ein heftiger Schulterschmerz auf, der beim weiteren Anheben bis zur Senkrechten wieder verschwindet.

Ursache sind degenerative Veränderungen der Supraspinatussehne (u. U. mit Verkalkung), denn bei 90° Abduktionswinkel ist die Raumnot für die Sehne unter dem Akromion am größten.

Gleichzeitig besteht oft ein Druckschmerz im Bereich des Sehnenansatzes am Tuberculum majus sowie eine Muskelatrophie des M. supraspinatus.

Ellenbogengelenk

Inspektion. Vorwölbung der Gelenkkapsel bei Erguß von hinten beidseits des Oberarmes sichtbar.

Palpation. Knöcherne *Druckpunkte* (entsprechen Sehnenansatzstellen) sind der Epicondylus lateralis et medialis sowie das Olekranon. Gesucht wird außerdem nach kubitalen Lymphknoten und Rheumaknoten.

Handgelenk, Hand und Finger

Inspektion. Zu achten ist auf die Trophik der Haut und Fingernägel, Gelenkschwellungen sowie auf das Muskelrelief, insbesondere Daumenballen, Kleinfingerballen und Interossei am Handrücken. An der Handfläche achtet man auf Palmarerythem (Lebererkrankungen), feuchte Hände (Hyperthyreose, vegetative Labilität) sowie vermehrt pigmentierte Handlinien (Morbus Addison).

Palpation. Handgelenk, Handwurzel und Fingergelenke werden auf Druckschmerzhaftigkeit, Synovialverdickung, lokale Wärme oder Krepitationen abgetastet.

Auffällige Befunde an den oberen Extremitäten

Periarthritis humeroscapularis. Erkrankungen der periartikulären Strukturen mit Schmerz und Bewegungseinschränkung. Unter Umständen Bild der *Schultersteife* („frozen shoulder") mit passiver und aktiver Bewegungshemmung sowie schmerzhaften Druckpunkten, die abhängig sind von den befallenen Strukturen (Gelenkkapsel, Bizepssehne, Supraspinatussehne).

Veränderte Schulterkontur. Bei Schulterluxation (Humeruskopf in der Achselhöhle lateral oder dorsal tastbar; dazu schmerzhafte Hemmung der passiven Beweglichkeit) sowie bei Axillarisparese (Atrophie des M. deltoideus und Unfähigkeit, den Arm in die Horziontale zu heben).

Epicondylitis humeri. Schmerzhafte *Tendomyose* der Handgelenkextensoren mit Druckpunkt am Epicondylus radialis oder der Handbeuger mit Druckpunkt am Epicondylus ulnaris. Bei *Gelenkerguß* wird das Gelenk in halber Flexionsstellung gehalten.

Trophische Störungen. Bei gestörten Durchblutungsverhältnissen besteht blasse, zyanotische oder marmorierte Haut, Temperaturdifferenz sowie Schwellung und atrophische Entfältelung der Haut. Auftretend bei arteriosklerotischen Durchblutungsstörungen (am Arm selten), funktionellen Durchblutungsstörungen (Morbus Raynaud) und neurodystrophen Störungen (Sudeck-Dystrophie) bei verschiedenen Grundleiden.

Charakteristische Handdeformitäten (Abb. 16.11)

Chronisch-rheumatische Polyarthritis. Atrophie der Handwurzel, Schwellung der Metakarpophalangealgelenke, Ulnardeviation der Finger (Abb. 16.11a).

Dupuytren-Kontraktur. Verdickung und Verkürzung der Palmaraponeurose des 5. und 4. Fingers, die nicht mehr gestreckt werden können (Abb. 16.11b).

Periphere Nervenläsionen. Charakteristisch sind:
- *Schwurhand bei Medianuslähmung.* Beim proximalem Ausfall des Nerven kommt es beim Versuch, die Faust zu schließen, zur charakteristischen Schwurhand (die Fingerbeuger 2 + 3 sind ausgefallen, die Fingerbeuger 4 + 5 werden vom N. ulnaris versorgt (Abb. 16.11c). Bei distaler Medianusschädigung (Karpaltunnelsyndrom) kommt es zur Atrophie der Daumenballenmuskulatur (Abb. 16.11g).
- *Krallenhand bei Ulnarislähmung.* Atrophie der dorsalen Interossei und des Kleinfingerballens, Überstreckung der Finger in den Grundgelenken und Beugung in den Interphalangealgelenken, besonders des 4. und 5. Fingers; Daumen überstreckt.
- *Fallhand bei Radialislähmung.* Aktive Handextension ist nicht möglich (Abb. 16.11d).

Pfötchenstellung bei Tetanie. Leichte Beugung der Metakarpophalangealgelenke, Streckung und Adduktion der Finger, Daumenadduktion (Abb. 16.11f).

Trommelschlegelfinger bei kardiopulmonalen Erkrankungen. Kolbenartige Auftreibung der distalen Phalangen und vermehrt gewölbte Fingernägel (Uhrglasnägel) (Abb. 16.11e).

Sklerodermie. Zu enge, glänzende Haut mit trophischen Störungen und Bewegungshemmungen.

Arthrotische Deformierungen. Verdickung der distalen Interphalangealgelenke (Heberden-Arthrose) oder der proximalen Interphalangealgelenke (Bouchard-Arthrose).

Funktionsprüfung eines Gelenks: Erst aktive Beweglichkeit, dann passive Beweglichkeit überprüfen. Bewegungseinschränkungen in Winkelgraden angeben. Passive Beweglichkeit kann durch Kontraktur, Ankylose oder Muskelspasmus eingeschränkt sein. Aktive Beweglichkeit kann zusätzlich durch Entzündung, Schmerz oder Muskellähmung behindert sein.

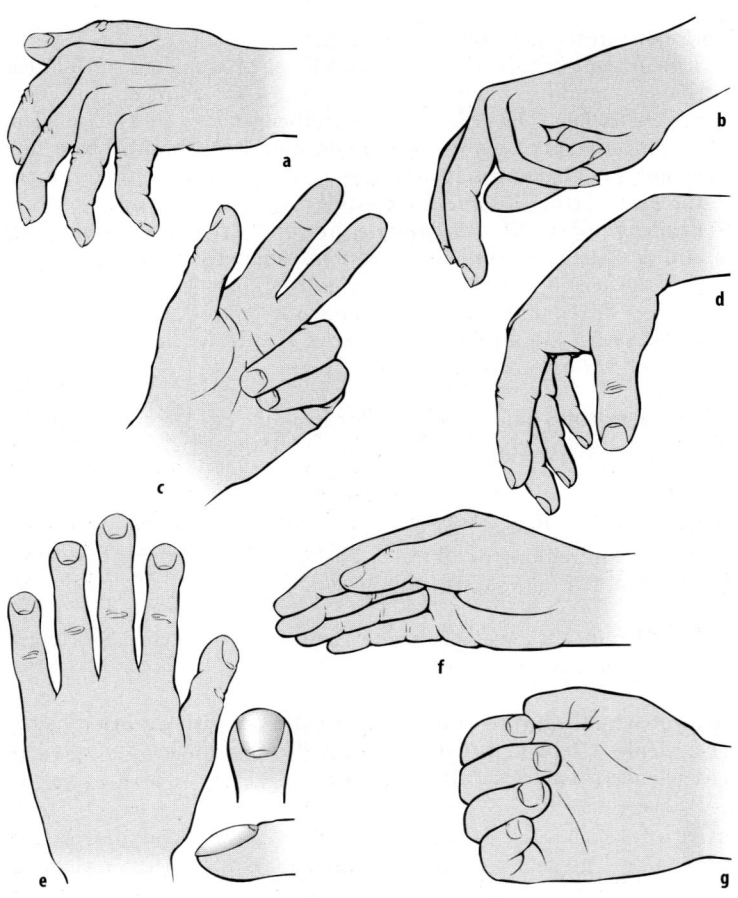

Abb. 16.11 Charakteristische Handdeformitäten; **a** chronisch-rheumatische Poly-arthritis, **b** Dupuytren-Kontraktur, **c** Schwurhand bei hoher Medianusparese, **d** Fall-hand bei Radialisparese, **e** Trommelschlegelfinger und Uhrglasnägel, **f** Pfötchen-stellung bei Tetanie, **g** Affenhand bei distaler Medianusparese

16.3 Untere Extremität

Untersuchungsgang

Allgemeine Inspektion des Beines. Erstreckt sich auf Formveränderungen der Beine, Gelenkschwellungen, Lähmungen, Störungen der Trophik. Hautveränderungen, Hauttemperatur, Achsenabweichungen, Ulzera, Ödeme, Fußdeformitäten. Bei Auffälligkeiten versucht man, eine Beziehung zu den betroffenen anatomischen Strukturen herzustellen.

Positionsversuch

Prüfung der Kraft der Beinmuskulatur: Beim bettlägerigen Patienten läßt man erst das eine, dann das andere Bein auf etwa 45° anheben und 10–15 s in dieser Stellung halten. **Absinken des Beines** weist auf Muskelschwäche hin. Den gehfähigen Patienten läßt man **Zehenstand** bzw. **Fersenstand** durchführen, erst doppelseitig, dann einseitig, wobei zum Halten des Gleichgewichtes vom Untersucher leichte Unterstützung gegeben wird. Stützt sich der Patient unverhältnismäßig stark auf die unterstützende Hand, so ist das bereits ein Hinweis auf eine Bewegungsstörung. Weiterhin kann sich der Patient bei intakter Beweglichkeit frei aus der **Kniebeuge** erheben.

Hüftgelenk

Bewegungsumfang. In Rückenlage wird die **Hüftbeugung** geprüft; normalerweise kann der Oberschenkel bis zum Abdomen gebracht werden. Allerdings muß der Untersucher seine Hand flach unter die LWS legen um herauszufinden, ob die Hüftbeugung nicht durch eine vermehrte Lendenlordose (Hohlkreuz) behindert wird. Die LWS muß flach auf der Unterlage bleiben. Genaue Differenzierung mit dem Thomas-Handgriff (Abb. 16.13). Die **Abduktion** wird mit gestrecktem Bein geprüft; sie beträgt normalerweise 45°. **Innen- und Außenrotation** prüft man am sitzenden oder liegenden Patienten, der normale Bewegungsausschlag beträgt insgesamt etwa 90° (Abb. 16.12).

Thomas-Handgriff. Eine Hüftbeugekontraktur bei Koxarthrose führt beim Gehen (als Ausgleichsbewegung) zur Hyperlordose der LWS (Abb. 16.13b). Um das zu erkennen, liegt der Patient in Rückenlage, ein Bein wird am Knie umfaßt und passiv in Hüft- und Kniegelenk maximal gebeugt (d. h. Knie an den Leib gebracht). Die andere Hand des

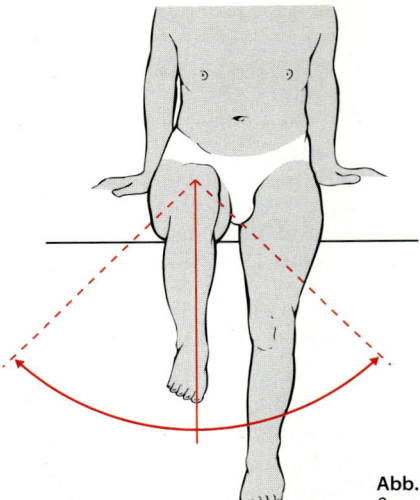

Abb. 16.12 Prüfung der Innen- und Außenrotation im Hüftgelenk

Untersuchers liegt unter der Lendenwirbelsäule; diese muß im Normalfall gestreckt (entlordosiert) auf der Unterlage bleiben (Abb. 16.13c). Falls die LWS nicht gestreckt aufliegt, kann vorhanden sein:

- Fixierte Hyperlordose der LWS; dadurch wird die Hüftbeugung behindert (Abb. 16.13d)
- Hüftbeugekontraktur; dabei hebt sich das andere Bein von der Unterlage ab; und zwar genau um den Kontrakturwinkel (Abb. 16.13e).

Trendelenburg-Phänomem. Bei Halbseitenlähmung (Apoplexie) oder Abduktionskontraktur der Hüfte (Koxarthrose) kommt es zur Muskelschwäche im M. glutaeus medius et minimus (Abb. 16.14).

Beim Einbeinstand auf der betreffenden Seite kann das Becken nicht in der Waagerechten gehalten werden und sinkt zur Gegenseite ab. Zum Ausgleich wird der Oberkörper beim Gehen zur betroffenen Seite herübergeneigt, so daß sich dadurch ein normaler Bodenkontakt des Beines trotz abgesunkener Beckenseite ergibt (sog. Duchenne-Hinken; s. d.).

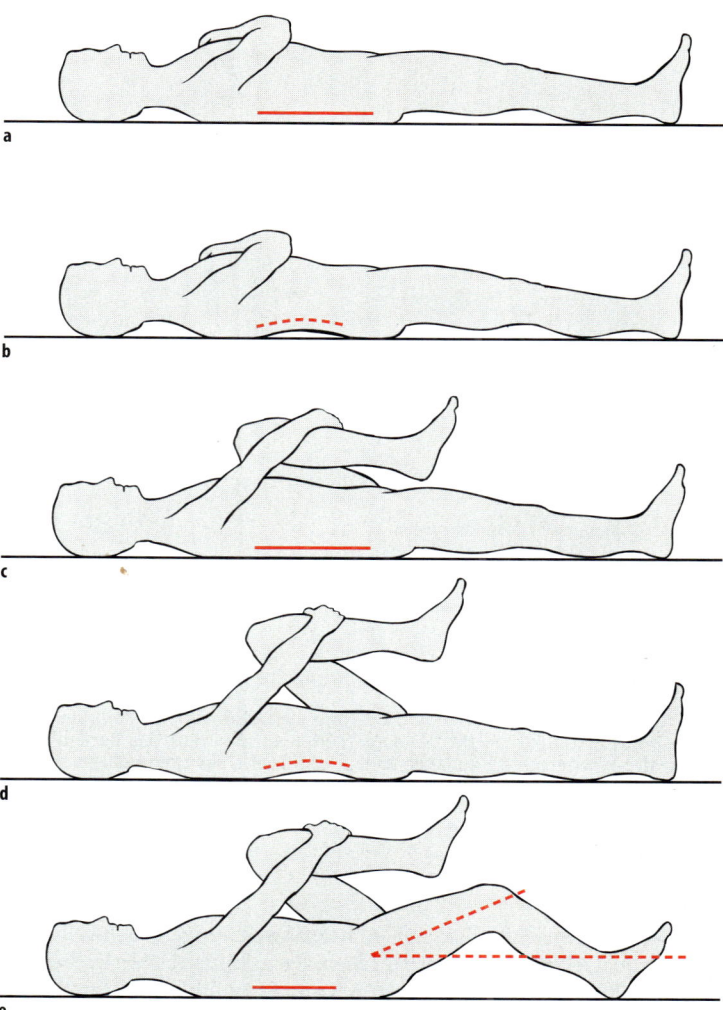

Abb. 16.13 Thomas-Handgriff. **a** Normale Rückenlage (Lendenwirbelsäule gestreckt). **b** Rückenlage mit Hyperlordose der LWS. **c** Nichtfixierte Hyperlordose; die maximale Beugung des Beines führt zur gestreckten (entlordosierten) LWS. **d** Fixierte Hyperlordose der LWS; die Beugung des Beines ist behindert und führt nicht zur gestreckten (entlordosierten) LWS. **e** Hüftbeugekontraktur; die LWS ist zwar gestreckt, das Bein kann aber nun nicht mehr gestreckt werden und hebt sich von der Unterlage ab. (Nach Krämer 1996)

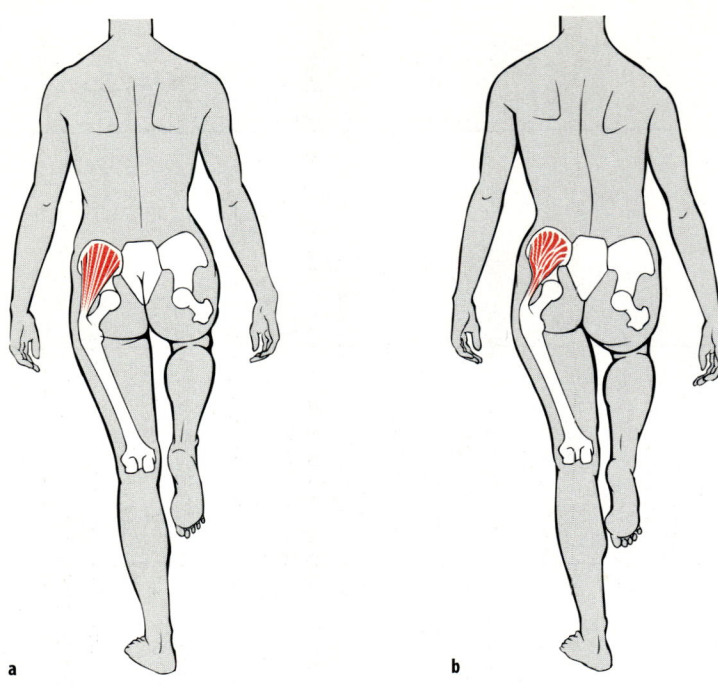

Abb. 16.14 Trendelenburg-Phänomen. **a** Normalerweise wird auf dem Standbein durch die Hüftabduktoren (M. glutaeus medius et minimus) das Becken fixiert und in der Waagerechten gehalten. **b** Bei Insuffizienz der Hüftabduktoren kann das Becken nicht gehalten werden und sinkt zur Gegenseite ab (Trendelenburg positiv)

Kniegelenk

Inspektion. Zu achten ist auf Achsenabweichungen, Schwellungen (leichte Schwellung ist besser zu sehen als zu fühlen), Verstrichensein der Gelenkkonturen am gestreckten Knie, Atrophie des M. quadriceps femoris (Vastus medialis).

Palpation (Tabelle 16.2; Abb. 16.15). Prüfung der *Seitenabweichung,* indem bei gestrecktem Bein der Fuß umfaßt und der Unterschenkel nach außen gedrückt wird, währenddessen die andere Hand am Oberschenkel außen Gegendruck gibt (Valgusstellung): Prüfung des inneren

| 16 Untersuchung des Bewegungssystems

A. Varusstellung des Kniegelenkes ≙ Adduktion Unterschenkel	
1) Prüfung der Seitabweichung (Abb. 16.17) Nullstellung im Kniegelenk (Bein gestreckt)	Druck Außenseite Unterschenkel mit Gegendruck Innenseite Oberschenkel Anspannung des äußeren Längsbandes Kompression bzw. verstärkter Druck bei Gleitbewegung auf *Innenmeniskus* (Position A 1)
2) Kombination passive Innenrotation (Vorfuß zeigt nach innen) und gleichzeitige Streckung aus 90°-Beugestellung bis zur Nullstellung (Abb. 16.18)	Annäherung im vorderen Gelenkspalt und Druckschmerz im *Innenmeniskus*, besonders im Vorderhorn (Bragard; Position A 2)
3) Kombination passive Innenrotation (Vorfuß zeigt nach innen) und gleichzeitige Streckung aus maximaler Beugung bis zur 90°-Beugestellung (Abb. 16.19)	Annäherung im hinteren Gelenkspalt und Druckschmerz im *Außenmeniskus*, besonders im Hinterhorn (MacMurray-Test; Position A 3)
B. Valgusstellung Kniegelenk ≙ Abduktion Unterschenkel	
1) Prüfung der Seitabweichung (Abb. 16.16) Nullstellung im Kniegelenk (Bein gestreckt)	Druck Innenseite Unterschenkel mit Gegendruck Außenseite Oberschenkel Anspannung des inneren Längsbandes Kompression bzw. verstärkter Druck bei Gleitbewegung auf *Außenmeniskus* (Position B 1)
2) Kombination passive Außenrotation (Vorfuß zeigt nach außen) und gleichzeitige Streckung aus 90°-Beugestellung bis zur Nullstellung (Abb. 16.20)	Annäherung im vorderen Gelenkspalt mit Druckschmerz im *Außenmeniskus*, besonders im Vorderhorn (Bragard; Position B 2)
3) Kombination passive Außenrotation (Vorfuß zeigt nach außen) und gleichzeitige Streckung aus maximaler Beugung bis zur 90°-Beugestellung (Abb. 16.21)	Annäherung im hinteren Gelenkspalt und Druckschmerz im *Innenmeniskus*, besonders im Hinterhorn (MacMurray-Test; Position B 3)

Handhabung des Untersuchers: Man versucht sowohl während der Seitabweichung als auch während der Streckbewegung mit Rotation die jeweils belastete Struktur mit dem Zeigefinger zu tasten und eine etwaige Schmerzäußerung des Patienten zu lokalisieren.

Tabelle 16.2 Untersuchungstechniken mit Drehpunkt Kniegelenk

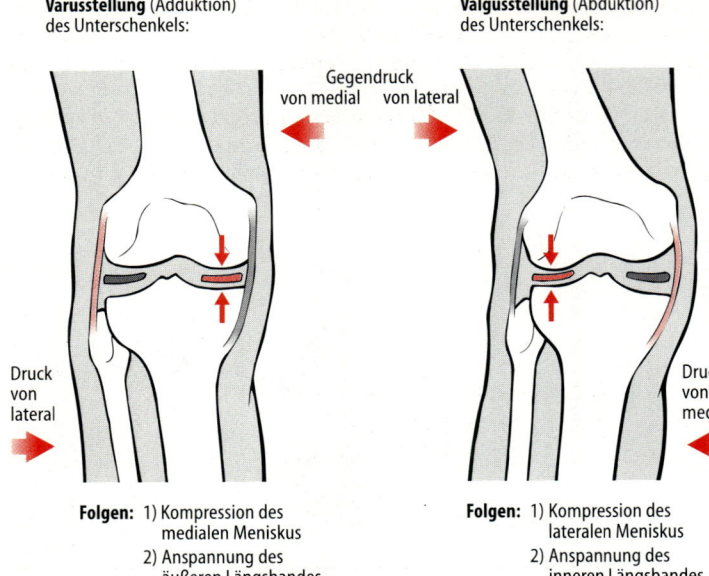

Varusstellung (Adduktion)
des Unterschenkels:

Valgusstellung (Abduktion)
des Unterschenkels:

Gegendruck
von medial   von lateral

Druck
von
lateral

Druck
von
medial

Folgen: 1) Kompression des
medialen Meniskus
2) Anspannung des
äußeren Längsbandes

Folgen: 1) Kompression des
lateralen Meniskus
2) Anspannung des
inneren Längsbandes

Abb. 16.15 Druckverhalten bei passiver Adduktion und Abduktion im Kniegelenk

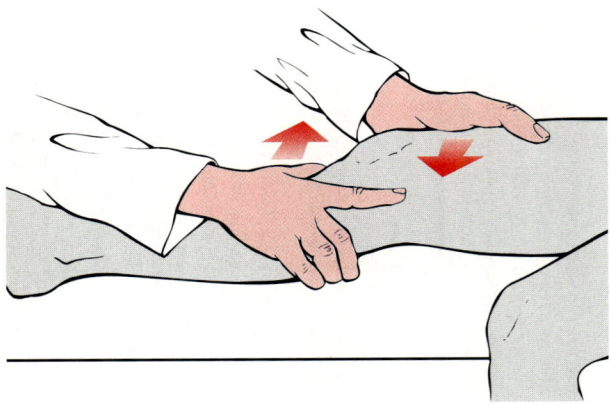

Abb. 16.16 Prüfung der Seitabweichung im Kniegelenk durch passive Abduktion: inneres Längsband und **lateraler Meniskus** werden belastet (Position B1 aus Tabelle 16.2)

Längsbandes bzw. des lateralen Meniskus (Abb. 16.16). Drücken des Unterschenkels nach innen bei Gegendruck an der Oberschenkelinnenseite (Varusstellung): Prüfung des äußeren Längsbandes bzw. des medialen Meniskus (Abb. 16.17).

Bei Verdacht auf eine *Meniskusläsion* bringt man in Rückenlage des Patienten die Ferse bis ans Gesäß, dann umfaßt man das Kniegelenk von vorn so mit der Hand, daß dabei der Daumen am äußeren

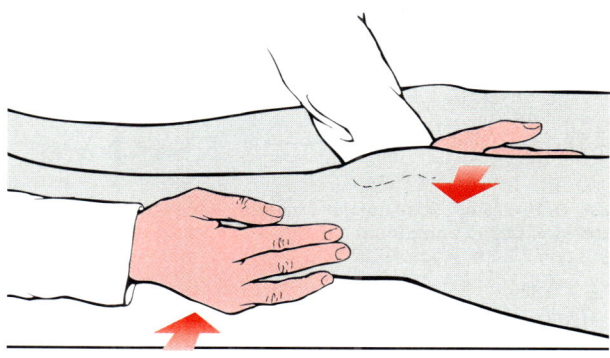

Abb. 16.17 Prüfung der Seitabweichung im Kniegelenk durch passive Adduktion; äußeres Längsband und **medialer Meniskus** werden belastet (Position A1 aus Tabelle 16.2)

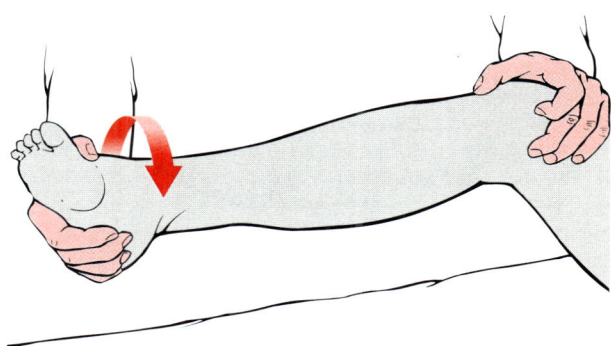

Abb. 16.18 Prüfung des **medialen Meniskus** durch Kombination von Innenrotation und gleichzeitiger Streckung aus 90°-Beugung bis zur Nullstellung (Position A2 aus Tabelle 16.2)

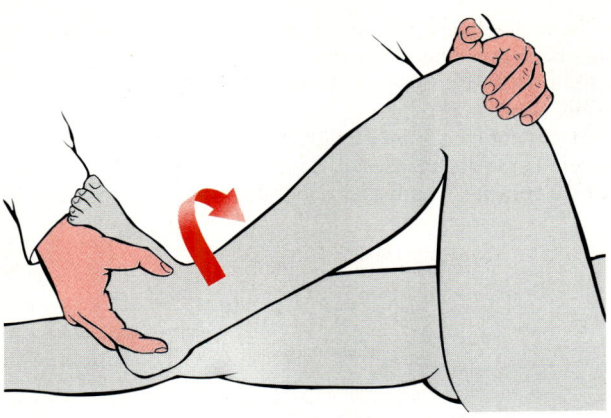

Abb. 16.19 Prüfung des **lateralen Meniskus** durch Kombination von Innenrotation und gleichzeitiger Streckung aus maximaler Beugung bis zur 90°-Beugestellung (Position A3 aus Tabelle 16.2)

Gelenkspalt, der Zeigefinger am inneren Gelenkspalt liegen. Mit der anderen Hand umfaßt man die Fußsohle des Patienten und versucht, den Unterschenkel etwas nach außen zu drehen (Vorfuß zeigt nach außen, Ferse nach innen). Gleichzeitig mit der Rotation führt man eine passive Streckbewegung im Kniegelenk aus, und zwar ausgehend

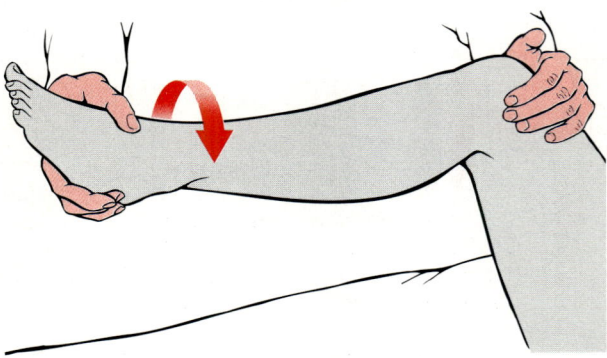

Abb. 16.20 Prüfung des **lateralen Meniskus** durch Kombination von Außenrotation und gleichzeitiger Streckung aus 90°-Beugung bis zur Nullstellung (Position B2 aus Tabelle 16.2)

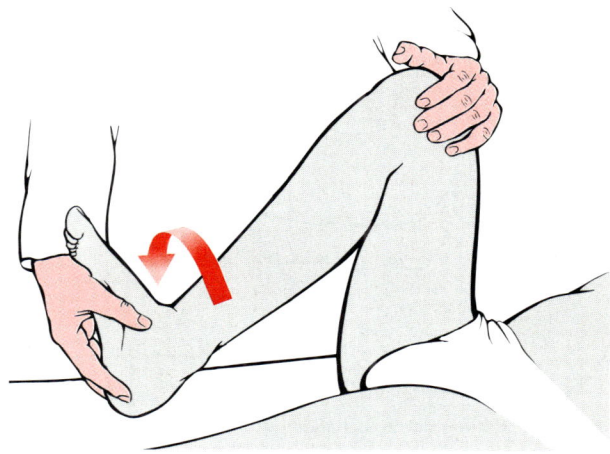

Abb. 16.21 Prüfung des **medialen Meniskus** durch Kombination von Außenrotation und gleichzeitiger Streckung aus maximaler Beugung bis zur 90°-Beugestellung (Position B3 aus Tabelle 16.2)

von der extremen Beugung bis zu etwa 90° Beugung. Tastbares oder hörbares Krepitieren im Kniegelenk sowie Schmerzauslösung beim Patienten sprechen für Läsion des medialen Meniskus.

Mit gleicher Handhaltung wird anschließend durch Drehung des Unterschenkels nach innen (Vorfuß zeigt nach innen, Ferse nach außen) der laterale Meniskus geprüft. Sensationen bei gleichzeitiger Streckung des Kniegelenkes aus extremer Beugestellung heraus sprechen für Läsion des lateralen Meniskus.

Prüfung der Kreuzbänder durch das Schubladenphänomen. Der Untersucher umfaßt den Unterschenkel bei gebeugtem Knie mit beiden Händen und drückt den Tibiakopf nach vorn und hinten. Läßt sich der Unterschenkel nach hinten schieben, so sind die hinteren Kreuzbänder instabil bzw. gerissen; läßt sich der Unterschenkel nach vorn bewegen, so sind die vorderen Kreuzbänder betroffen (Abb. 16.22).

Prüfung auf Kniegelenkerguß. Es kommt zum Verstrichensein der Gelenkkonturen; die Schwellung findet sich besonders oberhalb und zu beiden Seiten der Patella (Vergleich zur Gegenseite!).

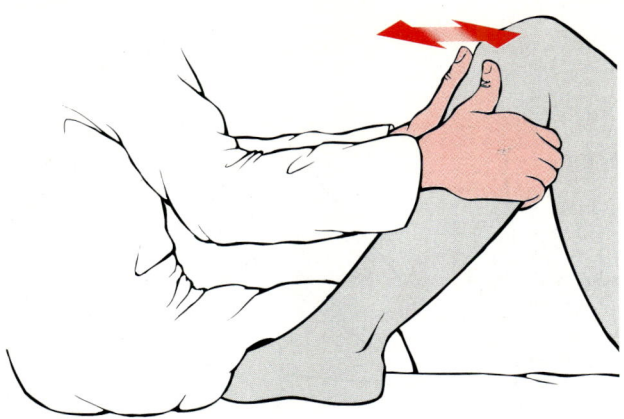

Abb. 16.22 Prüfung der Kreuzbänder im Kniegelenk (Schubladenphänomen)

Tanzen der Patella: Bei gestrecktem Bein wird mit der einen Hand der Gelenkraum von oben (Recessus suprapatellaris), mit der anderen Hand von unten komprimiert. Drückt man mit dem freien Zeigefinger gegen die Patella, so schlägt sie gegen den Femur, was sich als Tanzen sehr gut wahrnehmen läßt.

Beweglichkeit. Normal ist volle Streckfähigkeit; außerdem Beugung, bis die Ferse das Gesäß berührt. Rotations- sowie Abduktions-Adduktions-Bewegungen sind normalerweise nicht vorhanden.

Auffällige Befunde an den unteren Extremitäten

Gangstörungen (Hinken). Normabweichungen lassen sich nicht auf der Untersuchungsliege, sondern nur durch *Analyse des Bewegungsablaufes* feststellen (Abb. 16.23). Hinken findet sich bei:
- *Verkürzung eines Beines.* Ausgeglichen durch Zehenstand auf der kurzen Seite, das Becken sinkt auf der betroffenen Seite ab.
- *Schmerzhafter Bewegung.* Der Fuß wird nur kurz und teilweise belastet und unvollständig abgerollt, der Schritt ist verkürzt (Schonhinken).
- *Gelenkversteifung im Kniegelenk.* Vorschwingen des Beines sichelförmig im seitlichen Bogen durch Drehung des Beckens.
- *Gelenkversteifung im Hüftgelenk.* Das betroffene Bein wird nach vorn gebracht (zirkumduziert) durch Drehung des Beckens auf dem anderen Bein.

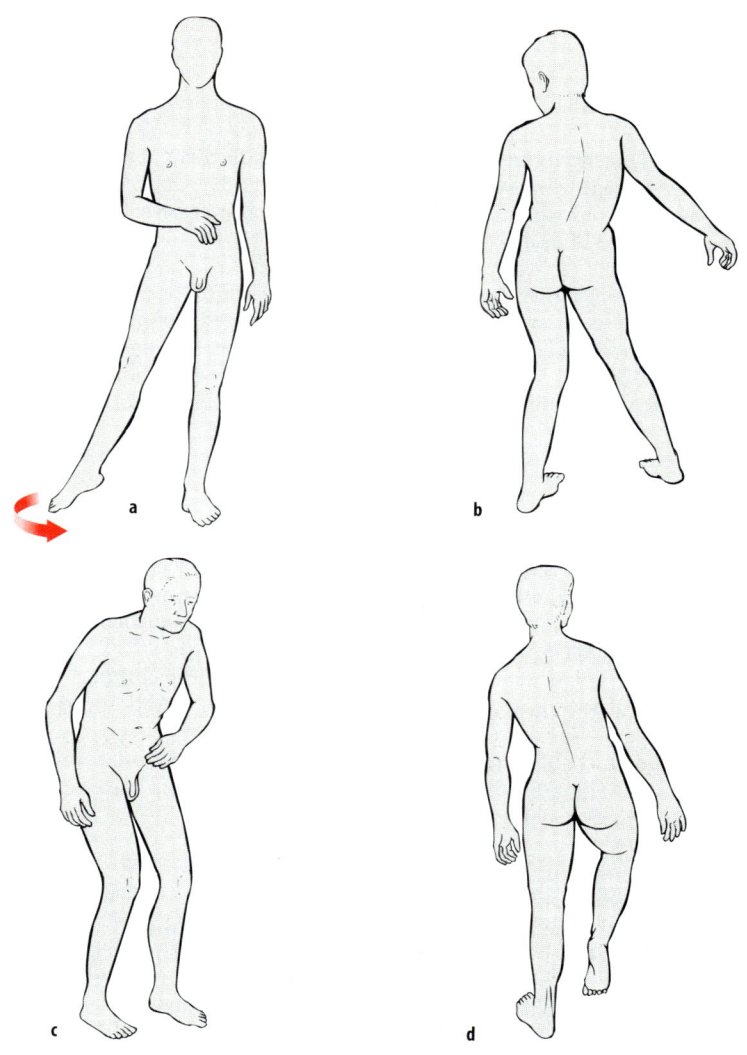

Abb. 16.23 Gangstörungen (Hinken). **a** Wernicke-Mann. Zirkumduktion des spastisch gestreckten rechten Beines, spastische Beugung des rechten Armes. **b** Ataktischer, breitbasiger Gang (Kleinhirnläsionen). **c** Kleinschrittiger Gang des Parkinson-Patienten; dazu steife Körperhaltung, keine Mitbewegungen, mimische Starre. **d** Duchenne-Hinken bei Hüftgelenkschaden links: Glutaealmuskulatur links insuffizient, Becken kann nicht in der Waagerechten gehalten werden und sinkt auf der Gegenseite ab, als Ausgleich wird der Oberkörper zur betroffenen Seite verlagert

- *Lähmung.* Bei Fußheberschwäche wird das Knie vermehrt angehoben (Hahnentritt) und der Vorfuß vor der Ferse aufgesetzt (Steppergang).
- *Hüftgelenkerkrankungen.* Das Absinken des Beckens auf der Schwungseite wird verhindert durch Neigung des Oberkörpers zur Gegenseite (Duchenne-Hinken). Sind beide Seiten betroffen, so resultiert der Watschel- oder Entengang.

Koxarthrose. Schmerzen im Hüftgelenk in die Adduktorenmuskulatur bis zum Knie ausstrahlend; Funktion des Hüftgelenks gestört: fortschreitende Bewegungseinschränkung bis zur Versteifung, Gang nur noch mit Stock möglich. Röntgenaufnahme erforderlich wegen der operativen Behandlungsmöglichkeiten (Hüftgelenkendoprothesen).

Kniegelenkschaden. Sportverletzungen und andere Traumen können zu Bänderrissen (Kreuz- oder Seitenbänder) und zum Gelenkerguß führen, der u. U. punktionspflichtig ist.

Fehlstellung der Beine. Genu varum (O-Bein): Gemessen wird der Kondylenabstand bei zusammengelegten Malleolen; bei Männern häufiger.

Genu valgum (X-Bein): Gemessen wird der Malleolenabstand bei zusammengelegten Kondylen; bei Frauen häufiger.

Hilfe bei Unterscheidung der lateinischen Bezeichnung: Genu varum (O-Bein) „Warum springt der Hund durch?" (Abb. 16.24).

Arterielle Durchblutungsstörungen. Blasse Hautfarbe, unterschiedliche Hauttemperatur und Seitendifferenz der tastbaren Arterienpulsationen an den typischen Stellen (Kapitel 13).

Venöse Durchblutungsstörungen.
Tiefe Venenthrombose: Verdachtsmomente sind vermehrte Venenzeichnung, warme Zyanose, erhöhtes Spannungsgefühl oder schmerzempfindliches Bein; ödematöse Schwellung, die durch vergleichbare Messung an bestimmten Fixpunkten (20 cm oberhalb bzw. 15 cm unterhalb des medialen Kniegelenksspaltes) zu verifizieren ist. Beim vorsichtigen Durchtasten der Wadenmuskulatur finden sich Druckschmerz, hart verspannte Muskulatur sowie u. U. derbe und schmerzhafte Venenstränge in der Tiefe.

Oberflächliche Thrombophlebitis. Man findet eine umschriebene entzündliche Rötung der Haut mit Überwärmung und Ödem der Umgebung und oberflächlich tastbare verhärtete und schmerzhafte Venenstränge.

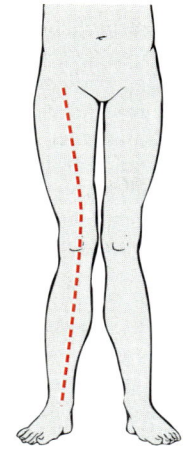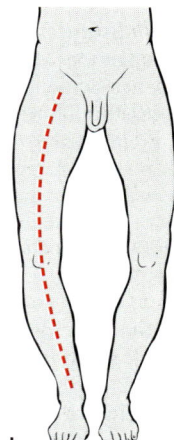

Abb. 16.24 Genu valgum und Genu varum

Postthrombotisches Syndrom. Es ist gekennzeichnet durch eine kühle Zyanose sowie fleckförmige Braunverfärbung (Hämosiderineinlagerungen).

Weitere Zeichen zur Verifizierung einer tiefen Venenthrombose. Fingerdruck in der Gegend der mittleren Fußsohle medial (Hohlfuß) ist schmerzhaft (Payr).

Passive ruckartige Dorsalextension des Fußes löst Schmerzen in der Wade aus (Hohmann).

Lowenberg-Test: Eine genügend lange Blutdruckmanschette wird um die verdächtige Extremität gewickelt und der Druck hochgepumpt. Bei tiefer Venenthrombose verspürt der Patient ab 150 mm Hg erhebliche Schmerzen, währenddem der Gesunde bei einem Druck von 200 mmHg zwar ein Spannungsgefühl, jedoch keine Schmerzen verspürt.

Varizen. Sie sind am liegenden Patienten entleert und werden dadurch übersehen. Man sucht nach ihnen, indem man mit den Fingerspitzen quer zur vermuteten Varize streicht; im positiven Fall spürt man einen Sulcus (Grabenphänomen).

Tibialis-anterior-Syndrom. Nach körperlichen Belastungen (durch anstrengende Märsche, beim Sport) entsteht relativ akut ein Schmerz an der Schienbeinkante, mehr oder weniger intensiv, verbunden mit Fußheberlähmung (oder -schwäche) und einer Anschwellung an der Unterschenkelvorderseite. Ursache ist eine akut ischämische Schädigung des M. tibialis anterior in seiner straffen Muskelloge mit Kompression der A. tibialis anterior und des Nerven. Es droht die ischämische Nekrose des Muskels mit irreversibler Schädigung; Abhilfe schafft nur die sofortige operative Dekompression durch Spaltung der Muskelfaszie.

Ödeme. Beidseitig bei nephritischen oder kardialen Ödemen, einseitig als thrombotisches oder statisches Ödem bzw. als Lymphödem. Man drückt einige Sekunden lang kräftig mit dem Finger über der distalen Tibiakante oder in der Umgebung des oberen Sprunggelenks und achtet auf *sichtbare Dellen.* Beim Lymphödem, Lipödem oder umschriebenen Myxödem (selten an den Unterschenkeln) fehlt die Dellenbildung. In ausgeprägten Fällen von Ödemen kommt es zur grotesken Formveränderung des Beines (Elephantiasis).

Präsakrales Ödem. Da sich kardiale Ödeme unter dem Einfluß der Schwerkraft an den abschüssigen Körperpartien finden, sind sie beim fest bettlägerigen Patienten nicht an den Beinen, sondern über dem *Kreuzbein* zu suchen. Man drückt mit dem Finger einige Sekunden lang auf das Sakrum; sichtbare Dellen sprechen für Wasseransammlung.

Ulzera und Gangrän. Substanzdefekte am Unterschenkel oder Fuß können oberflächlich oder tief (Knochenbeteiligung röntgenologisch sichern), blande oder infiziert sein (schmierig belegter Grund, entzündliche Umgebungsreaktion). Als Ursache kommen in Betracht:
- Arteriosklerotische Durchblutungsstörungen Stadium IV: kühle Haut, Arterienpulse nicht tastbar
- Venöse Durchblutungsstörungen: Varizen, postthrombotisches Syndrom, Hämosiderinablagerungen
- Diabetische Mikroangiopathie: Defekt am Vorfuß oder an den Zehen, Arterienpulse tastbar.

Kombinationen kommen vor (Ulcus mixtum).

Fußdeformitäten (Abb. 16.25). Zu achten ist auf den Rückfuß (Achse des Fersenbeines), Längsgewölbe, Quergewölbe und Zehenstellung.

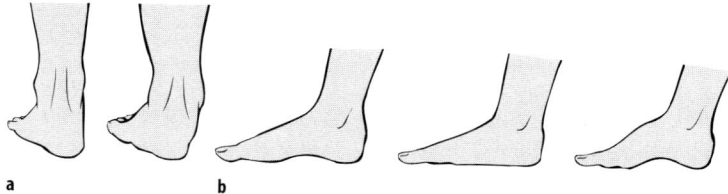

Abb. 16.24 Fußdeformitäten; **a** Stellung des Rückfußes normal und bei Pes valgus, **b** mediales Fußgewölbe: normale Wölbung-Plattfuß (Wölbung aufgehoben) -Hohl-fuß (Wölbung verstärkt)

Knickplattfuß (Pes planus – Pes valgus). Die Fersenbeinachse steht nicht senkrecht, sondern der Fuß knickt nach innen ein, die Längswölbung ist aufgehoben (die Fingerspitzen lassen sich nicht unter den medialen Fußrand schieben).

Spreizfuß (Pes transversus). Das vordere Fußgewölbe ist aufgehoben, erkennbar an der Verbreiterung des Vorfußes und an der Verschwielung der Fußsohle in der Gegend der mittleren Metatarsalköpfchen (normalerweise ist der Groß- und Kleinzehenballen verschwielt).

Hohlfuß (Pes cavus). Steilstellung des Vorfußes mit vermehrter medialer Fußwölbung (man kann tief hineingreifen).

Hammerzehen/Krallenzehen. Kontraktur und Subluxation in den proximalen Interphalangealgelenken, die Zehenspitzen berühren den Boden nicht; gelegentlich mit Hohlfuß kombiniert.

Arthritis urica. Die Gicht manifestiert sich am häufigsten beim Mann, und zwar am Großzehengrundgelenk. Ursache sind Kristallablagerungen der Harnsäure. Beim akuten Gichtanfall ist die Zehe hochrot, geschwollen und extrem schmerzempfindlich. Die Diagnose ist damit rein klinisch gesichert; Gichttophi am Ohr und ein erhöhter Harnsäurespiegel dienen als Bestätigung der Diagnose.

16.4 Muskulatur

Untersuchungsgang

Inspektion. Gröbere Einschränkungen der Bewegungsfähigkeit beobachtet man, wenn der Patient ins Zimmer tritt, beim Ausziehen der Kleidung oder beim Hinlegen. Der Händedruck dient gleichzeitig als orientierende Prüfung der groben Kraft. Man achtet auf Asymmetrien und Atrophien einzelner Muskeln.

Palpation. In entspannter Bauchlage des Patienten tastet man die Rückenmuskulatur (paravertebrale lumbale Muskulatur, Erector trunci, Schultergürtel) auf Hartspann und Schmerzpunkte durch, im Sitzen die Muskulatur des Armes, in Rückenlage die des Beines.

Muskelfunktionstest

- Gibt Auskunft über die Kraft einzelner Muskeln bzw. funktionell zusammengehöriger Muskelgruppen
- Ermöglicht die Lokalisation von Läsionen peripherer motorischer Nerven.

Die auf ein bestimmtes Gelenk wirksame Muskelkraft prüft man, indem man die Extremität oberhalb des Gelenks mit einer Hand fixiert und mit der anderen Hand in der Bewegungsrichtung des Gliedes dosierten Widerstand gibt.

Auffällige Befunde

Tonuserhöhung. Beim Durchtasten der Muskulatur finden sich umschriebene strohhalm- oder dattelkernartige *Verhärtungen* (Myogelosen), die als segmentale reflektorische Tonussteigerung der Muskulatur aufgefaßt werden (Mackenzie). Flächige Verhärtungen (Hartspann) findet man bei ausgedehnten reflektorischen Veränderungen sowohl der Wirbelsäule als auch der inneren Organe. Die Verspannungen sind häufig, jedoch nicht immer druckschmerzempfindlich („*trigger points*"). Vorkommen:
- *Hartspann der Lumbalmuskulatur* (Hexenschuß) bei Instabilität der Lendenwirbelsäule mit mechanischer Irritation der sensiblen Nervenwurzeln

- *Myogelosen* in der Haltemuskulatur des Rückens (Erector trunci) und des Schultergürtels bei verschiedenen Wirbelsäulenerkrankungen (Osteoporose, Kyphoskoliose, Osteochondrose usw.)
- *Muskuläre Druckpunkte* anderer Lokalisation.

Tendomyosen. Druckschmerz in bestimmten Muskeln bzw. den *Sehnenansatzstellen* bei Erkrankungen des Bewegungsapparates:
- *Periarthritis humeroscapularis:* Druckpunkte im M. deltoideus, M. biceps brachii, M. supraspinatus
- *Epicondylitis humeri:* Druckschmerz in den Extensoren der Hand
- *Druckpunkte* am Kreuzbein, an den Darmbeinkämmen, am Tuber ossis ischii oder im Bereich der Wirbelsäule bei Fehlhaltung, Überlastung oder Unterkühlung der betreffenden Muskulatur.

Muskellähmungen. Bei peripher-neurogenen Ausfällen kommt es in Abhängigkeit von der Nervenversorgung zu Paresen der Muskulatur. Die Verminderung der Muskelkraft wird in 6 Stufen angegeben:
Stufe 0: Keinerlei Muskelanspannung sichtbar oder tastbar
Stufe 1: Sicht- oder tastbare Muskelanspannung, jedoch ohne Bewegungsausschlag
Stufe 2: Bewegung nur unter Abnahme der Eigenschwere des Gliedes möglich; auch im Wasserbad
Stufe 3: Bewegung gegen das Eigengewicht des getesteten Körperteils möglich
Stufe 4: Bewegung gegen leichten äußeren Widerstand möglich, jedoch Differenz zur gesunden Seite
Stufe 5: Bewegung gegen kräftigen Widerstand möglich, volle Muskelkraft.

Zum Untersuchungsgang gehören:
- Beurteilung der Wirbelsäule (Schweifungen, Haltung, Beweglichkeit, besondere Auffälligkeiten)
- Gelenkbeweglichkeit (aktiv und passiv), muskuläre Befunde, Durchblutungsverhältnisse und weitere Besonderheiten an den oberen Extremitäten
- Gelenkbeweglichkeit (aktiv und passiv), muskuläre Befunde, Durchblutungsverhältnisse und weitere Besonderheiten an den unteren Extremitäten
- Stets in der Reihenfolge: Inspektion, Palpation, Beweglichkeit (Funktionsprüfung)
- Seitenvergleich; wenn möglich: zuerst gesunde Seite, dann kranke Seite.

17 Untersuchung des Nervensystems

Eine 45jährige Krankenschwester wurde bereits vor Jahren an einem Bandscheibenvorfall L4/L5 operiert. Geblieben sind der Patientin eine beidseitige Fußheberschwäche (M. tibialis anterior) und immer wieder rezidivierende Rückenschmerzen. In letzter Zeit nahmen die Rückenschmerzen erheblich an Intensität zu, so daß sie ihrer Tätigkeit nicht mehr nachgehen kann und nur durch häufiges Hinlegen schmerzfrei wird.

Außerdem klagt sie über Mißempfindungen und Parästhesien an beiden Oberschenkelinnenseiten.

Der behandelnde Orthopäde veranlaßt zum Ausschluß eines Rezidivs eine Magnetresonanztomographie, bei der sich narbige Verwachsungen an der operierten Wurzel L5 fanden; ein neuer Prolaps stellte sich nicht dar.

Hier die schwierige Frage: Sind diese Verwachsungen die Ursache der geklagten Beschwerden oder ist eine andere Wurzel erkrankt; wenn ja, welche?

Die Antwort ergibt sich aus der subtilen klinischen Untersuchung: Die Parästhesien an den Oberschenkelinnenseiten weisen auf das Segment L3 hin; diese Wurzel ist selten betroffen und dort wurde mit dem MRT nicht gesucht; offenbar drückt neues Bandscheibengewebe auf beide sensorische Hinterwurzeln bei L3.

17.1 Reflexstatus

Tabelle 17.1 zeigt eine Übersicht über die Muskeleigenreflexe, Tabelle 17.2 über die Fremdreflexe.

17.1.1 Obere Extremität

Physiologische Eigenreflexe

Bizepsreflex. Beim liegenden Patienten befinden sich die Unterarme quer auf dem Bauch; beim sitzenden ruht der gebeugte Unterarm auf dem Oberschenkel des Patienten. Man legt je nach Handhaltung entweder Daumen oder Zeigefinger auf die Bizepssehne in der Ellenbeuge und führt den *Schlag auf den eigenen Finger* aus (Abb. 17.1). Die

	Reflexauslösung	Reizerfolg	Segmenthöhe
Masseterreflex	Schlag auf den eigenen Zeigefinger, der quer über dem Unterkiefer liegt	Kurzes Anheben des Unterkiefers (Mundschluß)	Kranialer Reflex (Pons, Mittelhirn)
Arme			
Bizepssehnenreflex	Schlag auf eigenen Zeigefinger, der auf der Bizepssehne liegt	Beugung im Ellenbogengelenk	C 5–6
Brachioradialis (Radiusperiost)-Reflex	Schlag auf das distale Radiusdrittel	Beugung im Ellenbogengelenk	C 5–6
Trizepssehnenreflex	Schlag auf Trizepssehne oberhalb des Olekranon	Streckung im Ellenbogengelenk	C 7–C 8
Fingerbeugereflex (Trömner)	Schnellender Schlag mit den Fingerspitzen gegen die Fingerkuppen 2–5	Beugung aller Finger (einschließlich des Daumens)	C 7–Th 1
Fingerknipsreflex (Hofmann)	Knipsen des 3. und/oder 4. Patientenfingers (zw. Daumen und Zeigefinger des Untersuchers)	Beugung aller Finger (einschließlich des Daumens)	C7–Th 1
Beine			
Adduktorenreflex	Schlag auf die Adduktorensehne oberhalb des medialen Femurepikondylus	Adduktion des Beines im Hüftgelenk	L 2–L 3 (4)
Quadriceps-femoris-Reflex (Patellarsehnenreflex) PSR	Schlag auf die Quadrizepssehne dicht unterhalb der Patella	Streckung im Kniegelenk	(L 2) L 3–L 4
Triceps-surae-Reflex (Achillessehnenreflex) ASR	Schlag auf die Achillessehne	Plantarflexion im Fußgelenk	L 5–S 1
Zehenbeugereflex (Rossolimo) (analog Trömner)	Schnellender Schlag mit den Fingerspitzen gegen die Zehenballen von plantar	Plantarflexion der Zehen	S 1–S 2
Mendel-Bechterew-Reflex (analog Hofmann)	Schlag mit dem Reflexhammer auf den Fußrücken	Plantarflexion der Zehen	S 1–S 2

Tabelle 17.1 Muskeleigenreflexe

	Reflexauslösung	Reizerfolg	Segmenthöhe
Hand			
Grundgelenkreflex (Mayer)	Druck auf die Grundphalanx des 3.–5. Fingers mit gleichzeitiger maximaler Beugung	Tonische Adduktion des Daumens (inkonstant)	Pyramidenbahnzeichen
Rumpf			
Bauchhautreflexe (in 3 Etagen)	Rascher Strich mit der Nadelspitze auf der Bauchhaut von lateral zur Mittellinie	Kontraktion der Bauchmuskeln (bei schlaffen und fettreichen Bauchdecken nicht auslösbar)	Th 9 Th 10 Th 11
Genitalbereich			
Kremasterreflex (beim Mann)	Bestreichen der Haut an der Innenseite der Oberschenkel proximal	Kontraktion des M. cremaster (Anhebung des Hodens)	L 1 – L 2
Bulbocavernosus-Reflex (beim Mann)	Kompression (oder sensibler Reiz) der Glans penis	Kontraktion des Sphincter ani	S 3 – S 4
Analreflex	Bestreichen der Perianalregion mit einem Holzstäbchen	Kontraktion des Sphincter ani	S 5
Beine			
Babinski-Reflex	Betreichen des äußeren Fußsohlenrandes	Tonische Dorsalbewegung der Großzehe	Funktionsstörung in den absteigenden motorischen Bahnen (Pyramidenbahnzeichen)
Varianten bei negativem Ausfall des Babinski:			
Chaddock-Reflex	Bestreichen des äußeren Fußrückens	dto.	
Oppenheim-Reflex	Bestreichen der Tibiakante von proximal nach distal	dto.	
Gordon-Reflex	Kneten der Wadenmuskulatur	dto.	

Tabelle 17.2 Fremdreflexe

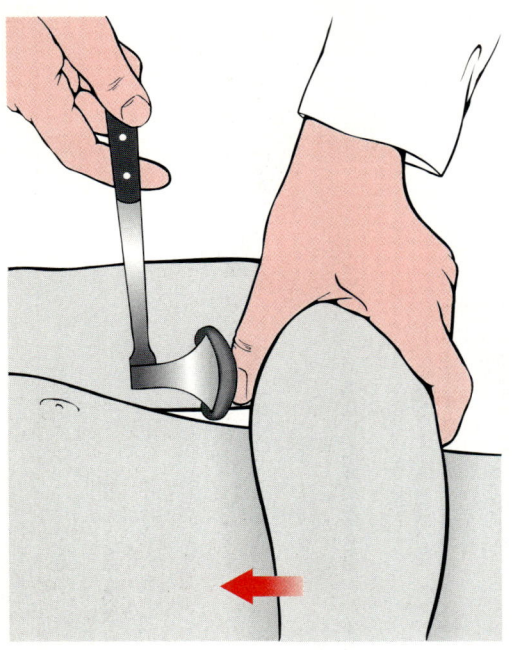

Abb. 17.1 Auslösen
des Bizepsreflexes

ausgelöste Zuckung spürt man an der Anspannung der Bizepssehne.
Im allgemeinen gering ausgeprägt; kleine Seitendifferenzen nicht verwertbar.

Trizepsreflex. Beim liegenden Patienten befinden sich die Arme wiederum quer auf dem Bauch; beim sitzenden faßt man dessen Hand und
hält den Unterarm rechtwinklig gebeugt. Beim *Schlag auf die Trizeps-
sehne* dicht oberhalb des Olekranon (Abb. 17.2) kommt es zur Muskel-
zuckung, die zu einer geringen Streckbewegung des Unterarmes führt.
Geringe Seitendifferenzen nicht verwertbar.

Radiusperiostreflex. Andere Auslöseform des Bizepsreflexes. Man hält
die Hand des Patienten in Mittellstellung zwischen Pronation und Supination und schlägt mit dem Hammer auf das *distale Radiusende*
oberhalb des Handgelenkes (Abb. 17.3). Es kommt zur Beugung des El-
lenbogengelenks und zur angedeuteten Pronationsbewegung. Bei Re-
flexsteigerungen tritt eine Hand- und Fingerbeugung hinzu.

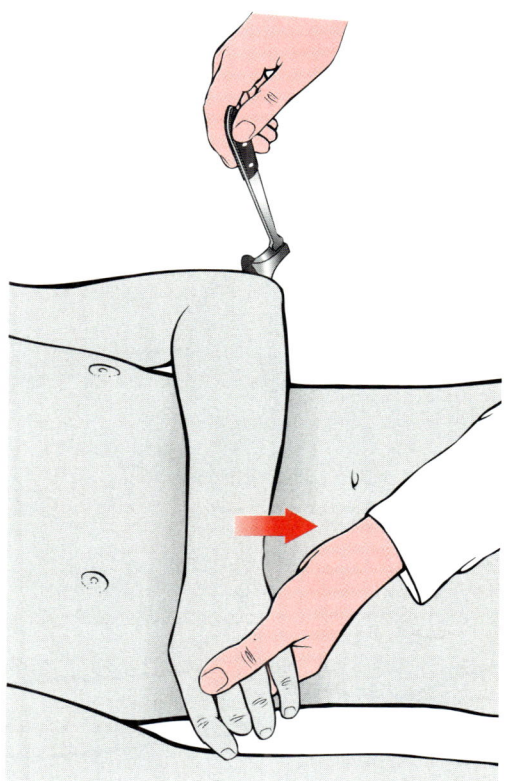

Abb. 17.2 Auslösen des Trizepsreflexes

Fingerknipsreflex (Hofmann). Der Untersucher knipst die Fingerkuppen von Zeige- bzw. Mittelfinger des Patienten ziemlich kräftig mit dem eigenen Daumen und Zeigefinger, so daß der Patientenfinger nach oben schnellt (Abb. 17.4). Im positiven Fall kommt es zur **ruckartigen Fingerbeugung** unter Einschluß des Daumens. Kann bei vegetativer Übererregbarkeit vorhanden sein, dann stets seitengleich. Entscheidend sind Seitendifferenzen; einseitige Reflexsteigerung bei Pyramidenbahnläsionen.

Fingerbeugereflex (Trömner). Der Untersucher schnellt mit den Fingerspitzen des 2.–4. Fingers von volar gegen die Fingerkuppen des Patienten bei lockerer Handhaltung (Abb. 17.5). Es kommt ebenfalls zur

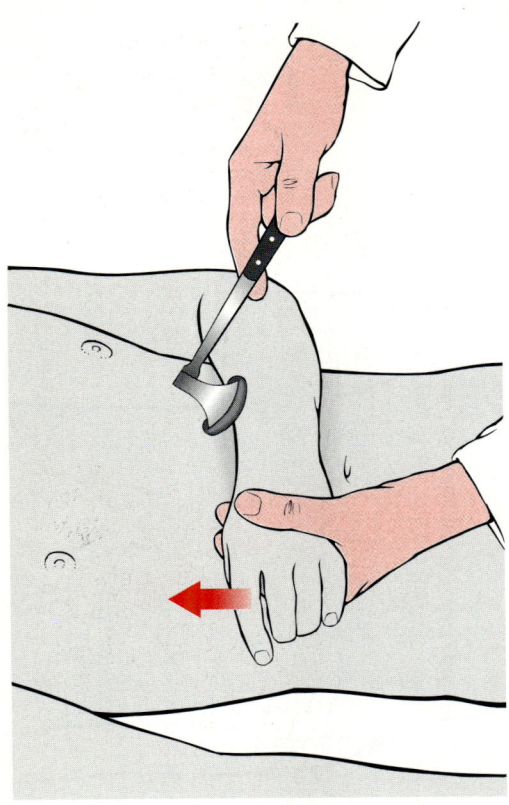

Abb. 17.3 Auslösen des Radiusperiost-reflexes

Beugebewegung der Finger einschließlich des Daumens. Bei vegetativer Übererregbarkeit seitengleich auslösbar; deutliche seitenbetonte Steigerung ist ein Pyramidenzeichen.

Fremdreflexe

Fingergrundgelenkreflex (Mayer). Man umfaßt die Mittelhand des Patienten von ulnar bei leicht gebeugten Fingern und führt eine *kräftige Kompression* mit gleichzeitiger Beugung in den Grundgelenken des 3., 4. und 5. Fingers aus (Abb. 17.6). Normalerweise tritt eine tonische Adduktionsbewegung des Daumens auf; sie fehlt einseitig oder ist abgeschwächt bei peripheren Läsionen sowie bei Pyramidenbahnschädigungen.

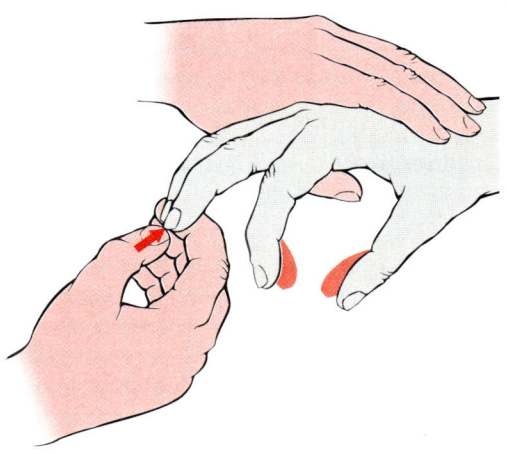

Abb. 17.4 Finger-knipsreflex (Hofmann)

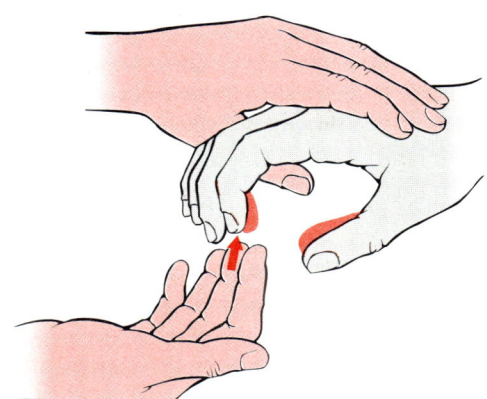

Abb. 17.5 Fingerbeu-gereflex (Trömner)

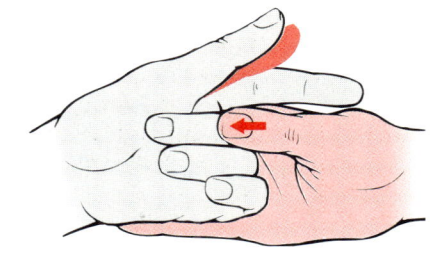

Abb. 17.6 Fingergrund-gelenkreflex (Mayer)

17.1.2 Untere Extremität

Physiologische Eigenreflexe

Quadrizepsreflex. Am liegenden Patienten faßt man mit dem Unterarm unter die Kniekehlen und hebt beide Kniee an, so daß die Unterschenkel leicht gebeugt sind. Am sitzenden Patienten sollen die Unterschenkel locker herabhängen. Beim Schlag auf die Quadrizepssehne dicht unterhalb der Kniescheibe (Abb. 17.7) kommt es zur Kontraktion des M. quadriceps femoris mit einer *Streckbewegung des Unterschenkels.* Erhält man den Reflex nicht, so kann er u. U. durch Bahnung mit dem Jendrassik-Handgriff noch erreicht werden.

Triceps-surae-Reflex. Der liegende Patient schlägt entweder das untersuchte Bein bei außenrotiertem Hüft- und gebeugtem Kniegelenk über das gestreckte andere Bein, oder man untersucht bei rechtwinklig gebeugtem Knie- und Hüftgelenk. Der Vorfuß des Patienten wird vom Untersucher umfaßt und in eine leichte Dorsalextension gebracht. Beim Schlag auf die Achillessehne oberhalb des Kalkaneus (Abb. 17.8) kommt es zur *Plantarflexion* des Fußes. Fehlt der Reflex, so kann die Auslösung im Knien versucht werden.

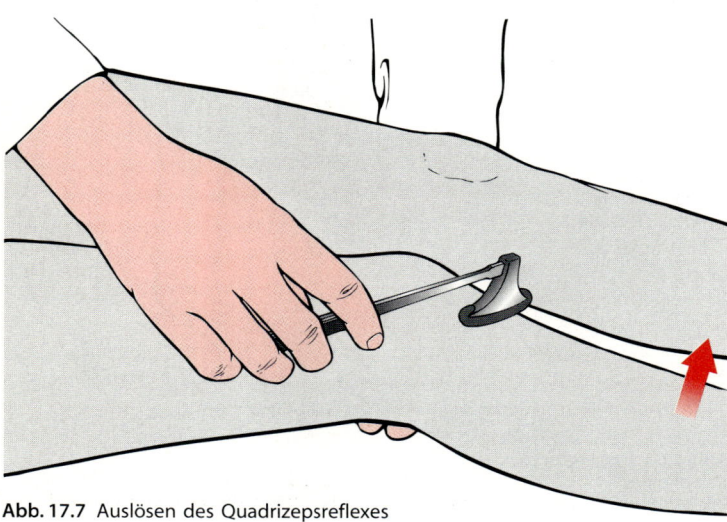

Abb. 17.7 Auslösen des Quadrizepsreflexes

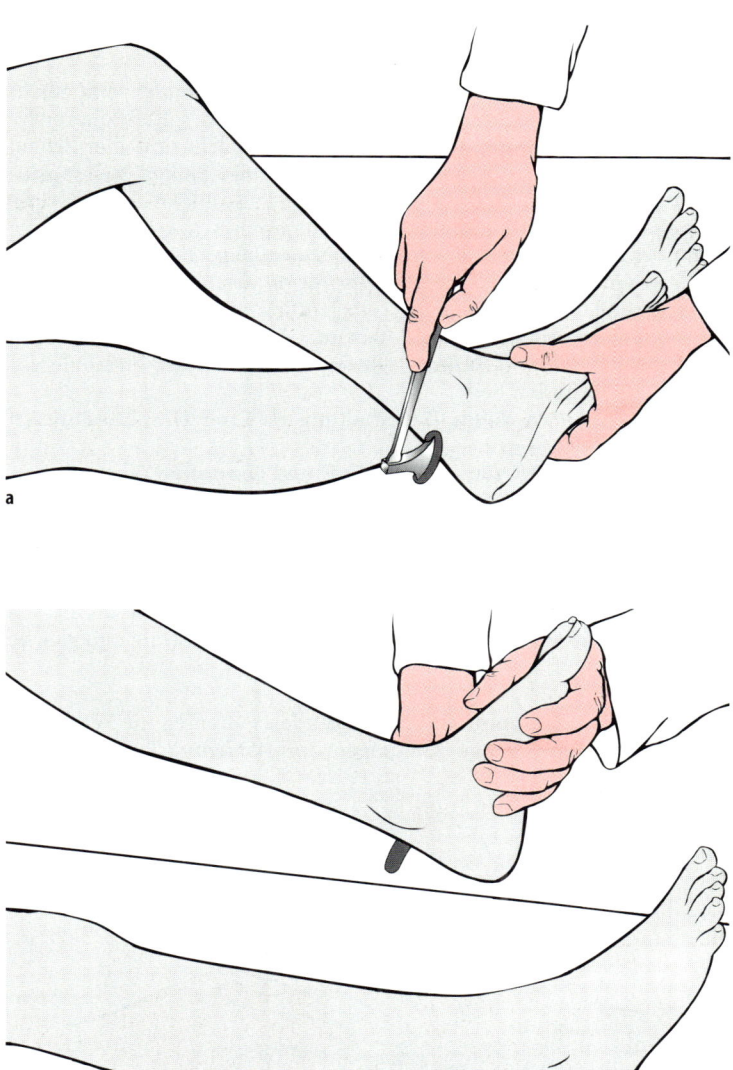

Abb. 17.8 Auslösen des Triceps-surae-Reflexe. **a** Der Patient schlägt das untersuchte Bein über das andere. **b** Der Untersucher bringt das Bein in Beugestellung

Fremdreflexe

Babinski-Reflex. Bestreicht man den *lateralen Fußsohlenrand* (nicht Großzehenballen!) relativ kräftig mit dem Stiel des Reflexhammers (Abb. 17.9), so kommt es physiologisch zur Plantarflexion aller Zehen; bei stärkerem Reiz u. U. zur Fluchtbewegung des Beines. Nichtauslösung dieses Fußsohlenreflexes (sog. stumme Fußsohle) nicht sicher pathologisch. Bei pathologischer Abwandlung dieses normalen Reflexes kommt es zur langsamen und tonischen *Dorsalextension der Großzehe,* evtl. verbunden mit typischer *Plantarflexion der übrigen Zehen* oder mit einer trägen Zehenspreizung. Gelegentlich muß mehrfach hin- und hergestrichen werden, bis der Reflex ausgelöst wird.

- *Gekreuzter Babinski-Reflex.* Reflexauslösung von der Fußsohle der anderen, gesunden Seite
- *Spontan-Babinski-Reflex.* Dauerhaltung der Großzehe ohne äußeren Fußsohlenreiz
- *Pseudo-Babinski-Reflex.* Bei Hohlfuß und abnormer Zehenbeweglichkeit kommt es erst zur raschen Plantarflexion der Großzehe, anschließend zur ruckartigen Dorsalextension.

Chaddock-Reflex. Man bestreicht statt der Fußsohle den Fußrücken ganz seitlich am Fußrand. Variante des Babinski-Reflexes bei dessen Nichtauslösbarkeit (stumme Fußsohle); gleicher Reizerfolg und gleiche Bedeutung.

Gordon-Reflex. Man umfaßt beim liegenden Patienten die Wade von hinten und führt kräftige Knetungen der *Wadenmuskulatur* durch

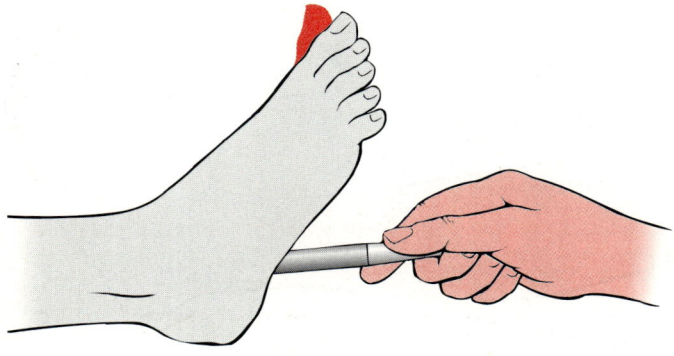

Abb. 17.9 Auslösen des Babinski-Reflexes

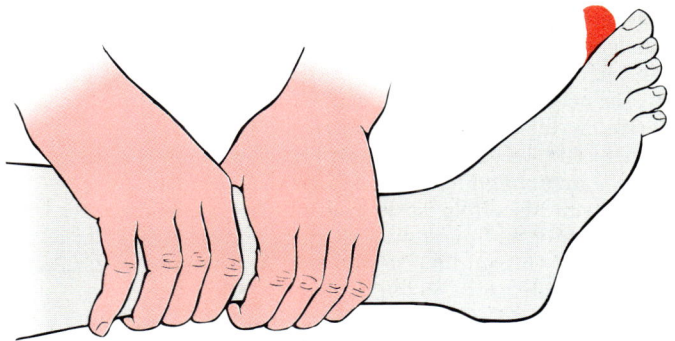

Abb. 17.10 Auslösen des Gordon-Reflexes

(Abb. 17.10). Pathologischer Reflex der Babinski-Gruppe mit gleichem Reflexerfolg und gleicher Bedeutung.

Oppenheim-Reflex. Man streicht mit dem zusammengelegten Daumen und Zeigefinger fest von proximal nach distal die *Tibiakante* entlang (Abb. 17.11). Beim Gesunden negativ; im positiven Fall tonische *Großzehenextension* und Plantarbewegung der übrigen Zehen. Bei schmerzhaften Erkrankungen der unteren Extremität (Arthritiden) kann der Oppenheim-Reflex positiv sein.

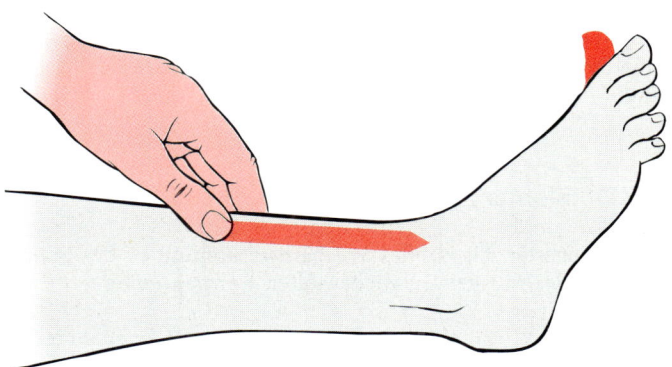

Abb. 17.11 Auslösen des Oppenheim-Reflexes

Schwierigkeiten mit der Babinski-Gruppe. Bleibt der Reflex nach einem kurzen Bestreichen des lateralen Fußsohlenrandes aus, so ist damit noch nicht die Aussage gerechtfertigt: Babinski negativ. Vielmehr müssen neben dem klassischen Auslösemechanismus auch alle übrigen Varianten, die zur Dorsalextension der Großzehe führen, ausgetestet werden. Die Reizung ist mehrfach zu wiederholen, damit der Reflex durch *Reizsummation* allmählich gebahnt werden kann.

Beim Reizerfolg ist die *tonische Dorsalextension* der Großzehe entscheidend; und diese muß so lange andauern, wie der auslösende Reiz anhält. Unkoordinierte Auf- und Abbewegungen der Zehen sind nicht verwertbar.

Eine alleinige tonische Plantarflexion mit Spreizung der Zehen (Fächerphänomen) ist ebenfalls weder verwertbar noch krankhaft, sondern der Rest des sog. Fußgreifreflexes, der beim Neugeborenen noch lebhaft vorhanden ist, später beim Erwachsenen aber gehemmt wird.

17.1.3 Rumpf

Fremdreflexe

Bauchhautreflex. Bei entspannter Rückenlage des Patienten werden in 3 Etagen auf jeder Seite mit einem spitzen Gegenstand (Streichholz oder Nadel; Reflexhammerstiel ist ungeeignet) *Hautstriche* von lateral nach medial ausgeführt. Im positiven Fall kommt es zur deutlich sichtbaren *Kontraktion der Bauchmuskulatur* mit Verziehung des Nabels. Bei schlaffen und adipösen Bauchdecken (bei Frauen mit mehreren Geburten) sind die Reflexe nicht auslösbar, ohne daß eine sonstige krankhafte Ursache vorliegen muß. Steigerung der Reflexe ist ohne Bedeutung.

17.1.4 Klonus

Bei gesteigerter Eigenreflexerregbarkeit kommt es bei anhaltender Dehnung des Muskels zu wiederholten Kontraktionen.

Patellarklonus. Am gestreckt liegenden Bein mit entspannter Muskulatur wird die Patella von proximal mit Daumen und Zeigefinger umfaßt und ruckartig nach kaudal gedrückt. Im positiven Fall werden dadurch *rhythmische Zuckungen* des M. quadriceps femoris ausgelöst, die so lange andauern, wie die Muskeldehnung anhält.

Fußklonus. Man umfaßt den Vorfuß von plantar und drückt nach dorsal. Dabei kommt es zu rhythmischen Zuckungen des Fußes von plantar nach dorsal. Von *erschöpfbarem Klonus* spricht man, wenn nach einigen wenigen Einzelkontraktionen wieder Ruhe eintritt. Der *unerschöpfliche Klonus* hält so lange an, wie die Dehnung andauert.

17.1.5 Bewertung des Reflexstatus

Die Eigenreflexe (Bizeps- und Trizepssehnenreflex, Radiusperiostreflex, Patellar- und Achillessehnenreflex) sind normalerweise *seitengleich* auslösbar. Bei Läsionen im peripheren Neuron sind sie seitendifferent abgeschwächt oder aufgehoben. Bei *zentralen Läsionen* sind sie seitendifferent verstärkt, d. h., lebhafter auslösbar mit Verbreiterung der reflexogenen Zone. Bei Schädigung der *Pyramidenbahn* treten die sog. *Pyramidenzeichen* (Babinski-Gordon-Oppenheim-Reflex) hinzu, die normalerweise nicht vorhanden sind. Am Arm sind die Pyramidenzeichen nicht so eindeutig. Am besten aussagefähig ist noch der Fingergrundgelenkreflex (Mayer), während der Fingerbeugereflex (Trömner) und Fingerknipsreflex (Hofmann) auch beim Gesunden auslösbar sein können, dabei allerdings seitengleich; einseitiges Auftreten ist stets ein Hinweis auf gesteigerte Reflexerregbarkeit. Erschöpfbarer Klonus ist nur bei Seitenbetonung Zeichen gesteigerter Erregbarkeit, unerschöpflicher Klonus ist immer ein Zeichen für Pyramidenbahnschädigung. Fehlende Bauchhautreflexe bei normalen Bauchdecken bei Schädigung im Reflexbogen des zugehörigen Segments sowie bei Pyramidenbahnläsionen.

Reflexbahnung. Bei schwer auslösbaren Reflexen dienen als Bahnung:
- Aktive Innervation mit Hilfe des *Jendrassik-Handgriffs* (die Finger werden vor der Brust verhakt und der Patient aufgefordert, die Hände kräftig auseinanderzuziehen), kräftiges Aufeinanderbeißen der Zähne oder Hustenreiz. Bahnend wirkt dabei eine leichte unwillkürliche Mitinnervation der Muskulatur
- Leichte passive Vordehnung des untersuchten Muskels, z. B. Dorsalextension des Fußes bei Auslösung des Triceps-surae-Reflexes.

Charakteristik der Muskeleigenreflexe:
Reflexauslösung: Kurze kräftige Dehnung der Muskel-
spindel
Reizerfolg: Eigenkontraktion des Muskels zur Längen-
konstanz
Reflexbogen: Monosynaptisch

Charakteristik der Fremdreflexe:
Reizauslösung: Taktile Berührungsrezeptoren der Haut
Reizerfolg: Kontraktion der segmental zugeordneten
Muskulatur
Reflexbogen: polysynaptisch (unter Ausweitung auf
benachbarte Segmente)

17.2 Motorik

Muskeltonus. Man prüft ihn am völlig entspannten Muskel durch passives Hin- und Herbewegen in den Gelenken als *plastischen Widerstand:*
- Nackenmuskulatur durch passives Hochheben des Kopfes
- Armmuskulatur durch passives Beugen und Strecken im Ellenbogengelenk
- Beinmuskulatur durch passives Beugen und Strecken im Hüft- und Kniegelenk.

Der Tonus ist herabgesetzt bei *schlaffen Lähmungen,* die sowohl zentral als auch peripher ausgelöst sein können. Spastik bedeutet Tonuserhöhung, erkennbar am federnden Widerstand. Sie ist immer zentral ausgelöst und tritt in Erscheinung als:
- Beugespastik an den Armen: Tonuserhöhung in der Beugemuskulatur, die zunimmt beim Versuch, den Arm im Ellenbogen- oder Handgelenk zu strecken
- Streckspastik an den Beinen: Tonuserhöhung in den Streckern, die zunimmt beim Versuch, das Bein im Knie- oder Hüftgelenk zu beugen.

Der Muskeltonus darf nicht mit einer *Gelenkkontraktur* verwechselt werden, die mit einem charakteristischen Anschlagphänomen im Gelenk verbunden ist.

Unter Taschenmesserphänomen versteht man das plötzliche Nachlassen der spastischen Tonuserhöhung (wie ein Zusammenklappen) am Ende der passiven Bewegung.

Rigor. Eine gleichmäßige Form der Tonuserhöhung (sog. wächserner Widerstand), die nicht zunimmt bei zunehmender Dehnung wie bei Spastik, sondern die gleichstark ausgeprägt ist in allen Gelenkstellungen und Beuger und Strecker gleichermaßen betrifft. Überwindbar in Form des sog. *Zahnradphänomens* (bei Morbus Parkinson), das bedeutet wiederholtes ruckartiges Einrasten.

Tremor. Abnorme unwillkürliche, rhythmische Zuckungen antagonistischer Muskeln. Man unterscheidet:
- Grobschlägigen Tremor (bei Morbus Parkinson)
- Feinschlägigen Tremor (bei Alkoholismus und Intoxikationen)
- Persistierenden Tremor (bei Paralysis agitans)
- Intentionstremor bei Zielbewegungen (Kleinhirnschäden)
- Ruhetremor, der bei Willkürbewegungen verschwindet (Morbus Parkinson).

Muskelkraft. Störungen der Muskelkraft treten auf als:
- Paresen (Muskelschwäche)
- Paralysen (völlige Lähmungen).

Orientierende Prüfung durch den beidseitigen Händedruck. Besser sind:
- *Armhalteversuch.* Der stehende Patient wird aufgefordert, die Arme in waagerechte Vorhalte zu bringen. Der liegende Patient streckt seine Arme schräg nach oben. Dann wird er aufgefordert, die Unterarme zu supinieren, zu pronieren und anschließend mit geschlossenen Augen und gespreizten Fingern zu halten. Bei *latenten Paresen* kann der Arm nicht gehalten werden und sinkt langsam herunter. Außerdem werden Einschränkungen der Gelenkbeweglichkeit, Koordinationsstörungen und unwillkürliche Mitbewegungen sichtbar.
- *Beinhalteversuch.* In ähnlicher Weise läßt man am liegenden Patienten ein Bein nach dem anderen anheben und in halbschräger Lage etwa 15–20 s lang halten. Gleichzeitig legt man seine Hand unter die Ferse des anderen Beines. Bei *organischen Paresen* preßt

der Patient das gesunde Bein auf die Unterlage, um das gelähmte besser anheben zu können. Der *neurotische Patient* spannt demgegenüber das andere Bein nicht an.

Genaue Prüfung einzelner Muskelgruppen mit dem Muskelfunktionstest.

17.3 Koordination

Voraussetzung für den normalen Bewegungsablauf ist das reibungslose Zusammenspiel zahlreicher Muskelgruppen. Als Orientierung dient die Beobachtung des Patienten beim An- und Auskleiden. Koordinationsstörungen (Ataxie) werden genauer mit Hilfe von *Zielbewegungen* überprüft.

Kleinhirnfunktionen:
- *Finger-Finger-Versuch.* Der Patient wird aufgefordert, bei geschlossenen Augen mit beiden Armen weit auszuholen und die Zeigefingerspitzen vor dem Gesicht zusammenzuführen.
- *Finger-Nase-Versuch.* Mit geschlossenen Augen soll der Patient den ausgestreckten Zeigefinger in großem Bogen auf die Nasenspitze bringen (Abb. 17.12).

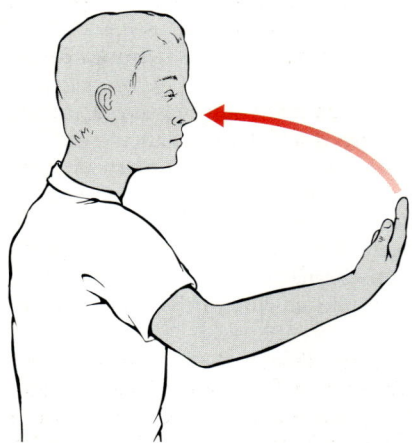

Abb. 17.12 Durchführung des Finger-Nase-Versuchs

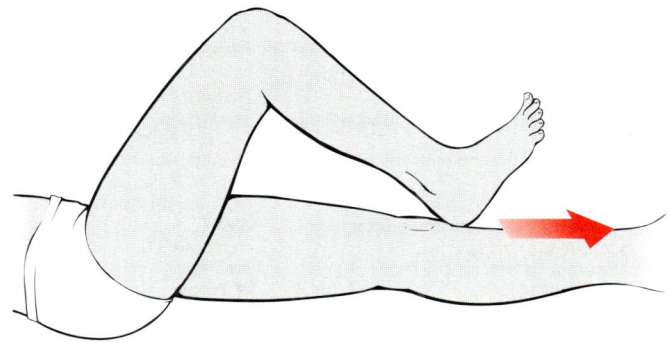

Abb. 17.13 Durchführung des Knie-Hacken-Versuchs

- *Knie-Hacken-Versuch.* Der liegende Patient bringt die Ferse auf das andere Knie und fährt damit genau auf der Tibiakante abwärts (Abb. 17.13).

Man läßt die Bewegungen stets mehrfach ausführen, bevor eine Ataxie diagnostiziert wird.

Diadochokinese (Feinmotorik). Man überprüft die Ausführung rasch ablaufender Bewegungen, beispielsweise schneller Fingerbewegungen wie beim *Maschineschreiben* oder rasch abwechselnder Pronation bzw. Supination der Hände im Sinne von *Schraubbewegungen*. Die Feinmotorik läßt sich auch aus dem Schriftbild beurteilen.
- *Adiadochokinese* ist das Unvermögen zum raschen Richtungswechsel
- *Dysdiadochokinese* ist die Verlangsamung dieser Bewegungen. Hinweisend auf pyramidale, extrapyramidale, zerebellare oder sensorische Defizite.

17.4 Sensibilität

Berührungsempfindlichkeit. Sie wird mit dem Pinsel, einem zusammengedrehten Wattebausch, der Rückseite einer Kanüle oder mit der Fingerbeere geprüft. Der Patient soll mit geschlossenen Augen angeben, ob er die Berührung verschiedener Stellen gleich oder andersartig empfindet.

Zu a

1 N. trigeminus
2 N. auricularis magnus
3 N. transversus colli
4 Nn. supraclaviculares
5 Rr. cutanei anteriores nn, intercostalium
6 N. cutaneus brachii lateralis superior (N. axillaris)
7 N. cutaneus brachii medialis
8 Rr. mammarii laterales nn. intercostalium
9 N. cutanaus brachii posterior (N. radialis)
10 N. cutaneus antebrachii posterior
11 N. cutaneus antebrachii medialis
12 N. cutaneus antebrachii lateralis
13 R. superficialis n. radialis
14 R. palmaris n. mediani
15 N. medianus
16 Nn. digitales palmares communes
17 R. palmaris n. ulnaris
18 N. iliohypogastricus (R. cut lat.)
19 N. ilioinguinalis (Nn. scrotales anteriores)
20 N. iliohypogastricus (R. cutaneus anterior)
21 N. genitofermoralis (R. femoralis)
22 N. cutaneus femoris lateralis
23 N. femoralis (Rr. cutanei anteriores)
24 N. obluratorius (R. cut.)
25 N. cutaneus surae lateralis
26 N. saphenus
27 N. peronaeus superficialis
28 N. suralis
29 N. peronaeus profundus
30 N. libialis (Rr. calcanei)

Zu b

1 N. frontalis (V$_1$)
2 N. occipitalis major
3 N. occipitalis minor
4 N. auricularis magnus
5 Rr. dorsales nn. cervicalium
6 Nn. supraclaviculares
7 N. cunateus brachii lateralis superior (N. axillaris)
8 Rr. dors. nn. spin. cervic., throac., lumb.
9 Rr. cutanei laterales nn. intercostalium
10 N. cutaneus brachii posterior
11 N. cutaneus brachii medialis
12 N. cutaneus antebrachii posterior
13 N. cutaneus antebrachii medialis
14 N. cutaneus antebrachii lateralis
15 R. superficialis n. radialis
16 R. dorsalis n. ulnaris
17 N. medianus
18 N. iliohypogastricus (R. cut. lat.)
19 Nn. clunium superiores
20 Nn. clunium medii
21 Nn. clunium inferiores
22 N. culancus femoris lateralis
23 N. cutaneus femoris posterior
24 N. obturstorius (R. cut.)
25 N. cutaneus surae lateralis
26 N. suralis
27 N. saphenus
28 N. plantaris lateralis
29 N. plantaris medialis

Abb. 17.14 Gegenüberstellung von segmentaler und peripherer Innervation; **a** von vorn; **b** von hinten; jeweils linke Bildseite segmentale, rechte Bildseite periphere Innervation

➤

Störungen der Berührungsempfindlichkeit:
- Hypästhesie ist herabgesetzte Berührungsempfindung
- Anästhesie ist aufgehobene Berührungsempfindung
- Parästhesie ist andersartige Berührungsempfindung (Kribbeln, Ameisenlaufen, taubes Gefühl)
- Hyperästhesie ist schmerzhafte Berührungsempfindung.

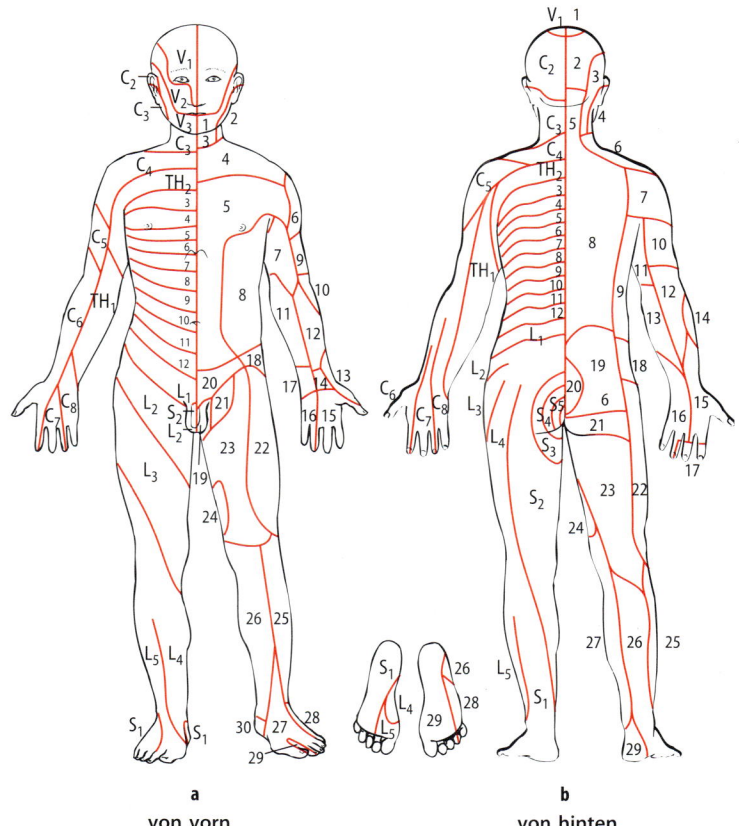

a
von vorn

b
von hinten

jeweils linke Bildseite segmentale, rechte Bildseite periphere Innervation

Schmerzempfindlichkeit. Orientierend kneift man eine Hautfalte; genauer ist die Prüfung mit der spitzen bzw. stumpfen Seite einer Kanüle bzw. Sicherheitsnadel. Der Patient soll die Augen schließen und angeben, ob er eine spitze oder stumpfe Empfindung hat.

- Hypalgesie ist herabgesetzte Schmerzempfindlichkeit
- Analgesie ist aufgehobene Schmerzempfindlichkeit
- Hyperalgesie ist gesteigerte Schmerzempfindlichkeit.

Temperaturempfindung. Sie wird mit 2 Reagenzgläsern mit heißem bzw. kaltem Wasser geprüft.

Bewegungsempfindung. Man beugt oder streckt passiv Finger oder Zehen des Patienten, und der Patient soll bei geschlossenen Augen die Bewegungsrichtung festlegen.

Vibrationsempfindung. Der Fuß einer angeschlagenen Stimmgabel wird an verschiedenen vorspringenden *Knochenpunkten* aufgesetzt, und der Patient soll angeben, ob er im Knochen (Schlüsselbein, Sternum, Fingerknöchel, Schienbein, Patella) die Vibration spürt.

Das Vibrationsempfinden ist eine differenzierte Leistung und ist frühzeitig gestört.

Sensibilitätsstörungen zeigen je nach dem Sitz der Läsion eine
- segmentale Ausbreitung (Schädigung der sensiblen Hinterwurzel des Rückenmarks)
- periphere Anordnung (Schädigung des peripheren Nerven)
- halbseitenförmige Ausdehnung (zerebrale Ausfälle).

Die diagnostische Zuordnung bei segmentaler oder peripherer Ausbreitung erfolgt mit Hilfe von Innervationsschemata. In Abb. 17.14 sind segmentale und periphere Innervationsverhältnisse gegenübergestellt.

17.5 Kombinierte Leistungen

Stand und Gang stellen kombinierte Leistungen des zentralen und peripheren Nervensystems dar. Beteiligt sind Motorik, Koordination, zerebrale und zerebellare sowie peripher-neurogene Leistungen; ferner Muskel- und Gelenkfunktionen. Schon bei der allgemeinen Betrachtung werden Bewegungsstörungen ersichtlich.

Romberg-Stehversuch. Der Patient soll mit eng aneinandergestellten Füßen, geschlossenen Augen und waagerecht erhobenen Armen stehen. Normalerweise ist das ohne Mühe möglich.

Leichtes Schwanken ist nicht krankhaft. Der Romberg-Stehversuch ist positiv bei *eindeutiger Fallneigung* in eine Richtung (zur Herdseite) bei wiederholter Durchführung. Starkes Schwanken ist verdächtig.

Unterberger-Tretversuch. Der Patient wird aufgefordert, mit geschlossenen Augen und nach vorn gestreckten Armen etwa 30 s auf der Stelle zu treten. Der Versuch ist positiv bei wiederholter *Drehtendenz* von 90° und mehr, stets in dieselbe Richtung (zur Herdseite).

Seiltänzergang. Man überprüft ob der Patient in der Lage ist, zunächst mit offenen, bei Wiederholung mit geschlossenen Augen einen Fuß vor den anderen zu setzen, als ob er auf einem Seil ginge. Der Test ist relativ schwierig. Krankhaft ist eine *Fallneigung* in eine bestimmte Richtung bei wiederholter Prüfung.

17.6 Bewußtseinslage und Psyche

Ansprechbarkeit. Beeinträchtigungen äußern sich als Verlangsamung der Reaktionsfähigkeit des Patienten. Man unterscheidet
- Somnolenz (Benommenheit): Patient ist schläfrig, reagiert zwar verzögert, jedoch adäquat auf Ansprechen, durch einfache Reize erweckbar
- Sopor (tiefe Benommenheit): Patient wirkt reaktionslos, reagiert auf lautes Ansprechen bzw. Kneifen, nur durch schmerzhafte Reize vorübergehend erweckbar
- Koma (Bewußtlosigkeit): ausgeprägteste Form der Bewußtseinseinschränkung; Patient reagiert auf äußere Reize überhaupt nicht mehr.

Orientierung. Man überprüft:
- Zeitliche Orientiertheit: Fragen nach dem Wochentag, dem Datum oder der Uhrzeit
- Örtliche Orientiertheit: Fragen nach dem Ort des Aufenthalts, z. B. Krankenhaus, Adresse
- Personelle Orientiertheit: Fragen nach dem Alter, dem Beruf, dem Grund des Krankenhausaufenthaltes.

Psychische Situation. Grob registriert werden die Denkfähigkeit (einfaches Rechenexempel), die Merkfähigkeit (Vergeßlichkeit), der Antrieb: reicht von Interessenlosigkeit (Apathie) bis Reglosigkeit (Stupor) bzw. Enthemmung; sowie Stimmungen (Weinerlichkeit, Euphorie, Ängstlichkeit, Aggressivität, Depression).

Auffällige Befunde (Tabelle 17.3)

Zentrale Lähmung. Je nach Lokalisation der Störungen ergeben sich unterschiedliche Ausfallserscheinungen. Oft finden sich unvollständige spastische Hemiparesen, Muskeltonus erhöht, Sehnenreflexe lebhaft, Klonus, pathologische Reflexe treten auf, sensible Ausfälle nicht obligat, nach längerer Zeit gering ausgeprägte Inaktivitätsatrophie.

Periphere Lähmungen. Ausfälle entsprechen einer Nervenwurzel (Radikulärsyndrom) oder einem peripheren Nerven. Es finden sich vollständige schlaffe Paralysen, Muskeltonus herabgesetzt, Sehnenreflexe vermindert oder aufgehoben; keine pathologischen Reflexe, hochgradige Muskelatrophie, ausgeprägte neurotrophische Störungen, Sensibilitätsausfälle im Dermatom oder in der Autonomzone der peripheren Nerven.

Kleinhirnsyndrome. Störungen betreffen die komplexen Leistungen des Bewegungsapparates wie Ataxie, Standunsicherheit (Romberg-Zeichen positiv), Gangstörungen, Adiadochokinese, Schreibstörungen, Intentionstremor.

| | Leitsymptome bei | |
	zentraler (spastischer) Lähmung	peripherer (schlaffer) Lähmung
Muskeltonus	erhöht	vermindert
Muskeleigenreflexe	lebhaft	fehlend
Pathologische Reflexe	Kloni und Pyramiden-bahnzeichen	keine
Muskelatrophie	gering	ausgeprägt
Sensible Ausfälle	nicht obligat	vorhanden (Autonomzone)

Tabelle 17.3. Leitsymptome bei zentraler (spastischer) und peripherer (schlaffer) Lähmung

Parkinson-Syndrom. Hypokinese (Verminderung der Motorik), klein-schrittiger Gang, mimische Starre (Maskengesicht), Rigor (erhöhter Muskeltonus), Tremor (unwillkürliche Bewegungen), Verminderung von Mit- und Ausdrucksbewegungen; gestörte Diadochokinese.

Spastische Zerebralparese. Charakteristisch sind Koordinationsstö-rungen mit der Unfähigkeit, normale Bewegungen auszuführen sowie Haltung und Gleichgewicht zu bewahren. Die häufigsten Symptome sind Tonusstörungen der Muskulatur (Spastik, Hypotonie, schwanken-der Tonus), Sprachstörungen, Auftreten pathologischer Reflexe.

Sprachstörungen (Aphasie). Zentrale Störung bei intaktem Sprech-apparat.

Motorische Aphasie. Störungen im *Sprachausdruck,* d. h. der Pa-tient weiß offensichtlich, was er sagen möchte, aber die Formulierung ist verzögert, einige wenige Worte werden öfter wiederholt.

Sensorische Aphasie. Störung im *Sprachverständnis;* Gegenstän-de können benannt werden, jedoch spricht der Patient schlecht, und es kommt zu Entgleisungen.

Motorische und sensorische Aphasie treten oft kombiniert auf.

Polyneuropathie. Symmetrische handschuh- bzw. strumpfförmige Sensibilitätsstörungen mit unscharfen Grenzen, in ausgeprägten Sta-dien mit abgeschwächten oder aufgehobenen Reflexen und motori-schen Ausfällen.

Radikulärsyndrome

L 4-Syndrom. Hyperalgesie- und Hypästhesieareal an der Vorderin-nenseite des Unterschenkels. Motorische Schwäche im M. quadriceps femoris und M. tibialis anterior. Quadrizepsreflex abgeschwächt.

L 5-Syndrom. Hyperalgesie- und Hypästhesieareal an der Außenseite des Unterschenkels bis zum Außenknöchel sowie im Bereich des Fuß-rückens an der Großzehe. Motorische Schwäche im M. extensor hallu-cis. Lasègue-Zeichen positiv. Keine Reflexausfälle.

S 1-Syndrom (am häufigsten). Hyperalgesie- und Hypästhesieareal an der Hinterseite des Ober- und Unterschenkels sowie am Fußrücken im Bereich der Kleinzehe. Motorische Störungen im M. triceps sureae (Zehenstand unmöglich). Charakteristisch ist die Abschwächung oder der Ausfall des *Achillessehnenreflexes,* der, einmal ausgefallen, meist nicht wiederkehrt, so daß ein fehlender Achillessehnenreflex ein Zeichen für ein durchgemachtes Radikulärsyndrom sein kann.

Zum Untersuchungsgang gehören:
- Reflexe (Muskeleigen- und Fremdreflexe) obere Extremitäten, untere Extremitäten, Rumpf
- Motorik (Tonus, Muskelkraft, unwillkürliche Bewegungen)
- Koordination (Zusammenspiel mehrerer Leistungen: Motorik, Sensorik Sichtkontrolle, Gleichgewicht)
- Sensibilitätsstörungen; die Ausprägung kann sein
  halbseiten- oder quadrantenförmig (zentral)
  segmental bzw. radikulär (je nach Segmentwurzel)
  peripher (je nach dem Versorgungsgebiet eines Nerven)
- Bewußtseinslage und Psyche.

Zum Nervensystem gehörig und bereits unter dem betreffenden Organsystem abgehandelt:
- Hirnnervenprüfung (Kap. 6.2, S. 159)
- Nucleus-pulposus-Prolaps (Kap. 16.1, S. 379)
- Periphere Nervenläsionen und Handdeformitäten (Kap. 16.2, S. 390)
- Gangstörungen (Kap. 16.3, S. 395)
- Muskellähmungen (Kap. 16.4, S. 410)

18 Untersuchung des Kindes

PROF. DR. P. WUNDERLICH

Maria ist 8 Jahre alt. Vater und Großvater leiden an einer Migräne und auch Maria hat schon wiederholt, seit ihrem 3. Lebensjahr, Kopfschmerzattacken, die für eine Migräne gehalten wurden, zuletzt vor 3 Monaten. Diese Kopfschmerzen sprechen immer sofort auf die Gabe eines Analgetikums (Azetylsalizylsäure) an.

Nun klagt sie schon seit 3 Tagen über heftige Kopf- und Rückenschmerzen, die sich auf Analgetika nicht bessern. Außerdem hält sie ihre Arme auffällig verkrampft. Deshalb erfolgt die Klinikeinweisung.

Maria hat kein Fieber. Bei der Klinikaufnahme ist ihr Allgemeinzustand deutlich beeinträchtigt. Es besteht kein Exanthem. Es ist eine diskrete Nackensteife nachweisbar, Brudzinski- und Kernig-Reflex sind aber negativ. Beide Hände und der ganze Kopf sind schmerzhaft. Die oberen Bauchdeckenreflexe sind nicht auslösbar, andere neurologische Ausfälle bestehen nicht. Der Rachen ist leicht gerötet, ohne Beläge.

An den übrigen Organen ist kein krankhafter Befund nachweisbar.

Da Marias Zustand nicht geklärt werden kann und sich nach der Klinikaufnahme auch nicht bessert, wird die gründliche klinische Untersuchung nach 3 Stunden wiederholt.

Da nunmehr die Zeichen einer Meningitis deutlich sind (Brudzinski- und Kernig-Reflex deutlich positiv), wird jetzt eine Lumbalpunktion vorgenommen. Der Liquor ist klar, sein Druck deutlich erhöht, die Eiweißreaktion (Pandy) ++. Die Zellzahl ist mit 1048 Mpt/l, davon 79% Lymphozyten, deutlich erhöht. Liquoreiweiß auf 842 mg/l erhöht, Liquorzucker 3,3 mmol/l bei einem Blutzucker von 6,8 mmol/l im Normbereich. Leukozytenzahl (10,4 Gpt/l) und CRP (7 mg/l) sind gering vermehrt. Es handelt sich also um eine seröse Meningitis, deren Ursache auch im weiteren Verlauf nicht eindeutig geklärt werden kann. Wahrscheinlich handelt es sich um eine Infektion mit Coxsackie-Viren.

18.1 Allgemeine Untersuchungstechnik

Die Untersuchung eines kranken Kindes erfordert viel Sorgfalt, Erfahrung und Umsicht. Sie wird häufig durch Abwehrbewegungen des Kindes und Schreien erschwert.

Arzt und Mutter sollen versuchen, das Kind möglichst zu beruhigen und abzulenken, bei älteren Säuglingen und Kleinkindern unter anderem mit Hilfe eines Spielzeuges, bei jungen Säuglingen mit einem

Lutscher. Mit älteren Kindern ist vor dem Beginn der Untersuchung möglichst ein kurzes Gespräch zur Kontaktaufnahme zu führen (etwa über sein Alter, die Geschwister, den Kindergarten oder die Schule).

Vor der körperlichen Untersuchung eines Kindes ist es ratsam, zunächst für einen Augenblick nur sein Verhalten und seinen Allgemeinzustand zu erfassen. Wenn deutlich erkennbare Organsymptome (noch) fehlen, hilft vielfach die Beurteilung des Allgemeinzustandes und der Allgemeinreaktion weiter u. a. bei der Entscheidung, wann und ob eine Kinikeinweisung nötig oder ob eine ambulante Behandlung ohne größeres Risiko möglich ist.

Ein Kind, das noch spielen, lachen oder sich freuen und mit Anteilnahme die Umgebung beobachten kann, ist sicher nicht schwerkrank.

Schmerzhafte oder unangenehme Untersuchungen (Racheninspektion, Betasten schmerzhafter Körperregionen und Blutentnahmen) sollen an das Ende der Untersuchung gestellt werden. Die bei Erwachsenen übliche Technik der systematischen Untersuchung von oben nach unten, vom Kopf bis zu den Füßen ist darum bei Kindern selten möglich. Trotzdem darf keine wesentliche Untersuchung vergessen werden. Bei den einzelnen Untersuchungen sind die Reaktionen des Kindes sorgfältig zu beachten und Schmerzreaktionen oder -äußerungen als Hinweis auf das erkrankte Organ besonders zu bewerten.

18.2 Notwendige Untersuchungen

Bei der Untersuchung eines kranken Kindes darf – auch bei anscheinend bereits geklärter Diagnose – in keinem Falle auf die Fahndung nach folgenden Symptomen verzichtet werden:

- *Meningitis-Zeichen:* Nackensteife, positives Brudzinski- und Kernig-Phänomen, (gespannte Fontanelle bei Säuglingen) (Abb. 8.1 und 8.2)
- *Pneumonie-Zeichen:* Nasenflügeln, anstoßendes, keuchendes Exspirium, jugulare, interkostale und epigastrische Einziehungen, Perkussions- und Auskultationsbefunde;
  Auftreibung des Abdomens
- *Zeichen eines akuten Abdomens* (bei schreienden Kindern in der kurzen Inspirationsphase prüfen!): Abwehrspannung, Druckschmerz, umschriebene oder diffuse Resistenz
- *Milz- oder Leberschwellung,*

- **Palpable Tumoren** (bzw. tumorähnliche Resistenzen) **im Bauchraum**
- **Lymphknotenschwellungen**
- **Hautveränderungen** (stets das ganze Kind und alle seine Hautpartien bei guter Beleuchtung untersuchen!): Blässe von Haut- und Schleimhäuten, petechiale oder flächenhafte Haut- oder Schleimhautblutungen, Exantheme, Ikterus, Zyanose, Hautembolien (bei Meningokokkensepsis).

Bei *Säuglingen* muß außerdem gezielt gesucht werden nach:
- *Zeichen des Turgorverlustes:* halonierte Augen, eingesunkene große Fontanelle, verzögertes Verstreichen einer angehobenen Bauchhautfalte
- *Rachitis-Zeichen:* Kraniotabes (über dem Hinterhaupt eindrückbare Schädelknochen), rachitischer Rosenkranz (Epiphysenauftreibung an der Knorpel-Knochen-Grenze der Rippen, beiderseits vom Sternum), Metaphysen-Auftreibungen oberhalb der Hand- und Fußgelenke
- *Hüftgelenksveränderungen:* Asymmetrie der Glutäalfalten, Abspreizbehinderung.

Zu den wichtigsten Zusatzuntersuchungen, auf die bei keiner Untersuchung – vor allem bei fiebernden Kindern – verzichtet werden darf, gehören die *Racheninspektion* und die *Otoskopie.*

Außerdem sind bei der erstmaligen Untersuchung von Kindern und später in regelmäßigen, mindestens 3- bis 6-monatigen Abständen *Körperlänge* und *Körpergewicht* der Kinder zu messen und zu registrieren, um den körperlichen Entwicklungsstand zu dokumentieren, *bei Säuglingen* möglichst auch der **Kopfumfang** (vgl. Abb. 18.1 – 18.3).

Röntgenuntersuchungen bei Kindern betreffen vor allem die Thoraxorgane. Von allen bildgebenden Verfahren hat aber inzwischen die *Sonographie* (Ultraschall-Untersuchung) die größte Bedeutung erlangt. Sie ist aus der Pädiatrie überhaupt nicht mehr wegzudenken. Sie erlaubt schmerzfrei, ohne jede Strahlenbelastung in beliebig häufiger Wiederholung die Untersuchung aller intraabdominalen Organe, des Herzens (Echokardiographie) und bei Säuglingen – solange die Fontanellen offen sind – des Schädelinneren, der Nasen-Nebenhöhlen, der Lymphknoten, der Muskulatur, der Gelenke, besonders auch der Hüftgelenke.

Die wichtigste Laboruntersuchung für das Kindesalter ist die *Urinuntersuchung* (Eiweiß, Sediment) zum Ausschluß einer Harn-

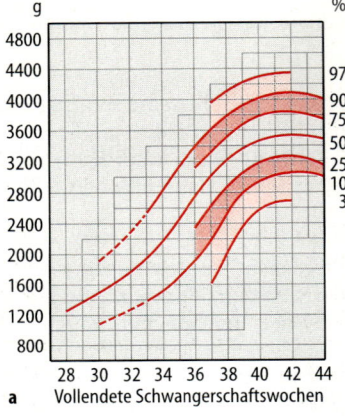

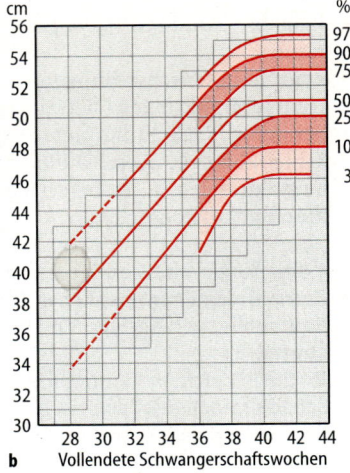

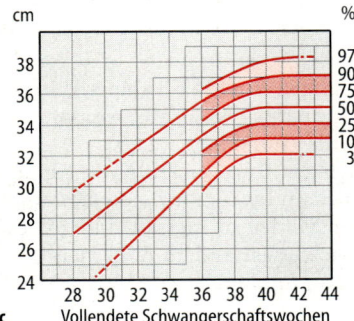

Abb. 18.1 Intrauterine Wachstumskurven für den deutschen Sprachraum nach Hohenauer. Die 3 Teilabbildungen zeigen **a** das Körpergewicht, **b** die Körperlänge und **c** den Kopfumfang in Abhängigkeit von den vollendeten Schwangerschaftswochen mit Einzeichnung der Perzentilen. (Nach Gahr 1993)

wegsinfektion, die häufig asymptomatisch oder mit uncharakteristischen Allgemeinveränderungen (Fieber, Blässe, Abgeschlagenheit, ungenügendes Gedeihen) verläuft.

Die Untersuchung des Urins sollte immer mit einer bakteriologischen Untersuchung des Urins (Keimzahlbestimmung, Erreger, Resistenzbestimmung) kombiniert werden. Dazu muß der Urin aber möglichst keimfrei als Mittelstrahlurin, in Zweifelsfällen auch (bei Mädchen) als Katheterurin oder (bei Kindern jeden Alters) als Blasenpunktionsurin gewonnen werden.

18.3 Bewertung der Kasuistik

Der Fall am Kapitelanfang zeigt die Bedeutung der unter Umständen mehrfach wiederholten klinischen Untersuchung. Er weist aber zugleich auch darauf hin, daß bei ähnlichen Beschwerden nicht voreilig erneut die gleiche Erkrankung wie bei früheren Gelegenheiten angenommen werden darf.

Die Beschwerden des Kindes ließen bei entsprechender Familien- und Eigenanamnese zuerst an eine Migräne denken. Das Krankheitsbild reagierte aber – im Gegensatz zu früheren Kopfschmerzattacken – nicht auf entsprechende Analgetika-Medikation. Auch die Beschwerden waren bei genauer Befragung anders als bei früheren Gelegenheiten. Die Kopfschmerzen hielten mehrere Tage an und waren mit Rückenschmerzen und in die Arme und Hände ausstrahlenden Schmerzen verbunden. Auch in der Klinik war zunächst keine Klärung möglich.

Deshalb wurde die gründliche klinische Untersuchung nach nur wenigen Stunden wiederholt. Jetzt fanden sich deutliche Zeichen einer Meningitis, die sich bei der nachfolgenden Lumbalpunktion als seröse (Virus-)Meningitis erwies.

Bei unklaren Krankheitsbildern, vor allem wenn der Allgemeinzustand der Kinder deutlich beeinträchtigt ist, muß die klinische Untersuchung nach wenigen Stunden wiederholt werden. Besonders wichtig ist diese Kontrolle, wenn sich evtl. eine Meningitis, eine Appendizitis bzw. Peritonitis (akutes Abdomen), eine Epiglottitis oder Pneumonie hinter den uncharakteristischen Anfangsbeschwerden oder Allgemeinsymptomen verbergen könnten – wie in dem geschilderten Falle hinter den starken Kopfschmerzen, die nicht der schon früher aufgetretenen Migräne entsprachen.

18.4 Praktisches Vorgehen

Bei der Vorstellung eines kranken Kindes sind einige wichtige Fragen in der hier aufgeführten Reihenfolge zu klären:

- Ist das Kind schwerkrank oder gar moribund?
- Besteht ein Notfall?
- Sind ein Herz- und/oder Atemstillstand vorhanden?
- Reanimation und Notversorgung erforderlich?
- Sofortige Klinikeinweisung nötig (mit Notarzt-Wagen oder Rettungs-Hubschrauber)?

⋯⋗ *Sind gravierende/alarmierende Symptome aus der Anamnese zu erfahren oder bestehen Symptome, die auf eine ernsthafte Erkrankung hinweisen können?*

- Bewußtseinsverlust
- Krämpfe
- Meningitis-Zeichen (Abb. 8.1 und 8.2)
- Turgorverlust
- Pneumonie-Zeichen
- Geräuschvolle Atmung (Stridor)

⋯⋗ *Ist das Kind körperlich und geistig altersentsprechend entwickelt?*
⋯⋗ *Gibt es sonstige Auffälligkeiten?*

- Hautveränderungen
- Fehlbildungen
- Abspreizbehinderung der Hüften
- Rachitis-Zeichen
- Schielen
- Neurologische Ausfälle

18.5 Beurteilung des Neugeborenen

Beurteilung der Reife. Die Beurteilung beginnt mit der Bestimmung von Größe (Körperlänge) und Gewicht und deren Bewertung nach der Dauer der Schwangerschaft.

Die normale *Schwangerschaftsdauer* beträgt 280 ± 10 Tage (40 Wochen).

Ein Neugeborenes kann vor dieser Zeit (präterm), zum errechneten Termin (term) oder danach (postterm) geboren sein. Das durchschnittliche *Geburtsgewicht* beträgt für Knaben etwa 3500 g und für Mädchen 3350 g. In bezug auf die aktuelle Schwangerschaftsdauer können die Neugeborenen untergewichtig (hypotroph), normalgewichtig (eutroph) oder zu schwer (hypertroph) sein. Für diese Beurteilung benutzen wir das zuerst von Lubčenko angegebene Diagramm, das oft in der Modifikation nach Hohenauer (Abb. 18.1) gebraucht wird. Kinder, deren Geburtsgewicht – bezogen auf die Schwangerschaftsdauer – unter der 10. Perzentile liegt, sind als hypotroph, Kinder über der 90. Perzentile als hypertroph einzuordnen.

Die durchschnittliche *Körperlänge* bei der Geburt liegt für ausgetragene Neugeborene beiderlei Geschlechts bei 51 cm.

Bei der Untersuchung des Neugeborenen ist weiterhin besonders nach den *Zeichen der somatischen Reife* zu suchen: ist das vollständige Knorpelgerüst der Ohrmuscheln zu tasten, ist der Drüsenkörper beider Mamillen etwa 10 mm groß, überragen die Fingelnägel die Fingerkuppe und reichen die Fußsohlenfalten über die ganze Fußsohle und sind die Hoden ins Skrotum deszendiert bzw. die kleinen Labien von den großen Labien bedeckt? Die Haut unreifer Frühgeborener ist noch ganz von Vernix caseosa bedeckt. Sie zeigen eine vermehrte Lanugo-Behaarung. Ihre Wimpern können fehlen.

Als Zeichen einer *Übertragung* gelten „Waschfrauenhände", das Fehlen der Vernix caseosa sowie Zehen, deren Kuppen von den Fußnägeln überragt werden.

Für die Einschätzung der postnatalen Adaptation hat sich der sog. *Apgar-Index* bewährt (Tab. 18.1), der 1, 5 und 10 min nach der Geburt erhoben wird. Dazu werden die Apgarzahlen der fünf Symptome

Symptom	Apgarzahl 0	Apgarzahl 1	Apgarzahl 2
Hautfarbe	blau oder weiß	Akrozyanose	rosig
Atmung	keine	langsam und/oder unregelmäßig	gut
Herzaktion	keine	< 100/min	≥ 100/min
Muskeltonus	schlaff	träge Flexion	aktive Bewegung
Reflexe beim Absaugen	keine	Grimassieren	Schreien

Tabelle 18.1 Apgar-Schema zur Beurteilung von Neugeborenen. (Nach Gahr 1993)

addiert. Eine bedrohliche Hypoxie liegt vor, wenn der Score nach 1 min unter 4 und nach 5 min unter 6 liegt. In diesem Fall muß zuerst eine Sauerstoff-Maskenbeatmung und danach evtl. weitere Reanimation erfolgen.

Untersuchung des Neugeborenen. Dabei ist besonders nach Hinweisen auf Geburtsfolgen, Fehlbildungen und Anomalien zu achten, u. a. an

- *Haut:* Blässe, Zyanose, Ikterus, Naevi und Hämangiome (genaue Maße festhalten!)
- *Hirnschädel:* Kopfform und -umfang, Maße der großen und kleinen Fontanelle, Frakturen, Geburtsgeschwulst oder Kephalhämatom, Hautmarken durch Geburtshilfe (Zange, Vakuumextraktion)
- *Gesicht:* Dysmorphie-Zeichen (Augenabstand, Lidachsen, Epikanthus, tiefsitzende Ohren, Ohranhänge), Fisteln, Spaltbildungen
- *Augen:* Kolobom, zu große oder zu kleine Kornea, konjunktivale Blutungen, Katarakt, Pupillenreaktion auf Licht
- *Rachen:* Gaumenspalte, Spaltung der Uvula, schon einzelne Zähne, Sondierung des Oesophagus (Ausschluß einer Oesphagus-Atresie)
- *Hals:* Struma, Zysten oder Fisteln, Schiefhals, Hämatom im Halsnickermuskel, Flügelfell, Klavikularfraktur
- *Thorax:* Vergrößerte Brustdrüse, evtl. mit Milchsekretion, Thoraxform, Herzspitzenstoß, Herzfrequenz, Herztöne und -geräusche, Atemfrequenz, erschwerte Atmung (Dyspnoe), Atemgeräusche
- *Abdomen:* Nabel, Bauch vorgewölbt oder eingefallen, Milz, Leber, Nieren tastbar, Leistenhernie, Analöffnung vorhanden oder Analatresie
- *Wirbelsäule:* Skoliose oder Kyphose, Spina bifida, Dermalsinus;
- *Genitale – männlich:* Hypospadie oder Epispadie, Hoden deszendiert, evtl. torquiert, Hydrozele oder Skrotalhämatom (z. B. bei Beckenendlage), auffällige Skrotalpigmentierung
- *Genitale – weiblich:* Klitorishyperplasie, Vaginalsekretion, Atresie des Hymens
- *Extremitäten:* Fehlstellungen der Arme und Beine, überzählige oder fehlende Finger bzw. Zehen, Syndaktylie, Klinodaktylie, Hüftgelenksluxation oder Abspreizbehinderung
- *Muskulatur:* Spontane Haltung und Bewegungsmuster (symmetrisch), Verhalten bei passivem Beugen und Strecken, Muskeltonus und Reflexstatus.

Bei Reifgeborenen überwiegt der Beugetonus. Die übliche Sehnenreflexe (PSR, ASR), Bauchdecken- und Kremaster-Reflex sind auch bei Frühgeborenen nachweisbar.

Wichtige *Reflexe* des Neugeborenen sind der Saug- und der Schluckreflex, der Brustsuchreflex, Licht- und Kornealreflexe.

Von den ersten Lebenstagen an vorhanden sind
- *Greifreflex* (Berühren der Handfläche führt zum Beugen der Finger und Festhalten des berührenden Fingers, erlischt nach 5 bis 12 Monaten)
- *Moro-Reflex* (Umklammerungs-Reflex: Schlag auf die Unterlage oder Rückfallenlassen des Kopfes führt erst zu Extension und Abduktion der Arme, dann Spreizung der Finger, Flexion und Adduktion, erlischt mit 3 oder 4 Monaten)
- *Babinski-Reflex* (Fluchtreflex: Berühren oder Bestreichen der Fußsohle führt zum Anziehen des Beines und Dorsalflexion der Großzehe, bis zum 2. Lebensjahr)
- *Galant-Reflex* (Reizung der Haut neben der Wirbelsäule führt zu einer konkaven Bewegung der Wirbelsäule)
- *Schreitreflex* (wird das Neugeborene aufrecht gehalten und berührt es dabei die Unterlage mit den Füßen, treten Schreitbewegungen auf, bis Ende des 1. Lebensjahres nachweisbar).

18.6 Entwicklungsdiagnostik

Besonders wichtig für die Beurteilung eines Kindes ist die Entscheidung, ob es altersgerecht gewachsen und auch dem Alter entsprechend statomotorisch entwickelt ist.

Gewicht. Neugeborene verlieren in den ersten Lebenstagen durch Flüssigkeitsverlust und anfangs geringe Flüssigkeitsaufnahme bis zu 10 % ihres Gewichtes und erreichen erst etwa am 10. Lebenstag wieder das Geburtsgewicht. Sie nehmen dann im ersten Lebenshalbjahr monatlich 600 g, im zweiten Lebenshalbjahr jeden Monat 500 g an Gewicht zu. Sie verdoppeln so bis zum 5. Monaten das Geburtsgewicht und erreichen im Alter von 11 bis 12 Monaten das Dreifache und mit 28 bis 30 Monaten das Vierfache ihres Geburtsgewichtes.

Größe. Die Körperlänge nimmt im ersten Lebensjahr monatlich um etwa 2 cm zu, sie erreicht mit einem Jahr 75 cm. Vom 3. bis zum 11. Lebensjahr bleiben die absolute Größen- und Gewichtszunahme etwa gleich. Die Kinder nehmen jedes Jahr um 2 bis 3 kg zu und werden 5 bis 7 cm größer.

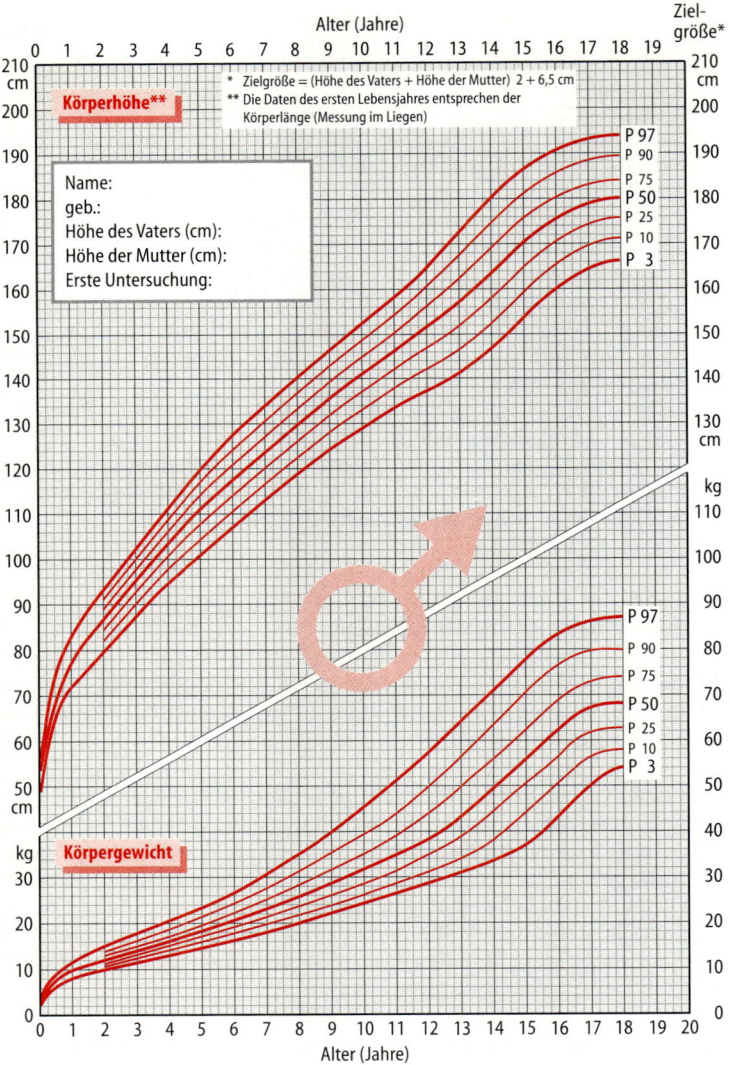

Abb. 18.2 Größen- und Gewichts-Diagramm (Wachstums- und Gewichtsperzentilen) von Knaben. (Nach Hesse 1997)

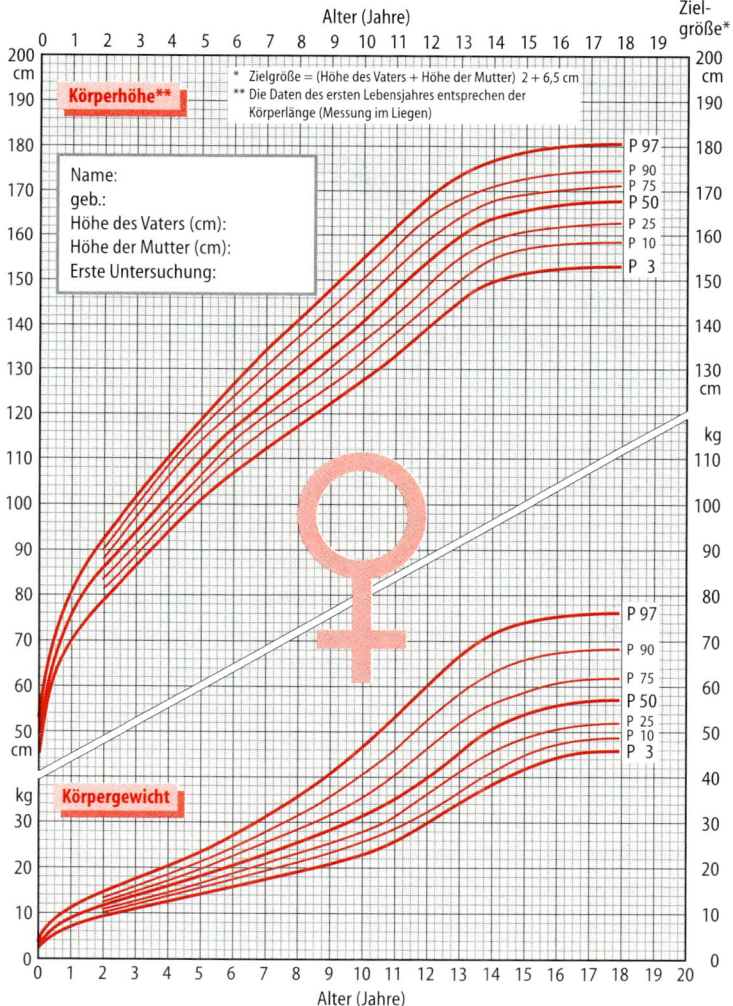

Abb. 18.3 Größen- und Gewichts-Diagramm (Wachstums- und Gewichtsperzentilen) von Mädchen. (Nach Hesse 1997)

Nomogramme. Das Körperwachstum (Körperlänge und -gewicht) wird durch Vergleich der genauen Meßwerte mit den Normwerten (Tabellen oder Nomogramme) bewertet.

In Deutschland gibt es verschiedene Normwerte, die an Populationen in unterschiedlichen Teilen des Landes ermittelt wurden: von *Reinken und Oost* im Westen sowie *Hesse et al.* im Osten (Abb. 18.2 und 18.3). Für Kinder aus Süddeutschland und der Schweiz gelten die von *Prader et al.* publizierten Werte. Wir benutzen die ostdeutschen Referenzwerte.

Aus den Nomogrammen für Knaben (Abb. 18.2) und Mädchen (Abb. 18.3) ist abzulesen, auf welcher Perzentile die aktuell gemessenen Körpergrößen und -gewichte liegen, ob ein Kind zu groß oder zu klein, über- oder untergewichtig ist.

Vorsorge-Untersuchung	Alter der Kinder	Statomotorische Leistung
U 3	1. Monat	In schwebender Bauchlage kann Kopf in Kontrolle gehalten werden
U 4	3. Monat	Sicheres Kopfheben in Bauchlage
U 5	6. Monat	Sichere Kopfkontrolle bei jedem Lage- und Haltungswechsel
	9. Monat	Sicheres freies Sitzen, Fortbewegung in Bauchlage (Drehen, Kriechen, Rollen, Robben)
U 6	12. Monat	Stehen mit Festhalten
	15. Monat	Kommt vom Stehen mit Festhalten allein wieder zum Sitzen
	18. Monat	Geht frei und sicher
U 7	24. Monat	Hockt sicher im Spiel, steht freihändig auf
	3. Jahr	Hüpft beidbeinig 1 Stufe herunter
U 8	4. Jahr	Sichere Bewältigung von Treppen mit Beinwechsel
	5. Jahr	Hüpft mindestens 5mal auf einem Bein

Bei der ersten Vorsorgeuntersuchung (U 1, am ersten Lebenstag) und bei der U 2 am 3. bis 10. Lebenstag können noch keine statomotorischen Leistungen gefunden werden.

Tabelle 18.2 Meilensteine der statomotorischen Entwicklung jenseits der Neugeborenenzeit. (Nach Spranger 1998)

Besonders aussagefähig ist es, wenn in ein solches Diagramm die über mehrere Jahre ermittelten Werte eingetragen werden. Dann kann die Dynamik der Entwicklung besser beurteilt werden.

Bei normaler Entwicklung bleiben die Meßwerte für Größe und Gewicht im gleichen „Korridor", beispielsweise zwischen der 25. und 50. Perzentile. Bei zunehmendem Minderwuchs oder Gedeihstörung erfolgt ein Wechsel der Körperlänge oder des Gewichtes in einen niedrigeren Bereich (z. B. dann zwischen 10. und 25. Perzentile oder sogar unter die 10. oder 3. Perzentile). Bei zunehmender Fettsucht wechselt die Kurve der Körpergewichte in höhere Bereiche, erst zwischen der 50. und 75. Perzentile, dann zwischen 75. und 90. Perzentile oder sogar noch darüber.

Zur Bewertung der statomotorischen Entwicklung eines Kindes müssen die entsprechenden „Meilensteine" (Tab. 2–4) berücksichtigt werden. Die drei Tabellen enthalten wichtige Angaben über die Entwicklung der statomorischen Leistungen (Tab. 18.2), die Sprachentwicklung (Tab. 18.3) und die Sozialisation (Tab. 18.4) bis zum 5. Lebens-

Vorsorge-Untersuchung	Alter der Kinder	Sprachentwicklung
U 3	1. Monat	Kurze gutturale Laute
U 4	3. Monat	Spontanes Vokalisieren
U 5	6. Monat	Vokalisieren auf Ansprechen
	9. Monat	Silbenketten auf „a" (wa wa wa – ra ra ra)
U 6	12. Monat	Doppelsilben mit „a" (mama, papa)
	15. Monat	Ausgeprägtes Artikulieren ohne „Einwortsprache"
	18. Monat	Mama, Papa, einzelne Worte sinngemäß
U 7	24. Monat	Symbolsprache, Einwortsprache
	3. Jahr	Mehrwortsätze, „ich", „du", Plural
U 8	4. Jahr	Erzählt Erlebnisse in annähernd richtiger logischer und zeitlicher Abfolge
	5. Jahr	Praktisch fehlerfreie Aussprache, weitgehend korrekte Grammatik

Bei den ersten beiden Vorsorgeuntersuchungen (U 1 und U 2) des Neugeborenen können noch keine sprachlichen Leistungen gefunden werden.

Tabelle 18.3 Meilensteine der Sprachwicklung. (Nach Spranger 1998)

Vorsorge-Untersuchung	Alter der Kinder	Sozialisierung
U 3	1. Monat	Läßt sich beruhigen durch Aufnehmen und Ansprechen
U 4	3. Monat	Lächelt auf Gesicht und Ansprechen
U 5	6. Monat	Freut sich über Zuwendung, Ansprechen, Anlachen
	9. Monat	Unterscheidet zwischen bekannten und fremden Personen
U 6	12. Monat	Enge emotionale Bindung an Bezugspersonen
	15. Monat	Ahmt Gestik (Winken, Backe Kuchen) und Laute nach
	18. Monat	Versteht Gebote, Verbote
U 7	24. Monat	Kann für sich spielen, Nähe Bezugsperson noch notwendig
	3. Jahr	Kann leichte Spielregeln befolgen
U 8	4. Jahr	Sucht Kooperation und Anerkennung von etwa Gleichaltrigen
	5. Jahr	Trennt sich ohne Schwierigkeiten von Bezugspersonen

Bei den ersten beiden Vorsorgeuntersuchungen (U 1 und U 2) des Neugeborenen sind noch keine Ansätze zu einer Sozialisierung zu finden.

Tabelle 18.4 Meilensteine der Sozialisierung. (Nach Michaelis aus Spranger)

jahr einschließlich. Für ältere Kinder gibt die Einordnung in Schulklassen und die Bewertung der Schulleistungen mit Zensuren Anhaltspunkte für die weitere geistige Entwicklung.

18.7 Besonderheiten der Organbefunde

Auskultation der Lungen. Sie ist im Kindesalter durch mehrere Besonderheiten charakterisiert. Die Ruheatemfrequenz ist erhöht (40–60/min bei Neugeborenen, 30–40/min bei älteren Säuglingen, 20–30/min bei Kleinkindern und 16–20/min bei Schulkindern). Durch das engere Bronchialsystem ist die Ausatemphase schon normalerweise verlängert und verschärft (mit hochfrequenten Obertönen). Dieses besondere Atemgeräusch wird als *„pueriles Atmen"* bezeichnet und darf nicht mit dem Bronchialatmen verwechselt werden.

Die engen Bronchien und die besondere Reaktionsfähigkeit der Schleimhäute in den kindlichen Atemwegen führen dazu, daß es häufig zu obstruktiven Störungen kommt: als *Bronchiolitis* (wenn der entzündliche Prozeß vorwiegend die Bronchiolen betrifft) oder als *obstruktive Bronchitis* (wenn die mittleren und größeren Bronchien der Ort der Erkrankung sind). Beide Krankheiten finden sich vorwiegend bei Säuglingen und Kleinkindern, wobei die (gefährlichere) Bronchiolitis viel seltener als die häufige obstruktive Bronchitis ist. Dabei finden wir – ähnlich wie auch im akuten Asthmaanfall von Kindern und Erwachsenen – ein deutlich verlängertes Exspirium mit reichlich giemenden, pfeifenden und brummenden Nebengeräuschen. Dabei sind diese Geräusche oft schon auf Distanz zu hören.

Feinblasige, ohrnahe klingende Rasselgeräusche als wichtigstes Symptom einer *Pneumonie* sind besonders zu beachten, sie finden sich in jedem Alter.

Auskultation des Herzens. Die erhöhte Herzfrequenz und weitere Besonderheiten sind dabei zu berücksichtigen. Sie erschweren die Untersuchung. Die mittlere Herzfrequenz beträgt 120 (80 bis 160)/min beim Neugeborenen, 100 (80 – 130)/min bei Kleinkindern und 80 – 90/min bei Schulkindern. In den ersten beiden Lebenstagen treten nicht selten Herzgeräusche auf, die keine organische Ursache haben. Bei angeborenen Herzfehlern kann ein Geräusch anfangs fehlen, es tritt oft erst gegen Ende der ersten Lebenswoche auf. Wiederholte Kontrollen sind daher notwendig, besonders wenn Trinkschwäche, Apathie, Tachykardie, Zyanose und Lebervergrößerung den Verdacht auf ein Vitium cordis congenitum ergeben. Auch bei älteren Kindern gibt es oft akzidentelle Herzgeräusche. Sie sind häufig lageabhängig (verschwinden im Sitzen oder Stehen).

Messen des Blutdruckes. Dabei muß eine angemessene Manschettenbreite gewählt werden: Säuglinge und Kleinkinder 4 – 6 cm, bis zum 10. Lebensjahr 8 cm und erst bei älteren Kindern 12 cm. Auch der Blutdruck ist altersabhängig. Die Richtwerte betragen 90 ± 25/60 ± 10 mm Hg im Säuglingsalter, 100 ± 20/65 ± 10 mm Hg bei Kleinkindern und 110 ± 15/70 ± 10 mm Hg im Schulalter.

Untersuchung des Abdomens. Bei der äußeren Untersuchung sind der Nabel und die anderen Bruchpforten besonders zu beachten. Es muß die Beschaffenheit des Nabelschnurrestes beurteilt werden und nach entzündlichen Absonderungen aus der Nabelgrube oder einem Nabelgranulom, Nabel- oder Leistenhernien gesucht werden. Eine Auftreibung des Abdomens (z. B. bei angeborenen Stenosen oder einem mechanischen Ileus) oder eingefallene Bauchdecken sind ebenso wichtig wie eine sichtbare Peristaltik (vor allem bei der Pylorusstenose junger Säuglinge).

Palpation des Abdomens. Das Kind muß dafür beruhigt werden, nur dann sind die Bauchdecken entspannt und intraabdominelle Veränderungen tastbar. Die Leber überragt normalerweise den unteren Rippenbogen in der Medioclavicularlinie um 1 bis 2 cm, während die Milz nicht tastbar ist. Bei tiefer Palpation kann nicht selten der linke untere Nierenpol getastet werden. Pathologische Resistenzen im Oberbauch können bei Säuglingen u. a. ein hypertropher Pylorusmuskel oder der walzenförmige (Pseudo-)Tumor einer Dünndarminvagination sein. Nicht selten sind auch hydro-nephrotisch erweiterte Nieren, Nierentumoren (Nephroblastom = Wilmstumor) oder vom Grenzstrang ausgehende Tumoren (Neuroblastom) zu tasten.

Inspektion des Anus. Beim Neugeborenen ist eine Analatresie auszuschließen. Bei älteren Kindern ist auf Rhagaden und entzündliche Veränderungen zu achten, die zu einer Obstipation führen können.

Äußeres Genitale von Knaben. Hierbei ist auf Hydrozelen und den vollständigen Deszensus der Hoden zu untersuchen. Pendelhoden wechseln ihre Lage, sie sind eine harmlose Normvariante. Alle anderen Lageanomalien sind behandlungsbedürftig. Gleithoden können wegen des verkürzten Gefäßstranges nur bis in die oberen Teile des Skrotums herabgeschoben werden. Leistenhoden lassen sich aus dem Leistenkanal nicht in das Skrotum ausstreichen. Wenn die Hoden auch im Leistenkanal nicht tastbar sind, liegt ein Kryptorchismus vor. Die Hodengröße ist altersabhängig, sie nimmt erst in der Pubertät rasch zu. Eine schmerzhafte Schwellung des Skrotums mit bläulicher Verfärbung weist auf eine sofort operationspflichtige Hodentorsion hin. Eine Hyperpigmentation des Skrotums wird beim Adrenogenitalen Syndrom gefunden.

Das Präputium bei Säuglingen und Kleinkindern ist eng (sog. „Physiologische" Phimose bis zum 3. Lebensjahr) und soll nicht gewaltsam zurückgeschoben werden.

Anamnese und Befund sollten möglichst umgehend niedergeschrieben werden, solange alle Angaben noch frisch im Gedächtnis haften. Die anamnestischen Daten werden, nach **Symptomkomplexen** geordnet, in chronologischer Abfolge dargestellt. Zu achten ist auf eine **kurze, klare Darstellung,** die trotzdem genau und vollständig sein muß. Es ist zu überlegen, welche Daten man in das Krankenblatt aufnimmt; Unwesentliches kann man weglassen, Wichtiges muß im Detail beschrieben werden. Der Akzent soll auf der Beschreibung der **ursprünglichen** Symptome und Beschwerden des Patienten liegen, nicht auf Auslegungen oder Interpretationen. Ungünstig ist die Erwähnung von Diagnosen früherer Ärzte in der Anamnese, statt dessen soll sich der Leser aufgrund der Beschreibung ein eigenes Bild machen können. Zitate des Patienten, besonders wenn es sich um eine **typische Schilderung** oder auch um eine übernommene „fertige Diagnose" handelt, werden in Anführungsstriche gesetzt.

Die aufgeschriebene Anamnese unterscheidet sich vom Gespräch wie die Darstellung des Befundes vom Untersuchungsgang. Bei der Erhebung der Anamnese beginnt man in der Regel mit den jetzigen Hauptbeschwerden. Die Befunderhebung erfolgt nach Körperregionen, die Darstellung erfolgt jedoch nach Organsystemen. Es ist ratsam, sich an die herkömmliche **Gliederung bei der Darstellung** zu halten, denn dadurch werden die Lesbarkeit der Krankengeschichte und ihr Verständnis erleichtert.

19.1 Anamnese (Vorgeschichte)

Personalien

Kurze Charakterisierung des Patienten nach Alter, Geschlecht, Beruf, Familienstand und Herkunft.

Jetzige Anamnese

Die Darstellung des jetzigen Leidens umfaßt eine chronologische Beschreibung aller subjektiven und objektiven Krankheitszeichen einschließlich aller Zusammenhänge, die für die Erkrankung wichtig sind. Man beginnt mit den Symptomen, die den Patienten zum Arzt führten oder die eine Krankenhauseinweisung veranlaßten. Danach geht man zum Beginn der Erkrankung zurück und beschreibt alle aufeinanderfolgenden Erscheinungen der Reihe nach. Jedes Symptom wird nach Lokalisation, zeitlichem Ablauf, Art, Intensität und Begleitumständen beschrieben. Bei mehreren Symptomkomplexen oder Befall verschiedener Organsysteme wird jedem Beschwerdekomplex und jedem Organsystem ein eigener Abschnitt gewidmet, innerhalb dessen wiederum chronologisch vorgegangen wird. Bei einer solchen Einteilung braucht man klinische Erfahrung, um den Zusammenhang der Krankheitserscheinungen nicht zu zerstören. Andererseits kann es sich auch um mehrere Krankheiten handeln. Derartige diagnostische Überlegungen vor der Niederschrift einer komplizierten Anamnese sollten an Hand des Lehrbuches überprüft werden.

Eigene Anamnese

Frühere Krankheiten, chronologisch geordnet, mit Besonderheiten in Verlauf und Behandlung.

Kinderkrankheiten. Masern, Röteln, Ziegenpeter, Windpocken, Keuchhusten, Scharlach, rheumatisches Fieber, Diphtherie, Poliomyelitis, häufige Erkältungsinfekte und Durchfälle; ferner angeborene Mißbildungen und Geburtstraumen.

Erkrankungen des Erwachsenenalters. Lungenentzündung, Tuberkulose, Magen-Darm-Erkrankungen, Gelbsucht, Gallensteine, Herzinfarkt, Bluthochdruck, Nierenentzündungen, Thrombosen, Embolien, Anfallsleiden, Zuckerkrankheit (Urin- und Blutzuckerwerte, Stoffwechselentgleisungen), venerische Infektionen und sonstige Erkrankungen.

Krankenhausaufenthalte und Operationen. Zeit, Dauer und Ort des Aufenthalts, Krankenhaus, Name des behandelnden Arztes (Befund-, Entlassungs- und Operationsberichte).

Unfälle und Verletzungen. Knochenbrüche, Kriegsverletzungen, Arbeitsunfälle und ähnliche Ereignisse.

Allergische Reaktionen. Bei Medikamentenallergien Eintragung mit Rotstift (Name des Medikaments, Datum des Zwischenfalls). Ekzem,

Asthma, Heuschnupfen, Nahrungsmittelallergien sowie Auslösemechanismus bzw. Antigene.

Familienanamnese

Erbkrankheiten oder familiär gehäufte Krankheiten (Tuberkulose, Zuckerkrankheit, Steinleiden, Bluthochdruck, Herzinfarkt, Schlaganfall, Krebs, Nervenleiden, Allergien) bei Eltern, Großeltern, Geschwistern, Kindern, Onkeln oder Tanten. Bei verstorbenen Blutsverwandten Todesursache und Todesalter, soweit bekannt.

Gynäkologische Anamnese

Erste Regel, letzte Regel, Regelzyklus (Blutungsdauer und Intervall), Zahl der Kinder, Totgeburten oder Schwangerschaftsabbrüche, Schwangerschaftskomplikationen, Menopause; evtl. Wiedereintritt von Blutungen, Einnahme von Antikonzeptionsmitteln.

Berufliche Anamnese

Schulbildung (Sonderschule, Grundschule, Zehnklassenschule, Abitur, Fachschule, Hochschule); erlernter Beruf bzw. jetzige Tätigkeit. Belastungen am Arbeitsplatz (Hitze, Staub, Lärm, Chemikalien), Arbeitsunfähigkeit (seit wann? weswegen?), Rente (Altersrente, Invalidenrente).

Lebensgewohnheiten

Tabak: Raucher seit wieviel Jahren? Nichtraucher seit wann? Zahl der Zigaretten oder Pfeifen pro Tag.

Alkohol: Bier, Wein, Schnaps? Zahl der Gläser bzw. Flaschen pro Tag? Seit wieviel Jahren? Entziehungskuren? Wird überhaupt nicht, gelegentlich oder regelmäßig getrunken? Kaffee oder Tee: wieviel Tassen pro Tag?

Medikamente

Bisherige Behandlung (Medikamente, Dosierung, Dauer), auch Physiotherapie. Ferner Digitalisglykoside, Antihypertensiva, Antikoagulanzien, Diuretika, Laxanzien, Prednisolon, Insulin oder orale Antidiabetika, Thyreostatika, Hormonpräparate, Ovulationshemmer, phenacetinhaltige Schmerzmittel.

19.2 Status praesens (Befund)

Allgemeineindruck

Körperbau (leptosom, pyknisch, athletisch, Mischform)
Allgemeinzustand (regelrecht, geschwächt, schwerkrank, moribund)
Ernährungszustand (mittelmäßig, mager, kachektisch, adipös)
Bewegungen (normal, behindert, ausfahrend, Tremor)
Haltung (aufrecht, gebeugt, bettlägerig)
Mimik (unauffällig, Maskengesicht, betont)
Sprache (normal, Stottern, Lispeln, verwaschen, heiser)
Geruch (unauffällig, urinös, hepatisch, Azetongeruch)
Ödeme (keine, Gesicht, Arm, Bein, Unterschenkel, präsakral)
Haut und Schleimhäute: Farbe (unauffällig, blaß, gerötet, zyanotisch);
Blutungen; Pigmentierung; Temperatur, Turgor und Feuchtigkeit,
Effloreszenzen; Ikterus; Behaarung
Atmung (Eupnoe, Tachypnoe, Ruhedyspnoe, Orthopnoe).

Kopf

Kalotte (Form, Klopfschmerz, Atherome)
Nervenaustrittspunkte (unauffällig, druckschmerzhaft)
Gesicht (Narben, Asymmetrie, Fazialislähmung)
Nasennebenhöhlen (unauffällig, Klopfschmerz: Kieferhöhle, Stirnhöhle).

Augen:
- Lider (Ptosis, Ödem, Entzündung)
- Bulbi (Beweglichkeit, Nystagmus, Strabismus, Exophthalmus, Enophthalmus, intraokularer Druck)
- Konjunktiven (blaß, gerötet, injiziert, entzündet)
- Skleren (regelrecht, leicht gelblich, ikterisch)
- Pupillen (rund, entrundet, seitengleich, weit, eng)
- Pupillenreaktion (Lichtreaktion, direkt und indirekt, Akkomodation)
- Sehschärfe (regelrecht, vermindert, Brille).

Ohren:
- Ohrmuschel (normal, Tophi)
  äußerer Gehörgang (Cerumen, Sekret, Entzündung)
- Hörvermögen (normal, Schwerhörigkeit: Umgangssprache/Flüstersprache auf 6 m)
- Mastoid (Narben, Klopfschmerz).

Nase:
- Durchgängigkeit (normal, eingeschränkt)
- Septum (Deviation, Blutkrusten)
- Schleimhaut (Farbe, Absonderungen).

Mundhöhle:
- Lippen (Farbe, Feuchtigkeit, Herpes, Rhagaden)
- Zunge (Feuchtigkeit, Belag, Beweglichkeit, Zungenbisse)
- Zähne (saniert, Karies, Teilprothesen, Vollprothese, fehlende Zähne)
- Zahnfleisch (unauffällig, schwarzer Saum, Entzündung, Blutung)
- Tonsillen (unauffällig, Tonsillektomie, Größe, Beläge)
- Rachenhinterwand (Schleim- oder Eiterstraße).

Hals

Beweglichkeit (normal, eingeschränkt, Nackensteifigkeit)
Venenstauung (im Sitzen, Liegen)
Lymphknoten (keine, submandibulär, submental, zervikal, prä- oder retroaurikulär, supraklavikulär, nuchal; Größe, Konsistenz. Verschieblichkeit, Druckdolenz)
Schilddrüse (unauffällig, vergrößert; Knoten, Schwirren, Geräusche; Halsumfang).

Thorax

Brustkorb:
- Form und Symmetrie (seitengleich, Einziehungen, Narben), Atembeweglichkeit (seitengleich, Nachschleppen einer Seite, schmerzhaft)
- Lymphknoten (supraklavikulär, infraklavikulär, axillär)

Mammae:
- Größe, Symmetrie, Mamillenstand, Apfelsinenhaut, Knoten, Palpationsschmerz

Lungen:
- Lungengrenzen (Stand, Verschieblichkeit)
- Klopfschall (sonor, hypersonor, Dämpfung)
- Atemgeräusch (vesikulär, abgeschwächt, verschärft, bronchial)
- *Nebengeräusche* (trockene Nebengeräusche, Rasselgeräusche: grob-mittel-feinblasig; klingend, nichtklingend, pleurale Reibegeräusche)
- *Stimmfremitus* und *Bronchophonie* (vorhanden, abgeschwächt, nicht vorhanden).

Herz:
- Grenzen (unauffällig rechtsverbreitert, linksverbreitert, Taille)
- Herzspitzenstoß (nicht tastbar, an normaler Stelle, verbreitert, hebend, außerhalb der Medioklavikularlinie, epigastrische Pulsationen)
- Herztöne (rein, leise, betont, gespalten, Extratöne)
- Geräusche (wo, systolisch oder diastolisch, Qualität, Fortleitung, extrakardiale Reibegeräusche)
- Rhythmus (regelmäßig, absolute Arrhythmie, Extrasystolen)
- Blutdruck und Puls (Messung rechts/links, Pulsdefizit peripher/zentral).

Abdomen

Bauchdecken (weich, Abwehrspannung, eingesunken, vorgewölbt, adipös, Narben, Venenzeichnung, Aszites)
Bruchpforten (keine Hernien, Leistenbruch, Nabelbruch, Narbenbruch)
Lymphknoten (keine, inguinal)
Druckschmerz (keiner, umschrieben, diffus, Oberbauch, Unterbauch)
Resistenzen (keine, Lokalisation, Ausdehnung, Konsistenz, Abgrenzbarkeit, Pulsationen, Druckdolenz, Beziehung zu anderen Organen)

Leber:
- Größe (unauffällig, am Rippenrand, verbreitert)
- Konsistenz (weich, teigig, derb, hart)
- Oberfläche (glatt, grobhöckerig)
- Rand (stumpf, spitz)
- Druckempfindlichkeit (indolent, schmerzhaft)
- Pulsationen (vorhanden, nicht vorhanden)
- Riedel-Lappen?

Milz:
- Größe (nicht tastbar, vergrößert)
- Konsistenz (weich, hart)

Gallenblase (nicht tastbar, vergrößert tastbar, prallelastisch, druckschmerzhaft)
Nierenlager (unauffällig, Vorwölbung, Druckschmerz, Klopfschmerz, Nierengröße und -oberfläche)
Darmgeräusche (unauffällig, spärlich, Totenstille, verstärkt, Spritzgeräusche)
Äußere Genitalien (unauffällig, Behaarungsanomalien, Formveränderungen, Varikozele, Skrotalödem)

Rektum:
- Äußere Inspektion (unauffällig, Hämorrhoiden, Ekzem, Fistel, Fissuren, Prolaps)
- Rektale Untersuchung (Polypen, derbe Resistenz mit wallartigem Rand)
- Prostata (Größe, Konsistenz, Knoten, Druckschmerz, Schleimhautverschieblichkeit).

Extremitäten

Arme:
- Haut (unauffällig, feucht, warm, kühl, zyanotisch, marmoriert, pigmentiert, atrophisch)
- Gelenke (Beweglichkeit unauffällig, eingeschränkt, Schwellung, Überwärmung, Kontraktur, Schmerz, Druckpunkte)
- Hand (Deformitäten, Trommelschlegelfinger, Uhrglasnägel, Handrückenvenen, Palmarerythem).

Beine:
- Haut (unauffällig, feucht, warm, kühl, zyanotisch, marmoriert, pigmentiert, atrophisch)
- Gelenke (Beweglichkeit unauffällig, eingeschränkt, Schwellung, Überwärmung, Kontraktur, Schmerz, Druckpunkte)
- Varizen (keine, Unterschenkel, Oberschenkel, Ulcus cruris), Fehlstellungen (X-Beine, O-Beine)
- Ödeme (kardial, thrombotisch, statisch, Lymphödem)
- Fußdeformitäten (Hohlfuß, Knick-Senk-Spreizfuß)

Pulse (gut tastbar, abgeschwächt, nicht tastbar; Gefäßgeräusche):
- A. axillaris, A. brachialis, A. radialis
- A. femoralis, A. poplitea, A. tibialis posterior
- A. dorsalis pedis

Muskulatur (unauffällig, Atrophie, Lähmungen).

Wirbelsäule:
- Form (unauffällig, Skoliose, Kyphose, Lordose)
- Schmerz (Druckschmerz, Klopfschmerz, Stauchungsschmerz)
- Beweglichkeit (Finger-Boden-Abstand, Schober-Zeichen, Haltung)
- Muskulatur (Verspannungen, Myogelosen).

Physiologische Reflexe (regelrecht, seitengleich, seitendifferent, abge-schwächt, fehlen, lebhaft, gesteigert, Verbreiterung der reflexogenen Zone); Bizeps-, Trizeps-, Radiusperiostreflex, Quadrizeps-, Triceps-surae-Reflex, Bauchhautreflexe

Pathologische Reflexe (keine, Babinski, Gordon, Oppenheim), Lasègue, Patellarklonus, Fußklonus erschöpfbar, unerschöpflich)

Muskeltonus (herabgesetzt, Spastik, Rigor, Tremor)

Koordination (Finger-Nase-Versuch, Finger-Finger-Versuch, Knie-Hacken-Versuch, Diadochokinese, Schriftprobe)

Sensibilität (unauffällig, herabgesetzt, aufgehoben; für Berührung, Schmerz, Temperatur, Tiefensensibilität)

Kombinierte Funktionen (Romberg, Tretversuch nach Unterberger, Seiltänzergang).

Psychische Funktionen:
- Bewußtseinslage (unauffällig, benommen, somnolent, soporös, komatös)
- Orientierung (örtlich, zeitlich, zur Person)
- Stimmung (euphorisch, heiter, gereizt, ängstlich, weinerlich, gedrückt)
- Antrieb (impulsiv, enthemmt, umtriebig, verlangsamt, passiv)
- Kontakt (scheu, ablehnend, distanzlos, autistisch).

19.3 Vom Befund zur Diagnose

19.3.1 Systematik des klinischen Denkens

Ärztliche Erfahrung bzw. klinischer Blick beginnen bei der sachgerech-ten Erhebung anamnestischer Daten und körperlicher Befunde, setzen sich fort in differentialdiagnostischen Erwägungen mit Festlegung der vorläufigen Diagnose und führen zu den praktischen Konsequenzen des weiteren diagnostischen Vorgehens und des Behandlungsplans.

Es geht sowohl um die Bedeutung und die analytische Bewer-tung des Einzelsymptoms als auch um deren Synthese und das Erken-nen des Gesamtzusammenhangs aller Krankheitserscheinungen. Alle wesentlichen Gedankengänge und alle daraus abgeleiteten Konsequen-zen für das weitere Vorgehen müssen im Krankenblatt als sog. Ver-laufsbeobachtungen dokumentiert werden. Ausgangspunkt dabei ist die Beschreibung aller ursprünglichen Befunde, erst später kommen

Interpretation und Bewertung hinzu; nur so bleiben die differentialdiagnostischen Gedankengänge erkennbar und damit nachvollziehbar. Die wesentlichen Überlegungen des Arztes sollten mit dem Patienten besprochen werden, es sollten die Persönlichkeit und die Reaktion des Patienten in den diagnostischen Erkenntnisprozeß einfließen, und schließlich sollte auch das weitere diagnostische und therapeutische Vorgehen gemeinsam erörtert werden. Dies alles muß mit Verantwortungsbewußtsein und Einfühlungsvermögen von seiten des Arztes geschehen, damit der Patient nicht mit einer Vielzahl von unnötigen Einzeldaten überhäuft wird.

19.3.2 Grundregeln zum praktischen Vorgehen

Alle erforderlichen gedanklichen Voraussetzungen dazu sind im bisherigen Text zwar schon beschrieben worden, sollen jedoch kurz zusammengefaßt nochmals dargestellt werden.

> *Sichtung und Zusammenfassung aller wesentlichen Daten aus Anamnese, klinischer Untersuchung und bisherigen Laborergebnissen.*

Was ist noch normal und was ist bereits pathologisch?

> *Versuch der Zuordnung der Befunde:*

- Nach anatomischen Gesichtspunkten zu einer Körperregion, einem Organsystem oder einem bestimmten Organ; zwar anatomisch so genau wie möglich, jedoch nur insoweit, wie klinisch vertretbar;
- Nach ätiologischen Gesichtspunkten, um den im Organ ablaufenden pathogenetischen Prozeß deutlich zu machen. Folgende Möglichkeiten sind denkbar: entzündlich oder degenerativ, organisch oder funktionell, angeboren oder erworben, bakteriell oder tumorös, exogen-traumatisch oder durchblutungsbedingt?

> *Herausarbeitung einer vorläufigen bzw. Verdachtsdiagnose.*

Alle Schlußfolgerungen tragen zunächst vorläufigen Charakter.
Aus der individuellen Situation des Patienten werden die typischen Befunde, die gleichbedeutend sind mit den allgemeinen Erkennungsmerkmalen der Krankheit, herausgearbeitet und in einen kli-

nisch plausiblen Zusammenhang gebracht, sowohl hinsichtlich der anatomischen Zuordnung zu einem Organsystem als auch hinsichtlich des pathogenetischen Ablaufes der Krankheitsvorgänge. Wenn sich manche Befunde nicht ohne weiteres miteinander in Beziehung setzen lassen, so ist das Vorliegen mehrerer Krankheiten in Betracht zu ziehen.

····⇥ *Weitere differentialdiagnostische Erwägungen:*

Es ist zu überlegen, zu welchem Krankheitsbild die am Patienten erhobenen Befunde am besten passen. Krankheitsbilder, die mit den vorliegenden Befunden nicht in Einklang zu bringen sind, werden als unwahrscheinlich ausgegliedert.

Umgekehrt geht man von der lehrbuchmäßigen Ausprägung des Krankheitsbildes aus und prüft, ob alle wesentlichen Symptome am Patienten nachweisbar sind. Insgesamt geht es um eine möglichst komplette Übereinstimmung zwischen den klinischen Befunden des Patienten und den bekannten Symptomen eines Krankheitsbildes. Alle in Betracht kommenden Diagnosen werden in der Reihenfolge ihrer Wahrscheinlichkeit aufgezählt.

····⇥ *Das vom Arzt entworfene hypothetische Bild wird mit dem Krankheitsbild des Patienten auf Folgerichtigkeiten und Nichtübereinstimmungen überprüft.*

Folgerichtigkeiten dienen als Bestätigung, Nichtübereinstimmungen sollten zum Überdenken und zur Modifikation der aufgestellten Hypothese führen. Über alle Besonderheiten eines Krankheitsbildes – insbesondere bei seltenen Diagnosen – muß man sich anhand eines guten Lehrbuches orientieren.

Diese vorläufigen Überlegungen bilden die Grundlage für die weitere diagnostische Abklärung des Krankheitsbildes; die vorläufige Diagnose wird durch laborchemische und andere apparative Zusatzuntersuchungen entweder bestätigt oder unwahrscheinlich gemacht. Auch der weitere Verlauf des Krankheitsprozesses, sein therapeutisches Ansprechen, gegebenenfalls Kontrolluntersuchungen oder unerwartete Gesichtspunkte helfen bei der Abrundung des Krankheitsbildes und dem Herausarbeiten der endgültigen Diagnose.

····⇥ *Die endgültige Diagnose ist der Versuch einer Gesamtbeurteilung aller Krankheitserscheinungen.*

Schema des diagnostischen Vorgehens:
- Erheben der Anamnese
- Untersuchung des Kranken
- Kritisches Analysieren der Beschwerden und Befunde
- Schlußfolgerungen für die vorläufige Diagnose
- Differentialdiagnostische Abgrenzung der noch in Betracht kommenden Krankheiten
- Durchführung zusätzlicher Untersuchungen
- Ständige Überprüfung aller Untersuchungsbefunde im weiteren Verlauf
- Erarbeiten der endgültigen Diagnose
- Zusammenfassung der Ergebnisse von Diagnostik und Therapie (Epikrise)

Literaturverzeichnis

Anschütz F (Hrsg) (1992) Anamneseerhebung und allgemeine Krankenuntersuchung. 5. Aufl. Springer, Berlin Heidelberg New York Tokyo

Bates B, Berger M (1993) Klinische Untersuchung des Patienten. 2. Aufl. 1. korr. Nachdruck. Schattauer, Stuttgart

Boenninghaus HG (1996) Hals-Nasen-Ohrenheilkunde. 10. Aufl. Springer, Berlin Heidelberg New York Tokyo

Dahmer J (1994) Anamnese und Befund. 7. Aufl. Thieme, Stuttgart

Debrunner HU (1994) Orthopädisches Diagnostikum. 6. Aufl. Thieme, Stuttgart

Forgacs P (1978) Lung sounds. Balliére Tindall, London

Froehlich RE, Bishop FM (1973) Die Gesprächsführung des Arztes. Springer Berlin Heidelberg New York

Edens E (1920) Lehrbuch der Perkussion und Auskultation. Springer, Berlin

Grehn F, Leydhecker W (1995) Augenheilkunde. 26. Aufl. Springer, Berlin Heidelberg New York Tokyo

Hafter E (1988) Praktische Gastroenterologie. 7. Aufl. Thieme, Stuttgart

Holldack K (1991) Auskultation und Perkussion, Inspektion und Palpation. 11. Aufl. Thieme, Stuttgart

Krämer J (1996) Orthopädie. 4. Aufl. Springer, Berlin Heidelberg New York Tokyo

Mumenthaler M, Mattle H (1997) Neurologie. 10. Aufl. Thieme, Stuttgart

Nasemann Th, Sauerbrey W (1987) Lehrbuch der Hautkrankheiten und venerischen Infektionen. 5. Aufl. Springer, Berlin Heidelberg New York Tokyo

Roskamm H (1996) Herzkrankheiten. 4. Aufl. Springer, Berlin Heidelberg New York Tokyo

Quellenverzeichnis

Boenninghaus HG (1966) Hals-Nasen-Ohrenheilkunde. 10. Aufl. Springer, Berlin Heidelberg New York Tokyo

Froehlich RE, Bishop FM (1973) Die Gesprächsführung des Arztes. Springer, Berlin Heidelberg New York

Gahr M (Hrsg) (1993) Pädiatrie. de Gruyter, Berlin

Grehn F, Leydhecker W (1995) Augenheilkunde. 26. Aufl. Springer, Berlin Heidelberg New York Tokyo

Hesse V (1997) Wachstum und Reifung. In: Meng W, Ziegler R (Hrsg) Endokrinologie. Fischer, Jena Stuttgart Lübeck Ulm (3. Aufl, S 105 – 130)

Krämer J (1996) Orthopädie. 4. Aufl. Springer, Berlin Heidelberg New York Tokyo

Nasemann Th, Sauerbrey W (1987) Lehrbuch der Hautkrankheiten und venerischen Infektionen. 5. Aufl. Springer, Berlin Heidelberg New York Tokyo

Nover A (1992) Tränenorgane. In: Axenfeld T, Pau H, Lehrbuch der Augenheilkunde. Fischer, Jena Stuttgart Lübeck Ulm (S 174)

Savic B (1978) Allgemeine klinische Untersuchungen. Springer, Berlin Heidelberg New York

Spranger J (1988) Früherkennung und Verhütung von Behinderungen im Kindesalter. Umwelt und Medizin, Frankfurt

Wunderlich P, Gahr M (1997) Differentialdiagnostik von Kinderkrankheiten. In: Meng W, Ziegler R (Hrsg) Endokrinologie, Fischer. Jena Stuttgart Lübeck Ulm (3. Aufl, S 628 – 644)

Sachverzeichnis

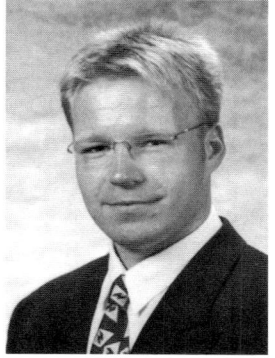

Hans Jörg Baumann, geboren am 03.03.1969
1990–1996 Studium der Humanmedizin an der
Universität Göttingen.
Famulaturen in Wolfsburg, Göttingen, Durban
und Kapstadt.
PJ im Zentralkrankenhaus in Bremen und im
West Cornwall Hospital in England.
Zur Zeit AiP im Fachkrankenhaus für Pulmologie
in Schmallenberg.

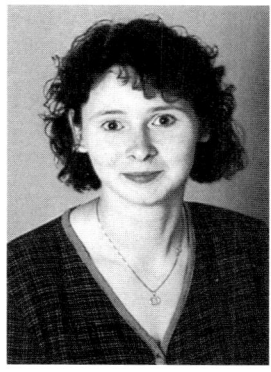

Astrid Gloe, geboren am 29.04.1974
1992–1994 Studium der Zahnmedizin an der
Technischen Universität Dresden.
Seit 1994 Studium der Humanmedizin an der
Technischen Universität Dresden.
1996 Famulatur in Gynäkologie und Geburtshilfe
im Oshakati State Hospitale in Namibia.

Druck- und Bindearbeiten: Universitätsdruckerei H. Stürtz AG, Würzburg